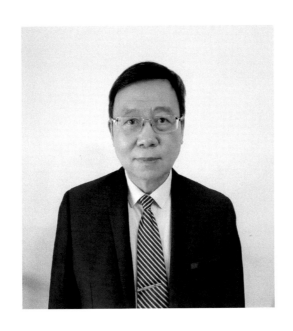

钟大放

中国科学院上海药物研究所研究员，上海药物代谢研究中心主任。在沈阳药科大学获学士和硕士学位，在德国波恩大学获博士学位。主要从事药物代谢和药动学研究，1996 年获国家杰出青年科学基金。发表 SCI 论文 230 余篇，在国内期刊上发表论文 260 余篇，出版专著和译著 5 部。指导毕业博士生 48 名，硕士生 90 余名。其团队开展了 250 余项新药临床前 ADME 试验，其中 180 余项获得中国临床试验批准；参与的研究项目中，已经有 16 种 1.1 类新药在中国批准上市。现任国家药典委员会委员、中国药学会医药生物分析专业委员会主任委员，以及国内外多种学术期刊编委。

U0289563

药物代谢与药物动力学系列学术专著

创新药物代谢和药动学研究

钟大放　主编

科学出版社

北京

内 容 简 介

药物代谢和药动学研究是新药研发的重要组成部分。

本书共 13 章,首先简要回顾了中国创新药物研发的进展、药物代谢和药动学基本理论及药品审评指导原则的要求,然后叙述了相关的体外试验、动物体内试验和临床试验内容,进一步具体介绍了代谢产物鉴定、生物样品定量分析和放射性药物代谢研究技术,最后 4 章展示了作者团队针对 20 余种创新药物的研究实例。

本书实用性强,可以作为新药研发科研人员的参考书,也可作为相关方向的研究生教材。

图书在版编目(CIP)数据

创新药物代谢和药动学研究 / 钟大放主编. —北京:科学出版社,2021.3(2024.5 重印)
(药物代谢与药物动力学系列学术专著)
ISBN 978 - 7 - 03 - 068092 - 1

Ⅰ.①创… Ⅱ.①钟… Ⅲ.①新药—药物代谢动力学—研究 Ⅳ.①R969.1

中国版本图书馆 CIP 数据核字(2021)第 029316 号

责任编辑:周 倩 / 责任校对:谭宏宇
责任印制:黄晓鸣 / 封面设计:殷 靓

科学出版社 出版
北京东黄城根北街 16 号
邮政编码:100717
http://www.sciencep.com

南京展望文化发展有限公司排版
广东虎彩云印刷有限公司印刷
科学出版社发行 各地新华书店经销

*

2021 年 3 月第 一 版 开本:B5(720×1000)
2024 年 5 月第十三次印刷 印张:26 插页:1
字数:426 000
定价:150.00 元
(如有印装质量问题,我社负责调换)

药物代谢与药物动力学系列学术专著

专家指导委员会

（以下按姓氏笔画排序）

马　国　复旦大学

王　琰　中国医学科学院药物研究所

刘中秋　广州中医药大学

刘晓东　中国药科大学

李雪宁　复旦大学附属中山医院

张　菁　复旦大学附属华山医院

陈卫东　安徽中医药大学

范国荣　上海交通大学附属第一人民医院

钟大放　中国科学院上海药物研究所

黄　民　中山大学

焦　正　上海交通大学附属胸科医院

《创新药物代谢和药动学研究》
编辑委员会

主　编　钟大放

编　委　（以姓氏笔画为序）

刁星星　中国科学院上海药物研究所

田倩倩　中国科学院上海药物研究所

朱云婷　中国科学院上海药物研究所

刘　佳　中国科学院上海药物研究所

刘晓云　中国科学院上海药物研究所

张逸凡　中国科学院上海药物研究所

陈震东　中国科学院上海药物研究所

周　雷　中国科学院上海药物研究所

钟大放　中国科学院上海药物研究所

高宇雄　中国科学院上海药物研究所

高志伟　中国科学院上海药物研究所

潘露露　中国科学院上海药物研究所

丛书序

Foreword

药物代谢动力学是应用数学处理方法，定量描述药物及其他外源性物质在体内的动态变化规律，研究机体对药物吸收、分布、代谢和排泄等的处置及所产生的药理学和毒理学意义。药物代谢动力学基本理论和方法已深入至新药发现（包括候选化合物药代特性快速评价、根据先导药物的药理等作用获得新的候选化合物、从药物代谢产物获得新药等）、药理学研究、制剂学研究、中药现代化研究、毒理学研究、临床用药等多领域，贯穿于药物发现与开发及药物上市的始终，是紧密连接各药物研究领域的桥梁。药物代谢动力学已经与药理学、毒理学并列成为早期新药研发评价三大核心内容，各国新药注册机构均颁布药物代谢动力学及其相关研究的指南，要求任何一个新药或新制剂在进行临床研究和上市前均需要进行药代动力学试验，以获得药代动力学资料和信息。

在广大科技工作者的努力下，我国药物代谢与药物动力学研究取得了快速发展，诸多成果已达到或接近国际先进水平。科学出版社组织国内从事药物代谢动力学研究领域的专家编著了"药物代谢与药物动力学系列学术专著"，该丛书具有系统性、针对性、基础性、前瞻性、理论与实践相结合性等特点。系统地从药物代谢动力学的各研究方向和领域进行归纳、总结；针对每个研究方向分别成册，深度剖析；各分册既有基础理论的铺垫，也有最新的理论、研究方法和技术、成果的展开，兼具基础性和前瞻性；理论与实践相结合，在基本理论的基础上，结合典型的实践案例进行剖析，便于读者理解。相信该丛书的出版能够促进我国药物代谢动力学的发展。

"药物代谢与药物动力学系列学术专著"是我国第一套系统性归纳、总结药物代谢动力学的丛书,而药物代谢动力学发展迅速,故在内容选择上还需要在实践中不断完善、更新和补充。希望广大药物代谢动力学等相关专业的工作者和研究者在阅读、参考该丛书时提出宝贵的意见,以使其不断地完善,为我国药物代谢动力学的发展做出贡献。

中国工程院院士

2020 年 9 月 4 日

前 言

Preface

本书中"药代动力学"一词,包括药物代谢和药物动力学。"药物代谢"系指药物的生物转化,"药物动力学"简称"药动学",系指在体内药物浓度随时间的变化。

药物代谢和药动学研究贯穿于新药研发的始终。在药物发现阶段,发现先导物的代谢软位点、进行反应性代谢物筛查、快速筛查 CYP 酶抑制和诱导、代谢反应表型分析等。在临床前开发阶段,比较候选化合物在不同物种的代谢、开展动物 ADME 试验[①]、确定性 CYP 酶抑制和诱导试验等。在临床开发阶段,开展人体代谢试验、人体药动学试验、特殊人群药动学试验、药物代谢相互作用试验等。

在国内,宋振玉主编的《药物代谢研究——意义、方法、应用》一书,距今已经过去 30 年。钟大放等翻译的《药物设计和开发中的药物代谢——基本原理和实践》(译自张东鲁、朱明社、Humphreys 主编的 *Drug Metabolism in Drug Design and Development*:*Basic Concepts and Practice*,Wiley,2008 年),也已经出版近 10 年时间。

我国创新药物代谢与药动学研究离不开国际学术交流。老一辈科学家如宋振玉等,都有国外留学的经历,他们在国内药代动力学领域做出了开创性的工作。近年来,海外科学家朱明社博士等在国内多次主办"药物代谢朝阳论坛",介绍来自美国制药公司的经验和技术;郑江教授等多次举办培训班,介绍来自国外大学的研究。数百名海归学者,把他们在外国制药公司和研究机构的经验和技术带到中国,使中国药物代谢和药动学领域的研究水平得到显著提高。

---

① 动物 ADME 试验:动物对药物的吸收、分布、代谢、排泄(absorption,distribution,metabolish,excretion)试验。

本书作者团队在近 20 年中,参与了中国 260 余个创新药物的药代动力学研究,其中 16 个 1 类新药已经在中国被批准上市,见证了中国新药研发领域的技术进步。本书不仅介绍了理论、方法和技术,而且展示了作者团队在近 20 年来的相关研究成果,并和国外同类药物的代谢途径做了对比。

几十年来,在药物代谢与药动学研究中,放射性示踪元素的应用发展成为阐明代谢途径和药物处置研究中必不可少的工具。药物代谢酶的发现和广泛应用,影响了代谢稳定性实验、种属比较实验、鉴定候选药物的主要代谢酶、评估候选药物代谢多态性或药物-药物相互作用的风险。LC-MS/MS 技术的巨大进步,使生物分析的灵敏度提高 1~3 个数量级,使代谢物鉴定效率提高 10 倍以上,被认为是将因候选药物药代动力学导致的临床试验失败率从约 40%(1991 年)降到约 10%(2000 年)的一个根本原因。中药是我国医药市场的重要组成部分,相关研究很有特色。近年来,大分子药物异军突起,成为药代动力学研究的新课题。这些内容都在本书中有所体现。

本书引用了沈阳药科大学和中国科学院上海药物研究所博士研究生发表论文的内容,他们是(以毕业先后顺序排列):陈笑艳、史向国、张逸凡、徐海燕、段小涛、关忠民、王玉亚、邓志鹏、宫爱申、邓泮、刘佳、高纯颖、高瑞娜、丁珏芳、谢岑、周信、刁星星、林丽珊、余京华、钟勘、刘彩、杨勇、周雷、朱云婷、姜金方、孔繁迪、徐叶、侯翔宇、高宇雄、刘晓云、潘露露、田倩倩等。他们不仅参与了新药审评需要的药代动力学试验项目,而且在试验过程中敏锐地发现科学问题,创造性地解决问题,从而发表科学论文,在学术上有所建树。由于中国的新药试验资料一般不公开,所以这些论文是了解当前国内创新药物代谢和药动学研究的难得的窗口。

本书各章的编写人员是:第一、二、三章(钟大放),第四章(刘佳),第五章(高志伟),第六章(张逸凡),第七章(周雷),第八章(朱云婷),第九章(刁星星),第十章(刘晓云,陈震东,钟大放),第十一章(高宇雄,陈震东,钟大放),第十二章(潘露露,钟大放),第十三章(田倩倩,高宇雄,钟大放)。在编写过程中,以上编委付出了诸多努力,特此致谢。

钟大放

2021 年 1 月 12 日

目 录

Contents

第一章

中国创新药物研发

第一节　中国新药研发简述

一、中国制药工业的历史机遇

社会需求是推动新药研发的强劲动力。根据预测,到 2022 年,中国 65 岁以上人口占比将超过 14%,进入老龄社会,慢性疾病用药已经成为主要需求。

过去 5 年,我国生物医药领域的政策法规、资本市场和技术领域发生了前所未有的变革,药物创新进入了全新天地。2015 年,《国务院关于改革药品医疗器械审评审批制度的意见》(国发〔2015〕44 号)发布,系列利好政策令资本对生物医药充满信心。在大批海外人才回归的浪潮下,创新药企纷纷成立,开始踏踏实实做研发。

二、近年来取得的成果

2008 年起,我国实施了"重大新药创制"科技重大专项,从创新药物的研究、大品种改造、平台建设、孵化基地、关键技术 5 个方面进行布局。药代动力学技术平台建设是该专项的内容之一。1985 年我国开始实施新的药品注册登记办法,到 2008 年共 23 年间,中国批准的一类新药只有 5 个,药物研发创新能力十分薄弱。重大专项实施以来,至 2018 年底,批准的一类新药(即具有新颖的化学结构和自主知识产权)达 39 个,其中 23 个化学药,16 个生物药[1]。

丁香园 Insight 数据库显示,在最近 5 年里,国家药品监督管理局药品审评中心(Center for Drug Evaluation, CDE)受理的国产一类化药数目整体呈现上升趋势。从 2015 年的 73 个临床试验申请和 2 个上市申请,到 2019 年的 211 个临床试验申请和 13 个上市申请。按照治疗领域分类,排在前两位的是抗肿瘤药物和抗感染药物[2]。

埃克替尼由杭州贝达药业股份有限公司开发,2011 年获批上市,是我国第一个有自主知识产权的小分子靶向抗癌药,靶点是 EGFR,即表皮生长因子受体。该药物的诞生结束了我国小分子靶向抗癌药完全依赖进口的历史。2016 年和 2017 年的销售额均超过 10 亿元。该药被纳入 2017 版《国家基本医疗保险、工伤保险和生育保险药品目录》(以下简称《国家医保目录》)[3]。

阿帕替尼由江苏恒瑞医药股份有限公司开发,2014 年获批准上市,是全球首个在晚期胃癌被证实安全有效的小分子抗血管生成靶向药物,目前晚期胃癌靶向药物中唯一的口服制剂,可显著延长晚期胃癌患者的生存时间。2017 年销售额 14.8 亿元,2017 年进入《国家医保目录》[3]。

我国在药物代谢与药动学研究领域取得了长足的技术进步。近年来液相色谱-高分辨质谱被用于代谢产物的表征和鉴定,LC-MS/MS 被常规用于药动学生物样品分析,药物代谢酶和药物转运体被广泛用于体外代谢评价,放射性同位素标记药物临床试验逐步开展,有力地推动了我国新药代谢和药动学研究。

三、回顾与展望

与欧、美、日等发达国家和地区相比,中国的制药行业发展比较落后,且制药企业中大部分以仿制药为主,真正拥有创新药物研发能力的企业并不多。20 世纪 50 年代到 90 年代,我国主要依靠跟踪仿制国外药物来支撑制药工业发展和临床医疗用药。20 世纪 90 年代开始,中国先后与美、欧、日签订了知识产权保护协定,随后又加入了世界贸易组织(World Trade Organization,WTO),药物的化学结构被纳入了知识产权保护的范围,我国不能再仿制处于专利保护期内的国外新药。从那时起到现在 20 多年的时间,我国的新药研究基本上走的是"me-too,me-better"的道路,就是根据国外已经发现的药物靶点,研发具有新颖化学结构和自主知识产权的药物。这个阶段可以称为模仿创新阶段。我们当前的目标,就是要经过不懈努力,逐步走向原始创新的新阶段[1]。

新药创制从来都是制药工业的驱动力,制药工业的利润主要来自新产品而不是廉价原料和劳动力。新药研发涉及生物、化学、药理、毒理、药代、制剂和临床等多种学科和技术领域。这些学科人才只有积累和整合到一定程度,才有可能组成有效的研发队伍[4]。

在此,回顾一下我国最著名的创新药物青蒿素的药代动力学研究历程,对我们展望未来新药研发,会有重要的启迪。

第二节 青蒿素类药物的药代 动力学研究历程

一、上市获批历程

在20世纪70年代,我国发现了青蒿素,继之发明了青蒿琥酯、蒿甲醚和双氢青蒿素等药物(图1-1)。这对全球范围的疟疾治疗,是一个划时代的变革与贡献,挽救了数以百万计患者的生命与健康。

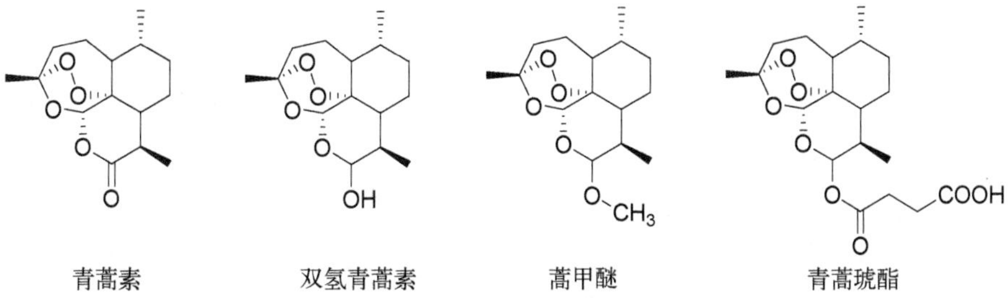

青蒿素　　　　双氢青蒿素　　　　蒿甲醚　　　　青蒿琥酯

图1-1　青蒿素类药物

青蒿素为倍半萜,结构中5个氧原子交织形成环醚、过氧环醚、环状缩醛、环状缩酮和内酯。由于分子中缺乏助溶基团,因而水溶性低,而且脂溶性也不强。虽然中国药监部门于1985年批准其为新药上市,但生物利用度和生物药剂学性质差,限制了青蒿素的临床应用。因而以青蒿素为先导物作结构优化是发展青蒿素类药物的必然趋势。

在证明结构的化学反应中,用$NaBH_4$还原青蒿素的酯羰基,得到半缩醛化合物双氢青蒿素,抗疟活性强于青蒿素1倍,提示变换内酯基团可保持并提高活性。为了提高化合物的抗疟活性和稳定性,合成了化合物蒿甲醚等30余个衍生物。蒿甲醚的抗疟活性强于双氢青蒿素2倍,1987年在我国批准为新药上市。复方蒿甲醚片,是蒿甲醚与本芴醇的固定制剂。经临床研究后,于1992

年批准生产,2002 年世界卫生组织(World Health Organization,WHO)将其列入第 12 版《基本药物目录》,2009 年美国食品药品监督管理局(Food and Drug Administration, FDA)批准其上市。为了提高青蒿素的水溶性,便于注射用药,以双氢青蒿素为原料合成了 10 多个 C_{10} 羧酸酯。其中,青蒿琥酯有强效抗疟作用,1987 年国家批准为新药上市。

二、药物代谢与药动学研究的进展

- 1980 年,四川省中药研究所臧其中等[5]研究了 ^{3}H-青蒿素在小鼠体内的吸收、分布和排泄。发现青蒿素口服吸收快,排泄快,在肝、肾中分布较高,可透过血-脑屏障。非定位标记,不能区分原形药物和代谢物。

- 1980 年,中国科学院上海药物研究所朱大元等[6]初步研究了青蒿素在人体内的代谢产物。从健康人或疟疾患者尿中,用薄层色谱分离出 3 种代谢物,经核磁共振(nuclear magnetic resonance, NMR)等方法确定结构。代谢途径包括过氧桥还原为醚、内酯羰基还原为醇及重排反应。

- 1981 年,广西医学院、北京师范大学和中国医学科学院药物研究所[7]研究了 ^{3}H-蒿甲醚在小鼠体内过程。吸收快、分布广、代谢迅速,但排泄较慢。采用全身放射自显影研究了组织分布,液闪计数器测定排泄物。至给药后 24 h,放射性剂量排出 85.5%,其中尿中 19.4%,粪中 66.1%。

- 1983 年,中国科学院上海药物研究所曾衍霖等报道了蒿甲醚在小鼠和大鼠体内的吸收、分布和排泄[8]。

- 1985 年,中国医学科学院药物研究所宋振玉等报道了采用 HPLC 电化学还原检测,获得了 4 名健康志愿者口服青蒿琥酯和双氢青蒿素的药动学曲线和参数[9]。

- 1989 年,中国科学院上海药物研究所曾衍霖等采用薄层色谱扫描技术,评估了蒿甲醚在大鼠体内的吸收和分布[10]。

- 1993 年,中国医学科学院药物研究所赵凯存等报道了采用放射免疫测定法,比较 3 名健康志愿者口服青蒿素或双氢青蒿素的药动学,并比较 5 名健康志愿者栓剂直肠给予青蒿素或双氢青蒿素的药动学[11]。发现在两种给药途径下,双氢青蒿素的生物利用度都远高于青蒿素。

- 1995 年,马来西亚科学家[12]采用 HPLC 电化学检测器还原模式测定人血浆中蒿甲醚和双氢青蒿素,用于临床药动学试验。

- 1997年，马来西亚和奥地利科学家报道了蒿甲醚在6名马来西亚健康志愿者单次口服给药的药动学[13]。

- 1998年，荷兰和越南科学家报道了1项研究，7名高加索人受试者口服100 mg，同时分别口服 CYP2D6 抑制剂奎尼丁或 CYP2C19 抑制剂奥美拉唑，评估代谢酶抑制剂对蒿甲醚去甲基代谢的影响[14]。

- 1998年，越南和瑞典科学家报道了8名越南健康志愿者口服青蒿素剂量递增药动学[15]，采用 HPLC 在线 KOH 衍生化，UV 289 nm 检测。发现重复给药后，呈现时间依赖性药动学。

- 1999年，瑞典科学家报道了青蒿素在人肝微粒体的代谢研究[16]，采用选择性酶抑制剂，发现青蒿素主要代谢酶是 CYP2D6，其次是 CYP3A4，然后是 CYP2A6。

- 2001年，瑞典、越南和澳大利亚科学家共同发表研究论文，评估青蒿琥酯和青蒿素多次给药在10名越南健康受试者的药动学相互作用[17]。

- 2002年，澳大利亚、英国和越南科学家共同发表论文，研究双氢青蒿素在人肝微粒体、UGT 酶及在患者体内的葡萄糖醛酸化[18]。发现患者静脉注射青蒿琥酯后，尿中主要测到双氢青蒿素葡萄糖苷酸及其异构体，游离的双氢青蒿素很少。证明在肝微粒体中，经 UGT1A9 和 2B7 催化生成葡萄糖苷酸。

- 2002年，澳大利亚和越南科学家对12名肌内注射青蒿琥酯越南患者和直肠给药双氢青蒿素患者的药动学进行了比较[19]。

- 2003年，瑞典科学家[20]发现青蒿素通过诱导 CYP2B6 加速自身代谢。

- 2005年，德国和美国科学家论文表明，青蒿素和青蒿琥酯通过在转录水平上活化 PXR 受体(孕烷 X 受体)和 CAR 受体(组成性雄甾烷受体)，诱导 *CYP2B6、CYP2C19、CYP3A4* 和 *MDR1* 基因的 mRNA 表达，具有产生药物-药物相互作用的高风险[21]。

- 2006年，美国科学家评价了[^{14}C]青蒿琥酯在大鼠中的组织分布、药动学、物质平衡和排泄[22]。发现血浆和全血中的放射性末端消除半衰期分别长达76 h 和105 h，而原形青蒿琥酯和代谢物双氢青蒿素的血浆半衰期不到1 h。总放射性的血浆暴露是原形和双氢青蒿素血浆暴露的5~6倍，全血的放射性暴露是血浆暴露的2~4倍，脑组织放射性仅为总放射性的1%。

- 2009年，美国科学家建立并验证了 LC-MS/MS 方法，测定人血浆中的蒿甲醚及其活性代谢物双氢青蒿素[23]。取 0.5 mL 血浆,用液-液提取方法预处理,采用 ESI 源,以 $M+NH_4^+$ 为前体离子,同时测定两种分析物,校正范围为 2~200 ng/mL。

- 2009 年,美国科学家研究了[^{14}C]双氢青蒿素在大鼠中的药动学、组织分布和物质平衡。脑中放射性浓度是血浆浓度 2 倍,说明药物容易透过血-脑屏障[24]。红细胞中放射性约为血浆放射性的 3~4 倍。胆汁排泄、尿排泄和代谢物缓慢消除(>192 h),表明存在肠-肝循环。

- 2011 年,泰国和英国科学家[25]在采血时和样品处理过程中,加入重铬酸钾作为稳定剂,使血红蛋白中 Fe^{2+} 失活,加入螯合剂去铁胺,防止 Fe^{3+} 重新转化为 Fe^{2+}。建立并验证 LC-MS/MS 方法,测定全血中青蒿琥酯、青蒿素和双氢青蒿素。证明青蒿琥酯及双氢青蒿素的全血-血浆分配比约为 0.75。

- 2011 年,山东大学邢杰课题组报道了采用高分辨质谱与色谱在线氢-氘交换技术,鉴定青蒿素和双氢青蒿素在大鼠体内的代谢产物[26]。灌胃给予青蒿素后,在大鼠尿、胆汁和血浆中,发现了 13 种 I 相代谢物,包括 6 种脱氧羟基化代谢物、5 种羟基化代谢物、1 种二羟基化代谢物及脱氧青蒿素;在大鼠胆汁、尿和血浆中,发现 12 种 II 相代谢物。双氢青蒿素在大鼠体内经历相似的代谢途径,检测到 13 种 I 相代谢物和 3 种 II 相代谢物。

- 2012 年,在美国华盛顿大学访问期间,邢杰研究了青蒿素类药物在人肝微粒体和人肝细胞中对 CYP450 酶(以下简称"CYP 酶")的抑制和诱导,证明该类药物是 CYP 酶诱导剂,有助于理解这些药物的自身诱导效应和药物-药物相互作用[27]。

- 2014 年,邢杰课题组研究发现,16 名中国健康受试者口服双氢青蒿素后,存在自身诱导 II 相代谢,但尿苷二磷酸葡萄糖醛酸转移酶(UDP-glucuronosyltransferase,UGT)遗传多态性对药动学几乎没有影响[28]。

三、回顾与展望

综上所述,对青蒿素类药物的代谢与药动学研究已经持续了 30 多年,全球 10 余个国家的科学家参与。该类化合物的结构中缺乏紫外吸收基团,早期的生物样品分析方法曾面临很大困难。从薄层色谱扫描、放射免疫测定法、HPLC 在线 KOH 衍生化、HPLC 电化学还原检测均有问题,直到 LC-MS/MS

技术的出现,才从根本上解决了药动学样品分析的技术难点。

代谢产物的鉴定中,早期利用薄层色谱分离,经 NMR 等方法确定 3 种代谢物结构。后期则采用 HPLC -高分辨质谱,在生物体液中发现几十种代谢物,对代谢途径的认识更为深入。放射性标记药物代谢引入青蒿素类药物临床前研究后,提供了吸收、药动学、组织分布、排泄和物质平衡等重要信息。

在药物代谢酶表型研究、代谢酶的诱导和抑制研究中,提供了临床药物-药物相互作用的重要信息。特别是发现青蒿素类药物强烈诱导 CYP 酶,对自身药动学的改变作用明显。临床药动学研究逐步规范,在不同种族的健康志愿者和疟疾患者中开展,对于制定合理的给药方案,提供了重要的依据。

但是到目前为止,尚没有开展放射性标记药物在人体内的代谢研究,缺乏一些重要数据;临床药动学的研究不够系统,缺乏饮食、肝肾功能对药动学的影响;药物-药物相互作用的研究也不够充分。

青蒿素类药物研究历程启示我们,按照现代制药工业的要求开展药物代谢与药动学研究,可以提高新药的研发效率,支持药物临床应用的有效性和安全性。

第三节　药物代谢与药动学在新药研发中的应用

新药研发过程可以大致划分为先导物发现阶段、临床前开发阶段和临床开发阶段。在整个研发周期中,都要进行药物代谢与药动学相关的试验。每项试验的主要内容和目的简述如下[29]。

一、体外试验

具体内容详见第四章:药物代谢体外试验。

- 代谢种属差异评估:通过用不同种属肝微粒体、S9 添加各种辅助因子,或者来自人和动物的肝细胞,体外孵化候选药物。一般需要评估人、猴、犬、大鼠、小鼠的代谢物谱,以确定进行安全性评价和 ADME 试验的动物种属。

- 细胞渗透性评估:渗透性可以限制化合物在细胞试验中的活性。若治疗靶标位于细胞内,化合物必须穿过细胞膜才能产生活性。药物的渗透性也是肠道吸收和口服生物利用度的决定因素之一。体外渗透性试验可以扩展药物发现阶段的许多研究内容，有助于理解基于细胞的生物测定，也可以辅助预测和解释体内药动学结果。

- 鉴定代谢软位点：很多具有良好药理活性的分子因为代谢不够稳定而被淘汰。鉴定化合物的代谢软位点，可以确定这种不稳定的原因，指导药物化学家通过成功的结构修饰策略，改善先导化合物的稳定性。

- 药物代谢酶表型鉴定：通常一种药物由多种 CYP 同工酶代谢，但不同同工酶对底物的结构有选择性。准确地评估主要 CYP 同工酶的贡献，对于设计代谢性质良好的分子具有应用价值。

- 代谢酶的抑制和诱导试验：存在 CYP 酶抑制时，一种药物与该酶结合，使另一种药物无法被代谢，导致其浓度增至毒性浓度。不可逆抑制使 CYP 酶失活。CYP 酶抑制可以导致药物从市场上撤出或被加上限制标签。CYP 酶诱导则在连续给药后，使药物自身或其他药物的血浆浓度下降，从而药效减弱。帮助选择主要酶的抑制剂和诱导剂，进行临床药物-药物相互作用试验。

- 转运体表型鉴定：体内多种组织中存在转运体，膜转运体增加底物化合物的摄入或外排。血-脑屏障、癌细胞和小肠中的 P-糖蛋白（P-glycoprotein，P-gp）对某些化合物具有影响，一些转运体可以影响肾清除率。

- 评估反应性代谢中间体：形成反应性代谢物能够帮助评估脱靶效应和观察到毒性的可能的物种差异，通过机制研究以解决代谢物引起的毒性。

- 鉴定活性代谢物：帮助建立更准确的 PK/TK/PD 关系，以更好地设计临床试验。

- 血浆蛋白结合率：药物-血浆蛋白复合物不能通过被动转运或细胞旁渗透而透过细胞膜。只有游离药物能透过膜到达组织，且只有游离药物分子可被肝代谢和肾清除。所以，血浆蛋白结合数据可以帮助评估药效和药动学。

二、动物体内试验

具体内容详见第五章动物试验设计与实施的第一、二节（动物 ADME 试验）。

- 药动学试验：将药动学参数作为导向，可以诊断化合物性质的限制因素，包括物理化学性质、生物化学性质及结构性质。它将提供决策依据，使研究者进行特定的结构修饰以改进限制性质。

- 口服生物利用度：动物灌胃给药与静脉给药后的血浆暴露对比，获得口服生物利用度。口服生物利用度低的原因可能包括：肝脏和小肠的首过代谢强，小肠溶解度低，小肠渗透性差，胃肠道酶或 pH 水解。
- 代谢研究：对毒理种属中代谢物的定性和定量研究，用于比较人体和毒理种属代谢谱的异同。了解药物代谢的程度、评估重要的代谢器官，发现潜在活性代谢物，代谢产物安全性评估，反应性代谢产物。
- 排泄和物质平衡试验：了解母体药物和代谢物如何被消除。这些研究获得的信息将有助于评估肾脏或肝脏是否为药物消除的重要器官，以及肝脏或肾脏损伤人群服用该药物是否存在安全性问题。此外，排泄结果也有助于了解药物转运体参与的情况。
- 组织分布试验：研究目的是理解药物相关物质的分布情况，药物在靶器官的分布有助于理解药效，确定任何组织中是否有潜在的药物蓄积，了解药物透过机体特定屏障系统的情况及黑色素的结合，为放射性标记药物在人体的吸收、代谢和排泄研究提供剂量分析及指导。

三、人体内试验

具体内容详见第六章：临床药物代谢和药动学试验。

- 代谢研究：生物转化反映了机体清除药物的能力，也可经生物转化产生活性化合物。鉴定人血浆中的全部代谢物及尿和粪中的主要代谢物，通常采用液相色谱-高分辨质谱法，结合代谢物对照物质合成和 NMR 进行。
- 剂量递增药动学。
- 食物影响药动学：预测食物在口服给药后对全身吸收的影响。食物可影响药物的溶解，并可延长药物通过胃的时间。
- 肝、肾功能不全药动学：对于主要经肾排泄的药物，肾功能的下降导致清除率下降，对应的 AUC、C_{max} 及半衰期增加，并且相应的达峰时间推迟。
- 代谢酶遗传多态性：对某些主要代谢过程由遗传多态性酶（如 CYP2D6、CYP2C19）催化的药物，比较不同基因型受试者的药动学。
- 排泄和物质平衡：通常采用放射性标记药物，通过健康志愿者临床试验进行。

- 临床药物−药物相互作用试验：在体外试验的基础上开展，通过评价在研药物与临床合用药物的药动学相互影响，得出结论。

从以下一个具体例子，可以看到药物代谢对新药设计的某些影响。

代谢酶遗传多态性研究实例

氯诺昔康为非甾体抗炎药，对环氧合酶有较强的抑制作用，可减少炎症介质前列腺素的合成，因此具有解热、镇痛和抗炎作用。该药由瑞士罗氏制药公司研发，1995 年被批准上市，临床用于治疗疼痛和炎症，包括术后疼痛和类风湿关节炎。与其他昔康类非甾体抗炎药不同，氯诺昔康血浆药物消除半衰期较短，为 3~5 h。5′−羟基化是其唯一主要代谢途径，该代谢反应由 CYP2C9 酶介导(图 1−2)。由于该酶具有遗传多态性，因此研究氯诺昔康的人体药物动力学，并探讨其个体差异产生的原因具有重要的临床意义。

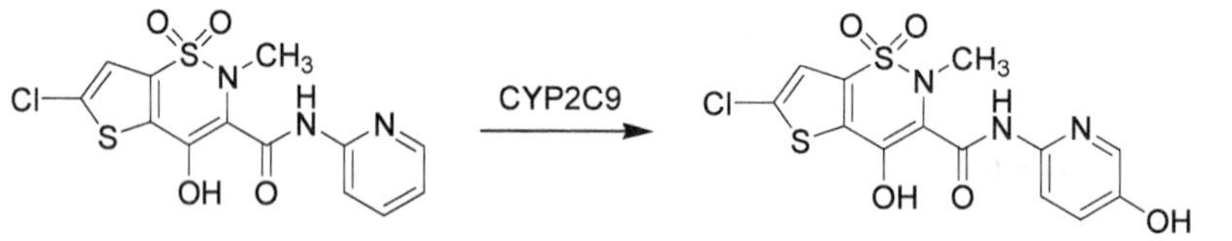

图 1−2　氯诺昔康在人体内的主要代谢途径

对氯诺昔康在中国健康受试者中的药动学行为进行了研究，对氯诺昔康代谢多态性的遗传药理学机制进行了探讨，并对 *CYP2C9* 等位基因对酶功能的影响进行了初步研究[30,31]。

一项人体生物利用度与生物等效性试验带来意外发现。共有 20 名中国健康男性受试者参加了该项试验研究，采用液相色谱−串联质谱法测定受试者服药后血浆中氯诺昔康的药物浓度。19 名受试者口服氯诺昔康 8 mg 后，氯诺昔康的药动学曲线见图 1−3，其参数如下：T_{max} 为 2.2 ± 0.5 h，C_{max} 为 997 ± 211 ng/mL，$AUC_{0-\infty}$ 为 5.77 ± 2.57 h·μg/mL，$T_{1/2}$ 为 4.80 ± 1.32 h，CL/F 为 28.2 ± 13.7 mL/min。另有一名受试者则表现出极为特殊的药动学行为：T_{max} 为 2.0 h，C_{max} 为 $1\,402$ ng/mL，$AUC_{0-\infty}$ 为 179.1 h·μg/mL，$T_{1/2}$ 为 105 h，CL/F 为 0.74 mL/min。

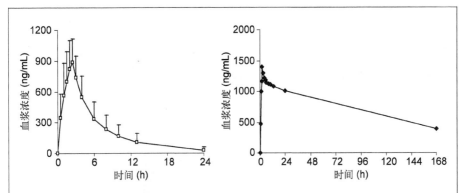

图 1-3　受试者口服 8 mg 氯诺昔康片剂后的药动学曲线

左图为 17 名受试者的均值,右图为 1 名慢代谢者的结果

对氯诺昔康慢代谢者的等位基因研究表明,该受试者基因型为 *CYP2C9* *3 杂合子。另外发现一未见报道的点突变。此突变位于 *CYP2C9* 基因的外显子上,是一个 269 位的 *T>C* 颠换,该突变会导致编码酶蛋白 90 位 Leu>Pro 取代。此 *CYP2C9 T269C* 多态性位点被命名为 *CYP2C9* *13 (图 1-4)。经筛查,*CYP2C9* *13 在中国汉族的基因频率为 1.02%(95% 置

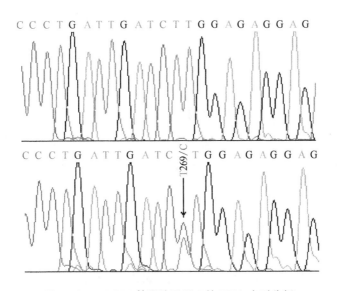

图 1-4　*CYP2C9* 基因外显子 2 的 DNA 序列分析

上图是野生型 *CYP2C9* *1 的碱基排列顺序,下图是杂合子
CYP2C9 *13 的碱基排列顺序,突变位点用箭头标出(彩图见二维码)

信区间为 0.2%~3.0%)。对该受试者的家谱分析表明,*CYP2C9*3* 和 *CYP2C9*13* 突变分别来源于其父母,位于不同的等位基因座上(图 1－5)。该受试者的基因型为 *CYP2C9*3/*13*。

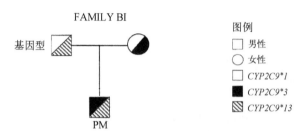

图 1－5　CYP2C9 弱代谢者的基因家族树

　　结果表明,氯诺昔康在体内几乎完全通过代谢消除,生成极性较强的羟基化代谢物。该代谢途径由 CYP2C9 催化。在东亚人群中,突变等位基因 *CYP2C9*3* 和 *CYP2C9*13* 导致该酶失活。在弱代谢者体内,氯诺昔康的血浆暴露是强代谢者的 40 倍,说明该药物是 CYP2C9 的敏感底物。近年来,制药工业在药物设计时,避免只有一个代谢途径,且该途径仅由一个具有遗传多态性的酶(如 CYP2D6、CYP2C9、CYP2C19)等催化,以避免潜在的安全性问题。

参考文献

[1]陈凯先.生物医药创新前沿与我国生物医药的发展.世界科学,2019,7:34－36.

[2]黄瑶庆.我国化学创新药物研发现状与进展.全球药物创新快讯,2020,2:25－33.

[3]桑国卫.2018 年国家重大新药创制专项进展及十三五展望.中国生物工程杂志,2019,39:3－12.

[4]郭宗儒,赵宏宇.新药创制的现状与对策.药学学报,2013,48:1031－1040.

[5]臧其中,齐尚斌,万尧德.^{3}H－青蒿素在动物体内的吸收、分布和排泄.四川医学,1980,1:30－31.

[6]朱大元,黄宝山,陈仲良,等.青蒿素生物代谢转化物的分离鉴定.药学学报,1980,15:509－512.

[7]杨启超,甘俊,刘忠敏,等.青蒿素衍生物—青蒿醚的药理研究.II.^{3}H－青蒿醚在小鼠体内的吸收、分布、排泄和代谢的初步研究.广西医学院学报,1981,3:8－14.

[8]Jiang J R,Yan H Y,Zhuang Y H,et al. Absorption, distribution and excretion of

artemether in mice and rats. Acta Pharmacologica Sinica, 1983, 4: 197－201.

［9］ 杨树德,马建民,孙娟华,等.青蒿酯的临床药代动力学.中国临床药理学杂志,1985,1:
105－109.

［10］ Jiang J R, Zou C D, Shu H L, et al. Assessment of absorption and distribution of
artemether in rats using a thin layer chromatography scanning technique. Acta
Pharmacologica Sinica, 1989, 10: 431－434.

［11］ 赵凯存,宋振玉.双氢青蒿素在人的药代动力学及与青蒿素的比较.药学学报,1993,
28: 342－346.

［12］ Navaratnam V, Mansor S M, Chin L K, et al. Determination of artemether and
dihydroartemisinin in blood plasma by high-performance liquid chromatography for
application in clinical pharmacological studies. Journal of Chromatography B, 1995, 669:
289－294.

［13］ Mordi M N, Mansor S M, Navaratnam V, et al. Single dose pharmacokinetics of oral
artemether in healthy Malaysian volunteers. British Journal of Clinical Pharmacology, 1997,
43: 363－365.

［14］ van Agtmael M A, van der Graaf C A, Dien T K, et al. The contribution of the enzymes
CYP2D6 and CYP2C19 in the demethylation of artemether in healthy subjects. European
Journal of Drug Metabolism and Pharmacokinetics, 1998, 23: 429－436.

［15］ Ashton M, Hai T N, Sy N D, et al. Artemisinin pharmacokinetics is time-dependent during
repeated oral administration in healthy male adults. Drug Metabolism and Disposition,
1998, 26: 25－27.

［16］ Svensson U S H, Ashton M. Identification of the human cytochrome P450 enzymes involved
in the *in vitro* metabolism of artemisinin. British Journal of Clinical Pharmacology, 1999,
48: 528－535.

［17］ Zhang S Q, Hai T N, Ilett, K F, et al. Multiple dose study of interactions between
artesunate and artemisinin in healthy volunteers. British Journal of Clinical Pharmacology,
2001, 52: 377－385.

［18］ Ilett K F, Ethell B T, Maggs J L, et al. Glucuronidation of dihydroartemisinin in vivo and
by human liver microsomes and expressed UDP-glucuronosyltransferases. Drug Metabolism
and Disposition, 2002, 30: 1005－1012.

［19］ Ilett K F, Batty K T, Powell S M, et al. The pharmacokinetic properties of intramuscular
artesunate and rectal dihydroartemisinin in uncomplicated falciparum malaria. British
Journal of Clinical Pharmacology, 2002, 53: 23－30.

［20］ Simonsson U S, Jansson B, Hai T N, et al. Artemisinin autoinduction is caused by
involvement of cytochrome P450 2B6 but not 2C9. Clinical Pharmacology and Therapeutics,
2003, 74: 32－43.

［21］ Burk O, Arnold K A, Nussler A K, et al. Antimalarial artemisinin drugs induce
cytochrome P450 and MDR1 expression by activation of xenosensors pregnane X receptor
and constitutive androstane receptor. Molecular Pharmacology, 2005, 67: 1954－1965.

［22］Li Q G, Xie L H, Haeberle A, et al. The evaluation of radiolabeled artesunate on tissue distribution in rats and protein binding in humans. American Journal of Tropical Medicine and Hygiene, 2006, 75: 817－826.

［23］Huang L, Jayewardene A L, Li X, et al. Development and validation of a high-performance liquid chromatography/tandem mass spectrometry method for the determination of artemether and its active metabolite dihydroartemisinin in human plasma. Journal of Pharmaceutical and Biomedical Analysis, 2009, 50: 959－965.

［24］Xie L H, Li Q G, Zhang J, et al. Pharmacokinetics, tissue distribution and mass balance of radiolabeled dihydroartemisinin in male rats. Malaria Journal, 2009, 8(112): 1－14.

［25］Lindegardh N, Hanpithakpong W, Kamanikom B, et al. Quantification of dihydroartemisinin, artesunate and artemisinin in human blood: Overcoming the technical challenge of protecting the peroxide bridge. Bioanalysis, 2011, 3: 1613－1624.

［26］Liu T, Du F Y, Wan Y K, et al. Rapid identification of phase I and II metabolites of artemisinin antimalarials using LTQ-Orbitrap hybrid mass spectrometer in combination with online hydrogen/deuterium exchange technique. Journal of Mass Spectrometry, 2011, 46: 725－733.

［27］Xing J, Kirby B J, Whittington D, et al. Evaluation of P450 inhibition and induction by artemisinin antimalarials in human liver microsomes and primary human hepatocytes. Drug Metabolism and Disposition, 2012, 40: 1757－1764.

［28］Zang M T, Zhu F P, Zhao L X, et al. The effect of UGTs polymorphism on the auto-induction phase II metabolism-mediated pharmacokinetics of dihydroartemisinin in healthy Chinese subjects after oral administration of a fixed combination of dihydroartemisinin-piperaquine. Malaria Journal, 2014, 13(478): 1－9.

［29］Zhang D L, Zhu M S, Humphreys W G. Drug metabolism in drug design and development: Basic concepts and practice. New York: John Wiley & Sons Inc., 2008.

［30］Zhang Y F, Zhong D F, Si D Y, et al. Lornoxicam pharmacokinetics in relation to cytochrom P450 2C9 genotype. British Journal of Clinical Pharmacology, 2005, 59: 14－17.

［31］Si D Y, Guo Y J, Zhang Y F, et al. Identification of a novel variant CYP2C9 allele in Chinese. Pharmacogenetics, 2004, 14: 465－469.

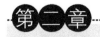

药物代谢与药动学简述

药动学可被定义为测量和解释给药后在体内某些区域的药物浓度随时间的变化，即机体对药物的作用。这与药效动力学（药物对机体的作用）有明显区别。只是在发展了灵敏、特异和准确的物理化学分析技术，特别是色谱和质谱技术，用于测定生物体液中的药物浓度后，药动学研究才成为可能。给药后药物浓度的时间进程依赖于吸收、分布、代谢和排泄过程。

本章首先介绍药物的吸收和药动学参数，包括溶解状态药物的吸收、固体剂型药物的吸收及药动学基本概念；然后介绍生物膜与药物分布，即药物在体内的转运过程；在第三节药物的消除中，涉及药物代谢和排泄的相关内容，着重介绍清除率的概念；最后，重点介绍各类药物结构的生物转化反应。

第一节 药物的吸收

口服药物在吸收部位的跨膜转运是吸收的前提。为了跨膜转运，药物必须首先溶解。本节简述药物的吸收过程和药动学基本概念[1,2]。

一、溶解状态药物的吸收

血管外给药可以被全身吸收。在胃肠道中，溶解状态的药物在吸收部位和循环的血液之间会形成浓度差。被吸收的药物向组织中分布及消除，使吸收生物膜两侧的浓度梯度得以保持。

1. 胃肠道吸收

首个可能吸收口服药物的部位是胃。表面积、通透性和血流量是决定吸收快慢的重要因素。小肠中的整个吸收面积主要由绒毛产生,大约有 200 m²,且每分钟有大约 1 L 的血液通过小肠毛细血管。而对于胃部,吸收面积只有 1 m²,且血流量仅为 0.15 L/min。药物通过小肠黏膜的通透性也同样大于胃部。小肠壁表面积、通透性和血流的增加,超过小肠中酸性药物非离子组分的降低,从而补偿了吸收。事实上,任何化合物的吸收,无论是酸、碱还是中性化合物,在小肠的吸收总是比胃部快。因为小肠的吸收快,所以胃肠道排空的速度可能是药物吸收的限速步骤。食物,特别是脂肪,可以减慢胃排空,所以希望药物快速起效时要空腹服用。

在整个肠道中,其表面形状及肠腔的构成差异较大,小肠与大肠之间由回盲瓣分开。每单位长度的表面积从十二指肠到直肠逐渐变小。蛋白分解酶、代谢酶及转运蛋白在肠道中的分布差异很大。结肠中含有丰富的厌氧微生物。pH 从近端小肠的 6.6 上升到回肠末端的 7.5,然后,在盲肠的起始部位下降为 6.4,并在下结肠又上升至 7.0。物质在小肠内的传输时间为 3~4 h,大肠内则需要 10~36 h,甚至更长。

从十二指肠到结肠,通透性和表面积的乘积逐渐下降。这适用于所有非载体介导通过肠道上皮吸收的药物,不论其是通过细胞通路还是细胞旁通路。对于通透性好的药物,在小肠的吸收迅速且很可能完全。即使一些药物会进入大肠,该处的通透率也足够高,以保证进入的药物能被充分吸收。对于这些药物,全身吸收速率限制步骤仍可能是胃排空。低通透性、极性强的药物主要在小肠吸收,而不是在大肠。

分子大小是药物通透性最重要的决定因素。分子量小且极性大的药物,如阿昔洛韦(250 Da)、西咪替丁(252 Da)和阿替洛尔(266 Da),主要以细胞旁通路透过上皮吸收。当分子量超过 350 Da 时,通透性急剧下降。低通透性药物仍然主要在小肠内吸收,但不可能在有限的 2~4 h 转运时间段完成,因此口服生物利用度低。例如,口服雷尼替丁后,在开始的 3~4 h 内,只有 60% 被吸收,剩下的原形药物通过粪便排出。季铵药物吡啶斯的明分子中总是带正电荷,口服生物利用度低,尽管其分子量小(181 Da)。

一些药物不能通过口服给药而获得可靠的系统活性,它们必须通过非肠道给药。不仅因为这些药物口服生物利用度低,而且由于它们口服吸收的变异过大,有时由于为保持体内有效治疗浓度,需要非常大剂量给药。

另一个决定通透性及提高吸收率的因素是转运蛋白,尤其是附在上皮细胞顶面的转运蛋白。摄取转运蛋白,如肠肽转运蛋白和有机阴离子转运多肽,可以促进阿莫西林、左旋多巴及抗癫痫药加巴喷丁的吸收,如果没有转运蛋白,这些药物的吸收会很差。正是因为这种分子的被动通透性很差,才使得转运蛋白发挥作用。相反,因为外排转运体(如 P - gp)的存在,一些药物的体内吸收会下降,如地高辛、非索非那定、紫杉醇和沙奎那韦。造成它们表观通透率低的原因主要不是因为透过肠道膜的能力差,而是由于外排转运蛋白的作用。如果同时给予转运体的抑制剂,如红霉素、酮康唑、奎尼丁或利托那韦,能够增加转运体底物的吸收;而同时给予外排转运体的诱导剂,如利福平或贯叶连翘,则有相反的作用。

另外,转运蛋白的分布随着胃肠道的部位而变化,如 P - gp,沿着肠道往下其活性逐渐增长,在大肠中达到最高。可以部分解释雷尼替丁在结肠中的通透率比小肠中低很多。

2. 生物利用度降低的原因

药物的口服生物利用度(F)通常低于 100%,即使溶液剂也如此。除了肠道通透性低外,还有很多原因导致系统吸收下降。药物到达体循环前,必须循序从胃肠道经过肠壁及肝脏。这是因为整个胃肠组织的血流都要通过门静脉进入肝脏。药物也可能因为在肠腔中分解而造成损失。

与吸收竞争的反应可能降低药物的口服生物利用度。它们可以是酶促反应,也可以是非酶促反应。酸水解是一个典型的非酶促反应。酶促反应包括消化酶(胆汁及胰液)、肠上皮细胞内代谢酶及大肠中微生物酶引起的反应。也可能发生与其他药物的络合反应。吸收不完全的问题有时可以通过物理保护,使药物避免在胃部被破坏,或合成更稳定的前药衍生物,在体内能转化成活性分子。

药物通过肠壁、肝脏代谢时,会使其到达体循环的总量降低,此过程被称为药物首过代谢消除。例如,阿司匹林是一种不稳定的酯,在肠壁及肝脏内迅速被酯酶水解。甾体激素药物布地奈德很容易透过肠壁,但由于肠壁及肝广泛的首过代谢,全身生物利用度很低,因此降低了该药的全身效应,用于治疗回肠和上部结肠的克罗恩病。

3. 区分肠壁与肝的首过消除

区分肠壁与肝的首过消除很重要,一些药物-药物相互作用主要发生在肠壁,另一些发生在肝脏,也有的在两个部位都发生。肠壁存在很多酶,这些酶在肝脏中也有,尤其是 CYP3A4 及一些葡萄糖醛酸转移酶。对于广泛经受肠壁及肝脏首过代谢的药物而言,由于药物在这些器官中连续的损失,对其生物利用度往往影响很大,对诱导和抑制效应也更敏感。

关于药物代谢酶和转运体在肠道中的分布,目前认为 CYP3A 在小肠中活性最高,特别是在十二指肠中。而 P-gp 沿肠道往下活性增强,在大肠中活性最高。这对设计某些药物的缓控释制剂,提高口服生物利用度可能会有所帮助。

对于口服药物首过经肝的提取率,需要考虑器官血流量变化、肝固有清除率和血浆蛋白结合率。增加血流量将减少药物在肝中停留的时间,从而增加生物利用度。酶的活性增加或蛋白结合率降低,能增加肝清除率,降低生物利用度。

当吸收非常迅速而且肝首过代谢非常广泛时,观察到药物的肝提取率及生物利用度依赖于剂量;剂量越高,生物利用度就越高,称为饱和首过代谢。口服给予治疗剂量后,肝及肠壁中饱和首过代谢的药物有:阿普洛尔、阿托伐他汀、5-氟尿嘧啶、硝酸异山梨酯、酮康唑、烟酸、尼卡地平、奥美拉唑、普罗帕酮、普萘洛尔、维拉帕米、伏立康唑等。

二、固体剂型药物的吸收

口服给予固体制剂药物后,到达系统前会经历一系列过程。固体制剂必须崩解、解聚,并且药物必须溶解。溶出度是关键因素但不是唯一因素。决定口服药物释放及系统吸收的因素包括:制剂释放特征、药物理化性质、胃肠道生理学、胃肠道异常及疾病。

1. 溶出度

固体制剂药物吸收必须经过溶解。一种不太常见的情况是,药物溶解速度比吸收速度快得多,大部分药物在吸收前就已经溶解了。这种情况下,通透性是吸收的限速步骤。另一种更普遍的情况是,药物的整个溶出过程相当慢,溶解的药物可以轻易透过胃肠道吸收。由于吸收速度不可能比药物的溶解更快,所以这种情况下溶出是吸收的限速步骤。缓释制剂释放也属于后一种情况。

2. 胃排空与肠道转运

禁食期间,固体制剂的胃排空较快,虽然个体差异较大,但平均转运时间在 1 h 左右。溶液剂胃排空更快,平均时间为 10~20 min。胃蠕动让所有不规则的固体微粒进入小肠,但胃排空变化幅度从几分钟到几小时。

这种情况在进餐后有很大不同。餐后服药,固体药物的胃肠转运时间延长。大量进餐比少量进餐转运时间延长更多,且大制剂比小制剂更延长。大片剂(直径为 7~10 mm)的胃转运平均时间大约为 7 h,餐后 11 h 仍有一部分存留在胃中。胃的餐后生理作用之一是保留大的食物微粒,直到它们缩小,以便进一步消化。

与胃部的情况相反,固体药物在小肠中转运的个体差异较小,且与药物微粒的大小或食物在胃部存在与否无关。这个时间很短,大约只有 3 h,与液体的转运时间相似。

普通片剂和胶囊通常在胃内快速溶出,许多通透性好且易溶的药物在胃内快速溶解,使得它在进入小肠前,大部分已经在溶液中。在这种情况下,胃排空明显影响药物吸收的速度,其程度由液体和解聚的颗粒在胃中的保留决定。因而增加胃排空,即可加快药物的吸收。

有时药物不在胃中明显溶解,而是在肠道中快速溶解且吸收。这时,胃排空也可显著地影响药物的吸收速度。某些药物包有肠溶衣,以避免在胃中分解或胃刺激。让完整的片剂从胃进入肠道的时间,空腹时需要 20 min 到几个小时,餐后可达 12 h 或更长。含有肠溶衣的药物颗粒比片剂更好,因为其进入小肠的转运速度更可靠,且不太依赖食物。

有些药物如阿苯达唑,很少在胃和小肠中溶解。当固体给药时,因其在肠内的停留时间较短,可能没有足够的时间完全溶出和吸收。进入肠道前,药物在胃部的缓慢释放可增加其溶解的时间,因而也可增加生物利用度。食物特别是脂肪可延迟胃排空。当食用肉类脂肪时,可见阿苯达唑的血药浓度增加 5 倍。

三、生理因素对药物吸收的影响

当药物剂型改变时,吸收速度也会改变,如当常释制剂变为缓释剂型时,另一种情况是在进餐时服用药物。肌内注射或静脉给药后,血流的改变也会使吸收速度发生变化,如药物注射到不同部位。

药物吸收程度的改变只影响达峰浓度,而不影响达峰时间。对比单独口服丁螺环酮及给予葡萄柚汁后服药的数据,发现同时给予葡萄柚汁后,其 AUC 和 C_{max} 升高了。丁螺环酮在肠壁广泛代谢并且口服生物利用度低(4%)。由于葡萄柚汁的作用,肠壁代谢被抑制,导致更高比例的药物进入体循环。达峰时间也延长,这通常是由于吸收过程变慢引起的,可能是葡萄柚汁使胃排空变慢。

代谢酶诱导引起固有清除率升高。这种情况反映在药-时曲线上为AUC、C_{max}、t_{max}及半衰期的降低并且生物利用度不变。肝提取率低的药物,其清除率对肝细胞酶活性的改变敏感。对于肝提取率高的药物,由于血流量限制,诱导作用并没有使清除率改变多少,但是生物利用度降低了。

四、药动学的基本概念

在实践中,药动学通常主要关注血浆药物浓度,因为血浆浓度被认为通常与药物在细胞周围液体中的浓度直接相关,这些细胞表达受体或其他与药物分子结合的靶标,并且血浆容易通过静脉穿刺采样。

药动学数据的解释通过将浓度-时间数据拟合为一个理论模型,并确定描述所观察到结果的参数。然后,这些参数被用于调整给药方案,以获得所需要的目标血浆浓度,这一浓度从细胞、组织或实验动物的药理学实验中最初获得,并在必要时根据人体药理学进行修正。某些描述性药动学性质可以直接从给药后血浆药-时曲线中得到,如血浆峰浓度(C_{max})和达峰时间(T_{max})。其他药动学参数对实试验数据经数学计算获得,如分布容积(V_d)和清除率(CL)。

1. 药动学参数

一个药物的总清除率(CL_{tot})是描述其清除的基本参数,清除速率等于CL_{tot}乘以血浆浓度。

稳态血浆浓度(C_{ss})由CL_{tot}决定(式2-1):

$$C_{ss} = 给药速度 / CL_{tot} \qquad (式2-1)$$

许多药物从血浆中消失,服从近似的指数时间进程。可以用模型描述机体对这些药物的处置,表观分布容积(V_d)的单一均匀搅拌室。V_d是关联任意时刻机体内药量与血浆浓度的表观体积。

消除半衰期($t_{1/2}$)与V_d成正比,与CL_{tot}成反比。

当一个药物多次给药或持续输注时,在3~5个血浆半衰期后,血浆浓度达到稳态。

在紧急情况下,可能需要一个负荷剂量,以快速达到治疗浓度。

达到所需初始血浆浓度(C_{target})的负荷剂量(L)是由分布容积决定的（式2-2）：

$$L = C_{target} \times V_d \qquad （式2-2）$$

通常需要两室模型。在此情况下，是双指数动力学。这两个参数粗略代表了药物在血浆和组织间的转移过程（α相），以及从血浆中的消除过程（β相）。

有些药物显示非指数的饱和动力学，具有重要的临床后果，特别是当日剂量增加时，稳态血浆浓度不成比例地升高。

2. 药动学的应用

在药物开发阶段进行的药动学研究，构成法规部门批准标准剂量方案的基础。

医生有时需要根据特定患者的个体差异，调整剂量方案，如对新生儿、对肾功能不全患者及对服用影响药物代谢药物的患者。这种个体化通常使用药效指标，但有一些药物已经明确了血浆浓度治疗范围，可以使用达到这一范围的血浆浓度来调整剂量。

了解药动学，可以合理地调整给药剂量。例如，对肾功能不全患者，由肾排泄清除的庆大霉素的给药间隔应该大幅度增加。对于饱和动力学的药物如苯妥英钠，为了达到目标血浆浓度，剂量增加幅度应该比线性动力学的药物小得多。

知晓一个药物的大致半衰期可能非常有用，甚至在治疗浓度未知的情况下，以正确地解释开始常规治疗后很长时间出现的不良事件，如苯二氮䓬类药物；决定使用如地高辛和胺碘酮药物时，是否需要初始负荷剂量。药物的分布容积决定所需的负荷剂量。如果分布容积大，如许多三环类抗抑郁药物，则在处理药物过量时，血透析可能不会加速清除。

第二节　生物膜与药物的分布

本节简述生物膜、药物的转运过程和分布[2]。

一、生物膜

细胞膜的内层主要由内脂构成，基质的表面则是由一个连续的或一个个格子状的蛋白质层所构成。脂质分子的疏水部分朝向膜中心,外面的亲水层则朝向周围的亲水环境。某些药物的主动转运机制就存在于这些格子状的蛋白质层中,某些细胞间(如大部分毛细血管膜、肾小球和肠上皮)存在狭小的充满水的通道。

药物的转运通常被视为通过一系列膜和空间的转运,这个空间总称宏观功能膜。那些存在于肠腔、毛细血管之间及皮肤的结构都是实例。每一种细胞膜的嵌入和空间都不同程度地阻碍了药物的转运,它们中的每个都能成为限速步骤,控制着整个转运过程的速度。在皮肤内的角质层,在小肠朝向肠腔上皮细胞的顶面都是产生阻抗的主要因素。这种结构的复杂性使得药物从一个到另一个膜转运的定量推算也变得困难。虽然如此,考虑影响药物跨功能膜转运的综合定性特征可以获得大量信息。

二、药物的转运过程

药物转运过程大体分为跨细胞转运和细胞旁转运。药物穿过细胞的跨细胞运动,是药物转运的最常见路径。然而,有些药物具有极强的极性而不能通过细胞的脂质膜,对其而言只有细胞旁路径才是可用的。其他的药物借助主动转运机制穿过一些细胞的细胞膜。

1. 与蛋白质结合

许多药物与血浆蛋白和组织成分相结合。这类结合通常是可逆的,并且建立平衡的时间通常快至几毫秒。这种情况下,可认为结合和非结合药物在任何时间和任何环境下都处于平衡状态。只有游离药物能够扩散透过细胞膜。蛋白质及蛋白质结合药物因太大而不能做到。因此,游离药物浓度,而不是药物总浓度,是药物通过细胞膜的驱动力。

2. 扩散

药物通过生物膜的一种方式是扩散,这是一种分子顺浓度梯度移动的自然趋势。移动的能量来源于分子的动能,因为系统没有消耗能量,该过程被称为被动扩散。有3种主要的分子性质会限制着药物通过特定的生物膜,它们分别是分子大小、脂溶性和电荷(或电离度)。3种分子性质同生物膜及膜两边的环境性质,共同决定着化合物通过生物膜的总体转运速度。

(1)分子大小:分子大小对物质在水中的扩散影响很小,但它在物质通过膜的转运中发挥重要作用。对分子大小如此敏感源于细胞膜相对严格的构造,其在空间结构上阻碍着药物的转运,对一些膜来说,水溶性物质不能通过细胞,而是从细胞间的细胞旁狭窄通道穿过。此时,分子大小是转运的主要决定因素。

(2)脂溶性:通常,分子亲脂性越强则通透性越强。但是如前所述,分子大小同样重要。小的脂溶性、非电离的药物易于跨细胞脂质膜转运。对各种药物转运进入中枢神经系统,也支持亲脂性和分子大小的重要性。大脑和脊髓被保护免于暴露于各种外界物质,即血-脑屏障。

(3)电荷:电荷是跨膜转运的第三种主要限制。越大越亲水的分子,跨膜转运越慢,如果分子是带电荷的,则更加慢。有些药物在生理 pH 下只是部分带电荷(或电离)。因此,电离度也是影响跨膜转运的重要因素。

(4)生物膜及膜两边的环境性质:生物膜的特性也是化合物跨膜转运的重要因素。肾小球和大部分组织的毛细血管是高度通透性的,分子量高至5 000 Da 的药物通过其生物膜基本不受亲脂性和电荷的影响。生物膜的厚度是决定通透性的另一个因素,厚度越小,通透性越高。对于较大的分子,带电荷也是重要因素,对于电负性的肾小球内药物分子,通透率低。鼻黏膜的药物转运受亲脂性、电荷和分子大小的影响,通常比胃肠道更疏松。肝细胞的药物转运与亲脂性、电荷和分子大小高度相关。

3. 载体介导的转运

虽然许多药物是被动转运通过细胞,但是许多其他药物的转运是被促进的,即通过生物膜转运比根据它们理化性质预期的速度要快。对被动扩散,转运速率随浓度呈线性增加。对于载体介导的转运,高浓度下,转运速率接近极限值。

平衡转运载体:帮助加速双向过程,但不改变平衡条件的系统。这是一个被动过程,顺浓度梯度转运,不需要消耗能量,在平衡时,跨膜的游离浓度相等。

浓缩转运载体:需要能量并能够逆浓度梯度转运药物,是主动转运系统。净流向可以是进入细胞,即摄取(influx)转运,或排出细胞,即外排(efflux)转运。细胞内代谢酶可以在药物到达对侧之前,将它们转化为其他物质。顶侧外排转运体和细胞内的酶可以协同作用,显著减少系统的吸收,特别是对于某些口服药物。

在从细胞和器官中清除代谢最终产物和外源性物质方面,外排转运体也可能发挥主要作用,如某些肿瘤细胞耐受特定的抗肿瘤药物。一种转运蛋白似乎能将许多药物排出细胞,被称为多药耐药受体。发现一种特殊的糖蛋白存在于细胞膜上,被称为通透性蛋白或 P-gp。这种依赖 ATP 的转运蛋白在许多组织和器官中分布。它在许多药物经肝脏分泌进入胆汁,许多药物的肾脏分泌,以及许多药物从胃肠道的吸收速度和程度方面发挥主要作用。许多药物明显不能通过血-脑屏障,不仅是由于该屏障的类脂特性和缺少细胞旁空隙结构,也是由于存在外排转运蛋白。其中 P-gp 是目前发现的最重要的外排转运蛋白,即使是在平衡状态,也能使中枢神经系统内的非结合药物浓度比血浆中浓度低。

药物的跨膜转运通常具有双向性。通常情况下,相比于肠系膜血液中游离药物的浓度,在胃肠道中的药物起始浓度非常高,所以转运的净速度是朝向血液侧。但是转运的逆向速度也非常重要,如可以通过口服大量活性炭吸附药物,使胃肠道沉积药物并阻止胆汁分泌后的药物重吸收,从而加速全身循环的药物从体内清除。

4. 分布的速度和程度

血液灌注组织,递送和清除物质。因此,将任何组织视为一个整体,药物转运通过生物膜需要与灌流联系在一起。当跨膜转运易于进行,在整个过程中,灌流就成为最慢的或限速的因素。药物向组织转运的初始速度就由输送的速度决定,这取决于血流量。这种情况多发生在小的类脂药物灌流通过体内的大多数细胞膜,以及除大分子外的大多数药物通过松散的结合膜,如肌肉和皮下组织的毛细血管壁。

随着细胞膜对药物转运阻碍作用增加,限速步骤由灌流变为通透细胞膜。极性药物扩散通过紧密结合的类脂性膜时,其通透限制特别明显。

血浆中发生着多重平衡,药物可以结合多种血浆蛋白。酸性药物通常和最丰富的血浆蛋白(即白蛋白)结合。碱性药物通常和 α_1-酸性糖蛋白结合,中性亲脂化合物和脂蛋白结合。一些蛋白质与特殊的化合物结合。许多大的蛋白质类药物也有特殊的蛋白载体。通常不止一种血浆蛋白涉及分布。组织分布也可能包含多重平衡。例如,离子化的碱性化合物,与组织中大量的酸性磷脂形成离子对,它们的非离子化形式也会分布到脂肪组织中。

(1)表观分布容积:一旦体内分布完成,血浆药物浓度即可反映药物剂量在组织中分布程度的结果。在平衡时,将分布的程度定义为表观分布容积(V)(式2-3):

$$V = 平衡时体内药量 / 血浆药物浓度 = A/C \qquad (式2-3)$$

这个参数用于评价体内药量与血药浓度的关系。不同药物的分布容积相差非常大,注射用曲妥珠单抗的分布容积约为 3 L,而丙米嗪的分布容积高达 40 000 L。很明显,分布容积越大,药物在血浆中的比例就越低。

(2)在血液内的结合:在血液中,药物可以和许多组分结合,包括血细胞和血浆蛋白。结合的结果,使药物在血液中的浓度、血浆浓度及血浆中非结合药物浓度之间差异很大。为了化学分析的方便,最常用的方法是分析血浆中药物的浓度。在许多情况下,这一选择并不合适。因为测量浓度的主要目的之一是为了通过该测量值,反映药物的药效和毒性。然而,只有游离药物才能通过大多数细胞膜,与蛋白质结合的药物则不能通过。所以,毫无疑问,与整个血浆浓度相比,游离药物的浓度更能反映药物的活性。但是只能偶尔测定游离药物浓度,主要因为测定方法特别烦琐,并缺乏准确度和精密度,费用也很高。

通常大多数药物在治疗浓度下,只有很少一部分的蛋白质结合位点被占用。在一定的蛋白质浓度下,游离组分比例相对稳定,且与药物的浓度无关。药理活性仅仅与游离药物浓度有关。血浆蛋白结合率经常被重点关注,因为总的血浆浓度可以测定。游离药物浓度决定于总的血浆浓度和蛋白结合程度(式2-4):

$$C_u = C \cdot F_u \qquad (式2-4)$$

三、药物的分布

不论药物的血浆蛋白结合程度如何,组织-血浆平衡分布比率是可大可小的。决定该比率的是组织的结合及转运载体。

某一药物可能有很强的血浆亲和力,但如果组织的亲和力大于血浆时,药物仍主要分布在组织中。与血浆结合不同,药物的组织结合不容易测定。必须先破坏组织,使其失去完整性。尽管如此,组织的结合对于药物的分布仍非常重要。

平衡分布比(K_p,组织浓度/血浆浓度)在不同组织间有变异。对碱性药物,K_p值似乎随组织中酸性磷脂浓度的改变而变化,酸性磷脂是组织内碱性药物亲和的主要位点。因此,碱性药物比酸性药物的分布容积更大。

摄取转运体可以在组织中富集药物,外排转运体则能有效地排出药物。

70 kg 成人人体的总体液约为 42 L,其中血浆的体积约为 3 L,细胞外体积约为 16 L。药物在血浆和特定组织中的结合导致情况的复杂化,常常妨碍了得出药物准确分布位置的结论。如果药物仅限于分布于血浆中则是一个例外,此时表观分布容积和真实分布容积相同,成人大约是 3 L。

对于大分子量的药物(大于 70 000 Da),它们在血管外的分布非常少甚至不存在,此类药物的分布容积接近于血浆体积。对于那些既不和组织结合也不和血浆蛋白结合的极性很高的药物,其分布容积介于细胞外液体积(16 L)和人体体液总体积(42 L)之间。这取决于药物进入细胞内液的程度。例如,咖啡因和乙醇,两者都是小分子,能自由通过生物膜,在血浆和组织中都没有明显的结合,可以分布于总体液。两者的分布容积都是大约 40 L。

第三节 药 物 的 消 除

药物的消除包括代谢和排泄过程,涉及清除率概念及生理因素对药动学的影响,本节分别予以简要介绍[1,2]。

一、消除过程

药物主要经代谢和排泄消除。有些药物可通过胆汁排泄。有些药物,特别是挥发性药物,可通过呼吸排泄。然而,多数药物主要是经过肾排泄。有些药物几乎完全通过肾排泄消除,但这类药物相对较少。除排泄外,代谢也是药物从体内消除的主要机制;且大多数药物主要在肝脏内代谢。然而也有少数药物在其他组织中广泛代谢,如肾、肺、血液和胃肠壁。

最常见的代谢反应是氧化、还原、水解和结合。结合反应包括葡萄糖醛酸化、硫酸化和乙酰化。药物通常同时经几种竞争性途径代谢。每一代谢物的相对含量取决于各自代谢途径的相对比例。代谢物可被进一步代谢,例如,氧化、还原和水解常伴随结合反应。

代谢途径依据化学改变进行分类。部分转化发生于肝脏和某些组织细胞的内质网中,部分转化发生于细胞溶质或肝细胞的表面。在组织匀浆化处理时,细胞内质网断裂形成小囊泡,称为微粒体。故将内质网代谢酶称为微粒体酶系。因此,代谢可分为微粒体代谢和非微粒体代谢。

多数药物的氧化/还原酶属于 CYP 酶系。相对含量最高的酶为 CYP3A,可代谢多种结构和大小不同的药物,主要分布于肝脏及肠壁。肝脏中有些特殊的 CYP 酶,其相对含量并不能反映其对药物代谢的重要性。例如,CYP2D6 仅占全部 CYP 酶含量约 2%,却与 25% 药物的清除相关,是一种特殊的碱性酶。多数酸性药物主要先经 CYP2C9 和 CYP2C19 代谢。UGT 主要参与药物及其代谢物形成葡萄糖苷酸。葡萄糖醛酸化是部分药物和内源性物质的主要消除途径,如伊立替康、雌二醇、依托泊苷和胆红素为 UGT1A1 底物,齐多夫定为 UGT2B7 底物。

药物代谢的影响是多方面的。生物转化反映了机体清除外源性物质与药物的能力,也可经生物转化产生活性代谢物。目前已有不少药物,自身为无活性的前体药物,在体内转化为具有药理活性的代谢物。有些代谢物与母体药物具有相似的药理学特征,有些代谢物却具有不同的特征,或引起不良反应。药物作用的时间和强度与所有活性物质在体内的时间有关。因此活性代谢物的药动学与药物一样,都与治疗有关。

二、清除率

在药动学概念中,清除率具有非常重要的临床意义,也是评价药物消除机制最重要的参数。清除率定义为药物消除速率与血药浓度的比值(式2-5),即

$$CL = 消除速率/C \qquad (式2-5)$$

假定消除器官中的药物已经达到分布平衡,则造成动脉和静脉血药浓度差异的唯一原因是消除。该假设对于肾和肝脏较适用,这两个器官为最高血流量器官,因此是体内最快达到平衡的器官。

清除率(式2-6、式2-7)是基于质量平衡的考虑,将消除器官的提取速率与输入速率相关联。在体内,进入肝脏和肾脏的液体是全血。例如,药物进入肾的速率为 $Q_R \cdot C_A$,其中 Q_R 指肾血流量,C_A 指灌注至肾的动脉血药浓度。所以当提取率 E_R 接近 1 时,进入血液中的所有药物均被清除,而不仅仅是血浆中的药物。

$$肾血液清除率 = 肾血流量 × 肾提取率 \qquad (式2-6)$$

$$肝血液清除率 = 肝血流量 × 肝提取率 \qquad (式2-7)$$

如果提取率接近 1，则血液清除率达到最大值，即器官血流量。成人肾脏平均血流量为 1.1 L/min，肝脏平均血流量为 1.35 L/min。

清除率可以用消除器官的方式表示，如肝清除率、肾清除率或肺清除率；还可以用肾排泄与其他所有消除过程之间的差异表示，如肾清除率和肾外清除率。通过消除过程的性质，如代谢清除率或排泄清除率，还可描述器官是如何清除血液中的药物。此外，清除率的大小取决于参比液体。例如，药物在肝代谢，用测定的血浆药物浓度计算药物消除的清除率，为肝代谢血浆清除率。同样，药物经肾排泄，清除率为肾排泄血浆清除率。

由于血浆是最常见的测定液体，所以血浆清除率的表述频率高于血液清除率。通过实验确定血浆-血液药物浓度比，可以将血浆清除率转化为血液清除率。药物的某器官清除率可以与另一器官的清除率相加，这是由循环系统的解剖结构所决定的。例如，某药物通过肾排泄和肝代谢消除（式 2-8），则

$$消除速率 = 肾排泄速率 + 肝代谢速率 \qquad （式 2-8）$$

因两器官的血药浓度相等，将消除速率除以血药浓度，得到

$$总清除率 = 肾清除率 + 肝清除率 \qquad （式 2-9）$$

但是肺清除率不具有加和性，原因是供应肺的血液与供应其他消除器官的血液是相继连续的，而非平行的，并且所有的心输出血液在抵达外周静脉之前都要先经过肺，体循环测定的是离开肺以后的血药浓度，而不是进入肺的浓度。

三、肝清除率

肝脏对药物的清除可以根据质量平衡关系式讨论。肝血流量 Q_H 为肝门静脉血流量（1 050 mL/min）与肝动脉血流量（300 mL/min）的总和。另外，药物可通过代谢消除或分泌至胆汁中，或两者结合来消除。

灌注、血浆蛋白结合率或内在消除特征的改变，均可以引起清除率与提取率相关的变化，这一原则适用于所有的消除器官。至少有 6 个过程可以影响肝脏从血液中提取和消除药物。血液灌注（第 1 个过程）；血液中的药物与血细胞和血浆蛋白的结合（第 2、3 个过程）；游离的药物渗透至肝细胞中（第 4 个过程）；在肝细胞内，游离药物被分泌至胆汁（第 5 个过程）或被代谢（第 6 个过程）。上述过程中任何一个都可能是肝脏内药物消除整体过程中的限速步骤。形成的代谢物可被扩散到血液中，或被分泌至胆汁中。将药物按照肝提取率

的大小,划分为高提取率($E_H > 0.7$)、中提取率($0.7 > E_H > 0.3$)和低提取率($E_H < 0.3$)。同样的划分适用于肾提取率。

虽然清除率是通过血浆或血液的测定结果而来,但消除的发生是因为药物是细胞内一种或多种消除机制的底物。CL_{int}是药物的内在清除率,是肝细胞内在消除活性的指标,与其他外界因素无关,如血流量和血浆蛋白结合率。多数药物是一种以上的酶或消除转运体的底物,类似于将肝清除率分为肝代谢清除率和排泄清除率。

1. 提取率

药物在血浆与肝细胞之间交换,游离药物在细胞内消除。当提取率较高时($E_H > 0.7$),无论是否与血细胞或血浆蛋白结合,进入肝细胞内药物均被消除,清除率受灌注速率限制。当提取率较低时($E_H < 0.3$),少量药物被消除,除灌注外任一步骤均可限制药物的消除速率,一般情况下,是因为药物是肝脏酶或胆汁转运体的弱底物,少数情况是因为细胞膜通透性差。

(1)较高提取率药物

对于具有较高提取率药物,尽管药物与血细胞及血浆蛋白结合,但肝脏仍能完全消除肝内所有药物。而消除速率取决于血液中的药物总浓度。此时,提取率或清除率实际上均不受血浆蛋白结合率改变的影响。

(2)低提取率药物

对于低提取率药物,清除率取决于血浆蛋白结合率,因为只有游离的药物可穿透膜而被消除,且药物经肝脏后的浓度下降很小。此时,

$$消除速率 = 内在清除率 \times 游离药物浓度 \qquad (式2-10)$$

当肝提取率较低时,受内在消除活性的限制,因此活性的任何改变(如其他药物的诱导作用或抑制作用)均直接反映到提取率和清除率的改变。相反,当消除活性非常高时,肝提取率和清除率均接近极限值,分别为1和血流量,则这两个参数对消除活性的变化不敏感。

2. 基底外侧膜的通透性

对于多数药物,尤其是亲脂性药物,易于通过肝细胞,药物摄取的限速步骤为血流量。但随着药物亲脂性下降,摄取通透性较低,成为药物通过肝脏全部消除的速率限制步骤。在后一种情况下,决定清除率最重要的因素是基底外侧膜的通透性,而不是代谢活性或胆汁分泌。

多数药物是一种或多种肝脏转运体的底物,这些蛋白质一般位于基底外侧膜(血液与肝细胞内之间)或肝细胞顶端膜(细胞内与胆管之间)。在基底外侧膜中,一些转运体与药物向肝细胞内的转运有关,一些转运体与细胞内流出的药物返回至灌流血液中有关。因此,转运体活性的任何改变均可能影响清除率。

3. 胆汁清除率

低分子量的药物常可在胆汁中出现,而蛋白质类药物则不易进入胆汁。胆汁中的药物在胆囊中储存后,通过胆总管进入小肠。在小肠中,药物可被重吸收,从而完成肠-肝循环。药物也可在肝脏被代谢(如代谢为葡萄糖苷酸),而被分泌至小肠中。在小肠常居菌丛的 β-葡萄糖苷酸酶的作用下,这些代谢物水解为药物,进而被重吸收。

在胆汁中未被重吸收的药物及其代谢物,均通过粪便从体内排泄。胆汁清除率可用于表示胆汁排泄的效率。

$$胆汁清除率 = 胆汁流量 × 胆汁药物浓度 / 血浆药物浓度 \quad (式 2-11)$$

肝脏内胆汁流量相对稳定在 $0.5 \sim 0.8 \ mL/min$。因此,如果药物在胆汁中的浓度小于血浆浓度时,则胆汁清除率非常低。如果胆汁药物浓度很高,其胆汁清除率也相对较高。当药物为一种或多种顶端膜外排转运体的良好底物时,胆汁与血浆药物浓度的比值可接近 1 000,因此,胆汁清除率可高达 $500 \ mL/min$,甚至更高。

胆汁清除率高的药物通常具有以下特性:该药物必须能主动分泌,常见于亲水性物质;药物必须是极性物质;分子量必须高于 350 Da。非极性分子和小分子均可能被重吸收。例如,药物的葡萄糖醛酸结合物通常可被大量地清除至胆汁中。

四、肾清除率

肾功能的基本解剖单位是肾单位,其基本组成部分是肾小球、近曲小管、髓袢、远曲小管和集合管。肾小球每分钟可接受并滤过 120 mL 血浆。滤过液进入肾小管,大部分水分被重吸收,只有 $1 \sim 2 \ mL/min$ 的水分以尿液的形式排除。血液离开肾小球后,通过一系列连接通路流入近曲小管和远曲小管。

药物存在于尿液中是滤过、分泌和重吸收的综合结果。前两个过程是将药物排入肾小管,而后一个过程使药物重新回到血液中。

1. 肾小球滤过率

心血液输出量的 20%～25%（即 1.1 L/min）进入肾脏。其中,约 10%的血液在肾小球内通过动脉血施加的流体压进行滤过。一般仅过滤血浆中游离的药物,与蛋白质结合的药物体积太大,无法通过肾小球内的小孔。

通常将血浆中滤过的速率称为肾小球滤过率。内源性物质肌酐既不与血浆蛋白结合,也不被分泌,且全部滤过负荷量均被分泌至尿液中。因此,其肾清除率可作为肾小球滤过率的指标。尽管滤过一直存在,但药物只经滤过作用时,肾提取率很低,尤其是血浆蛋白结合率高的药物。分泌,即从血液至肾单位腔内的主动转运,促进药物的肾提取。对于许多酸性药物（阴离子型）和碱性药物（阳离子型）,甚至一些较大分子量的中性药物（如地高辛）,均存在分泌的机制。分泌主要在近曲小管的基底外侧膜和顶膜进行,伴随不停地摄取和流出,促进肾脏分泌。通过相同系统转运的药物之间存在相互竞争,可影响药物的肾清除率。

2. 蛋白结合率

蛋白结合率对分泌的影响取决于分泌过程的效率及在分泌部位的接触时间。有些药物是分泌系统的良好底物,即使与血浆蛋白结合或在血细胞中,在与主动转运位点接触的时间内,也可以从灌注肾脏的血液中完全清除。在这种情况下,药物蛋白质复合物的解离和药物自血细胞排出的过程均相当迅速,以至于不限制分泌过程。多数药物的结合代谢物具有较高的肾提取率,这是由于结合物通常是肾脏摄取和分泌过程的良好底物,以及因其亲水性经肾小管重吸收甚少。与肝脏中多数药物的提取率较高不同,肾脏中具有较高提取率的药物较为罕见。

3. 重吸收

重吸收是肾脏处置药物的另一个因素。如果药物的肾清除率小于预期的滤过清除率,则一定有重吸收过程存在。重吸收程度变化很大,可以从几乎无重吸收至完全重吸收。大多数外源性化合物的重吸收主要是被动过程。重吸收的程度取决于药物的性质,如脂溶性和电离状态。与体内许多其他生物膜一样,肾小管细胞的类脂膜是水溶性和离子化物质的吸收屏障。因此,脂溶性分子容易重被大量吸收,而极性分子则不然,如许多结合代谢物。

通过肾小球滤过的水分,99%被重吸收,此时,尿液中药物浓度约为血浆中游离药物浓度的 100 倍。故水分的重吸收有利于药物的重吸收。重吸收的速率取决于未解离药物跨膜扩散的能力、其极性以及未解离药物在管腔和血浆中的分数。

肾脏含有各种酶,可进行药物水解、氧化和结合代谢。肾脏代谢通常为次要代谢途径,但是也有例外。研究药物在肾脏损伤患者的处置时,可以获得肾脏代谢的直接证据。

五、药动学参数的相互关联性

机体的生理学特征决定了部分药动学参数是相互依赖的。在临床药动学中,最重要的是半衰期对清除率和分布容积的依赖性。分布平衡时的消除速率常数(k),与总体清除率(CL)和分布容积(V)相关:

$$k = 消除速率 / 体内药物量 = CL/V \qquad (式2-12)$$

清除率是指在单位时间内有多少体积血浆中的药物被清除,V是指药物按其在血浆中相同的浓度所需的体积。因此,消除速率常数可视为单位时间内总分布容积中药物被消除的分数。此外,半衰期与k或与V和CL相关,关系式如下:

$$t_{1/2} = 0.693/k = 0.693 \cdot V/CL \qquad (式2-13)$$

不同药物的清除率和分布容积参数范围较广。分布容积范围为3~7 000 L,变化范围约2 000倍。清除率范围为0.01~100 L/h,变化范围约为10 000倍。另一显著特征是大量药物的半衰期相近,约20~50 h,而清除率和分布容积则不同。当清除率较低、分布容积较大时,半衰期可达数周或数月,这类药物很少,在体内可能缓慢蓄积。另外,单克隆抗体药物分布容积低(4~10 L/70 kg),清除率极低(<0.1 L/h)。药物消除速率常数或半衰期与药物血液测定部位无关,即血液半衰期和血浆半衰期相等。

六、生理因素对药物消除的影响

药动学参数可以随着疾病、药物治疗甚至是患者年龄的改变而发生改变。

影响药物处置的进程取决于多种生理变量。通过与血浆蛋白、组织成分的结合及身体组分,可影响分布。肾脏排泄取决于分泌(主动转运)、尿液pH和尿流量。肝脏消除取决于酶及胆汁消除活性、血液内的结合率和血流量。结合全身药物浓度,通过相对少数参数可描述药物处置动力学。可通过分布容积程度的特征,并通过肝脏和肾清除率描述消除的特征。这些参数均可直接受生理变量改变的影响,被称为主要药动学参数。

半衰期、消除速率常数、尿液中原形药物的排泄分数均为次级药动学参数，其数值取决于主要药动学参数。此外，一些观测值，如 AUC，不仅与主要药动学参数有关，还取决于给药剂量。

一些药物可通过增加相关酶的合成速率，诱导其他药物的代谢。药动学和治疗结果取决于受影响的药物在出现诱导作用的消除器官中的提取率高低。肝提取率较低的阿芬太尼，在给予酶诱导剂利福平后，清除率升高，半衰期缩短，AUC 明显下降，而分布容积无显著差异。说明肝提取率较低的药物，其清除率对肝细胞酶活性的改变敏感。而对于肝提取率高的药物，如阿普洛尔，即使存在诱导作用，其清除率仍接近肝血流量。由于这些药物的清除率具有灌注速率限制性，对于酶诱导作用相对不敏感，静脉给药时很难检测到药动学差异，但是会显著影响口服生物利用度。

某些药物可抑制其他药物的代谢。肝脏疾病、饮食缺陷及其他条件都可以使代谢降低。其动力学结果取决于药物的肝提取率。对于低提取率的药物，肝细胞活性下降的影响作用明显，使清除率下降和半衰期延长。对于高提取率的药物，CYP3A4 抑制剂伊曲康唑的代谢抑制作用不足以影响清除率，但是更有效的抑制剂利托那韦则可使药物由高提取率变为低提取率，从而清除率显著下降。

对于主要经肾排泄的药物，肾功能的下降导致清除率下降，对应的 AUC、C_{max} 及半衰期增加，并且相应的达峰时间延长。当尿 pH 增高时，对 pH 敏感的弱碱性药物更多以非离子化形式存在，在肾小管的重吸收增加，肾清除率下降。例如美金刚，尿 pH 从 5.1 变为 8.1，肾清除率下降 10 倍。

第四节　药物的生物转化反应

在外源性小分子有机物中，包括药物，存在很多种类化学取代基。机体为保护自身免受可能的不良影响，必须准备摆脱这些外源性化合物。代谢是一个重要机制，可以在分子中引入亲水性，这通常降低化合物透膜能力及分布到组织中的能力。外源性分子中多种多样的取代基，以及各种能催化氧化、还原、水解和结合反应的酶，产生了数不清的生物转化反应可能性，任何外源性物质都可能经历。

催化氧化反应的酶有 CYP 酶、黄素单氧化酶（FMO）、醇脱氢酶（ADH）、醛脱氢酶（ALDH）和过氧化物酶（PO）。在这些酶中，CYP 涉及最多，包括可以反应的化学取代基和催化的反应,而其他酶则局限于小范围取代基。催化还原反应的酶有 CYP、ADH、酮还原酶、羰基还原酶及肠菌群中的酶。水解反应一般由环氧化物水解酶、酯酶和酰胺酶催化。催化结合反应的酶有 UGT、SULT、乙酰转移酶、GST、甲基转移酶和胺基乙酰转移酶。也有其他一些结合反应,还不清楚由哪些酶催化,如甲酰基和核糖基的转移。为了有效地确定新化学物质的代谢,有必要掌握相关知识,包括这些酶、它们在不同物种表达的差异及在体外研究其反应时需要的辅助因子和条件。

本节叙述在药物分子中常见的官能团可能发生的常见反应[3]。从这个角度观察生物转化,将使生物转化科学家理解研究中的新分子可能发生哪些类型的反应。一旦确定了一个特定的代谢物结构,知道了发生的反应类型,则可以推测涉及的酶,并通过试验去追踪。

一、烷烃

在没有活化的 C—H 键引发化学反应很困难,然而最常见的外源物代谢反应就是烷基碳上发生羟基化。该反应由 CYP 酶催化,通过抽取 1 个氢原子来实现。这产生 1 个自由基中间体,与 CYP 酶铁上的氧反应生成醇。

外源性分子可能有许多可被抽取氢原子的烷基碳。虽然可能在任何碳原子上发生反应,但是在可以生成更稳定自由基的烷基位置,更可能发生羟基化。因此,苄位碳原子比伯碳原子更容易羟基化。醇一旦生成,可能继续代谢,生成羰基化合物或羧酸,或发生结合反应。

在某些情况下,烷基可以发生脱氢反应,尽管比羟基化少见得多。对于某些药物,脱氢可能通过羟基化中间体脱水形成,由于分子中存在其他取代基,使得新形成的双键能量更低。在丙戊酸的例子中,第一个脱氢是由乙酰辅酶 A 脱氢酶催化的,第二个由 CYP 催化。在依洛匹坦的例子中,脱氢由 CYP 催化。

二、烯烃、炔烃和芳香烃

1. 烯烃

烯烃的双键可以经历氧化,生成环氧化物。该反应也由 CYP 酶催化。然而与烷烃经历氢原子抽取反应不同,烯烃的氧化发生在双键的 π 电子上。环氧化代谢产物常常观察不到,它迅速水解生成二醇,或者是自动发生,或者通过环氧化物水解酶催化。环氧化物有化学反应性,可能与大分子形成共价键。

环氧化物也能与谷胱甘肽反应,形成结合物,然后在体内裂解并乙酰化,形成硫醇尿酸。谷胱甘肽加成可能自动发生,也可能由谷胱甘肽转移酶催化。卡马西平是烯烃环氧化的例子,生成的环氧化代谢物可以被分离。该环氧化代谢物通过水解继续代谢为二醇,并可与谷胱甘肽形成加合物。例如,人参皂苷Rh2 的代谢途径包括双键氧化生成环氧化物 M1,该环氧化物不稳定,会重排生成五元环醚 M2,或者与谷胱甘肽加成,生成 M3(图 2 - 1)。

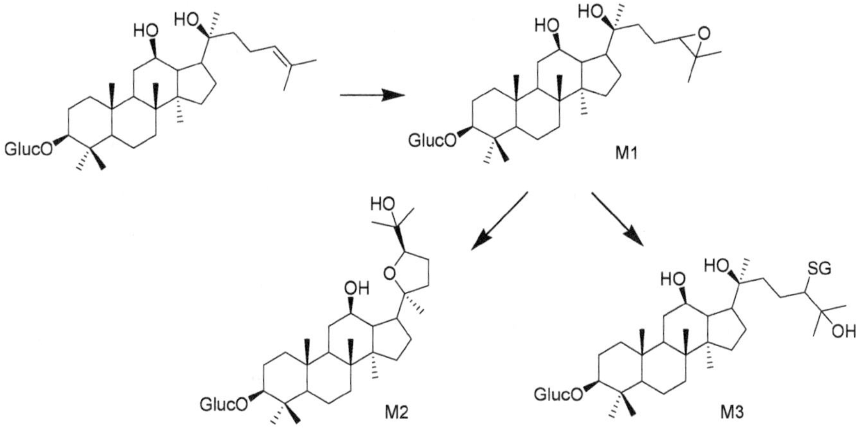

图 2 - 1　人参皂苷 Rh2 的部分代谢途径[4]

2. 炔烃

端位炔基可以经历碳-碳三键氧化。反应起始与烯烃代谢相似,首先形成环氧乙烯。不稳定的环氧乙烯不能被分离,可以重排为烯酮,然后加水形成羧乙基。该反应可见于设计为人体 CYP2B6 失活剂的化合物代谢。环氧乙烯中间体反应活性强,不仅能与水反应形成羧酸,而且也能与其他亲核物质反应,形成酰基键。炔烃通过产生环氧乙烯,然后与酶反应,特别是卟啉基团,导致CYP 酶失活。中间炔基可以通过在三键加成,与谷胱甘肽结合。

3. 芳香烃

含碳芳香环系统,如苯、萘和其他稠环系统,像烯烃一样发生 π 电子氧化。这产生芳烃氧化物中间体。但是与来自烯烃的环氧化物不同,芳烃环氧化物可以经历氢化物迁移,形成稳定的酚羟基产物。在某些情况下,芳烃环氧化物中间体经历水解,自发或由环氧化物水解酶催化,产生二氢二醇代谢物。二氢二醇可以被分离,也可以被氧化为邻二酚,或脱氢生成酚。

芳烃环氧化物有化学反应性,能与亲核物质反应。可能通过化学反应或谷胱甘肽转移酶与谷胱甘肽结合。谷胱甘肽结合物在体内相继发生谷胱甘肽的酰胺键裂解,然后半胱氨酸结合物乙酰化,最后生成硫醇尿酸。芳烃环氧化物也可以与核酸碱基自动反应,是多环芳烃致癌和致突变的机制。

三、胺类

胺类可以经历多种代谢反应。CYP 酶、FMO、单胺氧化酶和过氧化物酶都可以催化胺的氧化。氧化反应包括加氧、N-去烷基和脱氢反应。胺类也可以发生结合反应,包括葡萄糖醛酸化、硫酸化、甲基化、甲酰化和乙酰化。

1. 氧化反应

胺的氮原子直接氧化将生成羟胺或 N-氧化物,依赖于底物是否为伯胺、仲胺或叔胺。反应由 FMO、CYP 或过氧化物酶催化。FMO 和过氧化物酶倾向于氧化亲核性氮原子,而 CYP 也氧化亲核性不强的氮原子。羟胺代谢物可以继续反应,包括氧化为亚硝基或肟基(伯胺),或与葡萄糖醛酸结合(伯胺和仲胺)。叔胺 N-氧化物(如丙米嗪)不被继续代谢。在体内,羟胺和胺 N-氧化物能通过还原,转化为原来的胺。羟胺、羟胺的葡萄糖苷酸结合物或 N-氧化物可以被排泄到胆汁中,胆汁分泌到肠,这些代谢物被肠菌群还原回胺。这些胺被重新吸收,再次代谢,代谢物被排泄到胆汁,经历另一次循环。这被称为肠-肝循环。

2. N-去烷基反应

N-去烷基反应多数被 CYP 酶催化,但在有些情况下被单胺氧化酶催化。随着烷基结构不同,N-去烷基反应产物是少一个烷基的胺,以及醛或酮。在体内,醛中间体迅速氧化为羧酸或者还原为醇。对于 CYP 酶催化,机制被认为是通过抽取氮上的电子或者 $α$-碳上的氢原子来启动。胺碘酮的代谢是一个例子(图2-2):侧链胺基发生 N-去乙基代谢生成 M2,也可以发生 O-去烷基代谢生成 M1;另一个代谢途径发生在烷基侧链,端位的甲基发生羟基化生成 M3,并进一步氧化为羧基代谢物 M4。

CYP 酶催化很多结构的 N-去烷基反应。烷基尺度范围从非常小(甲基,如氟西汀)到处于分子中心的胺,裂解成两个大的部分(如维拉帕米)。

对于环状的胺,依赖于各自的结构,N-去烷基可以导致生成开环代谢物或环亚胺。由于其稳定性,五元和六元环(吡咯烷类和哌啶类)一般形成稳定的环亚胺或亚铵离子,而其他含氮杂环可能开环。化合物的结构决定了亚铵离子、烯胺、醇胺和羰基胺形式之间的平衡。亚胺或醇胺可以由连接的芳环或

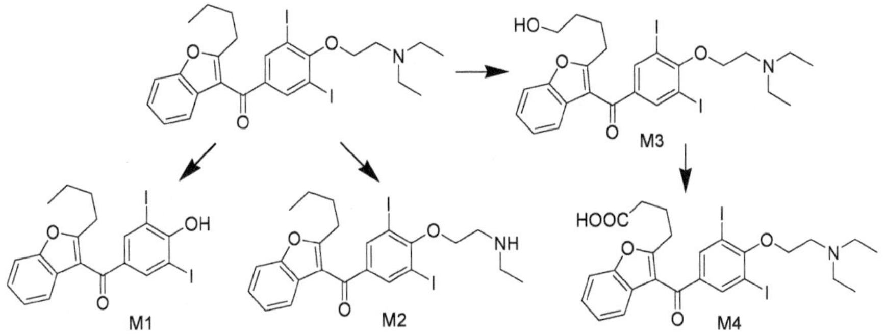

图 2-2　胺碘酮在人体内的部分代谢途径[5]

其他双键来稳定。环亚胺(对于 N-烷基环状胺：亚铵离子)可以继续经历氧化,生成内酰胺。该反应常常由醛氧化酶或黄嘌呤氧化酶催化。开环的胺基醛可被继续氧化为氨基酸。

苯胺衍生物也能经历 N-去烷基反应。与烷基胺的 N-去烷基相似。此外,苯胺可以发生 N-去芳基反应。在此情况下,认为反应经历芳基环氧化途径,氮原子上的孤对电子驱动环氧化物开环。亚胺(或亚铵离子)中间体被水解,生成胺和羰基代谢物。

3. 结合反应

胺类化合物也可以发生结合反应。发现某些叔胺与葡萄糖醛酸结合,生成季铵 N^+-葡萄糖苷酸。该反应经常在人体内观察到,而少见于动物,这是由于 UGT1A4 的活性位点的差异,该酶被发现经常催化胺的葡萄糖醛酸化。三氟哌嗪是药物经历 N-葡萄糖醛酸化的例子。

伯胺和仲胺也能发生 N-氨基甲酰葡萄糖醛酸化。认为胺首先与二氧化碳(来自生理溶液中的碳酸根离子)反应,生成中间体胺基甲酸。这是一个可逆反应。在胺基甲酸的氧原子上发生葡萄糖醛酸化,形成稳定的胺基甲酸酯。经历这一反应的药物有舍曲林和伐尼克兰。

4. N-硫酸化反应

伯胺和仲胺的 N-硫酸化反应生成胺基磺酸,但不如 N-葡萄糖醛酸化常见。该反应由 SULT 催化。苯胺类或烷基胺类可以发生硫酸化反应。

5. N-甲基化反应

脂肪胺可以发生 N-甲基化,尽管不像芳香族氮原子一样常见。但是有一些脂肪胺甲基化的例子。对于 N-甲基转移酶的甲基供体是 S-腺苷蛋氨酸

(SAM),反应可能是通过胺对 SAM 亲电中心的亲核性攻击。例如,生物活性的四氢异喹啉生物碱鹿尾草次碱代谢。

6. 乙酰化与甲酰化反应

胺类可以发生乙酰化与甲酰化。催化乙酰化反应的酶广为人知,但对甲酰化理解较少。苯胺类常常发生 N-乙酰化反应。发生甲酰化的外源性物质包括 2-萘胺和伐尼克兰。N-乙酰化由乙酰转移酶催化,使用乙酰辅酶 A 作为酰基供体。芳香胺可以发生乙酰化反应,如氨苯砜,但脂肪族胺很少发生,如 N-去异丙基普萘洛尔。肼也能发生 N-乙酰化,如异烟肼和肼屈嗪。

四、醇类和酚类

1. 醇类

醇类可以通过氧化和结合反应代谢。醇的氧化由 CYP 或 ADH 催化。伯醇被氧化为醛,在大多数情况下,被 CYP 和 ALDH 催化,迅速继续氧化为羧酸。仲醇代谢为酮。在体内,酮可以被酮还原酶还原回醇,这一生物转化反应很大程度上可逆。外源性醇氧化的例子有卡博韦,它是 ADH 和 ALDH 的底物,还有氯沙坦,在 CYP 催化下生成活性代谢物 EXP3174。

醇可以发生结合反应,生成葡萄糖苷酸醚或硫酸酯,前者是极为常见的药物代谢反应。葡萄糖苷酸醚是稳定的代谢物,其极性的增加导致容易排泄到尿或胆汁中。当排泄到胆汁中时,进入肠道,醚型葡萄糖苷酸可被肠菌群的葡萄糖苷酸酶水解回原来的醇。醇的重吸收导致肠-肝循环。例如,含有醇羟基的药物劳拉西泮和普萘洛尔。

脂肪醇的硫酸化生成硫酸酯代谢物,它们是亲水性的,硫酸酯基团上带有负电荷。与葡萄糖醛酸化相比,醇的硫酸化比较少见。例子有替勃龙和噻拉米特。如果苄醇发生硫酸化,其代谢物可能有反应性。该硫酸酯可能是好的离去基团,生成的苄基碳正离子通过共振稳定。苄基或烯丙基醇通过硫酸化而活化,被认为是外源性物质生物活化为化学反应性中间体的途径之一,能够引起毒性(如 1-羟甲基苯并芘)。

2. 酚类

酚类可能通过结合反应或氧化反应代谢。酚类的氧化可能造成问题,因为能生成醌类。醌类是反应性亲电物质,也可以经历氧化还原循环,并降低谷胱甘肽的储备,从而引起氧化应激。

含有对位取代基的酚类能经历不希望的反应,对位取代基被良好的离去基团取代。CYP 酶可以从酚羟基上抽取一个氢原子,生成的自由基重排,形成碳自由基。重新与羟基自由基键合,产生醇羟基取代的碳和一个离去基团取代基(如卤素),后者分解生成氢醌。这一反应称为 ipso 取代。

酚类发生的结合反应有葡萄糖醛酸化、硫酸化和甲基化。前两种反应很常见,分别生成稳定的苯基葡萄糖苷酸和苯基硫酸酯。甲基化多发生在儿茶酚上,由儿茶酚-O-甲基转移酶催化。含有酚结构的药物有吗啡、对乙酰氨基酚和异丙酚、沙丁胺醇等,它们可以发生硫酸化反应。吗啡分子中含有酚羟基和醇羟基,它们都可以与葡萄糖醛酸结合(M1 和 M2),或者与葡萄糖结合(M3 和 M4)(图 2-3)。

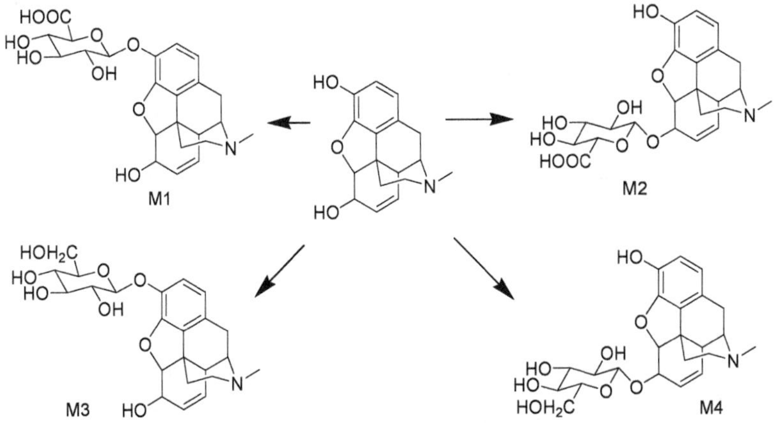

图 2-3 在肿瘤患者尿中发现的吗啡部分代谢产物[6]

酚类的结合反应可被看作一种保护,因为酚的氧化途径会导致生物活化。常用的对乙酰氨基酚经历葡萄糖醛酸化、硫酸化和甲基化。对乙酰氨基酚的剂量相对较高(可以到每天 4 g),过量服用时,可能超过结合途径的容量,只剩下 CYP 催化的氧化途径。CYP2E1 催化对乙酰氨基酚的生物活化,生成醌亚胺,然后与谷胱甘肽生成结合物,可能耗尽谷胱甘肽而导致毒性。

儿茶酚的甲基化是由儿茶酚-O-甲基转移酶催化,该酶参与儿茶酚类神经递质的代谢。该生物转化反应保护邻醌不被氧化活化。然而,甲基儿茶酚其后可以被 CYP 酶催化发生 O-去甲基,使这一生物转化途径在体内成为可逆。如上所述,发现对乙酰氨基酚可以被甲基化。催化该反应的酶是存在于人体红细胞中的酚-O-甲基转移酶。

五、醚类、醛类与酮类

1. 醚类

醚类通过氧化性的 O - 去烷基反应代谢。这些反应由 CYP 酶催化,通过从氧原子的 α - 碳上抽取氢原子发生,类似于烷烃羟基化。生成的半缩醛分解为醇和羰基代谢物(醛或酮)。当醚处于五元或六元环(如四氢呋喃或四氢吡喃)中时,闭环的半缩醛结构将保持不变,虽然开环和闭环会使羟基碳消旋化。

有数百个药物经历 O - 去烷基反应,包括二烷基醚和酚醚。例如,可待因和美托洛尔,分别是苯基和烷基醚的 O - 去甲基。

抗病毒药阿比朵尔含有硫醚结构,在体内可被相继氧化为亚砜代谢物 M1 和砜代谢物 M2,它的 N - 去甲基代谢物 M3 也发生同样的代谢,生成 M4 和 M5(图 2 - 4)。

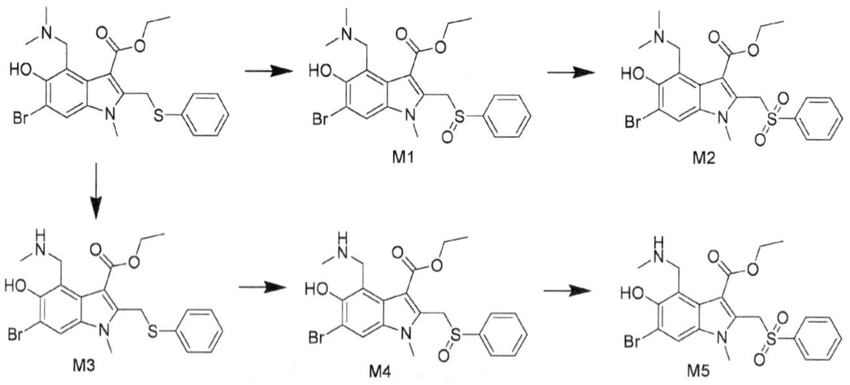

图 2 - 4　阿比朵尔的部分代谢途径[7]

2. 醛类

药物一般不含醛的结构,但醛是伯醇或伯胺代谢为羧酸的中间体。醇被氧化为醛,胺通过 N - 去甲基反应生成醛。醛氧化为羧酸由 ALDH、醛氧化酶或 CYP 酶催化。醛也可以被 ADH 反向还原为醇。

3. 酮类

酮也可以由仲醇氧化生成,或由胺 N - 去烷基生成,如果 α - 碳上只有一个氢原子。在母体药物结构中也可能含酮。它们可以被还原为醇,该反应由酮还原酶或 ADH 催化。酮的还原反应例子有华法林和溴哌啶醇。在大多数情况下,将生成两种立体异构体。在体内,这一生物转化反应途径通常是可逆的,因为 CYP 酶和 ADH 能将醇氧化回酮。

六、酯类和酰胺

1. 酯类

在肝、血液和肠中,酯容易被酯酶水解。水解产物是羧酸和醇。由于酯比对应的羧酸更疏水,所以它们常常作为药理活性羧酸的前药,口服后可以容易被吸收。例如,血管紧张素转化酶抑制剂依那普利,由羧酸酯酶转化为活性代谢物依那普利拉。

然而,一些药物本身是酯,水解转化为非活性代谢物,如哌甲酯、氯吡格雷。氯吡格雷由 CYP 催化的氧化,生成反应性的巯基代谢物,与靶标腺苷二磷酸受体共价结合,但其羧酸代谢物则不是这一氧化途径的底物。

也可以通过氧化裂解酯键,生成羧酸和醛。该反应通过在酯键的烷氧基一侧抽取一个氢原子进行,类似于 O-去烷基反应。与水解反应不同,羧酸产物中的氧原来就在分子中,而不是来自水,醛上的氧则来自 O_2。

在特定情形下,观察到酯交换反应。值得注意,可卡因用乙醇给药后,在体内观察到形成乙基可卡因。已经证明该酯交换是由羧酸酯酶催化的,产生水解产物苯甲酰爱康宁和活性的酯交换代谢物乙基可卡因。

2. 酰胺

酰胺通过水解代谢,类似于酯的水解。然而酰胺键牢固得多,所以酰胺水解一般比酯水解缓慢。磺酰胺通常不被水解。瑞帕利辛的氮原子是酰胺的一部分,也是磺酰胺的一部分。水解发生在酰胺,而不在磺酰胺。

酯键比酰胺键更不稳定的例子是咪达普利,它有这两种基团。所有代谢物都经历了酯水解,只有部分经历了酰胺水解。当然,相对位置和取代模式也将决定相对的反应比例,而不只是化学反应性。羧酸酯酶可以催化酰胺水解,例如布坦卡因。酰胺也可以发生羟基化。在氮的 α-碳原子上的羟基化可导致生成稳定的羟基代谢物,或导致 C—N 键裂解,如舒必利。

七、羧酸

羧酸能经历多种结合反应,生成酯、酰胺和硫酯。包括与葡萄糖醛酸、甘氨酸、谷氨酸、乙酰辅酶 A 和谷胱甘肽结合。

在药物代谢反应中,羧酸与葡萄糖醛酸的结合很常见,由于假定某些药物的酰基葡萄糖苷酸代谢物可能有毒性,所以引起很大关注。这些结合物通过

UGT 酶形成,特别是 UGT2B7。在中性 pH 下,酰基葡萄糖苷酸不稳定,在弱酸性条件下才稳定。在中性 pH 下,可以发生酰基迁移。经历酰基葡萄糖醛酸化的药物包括一些非甾体抗炎药,如双氯芬酸。

羧酸药物也可以和氨基酸结合。羧基通过腺苷单磷酸活化,形成磷酸酯,被辅酶 A 取代,形成乙酰辅酶 A 中间体,然后辅酶 A 被线粒体中的氨基酸取代。甘氨酸和谷氨酸是哺乳动物最常见的结合物氨基酸,一般与特定物种有关。发现水杨酸与甘氨酸结合。此外,羧酸药物能形成牛磺酸结合物,加入的磺酸基 pK_a 非常低(约为 1),比一般羧酸(约为 4.5)的酸性强得多。

本节叙述的反应是科学文献中报道的许多药物代谢反应的代表。在绝大多数情况下,对于任何新化合物,其主要代谢途径都很可能包含在这些反应中。然而,尽管外源性物质的生物转化反应研究可以追溯到 19 世纪,但是新类型的反应仍然不断被发现。这可能是由于非常复杂灵敏的现代分析仪器的使用,以及在药物化学实验室合成的新分子中引入了许多种类化学取代基。

参考文献

[1] Rang H P, Dale M M, Ritte J M, et al. Pharmacology, 7th Ed. Edinburgh: Elsevier, 2012.

[2] Rowland M, Tozer T N. Clinical Pharmacokinetics and pharmacodynamics: Concepts and applications. 4th Ed. Philadephia Wolters Kluwer Health, 2012.

[3] Obach RS. Functional group biotransformations. In: Handbook of Metabolic Pathways of Xenobiotics, eds. Lee PW, Aiawa H, Gan LL, Prakash C, Zhong DF. West Sussex: Wiley, 2014.

[4] Li L, Chen X Y, Zhou J L, et al. *In vitro* studies on the oxidative metabolism of 20(S)-ginsenoside Rh2 in human, monkey, dog, rat and mouse liver microsomes, and human liver S9. Drug Metabolism and Disposition, 2012, 40: 2041 − 2053.

[5] Deng P, You T G, Chen X Y, et al. Identification of amiodarone metabolites in human bile by ultraperformance liquid chromatography/quadrupole time-of-flight mass spectrometry. Drug Metabolism and Disposition, 2011, 39: 1058 − 1069.

[6] Chen X Y, Zhao L M, Zhong D F. A novel metabolic pathway of morphine: Formation of morphine glucosides in cancer patients. British Journal of Clinical Pharmacology, 2003, 55: 570 − 578.

[7] Wang Y Y, Chen X Y, Li Q, et al. Metabolite identification of arbidol in human urine by the study of CID fragmentation pathways using HPLC coupled with ion trap mass spectrometry. Journal of Mass Spectrometry, 2008, 43: 1099 − 1109.

药代动力学研究相关的技术指导原则

国家药品监督管理局颁布了一系列新药研究技术指导原则,以规范新药研究开发。在 CDE 网站(http://www.cde.org.cn/)上,公布与新药药代动力学相关的指导原则,包括:《药物非临床药代动力学研究技术指导原则》《化学药物临床药代动力学研究技术指导原则》《肝功能损害患者的药代动力学研究技术指导原则》《肾功能损害患者的药代动力学研究技术指导原则》《药物-药物相互作用研究指导原则》《药物代谢产物安全性试验技术指导原则》等。这些指导原则与美国 FDA 和欧洲药品管理局(European Medicines Agency,EMA)相应的指导原则,都对新药药代动力学研究有重要参考价值。

第一节 体 外 试 验

一、概述

药物的有效性及毒性与血药浓度或靶器官浓度密切相关。一定剂量下的血药浓度或靶器官浓度取决于该药物的吸收、分布、代谢及排泄(ADME)过程,而代谢酶和转运体是影响药物体内过程的两大生物体系,是药物 ADME 的核心机制之一。因此,创新性药物的研究开发应该重点关注药物吸收和主要消除途径的确定、代谢酶和转运体对药物处置相对贡献的描述、基于代谢酶或转运体的药物-药物相互作用的评估等[1]。

体外试验体系是评价药物代谢酶和转运体作用机制的有力手段,应结合体内试验,综合评价药物的处置过程。非临床 ADME 研究应主要采用人源化材料(如人肝微粒体、肝 S9、原代肝细胞及 CYP 重组酶等),鉴定药物是否是代谢酶的底物或抑制剂。CYP 同工酶之外的药物代谢酶,如葡萄糖醛酸转移酶、硫酸转移酶等,也应该在适当的情况下进行评估。

二、药物代谢酶

对 CYP 同工酶(CYP1A2、CYP2B6、CYP2C8、CYP2C9、CYP2C19、CYP2D6、CYP3A4 等)抑制的考察可以通过使用指标性底物(index substrate)完成。抑制试验应该在酶动力学线性范围进行,即指标底物药物的浓度小于 K_m(米氏常数),抑制强弱通过 IC_{50} 或 K_i 判断。CYP 同工酶抑制试验的思路与方法适用于其他药物代谢酶和转运体的研究评价。药物对 CYP 酶的诱导应该重点对人 CYP3A4、CYP1A2、CYP2B6 进行评估。体外诱导试验可运用人肝细胞多次给药后相关 mRNA 表达或酶活性的变化进行评价。

三、药物转运体

具有重要临床意义的外排和摄入转运体主要包括 P - gp、BCRP、OATP1B1、OATP1B3、OAT1、OAT3 和 OCT2 等,建议针对这些转运体进行研究。此外,其他转运体研究在必要时也可予以考虑。

创新药物非临床 ADME 研究还应该考虑代谢酶与转运体之间的相互影响及潜在的相互作用、人特异性代谢产物的评估等。

第二节　动物药代动力学试验

一、概述

非临床药代动力学研究是通过体外和动物体内的研究方法,揭示药物在体内的动态变化规律,获得药物的基本药动学参数,阐明药物的吸收、分布、代谢和排泄过程和特征。

非临床药代动力学研究在新药研究开发的评价过程中起着重要作用。在药物制剂学研究中,非临床药代动力学研究结果是评价药物制剂特性和质量的重要依据。在药效学和毒理学评价中,药代动力学特征可进一步深入阐明药物作用机制,同时也是药效和毒理研究动物选择的依据之一;药物或活性代谢产物浓度数据及其相关药代动力学参数是产生、决定或阐明药效或毒性大小的基础,可提供药物对靶器官效应(药效或毒性)的依据。在临床试验中,非临床药代动力学研究结果能为设计和优化临床试验给药方案提供有关参考信息。

本指导原则是供中药、天然药物和化学药物新药的非临床药代动力学研究的参考。研究者可根据不同药物的特点,参考本指导原则,科学合理地进行试验设计,并对试验结果进行综合评价[1]。

二、基本原则

进行非临床药代动力学研究,要遵循以下基本原则:① 试验目的明确;② 试验设计合理;③ 分析方法可靠;④ 所得参数全面,满足评价要求;⑤ 对试验结果进行综合分析与评价;⑥ 具体问题具体分析。

三、试验设计

指导原则对受试药物、实验动物和剂量选择提出了一般性要求。特别指出,创新性药物应选用两种或两种以上的动物,其中一种为啮齿类动物,另一种为非啮齿类动物(如犬、小型猪或猴等)。在动物选择上,建议采用体外模型比较动物与人代谢的种属差异性,包括代谢反应类型的差异和代谢产物种类及量的差异。通过比较,选取与人代谢性质相近的动物进行非临床药代评价;同时尽可能明确药物代谢的研究对象(如原形药物、原形药物与代谢产物,抑或几个代谢产物同时作为药代动力学研究观察的对象)。

四、研究内容

1. 药-时曲线

以药-时曲线的每个采样点一般不少于 5 个数据为限计算所需动物数。建议受试动物采用雌雄各半。对于单一性别用药,可选择与临床用药一致的性别。

为获得给药后一个完整的药-时曲线,采样时间点的设计应兼顾药物的吸收相、平衡相(峰浓度附近)和消除相。整个采样时间应持续在 3~5 个半衰期,或持续到血药浓度为 C_{max} 的 1/10~1/20。对于临床需长期给药或有蓄积倾向的药物,应考虑进行多次(重复)给药的药代动力学研究。

按照已验证的分析方法,对采集的生物样品进行处理及分析测定,获得各个受试动物的各采样点的血药浓度数据。根据试验中测得的各受试动物的血药浓度-时间数据,求得受试药物的主要药动学参数。

2. 吸收

对于经口给药的新药,进行整体动物试验时应尽可能同时进行静脉给药的试验,提供绝对生物利用度。

3. 分布

一般选用大鼠或小鼠进行组织分布试验,但必要时也可在非啮齿类动物(如犬)中进行。通常选择一个剂量(一般以有效剂量为宜)给药后,至少测定药物及主要代谢产物在心、肝、脾、肺、肾、胃肠道、生殖腺、脑、体脂、骨骼肌等组织的浓度,以了解药物在体内的主要分布组织和器官。特别注意药物浓度高、蓄积时间长的组织和器官,以及在药效靶组织或毒性靶组织的分布(如对造血系统有影响的药物,应考察在骨髓的分布)。参考药-时曲线的变化趋势,选择至少3个时间点分别代表吸收相、平衡相和消除相的药物分布。每个时间点,一般应有6个动物(雌雄各半)的数据。

4. 排泄

(1)尿和粪的药物排泄:将动物放入代谢笼内,选定一个有效剂量给药后,按一定的时间间隔分段收集尿或粪的全部样品,直至收集到的样品中药物和主要代谢产物低于定量下限或小于给药量的1%。粪样品收集后按一定比例制成匀浆,记录总重量或体积,取部分尿或粪样品进行药物和主要代谢产物浓度测定或代谢产物谱(metabolite profile)分析,计算药物和主要代谢产物经此途径排泄的速率及排泄量。每个时间段至少有5只动物的试验数据。

(2)胆汁排泄:一般在动物麻醉下作胆管插管引流,待动物清醒且手术完全恢复后给药,并以合适的时间间隔分段收集胆汁,进行药物和主要代谢产物测定。

记录药物及主要代谢产物自粪、尿、胆汁排出的速度及总排出量(占总给药量的百分比),提供物质平衡的数据。

5. 与血浆蛋白的结合

一般情况下,只有游离型药物才能通过脂膜向组织扩散,被肾小管滤过或被肝脏代谢,因此药物与蛋白质的结合会明显影响药物分布与消除的动力学过程,并降低药物在靶部位的浓度。建议根据药理毒理研究所采用的动物种属,进行动物与人血浆蛋白结合率比较试验,以预测和解释动物与人在药效和毒性反应方面的相关性。

研究药物与血浆蛋白结合可采用多种方法,如平衡透析法、超过滤法、分配平衡法、凝胶过滤法、色谱法等。

6. 生物转化

对于创新性的药物,尚需了解在体内的生物转化情况,包括转化类型、主要转化途径及其可能涉及的代谢酶表型。体内药物生物转化可考虑与药-时曲线和排泄试验同时进行,应用这些试验采集的样品进行代谢产物的鉴定及浓度测定。

应尽早考察药效和毒性试验所用的实验动物与人体代谢的差异。这种差异有两种情况,其一是量的差异,动物与人的代谢产物是一致的,但各代谢产物的量不同或所占的比例不同;其二是质的差异,即动物与人的代谢产物是不一致的,这时应考虑这种代谢的种属差异是否会影响到其药效和毒性,并以此作为药效和毒性实验动物选择的依据。建议在早期非临床药代动力学研究时,进行药物体外(如动物和人肝组织匀浆、原代肝细胞、肝 S9、肝微粒体等)代谢试验,以预测动物与人体体内代谢有无差异。

7. 物质平衡

在临床前和临床早期阶段,特别是毒性剂量和有效治疗剂量范围确定的情况下运用放射性标记化合物,可通过收集动物和人体粪、尿及胆汁以研究药物的物质平衡。这些研究能够获得化合物的排泄途径和排泄速率等信息,而且有助于代谢产物的性质鉴定,并通过有限的数据比较它们的体内吸收和分布特点。通过体外和动物样品中分离出的代谢产物有时可作为参比品用于临床和非临床的定量研究。同时,组织分布研究和动物胆管插管收集的胆汁能够提供药物的组织分布数据和明确胆汁清除特点。一般应采用放射性同位素标记技术研究物质平衡。

五、试验结果与评价

对所获取的数据应进行科学和全面的分析与评价,综合论述药物在动物体内的药代动力学特点,包括药物吸收、分布和消除的特点;经尿、粪和胆汁的排泄情况;与血浆蛋白结合的情况;药物在体内蓄积的程度及主要蓄积的器官或组织;如为创新性的药物,还应阐明其在体内的生物转化、消除过程及物质平衡情况。

在评价的过程中注意进行综合评价,分析药代动力学特点与药物的制剂选择、有效性和安全性的关系,从体外试验和动物体内试验的结果,推测临床药代动力学可能出现的情况,为药物的整体评价和临床研究提供更多有价值的信息。

第三节　临床药代动力学试验

一、概述

新药的临床药代动力学研究旨在阐明药物在人体内的吸收、分布、代谢和排泄的动态变化规律。对药物上述处置过程的研究,是全面认识人体与药物间相互作用不可或缺的重要组成部分,也是临床制定合理用药方案的依据[2]。

在药物临床试验阶段,新药的临床药代动力学研究主要涉及:① 健康志愿者药代动力学研究;② 目标适应证患者的药代动力学研究;③ 特殊人群药代动力学研究。上述研究内容反映了新药临床药代动力学研究的基本要求。在新药研发实践中,可结合新药临床试验分期分阶段逐步实施,以期阐明临床实践所关注的该药药代动力学的基本特征,为临床合理用药奠定基础。

鉴于不同类型药物的临床药代动力学特征各不相同,故应根据所研究品种的实际情况进行综合分析,确定不同阶段所拟研究的具体内容,合理设计试验方案,采用科学可行的试验技术,实施相关研究,并做出综合性评价,为临床合理用药提供科学依据。

二、生物样品分析方法

关于生物样品定量分析方法,由于生物样品一般来自全血、血清、血浆、尿液或其他临床生物样品,具有取样量少、药物浓度低、干扰物质多(如激素、维生素、胆汁及可能同服的其他药物)及个体差异大等特点,因此必须根据待测物的结构、生物介质和预期的浓度范围,建立灵敏、专一、精确、可靠的生物样品定量分析方法,并对方法进行验证[3]。

三、健康志愿者的药代动力学研究

本研究在Ⅰ期临床试验中进行,目的是探讨药物在体内吸收、分布和消除(代谢和排泄)的动态变化特点。由于各种疾病的病理状态均可不同程度地对药物的药代动力学产生影响,为了客观地反映药物在人体的药代动力学特征,故多选择健康受试者。但如果试验药品的安全性较小,试验过程中可能对受试者造成损害,在伦理上不允许在健康志愿者中进行试验时,可选用目标适应证的患者作为受试者。

健康志愿者的药代动力学研究包括单次与多次给药药代动力学研究、进食对口服药物制剂药代动力学影响的研究、药物代谢产物的药代动力学研究、药物-药物相互作用研究。

1. 单次给药的药代动力学研究

受试者的选择标准应该包括健康状况、用药筛查、遗传多态性筛查等。应该按照《药物临床试验管理规范》(Good Clinical Practice, GCP)原则制订试验方案并经伦理委员会讨论批准,受试者必须自愿参加试验,并签订书面知情同意书。受试者例数一般要求每个剂量组8~12例。

一般选用低、中、高3个剂量。剂量的确定主要根据Ⅰ期临床耐受性试验的结果,并参考动物药效学、药代动力学及毒理学试验的结果,以及经讨论后确定的拟在Ⅰ期临床试验时采用的治疗剂量推算。高剂量组剂量必须接近或等于人最大耐受的剂量。

根据研究结果对药物的药代动力学特性作出判断,如呈线性或非线性药代动力学特征等,为临床合理用药及药物监测提供有价值的信息。

药代动力学参数的估算和评价:应有效整合各项试验数据,选择科学合理的数据处理及统计方法。如用计算机处理数据,应注明所用程序的名称、版本和来源,并对其可靠性进行确认。

根据试验中测得的各受试者的血药浓度-时间数据绘制各受试者的药-时曲线及平均药-时曲线,进行药代动力学参数的估算,求得药物的主要药代动力学参数,以全面反映药物在人体内吸收、分布和消除的特点。对药代动力学参数进行分析,说明其临床意义,并对Ⅱ期临床研究方案提出建议。

应根据试验结果,分析药物是否具有非线性动力学特征。主要参数(AUC)的个体差异较大者(RSD>50%),提示必要时需作剂量调整或进行血药浓度监测；AUC 集中于高低两极者提示可能有快代谢型、慢代谢型的遗传性代谢差异。

2. 多次给药的药代动力学研究

当药物在临床上将连续多次应用时，需明确多次给药的药代动力学特征。根据研究目的，应考察药物多次给药后的稳态浓度（C_{ss}），药物谷、峰浓度的波动系数（DF），是否存在药物蓄积作用和/或药酶的诱导作用。

受试者的选择标准、受试者例数、试验药物的要求均同单次给药药代动力学研究。根据Ⅱ期临床试验拟订的给药剂量范围，选用 1 个或数个剂量进行试验。根据单次给药药代动力学参数中的消除半衰期确定服药间隔以及给药日数。

根据单剂量药代动力学求得的消除半衰期，估算药物可能达到稳态浓度的时间，应连续测定 3 次（一般为连续 3 天的）谷浓度（给药前）以确定已达稳态浓度。一般采样点最好安排在早上空腹给药前，以排除饮食、时辰及其他因素的干扰。当确定已达稳态浓度后，在最后一次给药后，采集一系列血样，包括各时相（同单次给药），以测定稳态药−时曲线。

根据试验中测定的 3 次谷浓度及稳态血药浓度−时间数据，绘制多次给药后药−时曲线，求得相应的药代动力学参数。

对试验结果进行分析，说明多次给药时药物在体内的药代动力学特征，同时应与单剂量给药的相应药代动力学的参数进行比较，观察它们之间是否存在明显的差异，特别在吸收和消除等方面有否显著的改变，并对药物的蓄积作用进行评价、提出用药建议。

3. 进食对口服药物制剂影响的药代动力学研究

许多口服药物制剂的消化道吸收速率和程度往往受食物的影响，它可能减慢或减少药物的吸收，但亦可能促进或增加某些药物的吸收。

本研究通过观察口服药物在饮食前、后服药时对药物的药代动力学，特别是对药物的吸收过程的影响，旨在为后续临床研究制订科学、合理的用药方案提供依据。因此，研究时所进的试验餐应是高脂、高热量的配方，以便使得食物对胃肠道生理状态的影响达到最大，使进食对所研究药物的药代动力学的影响达到最大。该项研究应在Ⅰ期临床试验阶段进行，以便获得有助于Ⅱ、Ⅲ期临床试验设计的信息。

进行本试验时，受试者的选择和要求，试验药物的要求均同健康志愿者单次给药的药代动力学研究。本试验通常可采用随机双周期交叉设计,也可以根据药物的代谢特性与单剂量交叉试验结合在一起进行。根据试验结果对进食是否影响该药吸收及其药代动力学特征进行分析和小结。

4. 药物代谢产物的药代动力学研究

根据非临床药代动力学研究结果,如果药物主要以代谢方式消除,其代谢物可能具有明显的药理活性或毒性作用,或作为酶抑制剂而使药物的作用时间延长或作用增强,或通过竞争血浆和组织的结合部位而影响药物的处置过程,则代谢物的药代动力学特征可能影响药物的疗效和毒性。

对于具有上述特性的药物,在进行原形药物单次给药、多次给药药代动力学研究时,应考虑同时进行代谢物药代动力学研究。

四、目标适应证患者的药代动力学研究

患者的疾病状态可能会改变药物的药代动力学特性,如心力衰竭患者由于循环淤血影响药物的吸收、分布及消除,内分泌疾病如糖尿病、甲亢或甲低会明显影响药物的分布和消除,其他如消化系统疾病、呼吸系统疾病均可影响药物的药代动力学特征。在目标适应证患者,如其疾病状态可能对药物的药代动力学产生重要影响,应进行目标适应证患者的药代动力学研究,明确其药代动力学特点,以指导临床合理用药。一般这类研究应在Ⅱ期和Ⅲ期临床试验期间进行。

本研究包括单次给药和多次给药药代动力学研究,也可采用群体药代动力学研究方法。

许多药物的血药浓度与其临床药效、毒性反应密切相关。通过临床药代动力学与药效动力学的相关性研究,可探讨药物的药效学和药代动力学相关关系、治疗血药浓度范围和中毒浓度,为临床用药的有效性安全性提供依据。

五、特殊人群的药代动力学研究

1. 肝功能损害患者的药代动力学研究

肝脏是药物消除的重要器官,许多药物进入体内后在肝脏代谢,因此肝脏损害可能会对这些药物经肝脏的代谢和排泄产生影响。对于前药或其他需经肝脏代谢活化者,可使活性代谢物的生成减少,从而导致疗效的降低;对于经肝脏代谢灭活的药物,可使其代谢受阻,原形药物的浓度明显升高,导致药物

蓄积,甚至出现严重的不良反应[2,4]。

肝功能受损对口服且存在首过效应的药物影响较大,可使血药浓度增加、提高生物利用度;可使多数药物血浆蛋白结合率降低,游离型药物浓度增加,从而增加药效甚至引起毒性效应;由于肝药酶量明显减少或活性降低,使通过肝药酶代谢消除的药物代谢速率和程度明显减退,使原形药浓度升高,消除半衰期延长,从而增加药效甚至引起毒性效应;肝内淤胆型肝病,由于胆汁流通不畅而影响药物从胆汁排泄,因此主要从胆汁排泄的药物的消除将受到影响。

药物研发过程中,在药物或其活性代谢物主要经肝脏代谢和/或排泄,虽肝脏不是药物和/或活性代谢物的主要消除途径,但药物的治疗范围窄等情况下,需考虑进行肝功能损害患者的药代动力学研究,并与健康志愿者的药代动力学结果进行比较,为临床合理用药提供依据。该类研究可在Ⅲ、Ⅳ期临床试验期间进行。

2. 肾功能损害患者的药代动力学研究

对于主要经肾脏排泄机制消除的药物,肾脏损害可能改变药物的药代动力学和药效,与用于肾功能正常的人相比,需改变药物的给药方案[2,5]。

肾损害引起的最明显变化是药物或其代谢物经肾脏分泌的降低,或肾排泄的降低。肾损害也可引起药物吸收、肝代谢、血浆蛋白结合及药物分布的变化。这些变化在严重肾损害的患者可能特别突出,甚至于在肾脏途径不是药物排泄的主要途径时也可观察到这种情况。

对可能用于肾功能损害患者的药物,如药物和/或其活性代谢物的治疗指数小、药物和/或其活性代谢物主要通过肾脏消除,由于肾损害可能明显改变药物和/或其活性/毒性代谢物的药代动力学特性,必须通过调整剂量来保证这些患者用药的安全和有效时,需考虑在肾功能损害患者进行药代动力学研究,以指导合理用药。该类研究可在Ⅲ、Ⅳ期临床试验期间进行。

六、综合评价

在临床上,患有任一疾病的所有患者均是一个复杂的群体,不可能所有的患者仅患一种疾病、仅需使用一种药物治疗,而且食物会影响某些药物的吸收,合并使用的药物之间可能会发生相互作用,不同患者的代谢酶系统可能存在差异,患者可能同时存在肝脏功能和/或肾脏功能损害,而肝、肾功能损害会对许多药物的药代动力学产生显著影响。虽然健康志愿者的药物药代动力学研究结果对指导临床合理用药有重要作用,但未必适用于老年人、婴幼儿和孕妇,也不一定适用于各种疾病状态。

正是因为人类疾病的复杂性、临床用药的多样性及许多因素都可能影响药物的药代、药效或安全性,所以,在药物研发过程中,应注意根据药物的理化特性、临床前药理毒理研究结果、拟用适应证、拟用人群情况等加以综合考虑。在进行临床药代动力学研究时,不要仅仅考虑健康志愿者的药代动力学研究,而且要关注上述各项有关药代动力学研究的问题。

药物的临床药代动力学研究结果是制订临床研究方案和临床用药方案、指导临床合理用药的基础,是药物开发中不可或缺的重要研究内容之一。药物研发单位应密切结合所研发药物的特点,以科学的态度,本着为临床用药服务的原则综合考虑,根据需要进行充分的临床药代动力学研究,并应选择适当时机逐步完成系统的临床药代动力学研究,尽可能提供全面的人体药物药代动力学信息,以保证临床用药的安全、有效。

说明书中的各项内容均需有足够的研究资料支持,药物临床药代动力学研究是制订说明书的重要依据之一。如应根据临床药代动力学研究结果阐述肝、肾损害患者是否需要及如何进行剂量调整,如未进行肝、肾损害的研究,在说明书中应当指出"未在肝、肾损害患者进行研究",在说明书的药代动力学、用法用量、注意事项、禁忌证、特殊人群项下,应对有关内容加以说明。

第四节　药物－药物相互作用研究

患者经常同时使用不止一种药物。未预期的、未发现的或错误处理的药物－药物相互作用,是使用处方药相关的伤害和死亡的重要原因之一,有时导致已经批准的药物从市场上撤出。相关指导原则帮助申办者的 IND 申请和 NDA 申请,在药物开发和确定药品说明书的基本信息时,评价药物－药物相互作用。指导原则描述了在研药物的潜在药物－药物相互作用的临床研究,包括：① 临床研究的时机和设计；② 研究结果的解释；③ 管理患者的药物－药物相互作用选择。指导原则特别提供了 CYP 酶或转运体介导的药动学相互作用的关注点[6-10]。

一、概述

1. 代谢相关的药物－药物相互作用

许多药物的代谢消除（包括大部分通过 CYP 酶系的代谢），可因合并用药而受到抑制、激活或诱导。因药物－药物相互作用引起代谢的变化会相当大，可能导致药物或其代谢物在血液或组织中浓度水平有一个数量级或以上的降低或升高，也可能导致毒性代谢物的生成或毒性原形药物暴露量水平的升高。这些暴露量水平的较大变化可使一些药物和/或其活性代谢物的安全性和有效性特征发生重要的变化。此种变化不仅对于窄治疗窗药物最为明显，也最容易预期，而且对于非窄治疗窗药物有时也可能发生（如 HMG CoA 还原酶抑制剂）。

代谢相关的药物－药物相互作用研究的重要目的是探索新药是否有可能对已上市的，并可能在医疗诊治中合用的药物的代谢消除产生显著影响。此外，也应当探索已上市药物是否可能对新药的代谢消除产生影响。本身并不被广泛代谢的药物也可能对合用药物的代谢产生重要作用，因此，即使对于代谢不是主要消除途径的新药，也应进行代谢相关的药物－药物相互作用的探索。

尽管某些治疗用生物制品会改变经 CYP 酶代谢的药物代谢过程（例如，Ⅰ型干扰素在转录和转录后水平抑制 CYP1A2 的生成，从而可抑制茶碱的清除），然而，典型的生物转化研究不是治疗性生物制品评价的普遍要求。随着治疗用蛋白制剂临床使用的增加，可能会引起其对药物代谢潜在影响的担忧。通常无法通过体外试验发现此类相互作用。

根据遗传多态性或其他易于鉴别的因素（如年龄、种族和性别），识别出不同患者人群中的药物代谢差异，会有助于对代谢相关的药物－药物相互作用研究结果的诠释。这些因素（如 *CYP2D6* 基因型）可能影响相互作用的程度。此外，对于缺乏主要清除途径的受试者，其他的代谢途径就变得非常重要，应进行研究。

代谢相关的药物－药物相互作用研究的一个特殊目标是确定这种相互作用是否足以导致必须对该药自身或与其合用药物的剂量进行调整，或者合用时需要进行额外的治疗监测。

在一些例子中，存在药物－药物相互作用的情况下，了解如何调整剂量或给药方案,或如何避免发生相互作用,对即使存在药物-药物相互作用且会产生不可接受毒性的药物也会给予上市许可。有时,可有目的地利用药物-药物相互作用来提高某一种药物的暴露水平或减少其消除(如利托纳韦和洛匹那韦)。少见的情况下,某种药物对其他药物产生的相互作用或其他药物对其代谢的影响造成该药不能安全上市应用。

2. 转运体相关的药物-药物相互作用

与转运体相关的药物-药物相互作用的文献越来越多,其中的实例包括转运体的抑制或诱导,如P-糖蛋白(P-gp)、有机阴离子转运体(OAT)、有机阴离子转运多肽(OATP)、有机阳离子转运体(OCT)、多药耐药相关蛋白(MRP)和乳腺癌耐药蛋白(BCRP)。有关与转运体的相互作用实例包括地高辛与奎尼丁、非索非那定与酮康唑(或红霉素)、青霉素与丙磺舒,以及多非利特与西咪替丁等。在各种转运体中,P-gp是研究最充分的转运体,可在新药开发中用于评价药物-药物相互作用。

3. 一般策略

药物开发应尽可能遵循这样一种顺序,即早期的体外和体内研究可完整阐述某个受关注的问题或提供信息指导进一步的研究。较好的情况是对研究依次规划,从体外研究到人体的体内研究。如有必要,可根据情况采用特殊的研究设计和方法学。在许多情况下,从早期体外和早期临床试验中获得的阴性观察结果,可免除进行后期的临床相互作用研究的必要性。早期研究应探索药物主要通过排泄还是代谢进行消除,对于后一种情况应确定主要的代谢途径。在开发的早期阶段可采用适当的体外探针,仔细筛选可能发生相互作用的药物,用于早期的体内相互作用研究。可在开发的早期阶段进行药物-药物相互作用研究,必要时可在后期的开发阶段进一步评估已经观察到的相互作用。早期临床研究还可获得普通人群、特殊人群和个体的剂量、血药浓度和效应的相互关系信息,这些信息有助于对代谢相关的药物-药物相互作用研究的结果进行阐释。如果根据体外/体内研究发现潜在的药物-药物相互作用,在具备可行性的情况下,鼓励申办者设计较大的临床试验并对获得的安全性和有效性数据库进行调查分析,以便于:① 确认或发现早期研究探测到的相互作用;② 验证针对潜在相互作用进行的剂量调整或用药方法的其他改变是否可有效地避免药物-药物相互作用的不良后果。

二、体外试验

体外研究与体内代谢相关的药物-药物相互作用研究结果之间的定量关系,目前还不完全清楚。但是可以将体外研究作为筛选方法,以获得代谢途径信息和排除某种重要的代谢途径及通过该途径发生药物-药物相互作用,避免进行不必要的体内研究。这种策略应当建立在采用经过妥善验证的试验方法及合理选择底物/发生相互作用药物浓度的基础上。

相反,如在体外的代谢相关药物-药物相互作用研究中获得阳性结果,由于体外发现尚不足以对某种代谢途径或相互作用的临床重要性进行准确的定量估计,因此建议进行临床试验。虽然体外研究可揭示抑制作用的出现与否,但识别诱导发生的能力有限。鉴于这一原因,关于合用药物诱导代谢途径的信息,体内试验一直是其主要的手段。

例如,在治疗浓度下,体外研究显示 CYP1A2、CYP2C8、CYP2C9、CYP2C19、CYP2D6 或 CYP3A 酶系不参与研究药物的代谢,则将无须进行评价 CYP2D6 抑制剂或 CYP1A2、CYP2C8、CYP2C9、CYP2C19、CYP3A 抑制剂/诱导剂影响此药物消除的临床研究。

同样,如果体外研究结果表明所研究的药物对 CYP1A2、CYP2C8、CYP2C9、CYP2C19、CYP2D6、CYP3A 代谢酶无抑制作用,那么就无须进行相应体内的研究,即无须在这些酶抑制水平下进行药物与经这些酶消除的合用药物的体内相互作用研究。

CYP2D6 酶未显示有可诱导性。最新数据显示,CYP2C、CYP2B 和 ABCB1(P-gp)转运体与 CYP3A 具有协同诱导作用,CYP3A 似乎对所有已知协同诱导物均敏感。因此,为了评价研究药物是否对 CYP1A2、CYP2C8、CYP2C9、CYP2C19、CYP3A 有诱导作用,最初体外诱导评价可能仅包括 CYP1A2 和 CYP3A。如果体外研究结果表明研究药物对 CYP3A 代谢不具有诱导作用,那么就无须在这些酶诱导水平下进行药物与经 CYP2C/CYP2B 及 CYP3A 消除的合用药物的体内相互作用研究。

CYP2B6 介导的药物-药物相互作用是重要的相互作用。适当时,须进行基于该酶的相互作用的体外研究。其他 CYP 酶(包括 CYP2A6 和 CYP2E1)被认为较少参与具有临床重要性的药物-药物相互作用,只有在必要时,才考虑进行相关研究。

三、临床试验

当所研究的药物在临床上可能与其他药物同时或先后应用,由于药物间在吸收、与血浆蛋白结合、诱导或抑制药物代谢酶、存在竞争排泄或重吸收等方面存在相互作用,导致药物血浆浓度明显变化,使药物疗效或毒性发生改变需调整用药剂量时,应进行药物-药物的药代动力学相互作用研究,并尽可能明确引起相互作用的因素或机制,为制订科学、合理的联合用药方案提供依据。大多数药代动力学相互作用研究可在健康志愿者中进行。

代谢酶抑制导致的药物-药物相互作用可分为强抑制剂、中等抑制剂、弱抑制剂。

（1）强抑制剂：合用时,可使敏感 CYP 底物的 AUC 增加到 5 倍以上。

（2）中等抑制剂：合用时,可使敏感 CYP 底物的 AUC 增加到 2~5 倍。

（3）弱抑制剂：合用时,可使敏感 CYP 底物的 AUC 增加到 1.25~2 倍。

代谢酶诱导导致的药物-药物相互作用可分为强诱导剂、中等诱导剂、弱诱导剂。

（1）强诱导剂：合用时,可使敏感 CYP 底物的 AUC 降低 80%以上。

（2）中等诱导剂：合用时,可使敏感 CYP 底物的 AUC 降低 50%~80%。

（3）弱诱导剂：合用时,可使敏感 CYP 底物的 AUC 降低 20%~50%。

敏感底物系指与强抑制剂合用时,AUC 增加到 5 倍以上的药物。中等敏感底物系指与强抑制剂合用时,AUC 增加到 2~5 倍的药物。

目前,还没有针对转运体和 II 相代谢酶的抑制剂或诱导剂的标准分类系统。

药物-药物相互作用研究的目的是通过检测药动学终点,判断底物和作用药物之间是否存在临床显著的相互作用,并提出管理和预防的策略。药物-药物相互作用研究的结果是基于底物的无作用区间（no-effect boundary）进行判断。如果系统暴露量的 90% 置信区间落在无作用区间内,则表明没有显著的临床意义,无须进行给药剂量或给药方式的调整,也无须进行治疗药物监测。可以根据药动学和药效学分析获得的浓度-效应关系,也可以通过最大耐受剂量等来确定无作用区间。默认的无作用置信区间是 80.00%~125.00%。如果是阳性结果,则申办方需要在药品说明书中增加药物相互作用可能性的描述。说明书中应包含必要的药物相互作用信息,以确保药物使用的安全性和有效性。说明书中的药物－药物相互作用和临床药理部分包含了大部分的药物－药物相互作用信息。如果药物－药物相互作用信息直接影响药物使用的安全性和有效性，则也会标示在其他部分（如黑框警告、剂量与给药、用药禁忌、警告和预防等部分），并在药物－药物相互作用部分进行详细描述。

美国 FDA 网站列出了临床药物－药物相互作用推荐使用的指标底物、指标抑制剂和指标诱导剂[10]。

第五节　代谢物安全性评价

一、概述

进入机体的药物通常通过 I 相和 II 相代谢途径进行生物转化。根据所涉及的化学反应性质，I 相反应产生的代谢产物，很可能具有化学反应性或/和药理学活性，因此可能更需要进行安全性评价。活性代谢产物可能与治疗靶点受体或其他受体结合，或与其他靶点（如酶、蛋白质）相互作用，引起非预期的效应。尤其是当代谢产物仅在人体中形成时，这个问题更为重要。但是，仅在人体中存在而不在实验动物种属中存在的代谢产物，出现的概率极低。更为常见的情况是，人体中形成的代谢产物比例水平远远高于母体药物在动物安全性试验中代谢产物的比例水平，这缘于人体和动物的代谢特征存在质和/或量的差异。如果在母体药物的毒理学试验中确定至少有一种实验动物种属中形成特定代谢产物的暴露量水平足够高（与人体暴露量大致相当或更高），则可认为该代谢产物对总体毒性的作用已经得到了确定。

对于代谢产生的活性中间体，因其半衰期短，常难以检出和测定。但是，它们能形成可检测的稳定产物（如谷胱甘肽结合物），因此可能不需要对活性中间体做进一步的安全性评价。II 相结合反应通常会使一个化合物的水溶性增加并失去药理学活性，故也不再需要进一步评价。但是，如果结合反应形成一种毒性化合物如酰基葡萄糖苷酸，则可能需要进一步的安全性评价。

二、一般方法

本指导原则主要针对需要进行非临床毒性评价的药物代谢产物，为研发者何时及如何鉴定高比例药物代谢产物并研究其安全性特征提供建议[11]。本指导原则适用于小分子化学新药,但不适用于那些需要考虑风险效益评价的抗肿瘤药物。

在药物开发过程中应尽早确认非临床安全评价中所用动物种属和人体间的药物代谢差异。在获得人体药代数据后,通过比较药代信息决定是否需要尽早开展代谢产物的安全性评价。在药物开发晚期发现高比例药物代谢产物时,可能会导致药物开发或上市延迟。

一般情况下,对于仅在人体中出现的代谢产物,或人体中代谢产物水平远高于已知或已进行评价的实验动物种属中的水平时,应考虑进行安全性评价。若人体中的代谢产物水平高于稳态时体内药物总暴露量的10%时,通常会引起安全性担忧。代谢产物水平通常采用曲线下面积(AUC)来表示,但有时也会采用达峰浓度(C_{max})来表示。

如果在动物中发现的代谢产物在人体中不存在,意味着在该动物种属中观察到的代谢产物引起的毒性可能与人体无相关性。相反,如果在临床开发过程中发现的代谢产物在实验动物种属中不存在,或在动物中水平远低于人体水平,则建议进行进一步的动物试验以确定该代谢产物的潜在毒性。

这种情况下,可考虑采用以下两种方法来评价药物代谢产物的安全性。第一种方法是,确定一种在常规毒理学试验中的动物种属,在该动物种属上能形成充分暴露水平的该代谢产物(与人体暴露量相当或更高),然后在该动物种属中研究药物毒性。第二种方法是,如果不能确定一种形成该代谢产物的相关动物种属,则可合成该代谢产物,通过掺入法或直接给药来开展进一步的安全性评价。上述试验需建立能够在非临床毒理学试验中鉴别和检测该代谢产物的分析方法。

以代谢产物给药可能会出现在母体药物试验中未观察到的新的毒性,但尽管有这样的复杂问题,检测和评价药物代谢产物潜在的毒性,对于保障药物的临床安全性仍具有重要性。确定是否进行直接的代谢产物的安全性试验,应基于对母体药物的数据及代谢产物各方面信息的综合评价。

须尽早确证人体中可能存在的高比例药物代谢产物,这可以为非临床试验的合理性提供证明,有助于阐明和制订临床试验计划,并避免药物开发进程的延迟。通常首先采用体外试验来预测动物和人体的药物代谢差异,然后根据人体和动物的代谢差异来考虑是否需要开展药物代谢产物的安全性试验。

如果在体外代谢研究提示有人体的高比例药物代谢产物,可考虑开展动物和人体的放射性同位素标记法的代谢研究,为开展高比例药物代谢产物的临床前安全性研究提供依据。

参考文献

［ 1 ］国家药品监督管理局药品审评中心.药物非临床药代动力学研究技术指导原则.http://www.cde.org.cn/zdyz.do? method=largePage&id=893f0fb80fe9e3de［2020－12－10］.

［ 2 ］国家药品监督管理局药品审评中心.化学药物临床药代动力学研究技术指导原则.http://www.cde.org.cn/zdyz.do? method=largePage&id=8b461127bccfdd5e［2020－12－10］.

［ 3 ］国家药典委员会.中华人民共和国药典.四部(2020 年版).北京:中国医药科技出版社:363－368.

［ 4 ］国家药品监督管理局药品审评中心.肝功能损害患者的药代动力学研究技术指导原则.http://www.cde.org.cn/zdyz.do? method=largePage&id=15d6bbd768236b82［2020－12－10］.

［ 5 ］国家药品监督管理局药品审评中心.肾功能损害患者的药代动力学研究技术指导原则.http://www.cde.org.cn/zdyz.do? method=largePage&id=d5aad092666fa344［2020－12－10］.

［ 6 ］国家药品监督管理局药品审评中心.药物相互作用研究指导原则.2012－05.http://www.cde.org.cn/zdyz.do? method=largePage&id=17f80cb05ff320e3［2020－12－10］.

［ 7 ］Food and Drug Administration. Guidance for industry:Clinical drug interaction studies-study design, data analysis, and clinical implications. https://www.fda.gov/media/134581/download［2020－11－26］.

［ 8 ］Food and Drug Administration. Guidance for industry:In vitro drug interaction studies cytochrome P450 enzyme- and transporter-mediated drug interactions. https://www.fda.gov/media/134582/download［2020.01.23］.

［ 9 ］European Medicines Agency. Guideline on the investigation of drug interactions. https://www.ema.europa.eu/en/documents/scientific-guideline/guideline-investigation-drug-interactions-revision-1_en.pdf［2020－11－26］.

［10］Food and Drug Administration. Drug Development and drug interactions:Table of substrates, inhibitors and inducers. https://www.fda.gov/Drugs/DevelopmentApprovalProcess/DevelopmentResources/DrugInteractionsLabeling/ucm093664.html［2020－12－10］.

［11］国家药品监督管理局药品审评中心.药物代谢产物安全性试验技术指导原则.http://www.cde.org.cn/zdyz.do? method=largePage&id=aea37d81f7ae35e0［2020－12－10］.

第四章

药物代谢体外试验

第一节 代谢种属差异

药物在体内发生代谢,代谢物的药理活性和毒性可能都与原形药物不同,进而可能影响药效和安全性。因此,在临床前研究中,需要寻找候选药物代谢情况和人相似的动物种属或品系,从而建立合适的毒性评价模型进行人体内药物代谢和安全性的预测。为了将动物实验的结果外推至人,需要研究不同药物在人与动物间的代谢差异。

药物在体内代谢转化与代谢酶密不可分,代谢物种属间的差异主要是由于参与代谢的酶在功能和活性上的种属差异造成的。

一、代谢酶的种属差异

不同种属在药物代谢酶的同工型组成、表达和催化活性方面的不同,对于特定的化合物可能会造成代谢的巨大差异。例如,虽然细胞色素 P450（cytochrome P450，CYP）酶系和尿苷二磷酸葡萄糖醛酸转移酶（UDP - glucuronosyl transferase，UGT）超家族均具有高度保守的氨基酸残基区域,但不同种属的 CYP 酶和 UGT 的一级氨基酸序列仍存在差异。代谢酶活性位点氨基酸序列的细微差异会导致底物特异性和催化活性的变化。因此,药物代谢酶活性、表达及亚型的差异是不同种属代谢差异的主要原因。

1. CYP 酶的种属差异

哺乳动物的 CYP 酶亚型（CYPs）在种属之间具有显著的差异,比如 *CYP1A* 基因在小鼠和人之间是序列保守的,但 *CYP2C*、*CYP2D* 和 *CYP3A* 基因簇在这两个种属之间却明显不同。表4-1中总结了不同种属之间的CYP同工酶。

表4-1 不同种属中的CYP同工酶

CYP酶家族	亚型				
	人	猴	犬	大 鼠	小 鼠
CYP1A	1A1/2	1A1/2	1A1/2	1A1/2	1A1/2
CYP2A	2A6	2A23/24	2A13/25	2A5	2A5
CYP2B	2B6	2B17	2B11	2B1	2B9/10
CYP2C	2C8/9/19	2C20/43	2C21/41	2C6/7/11	2C29/37/38/40/44
CYP2D	2D6	2D17	2D15	2D1	2D22
CYP2E	2E1	2E1	2E1	2E1	2E1
CYP3A	3A4/5	3A8	3A12/26	3A1/2	3A11/13

2. 醛氧化酶的种属差异

虽然总体来讲,由醛氧化酶(aldehyde oxidase,AO)代谢的药物数量相对较少,但该酶在药物开发过程中至关重要。醛氧化酶在所有种属中均有表达,但不同种属的酶活性和蛋白质表达存在明显差异[1]。在人和非人灵长类动物中,一个单独的活性基因(AOX)编码一个单独活性形式的AO。大鼠和小鼠均拥有一个由4个AO基因组成的基因簇,即Aox1、Aox3、Aox4和Aox3l1,并且这4个基因表达数量相等的具有催化活性的酶[2],肝脏中主要的药物代谢酶是AO3。虽然犬类存在两个功能基因(啮齿类动物Aox4和Aox3l1的同源基因)和两个伪基因(啮齿类动物Aox1和Aox3的同源基因),但犬类缺乏AO活性[3]。

3. 羧酸酯酶的种属差异

羧酸酯酶(carboxylesterase,CES)独特的组织分布为组织靶向的前药或软性药物的设计提供了有利条件[4]。CES在组织分布和催化活性上具有显著的种属差异,猴肝脏中CES的表达与人相似,这表明猴可能是预测人CES代谢合适的动物模型,但不同的是猴的小肠中可以表达CES1,而人小肠中却不表达;与人类似的是,犬在小肠中也没有CES活性[5];而啮齿类动物拥有比人、猴和犬更多的CES亚型和更高的活性,这使得它们可以更加高效地水解CES底物。此外,人、猴、犬和小型猪的血浆中无CES,这是因为它们蛋白质C-末端的共有序列与内质网中受体的保留序列相结合因而被保留在细胞中[6];而小鼠、大鼠和家兔 C-末端的共有序列缺失,导致 CES 分泌到血液中,因而这些种属血浆中的 CES 含量较高[7]。

二、代谢体系的选择与代谢产物的鉴定

1. 代谢种属差异研究体系的选择

由于代谢酶的种属差异,在进行体外代谢物种属差异考察时,需要根据化合物的类型性质等选择适当的代谢体系,一般情况下对化合物 I 相和 II 相代谢情况进行考察选择的体系包括肝细胞、肝 S9、肝微粒体等[8,9]。表 4-2 中对各代谢体系中包含的代谢酶进行了总结。肝细胞从新鲜肝脏制备获得,肝细胞能够新鲜制备或在液氮中冷冻保存,具有所有的肝代谢酶体系,是进行化合物代谢研究的优选体系;但使用肝细胞进行化合物代谢研究的成本相对较高,并且考虑到一些化合物的通透性原因,在肝细胞体系下并不一定能够准确地反映化合物的体内代谢情况。肝微粒体具有重要的 CYP 酶代谢体系,成本相对低,已有成熟的研究策略和方案,是重要的进行代谢种属差异研究的工具,但肝微粒中由于不含有 AO 等代谢酶,如果受试化合物被 AO 代谢,那么肝微粒体系统则不能反映出该化合物的代谢种属差异。肝 S9 与肝微粒体相比,含有细胞质和内质网膜,进而包含更多的代谢酶,但其 CYP 酶活性是肝微粒体的 1/5 ~1/4,肝 S9 系统可以用于评价经 AO 代谢的化合物的代谢种属差异。因此,在临床前研究的不同阶段,根据不同的研究目的和受试化合物的潜在代谢可能,需要选择适合的代谢体系。

表 4-2　肝细胞及亚细胞组中的代谢酶

代 谢 活 性	肝 细 胞	肝 S9	肝 微 粒 体
CYP 酶	X	X	X
醇脱氢酶	X	X	
醛脱氢酶	X		
醛氧化酶	X	X	
单胺氧化酶	X		
双胺氧化酶	X		
黄素单氧化酶	X	X	X
还原酶	X	X	X

续　表

代　谢　活　性	肝细胞	肝 S9	肝微粒体
酯酶	X	X	X
葡萄糖醛酸转移酶	X	X	X
硫酸转移酶	X	X	
N-乙酰基转移酶	X	X	
氨基酸结合	X	X	X
谷胱甘肽硫转移酶	X	X	X
甲基转移酶	X	X	X

2. 代谢产物鉴定

使用包含有各种代谢酶的系统对受试化合物孵化一段时间(悬浮肝细胞通常为 2 h,肝 S9 和肝微粒体通常为 1 h),收集样品后,使用液相色谱-高分辨质谱(LC-HRMS)进行样品检测和分析,获得原形化合物和各代谢物的保留时间、分子离子和质谱碎片信息。使用质量亏损过滤和质谱碎片比对等技术手段,可以快速分析推测代谢物的种类和结构。由于质谱在没有对照品的情况下,无法提供定量信息,所以一般通过紫外(UV)检测,获得代谢物的半定量结果,判断其主要代谢途径。对于重要代谢物,通过化学合成或生物转化等手段,获得对照品后,进行 NMR 分析可以确定代谢位点。

三、安全性评价的动物选择

代谢种属差异是安全性评价动物选择的重要依据,根据体外代谢结果,选择与人的代谢情况最为接近的两种或两种以上动物,其中一种为啮齿类动物(如大鼠、小鼠),另一种为非啮齿类动物(如犬、猴、小型猪)[10]。如前所述,AO 和酯酶在不同种属间存在差异,因此通常当候选化合物被 AO 或酯酶代谢时,猴为较好的选择;当候选化合物被酯酶代谢时,小鼠比大鼠更适用于进行评价。

四、代谢物的安全性评价

当候选化合物的代谢物是不成比例代谢物时,可能需要在非临床研究中进行额外的安全性评价。也就是说,当代谢物仅在人体内发现,或在人体内的血浆浓度高于在标准的非临床毒理学试验中使用的任何动物物种时,可能需要对该特定的代谢物进行非临床评价[11]。

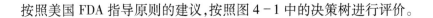

按照美国 FDA 指导原则的建议,按照图 4-1 中的决策树进行评价。

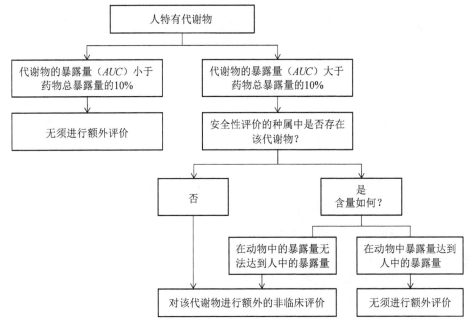

图 4-1 对人特有的代谢物安全性评价的决策树

第二节 细胞渗透性

细胞渗透性是指化合物通过脂质膜的速度。药物分子进入生命系统会遇到多种不同的生物膜屏障,包括小肠、肝细胞、肾单位、限制性器官屏障和靶标细胞膜等。

渗透性影响口服给药后肠道中化合物的吸收,是影响生物利用度的重要因素之一;同时,渗透性也是影响化合物穿过细胞顶部脂质双层膜到达细胞内治疗靶标或代谢酶的关键因素。

用于评价来自胃肠道药物的渗透性方法包括:① 人体内肠灌注研究;② 采用合适的动物模型进行体内或原位肠灌注研究;③ 用切除的人或动物肠组织进行体外渗透研究;④ 体外对单层培养上皮细胞的渗透研究。在药物的非临床研究阶段,体外渗透性研究方法被广泛应用,包括细胞单层法和平行人工膜渗透模型等。其中,细胞单层法除了可以模拟被动扩散,还可以测定细胞旁路和转运蛋白介导的渗透性,能够获得更有价值的结果。因此,下文仅介绍细胞单层法。细胞单层法通常使用的细胞系为人结肠癌细胞系 Caco-2 和犬肾细胞系 MDCK。

一、Caco-2 细胞单层法

培养的 Caco-2 上皮细胞单层来源于人结肠腺癌细胞系,已经被广泛用于评估人肠道药物吸收。Caco-2 细胞可以形成具有许多特性的分化单层细胞,如紧密连接、微绒毛和刷状缘酶的表达等,与正常肠上皮相似。

Caco-2 细胞可从美国标准菌库[即美国模式培养物集存库(American type culture collection , ATCC)]获得,通常储存于液氮中,使用时应选择合适代数的细胞。细胞复苏后首先进行扩增,然后铺板接种到包含半透膜的细胞培养附着装置中,经过 21 天培养细胞生长汇合并覆盖整个膜的表面。通过测定铺板前后的电阻值(TEER)检查单分子层的完整性;也可将荧光黄(lucifer yellow)添加到每个孔中检测荧光强度,从而反映细胞旁路渗透率。

进行化合物渗透性评价时,将一定浓度的测试化合物添加到含有葡萄糖的缓冲液[例如,含有 HEPES(4 -(2 -羟乙基)- 1 哌嗪乙烷磺酸)的汉克斯缓冲盐溶液(HBSS)]中,应在多个孔中进行实验(如 3 个重复),以提高统计的可靠性。根据实验的渗透方向,将测试化合物加到顶膜侧(A 侧)或基底侧(B侧)隔室中,将空白缓冲液添加到另一侧;将细胞板置于细胞培养箱中 37℃ 条件下孵育 1~2 h 后,分别从两侧隔室中取一定体积的样品进行浓度测定,计算 A→B 和 B→A 的表观渗透系数 P_{app},评价化合物的渗透性。

二、MDCK 细胞单层法

MDCK 细胞系来源于犬肾细胞,实验操作流程与 Caco-2 类似。MDCK 的优点是只需 3~5 天细胞即生长汇合并具有紧密连接,可以进行通透性研究,从而减少了维护成本和污染机会。因此,也有很多实验室在先导化合物的发现阶段,使用 MDCK 细胞单层法进行化合物的渗透性评价和筛选。

三、细胞单层法的评价标准

由于 Caco-2 细胞系在遗传上不是同质的,并且包含多种细胞类型,这可能导致 Caco-2 在不同实验室间甚至同一实验室后续的培养和传代中出现差异。因此,不同实验室产生的渗透率值会有所不同,但趋势可能会一致,一般会有一个比较基准。以下是 Caco-2 细胞单层法的一组参考渗透率范围(表4-3)。

表4-3　Caco-2 细胞单层法的一组参考渗透率范围

P_{app} 范　围	渗　透　性
$P_{app}<2\times10^{-6}$ cm/s	低渗透性
$2\times10^{-6}<P_{app}<20\times10^{-6}$ cm/s	中等渗透性
$P_{app}>20\times10^{-6}$ cm/s	高渗透性

当需要对细胞单层评价系统进行更深入的评估,对化合物的渗透性进行更可靠的预测的时候,需要使用一系列的阳性药物或化合物对系统进行评估。美国 FDA 和人用药品注册技术要求国际协调会(International Conference on Harmonization of Technical Requirements for Registration of Pharmaceuticals for Human Use, ICH)推荐的阳性药物列表见表4-4[12]。

表4-4　推荐渗透性方法验证使用的模型药物

组　　别	药　　　　物
高渗透性 生物利用度≥85%	安替比林、咖啡因、酪洛芬、萘普生、茶碱、美托洛尔、普萘洛尔、卡马西平、苯妥英钠、丙吡胺、米诺地尔
中等渗透性 50%≤生物利用度<85%	氯苯那敏、肌酐、特布他林、氢氯噻嗪、依那普利、呋塞米、二甲双胍、阿替洛尔、雷尼替丁
低渗透性 生物利用度<50%	法莫替丁、纳多洛尔、舒必利、赖诺普利、阿昔洛韦、甘露醇、氯噻嗪、聚乙二醇400、依那普利拉
零渗透性	FITC-右旋糖酐、聚乙二醇4000、荧光黄、菊粉、乳果糖
外排底物	地高辛、紫杉醇、奎尼丁、长春新碱

第三节　基于代谢酶的药物-药物相互作用

许多药物的代谢是生物激活(如前药)或清除体内药物的主要机制。药物代谢主要发生在肝脏和肠道,这些器官表达多种药物代谢酶,催化药物的生物转化。肝脏代谢主要由 CYP 酶催化,但也可以通过葡萄糖醛酸转移酶和硫酸转移酶等催化发生。当联合用药时,可能会发生药物-药物相互作用(drug-drug interaction, DDI)[13]。因此,在临床前研究阶段,需要启动药物-药物相互作用风险的研究,评价代谢酶和受试化合物之间相互作用的可能性,并提示临床 PK 研究的需要和设计[14,15]。

一、代谢酶表型鉴定

一个化合物的代谢清除率越高,参与清除的酶越少,发生显著药物-药物相互作用的概率就越大。因此,药物代谢酶表型鉴定研究是临床前药物代谢研究的重要内容之一。

美国 FDA 建议首先应利用体外表型实验对 CYP1A2、CYP2B6、CYP2C8、CYP2C9、CYP2C19、CYP2D6 和 CYP3A 进行常规评估,以确定哪些酶参与了受试化合物的代谢。如果酶没有显著催化受试化合物的代谢,则建议进一步确定哪些额外的酶参与了代谢。这些额外的酶包括但不限于:

(1) CYP 酶,包括 CYP2A6、CYP2J2、CYP4F2 和 CYP2E1。

(2) 其他 I 相代谢酶,包括 AO、CES、单胺氧化酶(monoamine oxidase, MAO)、黄素单氧酶(flavin-containing monooxygenase, FMO)、黄嘌呤氧化酶(xanthine oxidase, XO)和乙醇/乙醛脱氢酶(alcoholdehydrogenase/aldehydedehydrogenase, ADH/ALDH)。

(3) II 相代谢酶包括 UGT 和硫酸转移酶(sulfotransferase, SULT)。

1. CYP 酶表型鉴定

目前,用于 CYP 酶表型鉴定的方法主要有化学抑制法、重组人源 CYP 同工酶法、相关性分析法。

(1) 化学抑制法:化学抑制法通常是在加入与不加入一系列 CYP 酶亚型选择性化学抑制剂或抗体的情况下,分别测定人肝微粒体对药物的代谢活性。考察人肝微粒体中 CYP 酶亚型被选择性抑制后,药物代谢的受影响情况,常以相对抑制百分率表示。

(2) 重组人源 CYP 同工酶法:重组人源 CYP 同工酶法需要分别测定一系列 CYP 同工酶对药物的代谢速率,并比较不同 CYP 同工酶(酶亚型)对药物的代谢活性。若药物仅被单个 CYP 酶亚型代谢,则测定结果较为直观。若药物被两个或两个以上 CYP 酶亚型代谢,则需要分别测定每一个 CYP 酶亚型对药物代谢的内在清除率,代入或不代入相应 CYP 酶亚型在微粒体中的含量进行计算,通过该方法,可评价每一种 CYP 酶亚型对药物代谢的相对贡献。

(3) 相关性分析法:相关性分析法,通常需要选择一系列不同个体来源的肝微粒体(通常 $n \geqslant 10$),分别考察同一个体来源肝微粒体对药物的代谢活性和对不同 CYP 酶特异性探针底物的代谢活性,再利用统计学方法判断两者间是否具有相关性。

2. UGT 表型鉴定

UGT 表型鉴定有许多限制因素,目前形成的研究体系尚不成熟。受 CYP 酶表型鉴定方法的启迪,研究者正致力于在 UGT 表型的鉴定研究中也建立起化学抑制法、重组人源 UGT 同工酶法和相关性分析法。在化学抑制法中,筛选合适的 UGT 同工酶的选择性抑制剂进展缓慢。市面上的重组人源 UGT 同工酶仅可用于判断该酶亚型是否参与药物的葡萄糖醛酸结合反应;但 UGT 亚型序列存在高度同源性,这给肝微粒中 UGT 亚型的含量测定带来很大难度。在 UGT 表型鉴定方法中,最为成功的是相关性分析法,但该方法需要建立在前期代谢产物鉴定和能对每个葡萄糖醛酸结合产物准确定量的研究基础上。

3. 代谢酶表型数据分析与解读

根据体外表型研究和人体药代动力学数据,如果某一特定的代谢酶对受试药物的清除占 25% 以上的比例,那么认为该酶对受试药物的清除具有显著贡献。在这种情况下,应该使用该酶的强抑制剂和诱导剂进行临床药物-药物相互作用研究。

二、代谢酶抑制

化合物与药物代谢酶的结合可能是可逆的或不可逆的,无论哪种机制的抑制,总是会导致被抑制的酶的催化能力下降,被抑制的酶的底物清除率降低。

可逆性抑制是最常见的酶抑制的模式。可逆抑制剂以非共价键与酶形成复合物,阻碍酶与底物之间酶促反应的进行,可以通过将抑制剂从其活性位点解离,恢复代谢酶的活性。不可逆抑制又称为基于机制的抑制(mechanism-based inhibition, MBI)或时间依赖性抑制(time-dependent inhibition, TDI)。TDI 会导致原本无活性的药物转化为反应性物质,反应性物质以共价键或催化活性位点的非共价紧密结合中间体与代谢酶结合,从而引起酶的不可逆灭活,代谢酶需要重新合成以恢复活性,这个过程需要几天的时间。在此期间,主要由该失活酶代谢的任何其他药物的代谢都将受到影响。

在临床前研究阶段建议对 CYP1A2、CYP2B6、CYP2C8、CYP2C9、CYP2C19、CYP2D6 和 CYP3A 的可逆抑制和 TDI 进行评价。

常见的酶抑制剂如表 4 - 5。

表 4 - 5　体外 CYP 酶抑制剂的举例

同 工 酶	抑 制 剂
CYP1A2	α - 萘黄酮、呋喃茶碱*
CYP2B6**	舍曲林、苯环利定*、噻替帕*、噻氯匹定*
CYP2C8	孟鲁司特、槲皮素、苯乙嗪*
CYP2C9	磺胺苯吡唑、替尼酸*
CYP2C19**	S - (+) - N - 3 - benzyl-nirvanol、诺卡酮、噻氯匹定*
CYP2D6	奎尼丁、帕罗西汀*
CYP3A4/5	伊曲康唑、酮康唑、阿扎莫林*、醋竹桃霉素*、维拉帕米*

　* TDI 抑制剂;** 无选择性抑制剂可用于 CYP2B6 与 CYP2C19 介导的体外代谢研究。此处列举的抑制剂所产生的数据,可以与其他信息联合使用,如单一酶体系的代谢物谱。

1. 可逆性抑制的体外评价

可逆 CYP 酶抑制的体外测定是将受试化合物与代谢酶和特异性的探针底物共同孵育,如果探针底物的代谢速率比不含受试化合物的时候降低,则表明该化合物对 CYP 酶存在抑制作用。可以用于评价酶抑制的代谢酶系统,包括人肝细胞、人肝微粒体和重组人 CYP 酶。其中,最常用的是人肝微粒体。

在孔板中加入缓冲液、代谢酶、NADPH、探针底物和受试化合物,37℃孵化一定时间后终止反应,并检测探针代谢物的生成量。与空白样品比较,若代谢物的生成量减少,则说明受试化合物具有抑制作用。在药物发现和开发的不同阶段,可以进行不同的实验设计,若受试化合物设置为单一浓度,则可获得在该浓度下对酶的抑制百分率;若受试化合物设置为多个浓度,则可以得到 IC_{50};若受试化合物和探针底物均设置为多个浓度,则可以得到 K_i 值。

在临床前开发阶段,根据化合物的 K_i 和 C_{max},可以预估发生 CYP 酶抑制的可能性,见表 4 - 6。

表 4 - 6　发生 CYP 酶抑制的可能性

K_i 及 C_{max} 范围	发生 CYP 酶抑制的可能性
$C_{max}/K_i < 0.1$	不太可能发生 CYP 抑制
$0.1 < C_{max}/K_i < 1$	可能发生 CYP 抑制
$C_{max}/K_i > 1$	很可能发生 CYP 抑制

2. 不可逆性抑制的体外评价

不可逆性抑制的一般评价方法是将受试化合物与人肝微粒体和还原型烟酰胺腺嘌呤二核苷酸磷酸（reduced form of nicotinamide-adenine dinucleotide phosphate，NADPH）于37℃进行30~60 min预孵育，生成的反应性代谢物进一步与CYP酶反应，然后加入CYP探针底物以检测酶活性。如果预孵育降低了CYP活性或IC_{50}，则表示存在不可逆抑制。

在药物发现和开发的不同阶段，可采用不同的评估方法，包括：① 单点法（单一受试化合物浓度和单一的预孵育时间）；② IC_{50}迁移法；③ K_i与K_{inact}的测定（酶动力学实验）。在早期筛选阶段，可采用高通量低成本的单点法或IC_{50}迁移法；在后期阶段，可进行酶动力学实验，测定K_i和K_{inact}等参数。

（1）单点法：单一浓度的受试化合物与人肝微粒体和NADPH预孵育一定时间。同时设置不含抑制剂的空白对照组：不加NADPH或者加NADPH不经预孵育。通过比较加和不加NADPH情况下或比较是否与NADPH预孵育情况下酶活性的变化，评价是否存在TDI。

（2）IC_{50}迁移法：评价方法和单点法类似，设置一系列受试化合物的浓度与人肝微粒体和NADPH预孵育一定时间。同时设置不含抑制剂的空白对照组：不加NADPH或者加NADPH不经预孵育。通过比较加和不加NADPH情况下IC_{50}的迁移，评价是否存在TDI。

（3）K_i和K_{inact}的测定：设置一系列浓度的受试化合物与人肝微粒体和NADPH预孵育，同时设置不含抑制剂的空白组，在预孵育多个时间点时，预孵育液中加入CYP药物探针底物，检测底物代谢物的生成量，计算K_i和K_{inact}。

3. 酶抑制数据分析

当根据上述体外实验结果判断受试化合物为代谢酶抑制剂时，建议使用PBPK模型进行深入多参数数据分析，以判断是否需要进行药物-药物相互作用临床试验。

三、代谢酶诱导

有些化合物是CYP同工酶的诱导剂，会诱导酶的mRNA表达上调，从而促进酶的合成和浓度升高。其他药物与酶诱导剂同服时，受代谢酶水平增加的影响，药物的代谢速率会高于正常水平，导致血药浓度降低，药效降低，或导致反应性代谢物的浓度增加，毒性增加。

CYP 酶诱导相关的 3 个重要核受体包括组成型雄烷受体(constitutive androstane receptor, CAR)、芳香烃受体(aryl hydrocarbon receptor, AhR)和孕烷 X 受体(pregnane X receptor, PXR)。CYP1A2 和 CYP2B6 分别是通过激活 CAR 和 AhR 诱导的,CYP3A4 和 CYP2C 是通过激活 PXR 诱导的。美国 FDA 建议[15]在临床前研究阶段,应评估化合物对 CYP1A2、CYP2B6、CYP2C8、CYP2C9、CYP2C19 和 CYP3A4 的诱导潜力。在实施过程中,可以先仅评估对 CYP1A2、CYP2B6 和 CYP3A4 的诱导潜力,如果未观察到 CYP3A4 酶的诱导,则无须评估对 CYP2C 的诱导,这是因为 CYP3A4 和 CYP2C 酶都是通过激活 PXR 诱导的。

常见的体外酶诱导剂如表 4-7。

表 4-7 体外 CYP 酶诱导剂的举例

CYP 同工酶	诱 导 剂	CYP 同工酶	诱 导 剂
CYP1A2	奥美拉唑、兰索拉唑	CYP2C9	利福平
CYP2B6	苯巴比妥	CYP2C19	利福平
CYP2C8	利福平	CYP3A4/5	利福平

1. 酶诱导的体外评价

冷冻保存或新鲜分离的人肝细胞均可用于代谢酶的体外诱导实验。在药物筛选阶段和某些特定条件下,可选用其他替代的体外系统,如永生化肝细胞系;但使用核受体转染细胞系获得的结果仅可以作为支持性数据。体外酶诱导评价方法包括 mRNA 水平评价法和酶活性水平评价法。

(1)mRNA 水平评价法:使用至少 3 个供体的肝细胞,与受试化合物共孵育 48~72 h。这期间每天定期更换含有受试化合物的培养基。用 PCR 法定量细胞中的 mRNA 水平来确定酶诱导的能力。

(2)酶活性水平评价法:使用至少 3 个供体的肝细胞,与受试化合物共孵育一段时间后,将诱导后的肝细胞与 CYP 酶特异性的探针底物一起进行孵育,与未经诱导的肝细胞相比,底物的代谢速率增加或底物的特异性的代谢物的生成量增多,则表明 CYP 被受试化合物诱导。

仅测量酶活性的主要挑战在于:受试化合物可能对代谢酶存在抑制作用,此时可能掩盖诱导作用。结合转录分析评价 mRNA 水平的变化可以解决这一挑战。

2. 酶诱导体外评价的数据分析

在进行酶诱导数据分析时,需要分别分析每个供体的诱导结果。如果任何一个供体的结果超过了预定阈值,则认为受试化合物是体外诱导剂,需要进行后续评估。评估受试化合物诱导代谢酶潜力的 3 种基本方法为倍数变化法[4],相关法和基本动力学模型[16]。

(1)倍数变化法:评估受试化合物诱导 CYP 酶 mRNA 水平的倍数变化。在以下情况下,可认为受试化合物是酶诱导剂:① CYP 酶的 mRNA 表达与受试药物呈浓度依赖增加;② 在预期的肝浓度下,对 CYP 酶 mRNA 表达的诱导大于溶剂对照组的 2 倍以上。

(2)相关法:为一批肝细胞建立一次标准曲线,预测受试化合物产生临床诱导作用的程度。

(3)基本动力学模型:计算存在和不存在受试化合物的情况下,酶促途径的探针底物的固有清除率,以此评价受试化合物对代谢酶的诱导潜力。

当根据上述体外实验结果判断受试化合物为代谢酶诱导剂时,建议使用 PBPK 模型进行深入多参数数据分析,以判断是否需要进行药物-药物相互作用临床试验。

第四节　基于转运体的药物-药物相互作用

药物转运体参与的主动转运在调节药物分布中发挥至关重要的作用,其在肠、肝、肾和脑等许多组织中均会表达,并且在药物吸收、分布、代谢和排泄中起关键作用。在药物的发现和开发阶段,及时开展转运蛋白研究,对于指导结构-活性关系、预测和诊断药代动力学并设计临床药物-药物相互作用研究非常重要[14]。对于体内重要的转运体,应用特定转运蛋白基因转染的细胞系、分离的原代细胞、永生化的细胞系、显微注射的卵母细胞、分离的膜和倒置的囊泡等已建立多种体外评价方法。这些评价方法,可以用于考察受试化合物是否为特定转运蛋白的底物或抑制剂;但目前体外评价转运体诱导的方法尚未建立。

一、体外评价系统

转运体介导的药物-药物相互作用的体外评价系统见表4-8。

表 4-8　转运体介导的药物-药物相互作用的体外评价系统

转　运　体	体　外　系　统
ABC 转运体	
BCRP、P-gp	Caco-2 细胞、膜囊、基因敲除/抑制细胞系、转染细胞(MDCK、LLC-PK1 等)
溶质载体(SLC)转运体	
OATP1B1、OATP1B3	肝细胞、转染细胞(CHO、HEK293、MDCK 等)
OAT1、OAT3、OCT2	转染细胞(CHO、HEK293、MDCK 等)
MATE*	膜囊、转染细胞(CHO、HEK293、MDCK)

CHO：中国仓鼠卵巢细胞；HEK293：人胚胎肾细胞 293；LLC-PK1：猪近端肾小管细胞；MDCK：犬肾细胞；* MATE 的功能依赖于来自反向质子梯度的驱动力；因此，MATE 测定系统的 pH 选择要合适。

二、转运体表型鉴定

P-gp 和 BCRP 在胃肠道、肝脏、肾脏和大脑等多种组织中均有表达。因此，这两种转运体都有可能影响口服生物利用度、组织分布及药物的肝、肾清除。建议对大多数化合物进行 P-gp 和 BCRP 底物评价。但是，P-gp 和 BCRP 一般不会影响口服高渗透性和高溶解度药物的生物利用度，因此，除非有潜在安全性问题或药物的组织分布要求(如肾和脑)，可不进行 P-gp 或 BCRP 的表型鉴定。

OATP1B1 和 OATP1B3 是肝细胞窦状膜上表达的关键摄取转运蛋白，在肝脏对各种药物的摄取中起着重要作用。如果体外研究或体内 ADME 实验结果表明受试化合物具有显著的肝吸收或排泄(即药物的肝代谢或胆汁清除≥25%总清除)，或受试化合物吸收进入肝脏具有重要意义(如生物转化或发挥药效)，则建议进行 OATP1B1 和 OATP1B3 的表型鉴定。

OAT1、OAT3 和 OCT2 是肾近端小管基底外侧膜上表达的肾转运蛋白；MATE1 和 MATE2-K 在刷状边缘膜上表达。这些肾转运蛋白都可能在药物的肾排泄中发挥作用。如果受试药物的 ADME 实验结果提示其肾排泄超过 25%系统清除率，则建议进行 OAT1、OAT3、OCT2、MATE1 和 MATE2-K 的表型鉴定。

转运体表型鉴定的主要评估方法包括细胞单层渗透法、摄取法和外翻膜囊法等。

1. 细胞单层渗透法

用于转运体研究的单层渗透实验使用的体系有人结肠癌细胞系 Caco-2 和各种转染细胞系包括犬肾细胞系 MDCK、人胚胎肾细胞系 HEK293 等。

在进行细胞单层转运体底物评价研究时,需进行双向渗透实验,即顶侧到基底侧（A→B）实验和基底侧到顶侧（B→A）的实验。将含有待测化合物的缓冲液放置在顶侧或基底侧,将不含待测化合物的缓冲液放置在另一侧。如果化合物仅通过被动扩散或细胞旁路渗透,则 A→B 和 B→A 两个方向的渗透值大致相同;如果化合物进行主动运输,则两个方向的渗透值有很大差异。若 $P_{A→B}$（A→B 的渗透值）>$P_{B→A}$（B→A 的渗透值）,并且"摄取比"（$P_{A→B}/P_{B→A}$）≥2,则该化合物可能会被主动转运摄取。若 $P_{B→A}$>$P_{A→B}$,并且"外排比"（$P_{B→A}/P_{A→B}$）≥2,且加入转运体的阳性抑制剂（10 倍于其 K_i 或 IC_{50}）后时,外排比至少降低 50%,则该化合物很可能通过主动转运进行外排。

2. 摄取法

评价药物是否是摄取转运体底物,可以使用转染细胞系进行,如人胚胎肾细胞系 HEK293 和中国仓鼠卵巢细胞系 CHO 等。

研究时,将含有化合物的基质加入到生长了细胞的孔板中,特定时间段后取出基质,并小心清洗细胞,随后将细胞完全破碎,并测定被摄取进入细胞中的化合物浓度;与未转染相应基因的对照细胞进行浓度比较。当转染细胞中浓度与对照细胞中的浓度大于 2,且加入转运体的阳性抑制剂（10 倍于其 K_i 或 IC_{50}）后时,摄取量至少降低 50%,则认为该化合物可能通过主动转运摄取。

3. 外翻膜囊法

转运体基因被克隆到昆虫细胞中,通过这个体系制备获得含有转运体蛋白的细胞膜囊。特殊处理的囊泡细胞膜外翻,如具有 P-gp 的膜囊被置于含有 P-gp 底物的溶液中,底物则会被转运进入膜囊中。孵育特定的时间段后,将膜囊过滤和清洗,再破碎后测定化合物浓度。

三、转运体抑制

由于转运体的重要作用,建议在临床前研究过程中评估化合物是否是 P-gp、BCRP、OATP1B1、OATP1B3、OAT1、OAT3、OCT2、MATE1 和 MATE2-K 的抑制剂。

转运体抑制评价的实验体系和方法可参考转运体表型鉴定实验。在进行浓度梯度设计时,需要在溶解度允许的情况下设计足够高的浓度,至少要比推测的临床相关浓度高一个数量级。此外,还要考虑到受试化合物不同组织的分布和游离药物浓度。在对肠腔侧转运体进行评估时,起始高浓度要设计为剂量/250 mL×10%。

1. P-gp 与 BCRP

如果研究药物为口服给药,且 $I_{gut}/IC_{50} \geq 10$(I_{gut} = 抑制剂剂量/250 mL),则该研究药物在体内具有抑制 P-gp 或 BCRP 的潜力。如果药物的代谢物是抑制剂或研究药物是通过肠外途径给药,如果 I_1/IC_{50} 或 $K_i \geq 0.1$,其中 I_1 是代谢物或抑制剂药物的 C_{max},则可能发生 P-gp 或 BCRP 的体内抑制。

2. OATP1B1 与 OATP1B3

因为某些 OATP1B1/3 抑制剂表现出时间依赖性抑制,申办方在测定研究药物的 IC_{50} 值时,在试验中应增加预孵育。如果 $R > 1.1$,则需研究药物在体内具有抑制 OATP1B1/OATP1B3 的潜力。

R 值的计算公式如下:

$$R = 1 + \left[(f_{u, p} \times I_{in, max})/IC_{50} \right] \geq 1.1 \qquad (式 4-1)$$

式中,$f_{u, p}$ 是血浆中未结合部分;IC_{50} 是半数抑制浓度;$I_{in, max}$ 是估计在肝脏入口处的抑制剂最大血浆浓度。

$I_{in, max}$ 被计算为

$$I_{in, max} = \left[I_{max} + (F_a \times F_g \times k_a \times Dose) \right]/Q_h/R_B \qquad (式 4-2)$$

式中,F_a 是被吸收的分数;F_g 是肠道利用率;K_a 是吸收速率常数;Q_h 为肝脏全血流量;R_B 是全血和血浆的浓度比。

* 如果未知,$F_a = 1$,$F_g = 1$ 和 $K_a = 0.1/min$ 可用作最坏情况估计。

考虑到蛋白质结合测量中的不确定性,如果实验确定未结合部分($f_{u, p}$)小于 1%,则应将其设置为 1%。

3. OAT、OCT 与 MATE

如果 $I_{max, U}/IC_{50}$ 值 ≥ 0.1,则研究药物在体内有可能抑制这些转运体。

第五节　血浆蛋白结合率

药物静脉注射或口服吸收进入系统循环之后,通过血液运输至靶器官。药物分子进入血液后,会与多种血液成分结合,包括红细胞、白细胞和血小板及血浆中的蛋白(如白蛋白、α-酸性糖蛋白、脂蛋白、α-球蛋白、β-球蛋白、γ-球蛋白)。评价药物的血浆蛋白结合能够评价游离药物浓度,是药动学-药效学相关性研究、安全性评价和剂量推算的基础之一[17]。

血浆蛋白结合影响药物的药动学行为及其对治疗靶标的暴露,通常认为药物血浆蛋白复合物不能通过被动扩散或细胞旁路渗透而透过细胞膜,只有游离药物能透过细胞膜到达组织,并且只有游离药物分子可被肝代谢和肾清除。因此,血浆蛋白结合一方面会影响药效学效应的发生,另一方面会影响其代谢和清除。但血浆蛋白结合的影响随靶标和作用机制不同而不同。此外,药物在不同种属的血浆中可能存在不同的游离分数,因此评价血浆蛋白结合率对于理解不同种属之间的药动学-药效学关系很重要。

测量血浆蛋白结合的方法有很多,包括平衡透析法、超滤法和超速离心法[16]。其中,平衡透析法是最常用的方法,该方法测定了药物在缓冲液和血浆在半透膜上的分配。由于一种物质在膜上的被动转运与该物质的浓度成正比,当膜两侧的游离药物浓度相同时,就会达到平衡。因此,缓冲液侧的药物浓度是血浆侧的游离药物的反映。除平衡透析法以外,超滤法也是常用方法之一。超滤法将含有药物的血浆置于超滤管上腔,通过离心,游离药物通过半透膜进入下腔。除上述两种方法以外,超高速离心法也能够获得游离药物浓度。超高速离心法利用高离心力($625\,000\,g$)将游离的化合物从血浆蛋白结合物中分离出来。离心后,血浆中密度较高的大分子如白蛋白、α-酸性糖蛋白和其他血浆蛋白、脂蛋白沉淀富集在离心管底部,而极低密度脂蛋白和乳糜微粒浮于表面,中间一层则为游离药物。

对于药物的血浆蛋白结合认为: >98%为极高蛋白结合;85%~98%为高蛋白结合;<85%为低蛋白结合[18]。

参考文献

------

[1] Dalvie D, Di L. Aldehyde oxidase and its role as a drug metabolizing enzyme. Pharmacology and Therapeutics, 2019, 201: 137-180.

[2] Terao M, Romão M J, Leimkühler S, et al. Structure and function of mammalian aldehyde oxidases. Archives of Toxicology, 2016, 90: 753-780.

[3] Garattini E, Fratelli M, Terao M. The mammalian aldehyde oxidase gene family. Human Genomics, 2009, 4: 119-130.

［4］ Di L. The impact of carboxylesterases in drug metabolism and pharmacokinetics. Current Drug Metabolism, 2019, 20: 91－102.

［5］ Williams E T, Bacon J A, Bender D M, et al. Characterization of the expression and activity of carboxylesterases 1 and 2 from the beagle dog, cynomolgus monkey, and human. Drug Metabolism and Disposition, 2011, 39: 2305－2313.

［6］ Bahar F G, Ohura K, Ogihara T, et al. Species difference of esterase expression and hydrolase activity in plasma. Journal of Pharmaceutical Sciences, 2012, 101: 3979－3988.

［7］ Li B, Sedlacek M, Manoharan I, et al. Butyrylcholinesterase, paraoxonase, and albumin esterase, but not carboxylesterase, are present in human plasma. Biochemical Pharmacology, 2005, 70: 1673－1684.

［8］ Brandon E F, Raap C D, Meijerman I, et al. An update on in vitro test methods in human hepatic drug biotransformation research: Pros and cons. Toxicology and Applied Pharmacology, 2003, 189: 233－246.

［9］ He C, Wan H. Drug metabolism and metabolite safety assessment in drug discovery and development. Expert Opinion on Drug Metabolism and Toxicology, 2018, 14: 1071－1085.

［10］ Food and Drug Admininstration. Guidance for industry M3(R2) nonclinical safety studies for the conduct of human clinical trials and marketing authorization for pharmaceuticals. https://www.fda.gov/media/71542/download[2020－01－21].

［11］ Food and Drug Admininstration. Safety testing of drug metabolites guidance for industry. https://www.fda.gov/media/72279/download[2020－03－05].

［12］ International Conference on Harmonization of Technical Requirements for Registration of Pharmaceuticals for Human Use. Biopharmaceutics classification system-based biowaivers M9. https://www.ema.europa.eu/en/documents/scientific-guideline/ich-m9-biopharmaceutics-classification-system-based-biowaivers-step-5_en.pdf.[2020－07－30].

［13］ Di L, Feng B, Goosen T C, et al. A perspective on the prediction of drug pharmacokinetics and disposition in drug research and development. Drug Metab Dispos, 2013, 41: 1975－1993.

［14］ Food and Drug Admininstration. In vitro drug interaction studies cytochrome P450 enzyme- and transporter-mediated drug interactions guidance for industry. https://www.fda.gov/media/134582/download[2020－01－23].

［15］ Food and Drug Admininstration. Clinical drug interaction studies — cytochrome P450 enzyme- and transporter-mediated drug interactions guidance for industry. https://www.fda.gov/media/134581/download[2020－01－23].

［16］ Howard M L, Hill J J, Galluppi G R, et al. Plasma protein binding in drug discovery and development. Combinatory Chemistry and High Throughput Screening, 2010, 13: 170－187.

［17］ Trainor G L. The importance of plasma protein binding in drug discovery. Expert Opinion on Drug Discovery, 2007, 2: 51－64.

［18］ Buscher B, Laakso S, Mascher H, et al. Bioanalysis for plasma protein binding studies in drug discovery and drug development: Views and recommendations of the European Bioanalysis Forum. Bioanalysis, 2014, 6: 673－682.

动物试验设计与实施

第一节 吸收与药动学试验

在药物的早期发现和临床前开发阶段,评价候选化合物的药代动力学特征,包括口服生物利用度评价,通常选择在动物体内进行,如小鼠、大鼠、犬和猴等。在此阶段药动学研究的主要作用在于：支持先导化合物在体内吸收、分布、代谢和排泄特征的优化,选出临床研究候选药物,且最终保障候选药物在体内的浓度-时间变化特征可以满足其临床有效性和安全性的要求[1]。在早期发现阶段,由于化合物合成数量较少,无法在大型动物体内进行药动学评价,所以常常选择啮齿类动物来完成。随着项目推进,性质更优的化合物的发现,以及化合物合成数量的增加,可以在非啮齿类如犬和猴体内进行药动学评价,结合计算机模拟数据及体外试验数据,进行人体药动学预测以支持候选药物的进一步开发。

一、药动学试验设计考虑因素

药动学试验的主要目的包括：首先,确定新开发药物的药动学特征是可以最终使得患者获益的。这一过程在临床前开发阶段是非常重要的,在此阶段中,研究人员希望开发的候选药物的药动学特征是满足临床应用需求的,或是满足事先设定的开发目标的。在药物进入临床开发之前,需要对候选药物在试验体系下的药动学特征有深入的理解。进行药动学试验的第二个目的是进一步了解浓度-效应关系(即 PK-PD 相关性)。为了达到以上两个目的,对候选药物的药动学特征进行准确的描述非常重要,以对药物在体内的行为得出合理的结论。为了以最小的代价实现这些目的,在尽可能少的动物和需要分析样品数量的情况下,对药动学特征进行尽可能准确的评估,合理的试验设计是非常关键的[2]。药动学试验设计主要考虑因素包括以下内容。

1. 明确试验目的

试验目的很大程度地决定了药动学试验设计,最显而易见的目的是所设计试验得到的数据可以解决当前面临的问题。因此,首先需要有非常明确的试验目的。

选择合适的剂量,正确的周期及合适的模型进行试验非常重要,因为:① 药动学特征可能随剂量的变化而发生改变(如非线性特征,尤其是高剂量下药物的吸收或清除存在饱和);② 需要了解整个试验周期内的药动学,而非仅仅一小部分;③ 不同给药方案下可能存在药物的蓄积,从而可能会对药效产生影响;④ 不同模型动物中的药动学特征可能不同,免疫状态、模型的严重性或生理紊乱程度可能显著地改变同一药物的药动学行为。在某些情况下,如因模型的严重性无法进行连续的血样采集,可以选择健康动物进行药动学研究,同时在疾病动物中选择一些提示性的时间点,进行交叉对比参考。

2. 实验动物选择

在体外肝细胞代谢种属比较的基础上,确定药动学实验动物的种属(见第四章)。根据实验动物的类型,药动学试验设计可以有多种形式。选择小型动物如小鼠进行试验时,从单只动物进行连续采样是非常困难的。在此情形下,可以通过设计系列处死试验以获得药动学数据,给药后在预设的不同时间点,将一组动物麻醉后经心脏穿刺采集血样。每个时间点需要处死的动物数量取决于研究者希望获得的药动学特征的可信度。通常情况下每个时间点至少需要 3 只,但是当药物浓度可能有较大变异,或需要准确地获得药动学参数时,每时间点一般选择 4~6 只。除此之外,更具挑战性的做法是,经尾静脉或眼球后静脉丛从单只小鼠连续采集系列时间点血样。该方法的最大不足之处是,每个时间点获得的样品体积有限。随着分析技术的发展,更高灵敏度仪器的出现,进行药物浓度检测需要的样品量更少(10 μL),再加上采样中添加适当的缓冲液(如 30 μL 的 0.1 mol/L 柠檬酸三钠)使得从单一小鼠进行连续采样进行早期候选药物的药动学评价成为可能[3]。

对于大动物,如犬,则可以在单只动物获得连续系列血样,在一定时间范围,可以从单只动物采集的血样体积也是有限度的。在大动物进行的药动学研究就与在人体药动学研究中进行密集采样的方式类似。可以从单一动物进行连续采样意味着进行药动学评价需要的动物数量比选择小动物如小鼠进行评价更少,而且大动物经过一定的清洗期之后可以重复利用。

结合动物种属和给药途径的选择,在给药时需考虑所选给药途径的副反应、最佳(最大)给药体积、给药溶液的稳定性、是否禁食及给药时动物年龄等问题[4,5]。

3. 剂量范围和剂量组数量选择

用于评价药动学特征的剂量范围应该包括用于药效学关系确立的剂量范围。选择多个剂量组的重要性在于评价候选化合物是否呈现线性药动学特征,在给予了超高剂量后,吸收或清除过程可能被饱和,则可表现出非线性药动学特点。这一点在药效学试验的剂量设计中尤其重要。比较理想的情况是,进行至少 3 个剂量组的试验,但也要结合药物本身情况,有时候需要更多剂量组。

4. 采样点数量与时间

为了获得可靠的药动学参数,采样时间点的确定至关重要。通常来说,由于在评价药动学性质时需要投入大量的时间和财力,因此研究者希望采集尽可能少的样品,同时又能保证获得的结果能满足进行可靠药动学评价的要求,这一问题的关键就在于具有典型提示信息的采样时间点的确定。给药后不同时间点可以提供的信息内容并非固定不变的。在早期开发阶段,或评价药物在新的试验系统中的药动学,要想对药物的浓度-时间曲线进行完整全面的评价,通常需要进行多个试验。信息点通常出现在浓度-时间曲线的转折点,可以通过最优设计理论获得。在治疗药物监测中最常采用的谷浓度,因其对浓度-时间曲线仅可提供非常有限的信息,因此它是用于描述药动学的最小信息提示数据点。

关于实验动物的采血量,最基本的考虑因素是基于动物福利,此外,采血对动物生理参数的影响也需考虑,因为它会影响到数据的解释和有效性。据文献报道了常见不同种属实验动物的循环血量及单次或连续采集不同体积的血样量(7.5%、10%、15%和20%循环血量),对于动物生理环境的影响,以及不同采血量后的恢复期[4]。常见实验动物的体内血量见表 5-1[4]。

表 5-1　不同实验动物体内的体内血量

种　属	全血体积（mL/kg）	
	平均值	范　围
小　鼠	72	63～80
大　鼠	64	58～70
家　兔	56	44～70
比格犬	85	79～90
恒河猴	56	44～67
食蟹猴	65	55～75
绒　猴	70	58～82
小型猪	66	61～68

二、动物药动学研究制剂方案

药物最常见的给药途径是口服,且开发新的治疗手段时,口服给药仍是最优选途径。口服给药后,药物经胃肠道吸收进入体循环,之后达到药效作用部位。药物制剂可以显著地影响药物的释放、吸收和代谢,最终影响到药物的药动学特征及相应的药效响应。因此,制剂和药物递送技术在体内研究时起到关键作用。在临床前研究中的制剂策略通常包括: 在固体或水溶性介质中混悬、溶解或无定形分散[6-8]。

在创新药物的早期开发阶段,通常选择在啮齿类动物(小鼠和大鼠)体内进行低剂量的药动学评价研究,以了解候选化合物的初步吸收、分布、代谢和排泄(ADME)特征,指导化合物的结构改造或为进一步的有效性和安全性评价提供支持。在早期开发阶段,每一个项目均可能涉及众多化合物,且化合物提供量有限,而且对制剂处方有时限要求(通常为24～48 h),因此不可能要求制剂人员对每个化合物均设计出最优的给药处方。通常的做法是,研究单位内部常规固定3～4种处方,每种处方含有不同配比的助溶剂,如二甲基乙酰胺(DMA)、N-甲基吡咯烷酮(NMP)、丙二醇(PG)、聚乙二醇(PEG)等,表面活性剂如吐温-80、Cremophor EL 和 Solutol HS 15 等,以及水性稀释液如缓冲液、生理盐水和葡萄糖溶液等,可以作为早期药动学评价用的溶媒,可以应用于多种给药途径,如静脉注射、口服、皮下注射、肌内注射及腹腔注射等。

在开发溶液制剂时需要考虑的一个重要因素是新化合物在给药及生理条

件下的物理与化学稳定性。在模拟生理媒介(如在磷酸缓冲液、模拟胃液和模拟肠液中以1∶1、1∶5和1∶10进行稀释)中对溶液制剂进行快速稀释测试,若未观察到沉淀现象,则表明该制剂可以用于药动学研究。如果是对溶解度差的化合物进行静脉输注方式给药进行药动学评价,则需要在静态和动态体系中进行详尽的沉积动力学考察。早期药动学(静脉和口服)评价通常是用完全溶解的制剂进行,这一点很重要,该方法可以排除一些理化性质,如晶型、粒径和溶出动力学等成为化合物吸收的限制因素。导致吸收差和或生物利用度低的关键因素则可能是渗透性或代谢等其他因素。这一信息对药物化学家构建构效关系是非常有用的,可以快速做出决策,以及在化合物开发的早期就将生物药剂学因素考虑进来。

由于在早期开发阶段,化合物的合成量有限(通常是5~20 mg),因此不太可能对其以所有溶剂进行测试。然而文献中还是列举推荐了非常有效的方法,以单个或组合采用缓冲液、助溶剂、表面活性剂及聚合物的方法,对大多数类型的化合物基本有效。

如果候选化合物含有可离子化基团,可以选用柠檬酸或Tris缓冲液。如果该方法未能达到可接受的溶解度要求(如1 mg/mL),若药物分子的Log P<3,可以选择如PEG、丙二醇等共溶剂,再失败的话,可以同时合并使用共溶剂,在以上列举中,共有4种建议的共溶剂组合。如果化合物的Log P>3,则可以选择表面活性剂如Cremophor EL或Solutol HS,或者同时选用PEG400和乙醇等组合应用。如果化合物含有芳香族骨架,可以选择pH 4或8的羟丙基β-环糊精或磺丁基环糊精(captisol)。环糊精与助溶剂的组合通常是可以接受的,但要避免将环糊精与表面活性剂组合,因该组合会有潜在的肾毒性。

三、其他药动学早期评价策略

对系列化合物进行快速的体内药动学筛选在药物的早期开发阶段是非常重要的,它同时可以对一些潜在的体内关注的问题提供早期评估,如生物利用度是否偏低,或缺乏体外体内相关性及辅助体内药效试验的设计。

与体外ADME试验相比,体内药动学筛选是更加耗时、耗力的过程,同时还面临实验动物使用的伦理挑战。因此,对可以进行高通量、节约成本并可以快速获得药动学数据的高通量筛选方法有很高的需求。目前采用的药动学高通量筛选方法包括:减少样本量、进行样本混合(组合分析)及组合给药的方法[9-15]。

组合分析方法指,不同化合物给药后,将在同一采样时间点获得的动物血样混合,之后同时分析测试对该混合样品中不同化合物的浓度。采用这种方法,每个化合物在每只动物体内获得的药动学数据都得以保留。其他的策略还有,将每一给药途径每一剂量水平下,获得的不同动物的同一时间点样品进行混合后测定,最后获得每个时间点的平均浓度。此外,还有研究者采用将一只动物的所有时间点样品混合后测定单一样品浓度的方法,该浓度点数据与化合物的 *AUC* 呈一定比例关系。

此外,组合给药的方法是指同时将多个化合物给予同一只动物,它的优势在于:不仅可以减少分析的样本数量,还可以减少试验及所用动物数量。其缺点可能是在生物分析时增加了难度、药品配制难度增加及存在潜在的药物 - 药物相互作用。

第二节　药物组织分布、代谢和排泄试验

一、概述

除极少数在血液循环中发挥药效的药物,如肝素类抗凝血药物等之外,绝大多数药物需分布到其作用部位。药物的分布是指药物从血液中可逆性地向机体的不同器官组织的扩散。药物进入体循环后,可以分布到不同的组织器官,分布的速度和程度取决于药物的理化性质(分子量、脂溶性、pK_a 及药物的血浆蛋白结合率等)和组织器官的血流量。分布到组织的速度和程度进一步影响治疗效应或毒性的持续时间和作用强度。小分子亲脂性药物容易透过生物膜,常常分布较广泛。而极性大、离子化的高分子量药物常常分布在特定的解剖结构中。

由于直接测定药物在人体器官和组织的暴露是不可能的,因此在动物体内进行组织分布研究是药物研发过程中的一个很重要的步骤,这些动物组织分布研究的结果为评价药物在人体组织和器官内的暴露和消除提供了重要的基础和参考。药物分布的模式及动力学参数(如组织中的消除半衰期及组织浓度的达峰时间)通常通过动物(如大鼠)体内试验获得。以放射性标记化合物给药,可以确保对原形药物和代谢物进行总体评价,研究结果可以提供总体

放射性的药动学数据,提供药物或其代谢物的任何蓄积或特异性的结合信息,以及解释对靶器官潜在的药理或毒理作用。

在药物开发阶段的体内外代谢研究中对化合物的代谢途径的早期认识和了解,对于优化和提高候选化合物的生物药剂学、安全性和有效性等均很有帮助。临床前代谢和排泄试验的主要目标为:① 确定药物的排泄途径(通常随尿液或粪便排泄);② 评估代谢程度和动力学(化合物是否快速发生代谢? 所生成的代谢物排泄速度有多快?);③ 评估排泄的程度和动力学(药物相关物质是否全部排出体外? 排泄物需要收集多久?),通常需要放射性标记化合物进行;④ 阐明药物的代谢途径(可以鉴定出多少种代谢物? 代谢物的占比情况?),通常需要放射性标记化合物进行;⑤ 评价组织分布[排泄回收率较低时,是否能以可逆(或不可逆的)的组织结合来解释? 是否有药物在特定的组织中蓄积?]通常需要放射性标记化合物进行。

胆汁排泄试验的主要目的是评价药物/代谢物通过胆汁排泄的速度和程度。当在静脉给药后的物质平衡试验中,观察到药物/代谢物在粪便中排出,则提示其是通过胆汁途径排出的,则有必要进行收集胆汁的研究。

二、动物试验实施

1. 组织分布试验

国家药品监督管理局药品审评中心 2014 年 5 月颁布的《药物非临床药代动力学研究技术指导原则》[16]中对组织分布试验的要求如下:一般选用啮齿类动物(大鼠或小鼠)进行组织分布试验,但必要时也可在非啮齿类动物(如犬)中进行。通常选择一个剂量(一般以有效剂量为宜)给药后,需要采集和评价的组织至少包括:心、肝、脾、肺、肾、胃肠道、生殖腺、脑、体脂、骨骼肌等组织。特别注意药物浓度高、蓄积时间长的组织和器官,以及在药效靶组织或毒性靶组织的分布(如对造血系统有影响的药物,应考察在骨髓的分布)。参考药-时曲线的变化趋势,选择至少 3 个时间点分别代表吸收相、平衡相和消除相的药物分布。若某组织的药物或代谢产物浓度较高,应增加观测点,进一步研究该组织中药物消除的情况。每个时间点,一般设 6 只动物(雌雄各半)。

此外,以下情况可考虑进行多次给药后特定组织的药物浓度研究:① 药物/代谢产物在组织中的半衰期明显超过其血浆消除半衰期,并超过毒性研究给药间隔的两倍;② 在短期毒性研究、单次给药的组织分布研究或其他药理学研究中观察到未预料的且对安全性评价有重要意义的组织病理学改变；③ 定位靶向释放的药物。

2. 其他组织分布研究方法

采用放射性标记化合物在动物体内进行组织分布研究是药物研发过程中的一个很重要的步骤。常用的方法包括定量全身放射自显影（quantitative whole-body autoradiography，QWBA）技术及其他定量组织分布研究，如采用液体闪烁探测技术测定所选择解剖的组织中的放射活性（见第九章）。

其他组织分布研究技术包括微透析方法[17]及成像的方法，如正电子发射断层成像（positron emission tomography，PET）[18]。微透析方法是一种可以测定特定组织器官的细胞外液中游离药物或代谢物浓度的方法，而游离浓度是与药物的药理作用直接相关的。微透析方法的基本原理是通过用生理性液体灌注植入到组织器官中的透析管，模拟毛细血管的功能。体内组织分布研究也可以选择 PET 技术进行，PET 是一种灵敏的，具有特定功能的非侵入性三维成像方法，可以快速和直接测定标记有正电子发射核素的药物的总体放射活性。

3. 代谢与排泄试验

（1）粪便和尿液的收集：试验期间，将动物置于代谢笼中，每笼 1 只，尿液和粪便通过可分离的装置进行分别收集，通常代谢笼是由不同的部分组成，在组装前需要认真进行清洁，通常可以选用乙醇和水混合溶液进行清洗。试验开始前，根据动物饲养环境改变的程度，动物需要在试验环境中适应一段时间，通常为 7 天，如果饲养和试验环境基本一致，1～2 天的适应期也可以接受。如果动物从异地经历长时间的运输，则可能需要 14 天的适应期。通常在禁食条件下灌胃给药，试验期间自由饮水。试验期间的室温、相对湿度及光照时间等条件需要进行控制。典型饲养条件如下：室温 20～24℃，相对湿度45%～65%，12 h 明暗交替，还需进行动物标记，如在动物尾部注明动物编号。此外，在试验开始之前，还需评价是否有异常状态。

通用的样品收集时间段为：给药后 0～24 h、24～48 h、48～72 h、72～96 h、96～120 h、120～144 h 和 144～168 h。尿液和粪便在预先设定的时间点，直接通过代谢笼的尿液和粪便收集器分别收集。收集后分别测量体积和称重，经进一步处理后用于药物浓度测定及代谢物鉴定。

（2）胆汁样品收集：体重约 300 g（10～12 周龄）的 SD（或）Wistar 大鼠经麻醉后，实施胆管插管手术，手术后灌胃或静脉给予受试化合物。

动物禁食 4 h 以上之后，80 mg 氯胺酮加 5 mg 咪达唑仑静脉给药麻醉。腹部剃毛后将动物以仰卧位固定在加热板（37℃），将腹部皮肤消毒。剖腹手术在腹白线处进行，导管插入胆总管，并固定在离肝门一定距离处，不妨碍胰液的流动。试验期间动物固定在恒温加热板上以保持体温。手术完成后可以进行动物给药。胆汁收集间隔通常设为给药后 0~2 h、2~4 h、4~6 h、6~8 h 及 8~24 h。胆汁收集后会导致机体的体液流失，可以通过静脉输注生理盐水的方式进行补充（约 1 mL/h）。收集结束后，动物过量麻醉安乐死。所采集胆汁用于药物浓度测定以及代谢物鉴定。

第三节　生理药动学模型的应用

一、生理药动学模型的定义

1. 传统药动学模型

通常在获得了口服或静脉给药后的药物浓度数据后，采用模型的方式以解释药物在动物和人体内的药动学特征。通常的做法是，测定给药后不同时间点采集的血浆样品中的药物浓度，一般采用的模型是将幂函数加和，调节相应的参数去拟合实际测定的浓度-时间曲线。代表性方式如下：

$$C(t) = \sum_i C_i e^{-k_i t} \qquad\qquad (式5-1)$$

式中，$C(t)$ 代表不同时间点的浓度；C_i 和 k_i 是模型参数。描述药动学特征的有用参数如清除率和分布容积就可通过转化拟合的模型参数来获得。这些模型是有用的，因为它们可以精确地代表试验结果。例如，在临床前评价中，药物化学家可以将获得的不同候选化合物在大鼠给药后的清除率、分布容积和半衰期等与化合物的理化性质或结构特征建立联系，然后用于指导和优化新化合物的药动学特征。另外，在临床试验中，不同个体获得的药动学参数，可以与受试者特征建立联系，或者在一个数据集中拟合建立的模型可以用于预测不同剂量或给药方案下的血浆浓度。

然而，在使用这些经验性模型时，将药动学与药物或生理特点建立联系的能力是受限的，因为拟合的模型是单纯地对测得的数据进行描述，与所研究的生理系统并未建立联系。而且,这种模型方式忽略了药物和生理因素二者的关联信息,限制了其预测同类化合物药动学特征及将其外推至不同生理环境的可能性。例如,这些模型就无法将在健康人获得的药动学用于预测肥胖症患者的药动学。

2. 生理药动学模型

生理药动学(physiologically based pharmacokinetics,PBPK)模型的显著特征是,该模型始于代表了生理因素的数学结构。模型中的组成部分对应于独立的器官或组织,并通过体液流动链接起来(图5-1)。

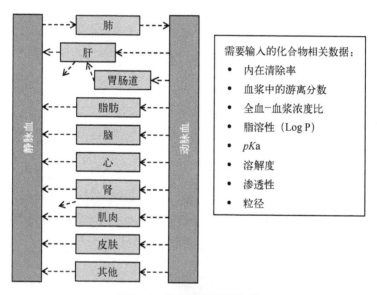

图 5-1 PBPK 模型的构成

该模型是高度参数化的模型,其参数是基于测定的解剖/生理数据。整体的 PBPK 模型整合了描述同时出现的吸收、分布、代谢和排泄过程的亚模型。除了每一个过程相关的生理性数据外,每一个亚模型还需要大量的化合物特异性数据,使得模型适应于所研究的药物。这样的模型即可以预测静脉或口服给药后的血浆浓度和组织浓度时间变化规律。

二、PBPK 模型的历史与现状

1. PBPK 在工业界的应用与商业性软件工具

近年来,来自制药工业界发表的 PBPK 相关文献明显增加。由于 PBPK

计算结果可以部分替代体内试验,所以得到了广泛应用。相关的商业软件包括：Cloe PK（Cyprotex, acclesfield, U.K., http://www.cyprotex.com/cloepredict/physiological _ modelling/cloepk/）、PKSim（http://www. systems-biology. com/products/pk-sim.html）、SimCYP Population-Based ADME Simulator（Simcyp Ltd, Blades Enterprise Centre, John Street, Sheffield S2 4SU UK, http://www. simcyp.com）和 GastroPlus（Simulations Plus, Inc., Lancaster, USA, http://www.simulations-plus.com/）。

2. PBPK 在药物研发各个阶段的应用

从新药开发的早期发现阶段直至后期临床开发阶段,PBPK 模型均可以提供有用的指导作用。在早期开发阶段,不确定因素较多,模型可以用于预测关键性质改变带来的影响,而并非是进行精确定量预测。待候选分子进入临床前开发阶段,模型可以整合大量的体外和计算数据,并将这些特性转化为可能的体内结果。一旦化合物特定的 PBPK 模型得到体内动物试验数据的验证,该模型即可提供可靠的人体 PK 预测,且在整合了相关的体外数据后,PBPK 模型还可以帮助预测药物-药物相互作用潜力。再进一步基于Ⅰ期临床试验数据优化后的模型,可以应用于预测不同年龄人群和不同疾病状态人群的药动学,以及探索不同患者群体的预期变异。模型还可以为临床药物-药物相互作用试验提供有价值的指导作用。

（1）PBPK 在临床候选药物筛选阶段的应用：化合物首次进入临床试验前的准备阶段是相对消耗时间和资源的一个阶段,因为在这个阶段需要进行多个动物体内试验来评价其安全性,并且受监管机构监督。因此对每个项目来说,只可能准备有限数量的化合物,因此选择最优的化合物就是一个关键步骤。临床候选药物的确定必须综合考虑多种因素,化合物的药动学/药效学（PK/PD）数据需要综合考虑,并以合理的方式进行比较。罗氏制药公司的研究人员证实了在此阶段选择 PBPK 模型的好处[19],研究人员结合体外和体内数据,建立了 5 个潜在临床候选药物的 PK/PD 模型,应用于预测人体有效剂量和对应的暴露量,用于帮助选择最优化合物。为了确保做出的决定是在基于化合物之间的显著差异做出的,在 PK/PD 模型中均对变异性和不确定性进行了预估。辉瑞公司的研究人员也采用类似的手段,在没有临床前体内数据的情况下,采用 PBPK 模型筛选具有竞争性的化合物,并预测其剂量和暴露量[20]。

（2）PBPK 在人体药动学预测中的应用：近年来，PBPK 模型在人体药动学预测中的应用更加广泛，罗氏制药公司研究者在 19 个化合物的研究基础上[19]，提出并验证了使用 PBPK 模型进行人体药动学模拟的策略。起初使用动物 PBPK 模型，结合动物体外数据和化合物特异性的理化性质数据，预测和模拟动物体内的药动学，将预测结果与动物体内数据进行比较，如果预测结果合理，然后可以结合人体 PBPK 模型和人源体外数据预测人体药动学。如果动物药动学预测不准确，则提示模型的一个或几个假设可能与事实违背，在此情形下，则需要补充进行试验研究以理解其中的偏差。评价结果显示，对于在动物体内预测结果优良的化合物，人体药动学参数 AUC、C_{max} 和 T_{max} 预测准确度在 2 倍内的比例分别为 92%、67% 和 100%。而对于认为在动物体内预测不佳的化合物而言，人体药动学参数的预测准确度降低（AUC、C_{max} 和 T_{max} 预测准确度在分别为 76%、47% 和 94%）。这一点验证了在进行人体药动学预测之前，首先进行动物体内药动学预测并对其全面理解的必要性。与传统的异速放大的方法相比，可以发现新的 PBPK 方法的优越性。其他研究者[20-25]也报道了采用 PBPK 模型对人体药动学进行预测的例子，这些文献提供了非常具体的成功地应用 PBPK 模型进行暴露量预测和辅助 I 期临床试验的例子。

（3）PBPK 在临床药物-药物相互作用评价中的应用：当两种以上药物合并用药后可能发生药物-药物相互作用，从而导致临床治疗效果与同样的药物单独给药后不一样。许多药物-药物相互作用是药动学改变的结果，如暴露量增加或降低，严重的情况下会导致严重不良反应或治疗无效。药物-药物相互作用的发生最常见的原因是药物代谢酶的抑制或诱导引起，其他吸收、分布和排泄过程的改变也可能导致引起药物-药物相互作用。

PBPK 模型与其他简单的药物-药物相互作用评价方法相比有明显的优势，包括可以预测作用药物的 AUC，而非仅仅提供平均浓度；可以预测模拟不同给药方案和给药时间下的药物-药物相互作用。另外，其他优势如可以从更复杂的机制性角度解释药动学特征。例如，评价药物-药物相互作用是否由转运体引起[26]。然而，PBPK 模型的真正价值也许在于可以优化甚至取代临床药物-药物相互作用试验[27]。

（4）其他方面的应用：PBPK 还可以应用于辅助毒理试验的计划、预测吸收和剂型的开发、不同人群（儿科、疾病状态及种族）变异性的预测。

3. 总结

在药物研发过程中,PBPK 模型的应用越来越广泛,并在逐步替代传统的经验性方法。它的强项在于在机制性的框架下整合药物开发过程中得到的数据的能力。随着试验数据的增加,模型不断得到优化而可以充当知识储备库的角色。重要的是,模型可以进行外推用于预测还未开展的试验结果。在早期阶段只有有限的试验数据用于构建模型,而且也可以采用以计算的方法获得初步数据进行预测,当然受到其计算参数准确性的限制,其预测的准确性同样也会受到限制。在此阶段,可以进行参数敏感性分析,以指导需要进行的附加试验。另外,在临床开发前,体外检测产生的预测性数据也快速增加。因此,推荐在药物的开发早期就开始 PBPK 模型的建立和应用。首次临床试验前,PBPK 模型是最佳的预测人体药动学的手段,可以用于探索可能的试验情况指导早期临床试验。在临床开发阶段,确定的临床药动学和药物-药物相互作用数据获得后,PBPK 模型得以进一步优化用于进行更可靠的往外推和指导。

目前,PBPK 模型在国际制药工业界的应用已经得到了明确的肯定。美国 FDA 近期的分析文章[28]显示,递交至美国 FDA 的临床试验申请和药物上市申请资料中,PBPK 模型的应用有明显的增加。美国 FDA 也同样会采用商用软件来核对所递交的资料,或在有些情况下,还会对没有包括 PBPK 模型的资料内容,进行 PBPK 模拟预测。美国 FDA[29] 和 EMA[30] 均在最近颁布了针对 PBPK 模型的指导性文件。鉴于 PBPK 模型本身具有的机制性本质特征,以及制药工业界和监管机构对 PBPK 模型的认可和接受,PBPK 模型的未来应用将极具潜力。

参考文献

[1] He C Y, Wan H. Drug metabolism and metabolite safety assessment in drug discovery and development. Expert Opinion on Drug Metabolism and Toxicology, 2018, 14: 1071 – 1085.

[2] Gad S C. Preclinical development handbook: ADME and biopharmaceutical properties. New Jersey: John Wiley & Sons, Inc., Hoboken, 2008.

[3] Bateman K P, Castonguay G, Xu L, et al. Reduction of animal usage by serial bleeding of mice for pharmacokinetic studies: Application of robotic sample preparation and fast liquid chromatography-mass spectrometry. Journal of Chromatography B, 2001, 754: 245 – 251.

[4] Diehl K H, Hull R, Morton D, et al. European Federation of Pharmaceutical Industries Association and European Centre for the validation of alternative methods. A good practice guide to the administration of substances and removal of blood, including routes and volumes. Journal of Applied Toxicology, 2001, 21: 15 – 23.

[5] Turner P V, Brabb T, Pekow C, et al. Administration of substances to laboratory animals: routes of administration and factors to consider. Journal of the American Association for Laboratory Animal Science, 2011, 50: 600 – 613.

[6] Haskell R, Templeton A, Byrn S, et al. Discovering and developing molecules with optimal drug-like properties. New York: Springer, 2014.

[7] Turner P V, Pekow C, Vasbinder M A, et al. Administration of substances to laboratory animals: equipment considerations, vehicle selection, and solute preparation. Journal of the American Association for Laboratory Animal Science, 2011, 50: 614 – 627.

[8] Lee Y C, Zocharski P D, Samas B. An intravenous formulation decision tree for discovery compound formulation development. International Journal of Pharmaceutics, 2003, 253: 111 – 119.

[9] Hoogstraate J, Bergh M, Johansson J, et al. Optimizing DMPK properties: Experiences from a big pharma DMPK department. Current Drug Metabolism, 2016, 17: 253 – 270.

[10] Korfmacher W A, Cox K A, Ng K J, et al. Cassette-accelerated rapid rat screen: A systematic procedure for the dosing and liquid chromatography/atmospheric pressure ionization tandem mass spectrometric analysis of new chemical entities as part of new drug discovery. Rapid Communications in Mass Spectrometry, 2001, 15: 335 – 340.

[11] White R E, Manitpisitkul P. Pharmacokinetic theory of cassette dosing in drug discovery screening. Drug Metabolism and Disposition, 2001, 29: 957 – 966.

[12] Nagilla R, Nord M, McAtee J J, et al. Cassette dosing for pharmacokinetic screening in drug discovery: Comparison of clearance, volume of distribution, half-life, mean residence time, and oral bioavailability obtained by cassette and discrete dosing in rats. Journal of Pharmaceutical Sciences, 2011, 100: 3862 – 3874.

[13] Kuo B S, van Noord T, Feng M R, et al. Sample pooling to expedite bioanalysis and pharmacokinetic research. Journal of Pharmaceutical and Biomedical Analysis, 1998, 16: 837 – 846.

[14] Han H K, Sadagopan N, Reichard G A, et al. An efficient approach for the rapid assessment of oral rat exposures for new chemical entities in drug discovery. Journal of Pharmaceutical Sciences, 2006, 95: 1684 – 1692.

[15] Hop C E, Wang Z, Chen Q, et al. Plasma-pooling methods to increase throughput for in vivo pharmacokinetic screening. Journal of Pharmaceutical Sciences, 1998, 87: 901 – 903.

[16] 国家药品监督管理局药品审评中心. 药物非临床药代动力学技术指导原则. http://www.cde.org.cn/zdyz.do? method=largePage&id=893f0fb80fe9e3de[2020 – 12 – 10].

[17] Ungerstedt U. Microdialysis — principles and applications for studies in animals and man. Journal of Internal Medicine, 1991, 230: 365 – 373.

［18］Gupta N, Price P M, Aboagye E O. PET for in vivo pharmacokinetic and pharmacodynamic measurements. European Journal of Cancer, 2002, 38: 2094 - 2107.

［19］Parrott N, Jones H, Paquereau N, et al. Application of full physiological models for pharmaceutical drug candidate selection and extrapolation of pharmacokinetics to man. Basic and Clinical Pharmacology and Toxicology, 2005, 96: 193 - 199.

［20］Jones H M, Dickins M, Youdim K, et al. Application of PBPK modelling in drug discovery and development at Pfizer. Xenobiotica, 2012, 42: 94 - 106.

［21］Sinha V K, Snoeys J, Osselaer N V, et al. From preclinical to human-prediction of oral absorption and drug-drug interaction potential using physiologically based pharmacokinetic (PBPK) modeling approach in an industrial setting: A workflow by using case example. Biopharmaceutics and Drug Disposition, 2012, 33: 111 - 121.

［22］Zhang T, Heimbach T, Lin W, et al. Prospective Predictions of Human Pharmacokinetics for Eighteen Compounds. Journal of Pharmaceutical Sciences, 2015, 104: 2795 - 2806.

［23］Bungay P, Tweedy S, Howe D, et al. Pre-clinical and clinical pharmacokinetics of PF - 02413873, a non-steroidal progesterone receptor antagonist. Drug Metabolism and Disposition, 2011, 39: 1396 - 1405.

［24］Yamazaki S, Skaptason J, Romero D, et al. Prediction of oral pharmacokinetics of c-met kinase inhibitors in humans: Physiologically based pharmacokinetic model versus traditional one-compartment model. Drug Metabolism and Disposition, 2011, 39: 383 - 393.

［25］Allan G, Davis J, Dickins M, et al. Pre-clinical pharmacokinetics of UK - 453,061, a novel nonnucleoside reverse transcriptase inhibitor (NNRTI), and use of in silico physiologically based prediction tools to predict the oral pharmacokinetics of UK - 453,061 in man. Xenobiotica, 2008, 38: 620 - 640.

［26］Poirier A, Cascais A C, Funk C, et al. Prediction of pharmacokinetic profile of valsartan in human based on in vitro uptake transport data. Journal of Pharmacokinetics and Pharmacodynamics, 2009, 36: 585 - 611.

［27］Zhao P, Rowland M, Huang S M. Best practice in the use of physiologically based pharmacokinetic modeling and simulation to address clinical pharmacology regulatory questions. Clinical Pharmacology and Therapeutics, 2012, 92: 17 - 20.

［28］Grimstein M, Yang Y, Zhang X, et al. Physiologically based pharmacokinetic modeling in regulatory science: An update from the U. S. Food and Drug Administration's Office of Clinical Pharmacology. Journal of Pharmaceutical Sciences, 2019, 108: 21 - 25.

［29］Food and Drug Administration. Physiologically based pharmacokinetic analyses — format and content guidance for industry. https://www.fda.gov/media/101469/download［2020 - 12 - 10］.

［30］European Medicines Agency. Guideline on the reporting of physiologically based pharmacokinetic (PBPK) modeling and simulation. https://www. ema. europa. eu /en / documents /scientific-guideline /guideline-reporting physiologically-based-pharmacokinetic- pbpk-modelling-simulation_en.pdf ［2020 - 12 - 10］.

临床药动学试验设计与实施

　　临床药理学是研究药物与人体相互作用规律的一门学科,它以药理学和临床医学为基础,阐述药物代谢动力学(简称"药动学")、药物效应动力学(简称"药效学")、不良反应的性质和机制及药物-药物相互作用规律等。创新药的临床药理学研究内容包括药物对人体的效应(药效学和不良反应)、人体对药物的处置(药动学)、剂量-暴露量-效应关系、药物-药物相互作用、特殊人群的临床药理学、药物基因组学、定量药理学与统计分析等。临床药理学贯穿于药物临床试验、药物上市后研究与评价和药物临床治疗等阶段。

第一节　早期临床药理学研究

　　早期临床药理学研究在Ⅰ期临床试验中进行,包括耐受性试验和人体药代动力学研究。人体耐受性试验目的是观察人体对药物的耐受程度,找出人体对新药的最大耐受剂量及其产生的不良反应;人体药代动力学试验则是通过观察药物在体内随时间的变化过程,了解药物在人体的吸收、分布、代谢和排泄的规律。人体药代动力学研究包括如下内容:① 单次给药的药代动力学研究;② 多次给药的药代动力学研究;③ 口服制剂需考察进食影响;④ 人体药物代谢物产物鉴定、物质平衡、代谢物的药动学及生物活性等研究。

一、人体耐受性试验

　　Ⅰ期临床人体耐受性试验总体设计理念:从起始剂量到最大剂量之间设若干组,各个试验组的剂量由小到大逐组进行,直至找到最大耐受剂量

（maximal tolerable dose，MTD）或到达设计的最大剂量。耐受性试验通常没有治疗目的，可在健康志愿者或某类患者中进行。但从伦理学和科学性方面考虑，具有潜在毒性药物（如细胞毒性药物）的耐受性试验，通常选择患者作为研究对象。

1. 首次人体试验起始剂量的选择

首次人体试验的起始剂量至关重要。起始剂量的选择应遵循两大原则：避免毒性反应；能够快速达到Ⅰ期临床人体耐受性试验的评估目标。

国家药品监督管理局在 2012 年出台了《健康成年志愿者首次临床试验药物最大推荐起始剂量的估算指导原则》，详细规定了健康受试者首次临床试验最大推荐起始剂量（maximum recommended starting dose，MRSD）的估算方法[1]。研究者最终采用的最大起始剂量应该是各种推算方法中得出的较低剂量，以最大限度地保证受试者的安全。

MRSD 估算通常选用以下 3 种方法：

（1）以毒理试验剂量为基础估算 MRSD：这是小分子化合物最广泛应用的一种方法，是以动物毒理学试验的未见明显毒性反应剂量（no observed adverse effect level，NOAEL）为基础，使用人体等效剂量（human equivalent dose，HED）的推导方式。

这种推算方法首先要分析和评价现有动物毒理试验数据，得到一系列动物的 NOAEL，并换算得到一系列的人体等效剂量，通常采用体表面积法进行换算。然后选择一个最适合的动物种属的人体等效剂量用于推算 MRSD。在得到合适的人体等效剂量后，用安全系数提供一个安全阈值，临床试验的 MRSD 是用人体等效剂量除以安全系数来确定。安全系数一般是 10。这是一个经验值，可根据实际情况进行调整。

（2）以生物暴露量为基础估算 MRSD：这是以生物暴露量为基础，接近药理作用机制的推导方式。

这种推导方式的过程包括：根据临床前药理学模型获得能产生药效的关键暴露量（生物活性暴露量）及合适动物种属 NOAEL 下的暴露量（NOAEL 暴露量）；用 NOAEL 暴露量除以对应的生物活性暴露量，预测可能的安全阈值；根据毒性－暴露量关系和药效活性－暴露量关系，对安全阈值进行评估；根据动物药代动力学参数，用一种或几种种属生理推算法：有或无相关系数的异速增长模型推算法（allometric interspecies scaling）、Detricks 等价时间曲线法

（Dedricks plots）、生理药动学模型法（physiologically based pharmacokinetic model，PBPK）等，估算药物在人体内的药代动力学参数；根据生物活性暴露量和人体药代动力学参数估算人体活性剂量；最后根据安全阈值，除以适当的安全系数获得 MRSD。

在剂量推算过程中，要考虑物种间靶点结合率差异和血清蛋白结合率的差异。得到的人体起始剂量下游离药物的暴露量应该不超过 NOAEL 游离态暴露量的 1/10。

（3）以最低预期生物效应剂量推算 MRSD：以最低预期生物效应剂量（minimal anticipated biological effect level，MABEL）为基础的推导方式。这种方式可用于风险较高的小分子化合物和生物制剂。该方法的本质与前面描述的以暴露量为基础的估算策略是一致的。为计算最低预期生物效应剂量，研究者必须从药理试验中，根据受体结合特点或功能特点，预测出人体最低生物活性暴露量。继而综合暴露量、药代动力学和药效动力学特征，根据药物的具体情况采用特定的 PK/PD 模型，推算出最低预期生物效应剂量。

2. 剂量递增设计（爬坡试验）

在确定了起始剂量和最大剂量后，需要设计剂量递增方案，以便开展剂量递增的爬坡试验。最大设计剂量的确定方式通常有：① 同一药物、同类药物或结构相似药物单次最大剂量；② 动物长期毒性试验中引起中毒症状或脏器出现可逆性变化的剂量的 1/10；③ 动物长期毒性试验中最大耐受量的 1/5~1/2。最大剂量范围内应包括预期的有效剂量。

采用单中心、随机、双盲、安慰剂对照、剂量递增的试验设计。对于小分子药物，典型的是 5 组单剂量推升法，每个剂量组相差 2~3 倍；受试者人数通常采用"4+2""6+2""8+2"原则，即每组设 2 例安慰剂对照。如试验达到最大剂量受试者仍无不良反应时，试验即可结束。剂量递增到出现终止指标或其他较严重的不良反应时，虽未达到最大剂量，也应终止试验。

剂量递增遵循的基本原则是：初期递增幅度可较大，后期递增幅度应较小。通常采用费氏递增法（改良 Fibonacci 法）设计剂量爬坡方案，即当起始剂量为 n 时，其后按顺序递增的剂量分别是 $2n$、$3.3n$、$5n$、$7n$，此后则依次递增前一剂量的 1/3。其特点是开始递增速度快，后期增速较慢，在确保受试者安全的情况下，以合理的速度和梯度迅速达到耐受性临床试验的终止目标。另外，剂量递增设计还有固定比例递增法，即剂量按照固定比例递增，但临床实际应用较少。对于剂量递增,也可根据具体药物的自身特点,设计更具针对性的剂量递增方案。

3. 最大耐受剂量的确定

在给定起始剂量、最大剂量和递增剂量的前提下,通过设计试验方案来确定人体的最大耐受剂量。

(1) 传统"3+3"设计: 该设计主要用于抗肿瘤药物的临床研究。每个剂量组选用 3 例患者,剂量爬坡方案通常选择费氏改良法。每个剂量组完成后是否进行下一组需根据以下原则判断: 3 例都没有出现剂量限制性毒性(dose-limiting toxicity, DLT),进入下一个剂量组;若不少于 2 例出现 DLT,则递减至前一个剂量组,3 例中有 1 例出现 DLT,该剂量组再增加 3 例,若 1/6 患者出现 DLT,则进入下一个剂量组,若不少于 2/6 患者出现 DLT,则递减至前一个剂量组;当递减至前一个剂量组时,如果只有 3 例患者,则再增加 3 例患者进行试验,如果此剂量已有 6 例患者,则试验结束,该剂量为量大耐受制剂。

(2) 加速滴定设计: 该方式包括两个阶段,加速阶段和传统"3+3"阶段。在加速阶段,以 40%的剂量递增,每个剂量组只有 1 例受试者。在第一个疗程出现 1 个 DLT 或 2 个中度毒性时,终止加速阶段,并将当前剂量水平的队列将增加至 3 例受试者,之后转换为传统"3+3"设计。也可以将加速阶段的剂量递增设定为 80%,其余操作相同。值得注意的是,为了让受试者在潜在的有活性的剂量水平最大程度受益,该设计允许没有观察到毒性的同一受试者进行剂量递增。对于如果在当前周期观察到的毒性小于中度毒性的受试者,下一周期的剂量也可以递增。如果发生中度的毒性,该受试者下一周期的剂量将维持不变。如果发生 DLT,该受试者一般会退出试验,但是如果没有退出,该剂量将会下调。这种方式尤其适用于抗肿瘤药物的临床试验设计,可以为所有受试者提供最大程度治疗的试验机会。

(3) 由药理引导的剂量递增设计(PGDE): 由临床前的药动学数据预先设定一个目标血药浓度,在没有达到目前浓度之前,每个剂量组只有 1 例患者进行 100%剂量递增,当达到目标浓度或发生 DLT 后,则转为以较小幅度递增的传统"3+3"设计。实际操作中,很难实时获得药动学数据,因此该方法临床应用较少。

(4) 基于模型的设计: 在受试者入组前建立剂量-毒性曲线模型,试验过程中实时修正剂量-毒性曲线。该设计方式需要有更多的生物统计学的支持。

基于模型设计包括：CRM、EWOC、mTPI、Mixed-effect POM、Fractional dose-finding 等设计。

二、单次给药的人体药代动力学研究

Ⅰ期临床人体药代动力学试验一般在人体耐受性试验之后进行。对于采用患者进行的Ⅰ期临床试验，人体耐受性试验和药动学试验可同步进行。

1. 试验设计

一般采用低、中、高 3 个剂量，有时会选用更多剂量。高剂量组剂量必须接近或等于人体最大耐受剂量，中剂量应与拟在Ⅱ期临床试验时采用的治疗剂量接近或相同。3 个剂量之间应呈等比或等差关系，以便观察不同剂量－血药浓度是否呈线性关系。

最常采用随机、开放、多剂量组平行试验设计，每位受试者只给药 1 次。安全性好的药物，也可采用随机交叉自身对照，以减少不同试验周期和个体差异对试验结果的影响。当选用低、中、高 3 个剂量组时，常采用 3×3 拉丁方设计（也称具有 3 种治疗的 Williams 设计）[2]，见表 6 - 1。

表 6 - 1 3×3 拉丁方设计

治疗顺序组	周期 1	周期 2	周期 3
1	低	中	高
2	中	高	低
3	高	低	中
4	高	中	低
5	中	低	高
6	低	高	中

采样点的确定对药代动力学研究结果具有重大的影响。用药前采空白血样品，一个完整的药－时曲线，应包括药物各时相的采样点，即采样点应包括给药后的吸收相、峰浓度附近和消除相。一般在吸收相至少需要 2~3 个采样点，峰浓度附近至少需要 3 个采样点，消除相至少需要 3~5 个采样点。一般不少于 11~12 个采样点。应有 3~5 个消除半衰期的时间，或采样持续到血药浓度为 C_{max} 的 1/20~1/10。采样点的确定可参考非临床试验中动物药代动力学数据、同类药物或类似物的药代动力学特征或 PBPK 模型预测的结果。为保证

最佳的采样点,建议在正式试验前进行预试验工作,修正原设计的采样点。

测定哪一种生物基质中(全血、血浆和血清)的药物浓度,取决于不同药物的特点。通常情况测定血浆中小分子药物的浓度,测定血清中蛋白类大分子药物的浓度。可以根据方法学的稳定性考察结果确定全血样品的处理方法和待测样品的保存条件。如果样品采集前还没有进行方法学考察,也可以根据药物的结构和理化性质,动物试验的样品处理方法和体外试验的稳定性数据制定初步的处理方案。

如果同时收集尿样,则应收集服药前及服药后不同时间段的尿样。根据药物排泄过程的特点,应包括开始排泄时间,排泄高峰及排泄基本结束的全过程。在收集尿样之前,建议对尿样收集容器和保存试管进行吸附性考察。

2. 结果分析

有效整合分析各项试验数据,以全面反映药物在人体内吸收、分布和消除的特点。应阐明以下内容:各剂量组单次给药后药代动力学的特点、性别间差异、个体间差异,以及是否呈线性药代动力学特征。如用计算机处理数据,应注明所用程序的名称、版本和来源,并对其可靠性进行确认。

根据血药浓度-时间数据绘制受试者个体药-时曲线。计算药代动力学参数,一般采用非房室模型法。主要药代动力学参数有:C_{max}、T_{max}、AUC_{0-t}、$AUC_{0-\infty}$、λ_z、$t_{1/2}$、CL 或 CL/F、V_d 或 V_d/F、MRT 等。列出个体药动学参数,并进行描述性统计(如平均值、标准差、变异系数和范围)。

从尿药浓度估算药物经肾排泄的速率和总量。

线性药代动力学的本质是剂量增加 n 倍,相应的药动学参数 AUC、C_{max} 也增加 n 倍,给药剂量-体内暴露水平具有等比例增加的特征。如果给药剂量-体内暴露水平具有线性动力学特征,则后期研究中的剂量设计、结果解释、有效性及安全性分析等相对比较简单。如果给药剂量-体内暴露水平不具有线性动力学特征,则情况比较复杂。若剂量增加,AUC 大幅度增加,往往是由于消除饱和造成的。若剂量增加,AUC 增加有限,这往往发生在非静脉给药,药物存在吸收饱和现象。这两种情况下若线性改变给药剂量,要么容易发生不良反应,要么效应不会随预期增加。剂量-暴露量关系呈线性与否的评价方法有以下几种方法[3]:① 传统方法是将各剂量组的药动学参数取平均值后,以平均值对给药剂量进行线性回归分析,该法理论上存在缺陷,现已不多用;② 采用假设检验的方法,该类方法有非常多的具体算法,比较常见的是将每个受试者的药动学参数

（AUC、C_{max}）进行剂量标准化处理后再进行方差分析；③ 基于置信区间的线性动力学特征判断方法，认为药动学参数（AUC、C_{max}）和剂量间存在指数曲线关系，对数转换后再标准化转换，该方法目前已经被广泛接受。

三、多次给药的人体药代动力学研究

在单剂量人体耐受性和药代动力学试验后，需进行多次给药的耐受性和药代动力学试验，以便考察新药多次给药的人体耐受性及是否存在药物蓄积作用等。多次给药后的样品也可以用来进行人体代谢产物鉴定及代谢产物药动学研究。

1. 试验设计

多次给药的受试者选择和例数同单次给药（一般选择 8~12 名健康受试者）。根据 Ⅱ 期临床试验拟订的给药剂量范围，选用 1~3 个剂量进行试验。根据单次给药所获得的药物半衰期，估算连续给药的频率和时间，应连续测定 3 次（一般为连续 3 天的）谷浓度（给药前）以确定已达稳态浓度。谷浓度采样点最好安排在早上空腹给药前，以排除饮食、时辰及其他因素的干扰。在第 1 次给药和最后 1 次给药后，采集一个给药间隔内的一系列血样，测定血药浓度并绘制稳态药－时曲线。

2. 结果分析

多次给药可获得以下药代动力学参数：$C_{max, ss}$、$T_{max, ss}$、$C_{min, ss}$、C_{avg}、AUC_{ss}、CL 或 CL_{ss}/F、波动系数（DF）和蓄积比等。通过多次给药研究，可以获得连续给药达稳态的时间，稳态时药物的暴露程度，是否存在药物蓄积作用等，通过与单次给药药动学的比较，也可了解是否存在药酶的诱导或抑制作用。

3. 人体代谢产物鉴定与代谢产物药动学

如果药物主要以代谢方式消除，其代谢物可能具有明显的药理活性或毒性作用，或作为酶抑制剂而使药物的作用时间延长或作用增强，或通过竞争血浆和组织的结合部位而影响药物的处置过程，因此代谢物的药代动力学特征可能影响药物的疗效和毒性。

一般情况下，对于仅在人体中出现的代谢产物，或人体中代谢产物水平远高于已知或已进行评价的实验动物种属中的水平时，应考虑进行安全性评价。因此，建议尽早开展人体血浆代谢产物的分析，确定人血浆中的主要代谢产物，如果有必要，测定稳态时代谢产物的暴露程度。

四、食物影响药动学试验

口服固体制剂的药代动力学试验需考察餐前、餐后药动学的差异,尤其是食物对药物吸收程度的影响。食物可能改变一种药物的生物利用度,并可能影响药物的有效性和安全性。食物通过多种方式影响药物的生物利用度,如延缓胃排空,刺激胆汁分泌,改变胃肠道 pH,增加内脏血流量,改变肠道代谢等。一般来讲,对于高溶解度、高渗透性药物(BCS 分类 I 类),食物对生物利用度的影响不会太明显;但对于其他药物(BCS 分类 II、III、IV 类)或制剂(缓、控释),食物的影响则复杂得多。食物成分复杂,要求患者在服药期间严格控制饮食显然也是不现实的。需要通过食物影响的试验研究,了解食物对药物吸收影响的程度,结合系统暴露-效应关系的分析,确认是否可以与食物同时服用,并在说明书中对服药方式给出建议。

1. 试验设计

食物影响药动学试验通常选择随机、单次给药、两种给药方式(空腹或餐后)、两周期的交叉试验设计,如表 6-2 所示。通常为高热高脂餐,有时也会增加对轻脂餐的考察,这时就要采用 3 种饮食方式的交叉试验设计。

表6-2　食物影响药动学试验设计

组　别	第1周期	第2周期
1	空腹	餐后
2	餐后	空腹

为了获得可靠的试验结果,美国 FDA 要求,每一种给药方式至少 12 例受试者[4]。食物影响试验可以在健康志愿者中进行,如果因为安全性原因,也可以在患者中进行。男性和女性受试者均应纳入,除非药物适应人群是单一性别的(如口服避孕药)。如果药物半衰期较长(>24 h),也可以采用平行试验设计。这种情况要保证两个给药方式组受试者的人口学特征是相似的。

食物影响试验中应该选择临床推荐剂量。如果拟上市有几个剂量且呈线性动力学,则应选择临床推荐的最大剂量,除非因安全性原因选择较低剂量。如果治疗剂量对于健康志愿者是不安全的,则可以用最大规格代替最大剂量,但前提是药物的 PK 特征是线性的。如果是非线性动力学,则需要在低剂量和高剂量分别进行食物影响研究。

食物影响试验要求采用高热、高脂餐,以便产生最大的胃肠道生理效应和最大限度地影响药物的生物利用度。如果高脂餐可导致较高的毒性或降低疗效,而轻脂餐影响较小,也可增加轻脂餐的给药方式。试验餐应该在开始进食物后的 30 min 内吃完,以保证药物在开始进餐后的 30 min 内服用。试验过程中的其他试验餐(如午餐和晚餐)应保证在两个试验周期或两种给药方式是一致的。一般每个试验周期 12~18 个采样时间点,以便完整描述药物在空腹和进餐状态下的药动学行为。如果预计餐后和空腹状态下药物的浓度随时间变化可能不同,可以设计不同的采样时间。食物影响试验测定生物样本中原形的药物浓度,如果需要测定其他物质,如活性代谢物,可以向相关部门进行咨询。

2. 结果分析

需要计算如下药动学参数:AUC_{0-t}、$AUC_{0-\infty}$、C_{max}、T_{max}、T_{tag}、$t_{1/2}$、CL/F 和 V_d/F。列出个体药动学参数,并进行描述性统计(如平均值、标准差、变异系数和范围)。将主要参数 AUC 和 C_{max} 进行对数转换,以空腹给药为参比,计算主要参数在餐后给药与空腹给药的几何均值比及其 90.00% 置信区间。如果 $AUC_{0-\infty}$(适当时用 AUC_{0-t})和 C_{max} 的 90.00% 置信区间落在 80.00%~125.00% 的等效限内(也可以根据暴露-效应关系设计其他的等效限),可以认为食物对药物的生物利用度没有影响。如果没有落在 80.00%~125.00% 的等效限内,则应根据从临床试验中所获得的暴露-效应关系,分析食物对生物利用度影响的临床意义。

为了用药的安全和有效,食物对药物 PK 和 PD 影响要写到药品的说明书中。

五、早期临床药理学试验设计实例

创新药的早期临床药动学研究,特别是单次和多次给药的药动学研究,多数情况下与耐受性试验结合开展,采用的是安慰剂对照、剂量递增设计方法。这种方式的好处是可以获得更多的安全性方面的暴露量-效应关系信息,同时提高受试者的利用率,节约资源和时间。

如图 6-1 所示,某创新药单次给药的耐受性和药代动力学试验设计了 6 个剂量组。正式试验之前,进行了 2 例受试者的预试验,为药动学采样点的设计提供了参考。根据药物代谢机制、预试和第 1 个剂量组的结果,预测第 2 个剂量组可达到临床有效剂量和有效暴露量,在第 2 个剂量组进行自身对照的

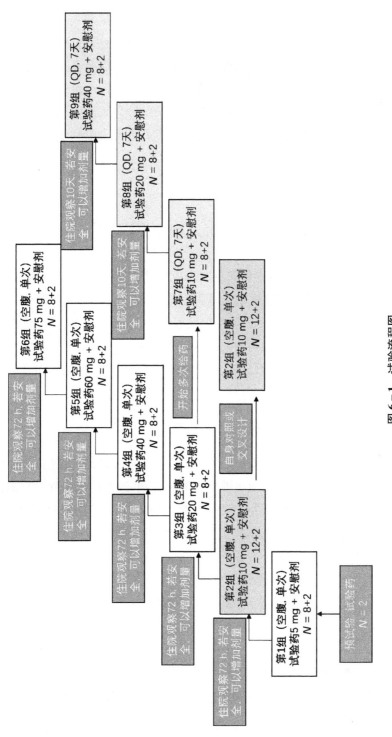

图 6 - 1 试验流程图

QD: 每日 1 次

食物影响研究,同时收集尿样和粪便,进行代谢产物鉴定和初步的排泄试验。在完成单次给药第 3 个剂量组的耐受性考察之后,开始进行多次给药的耐受性和药代动力学试验,多次给药以单次给药的第 2 个剂量作为起始剂量,设计了 3 个剂量组。多次给药试验与后续的单次给药试验同时进行,多次给药试验每次剂量递增前均可获得更高剂量单次给药的耐受性结果。该方法将几部分试验结合在一个试验方案中,节约了试验成本,更大大缩短了试验时间,提高了试验效率。

第二节　特殊人群的药动学

　　特殊人群是指受试者具有特殊的状态或条件,如肝或肾功能损害患者、老年人、儿科人群、孕妇和不同种族或基因型的患者。这些受试者群体由于年龄、生理或病理状态的不同,对药物的处置过程表现出一定的特殊性。在创新药物临床药理学研究中,针对药物的特点和适应证人群,有必要开展相应的药代动力学研究。本节重点对肝或肾功能损害患者、老年人和儿科人群的药代动力学研究进行介绍。

一、肝功能损害患者的药代动力学研究

　　肝脏是药物代谢和排泄的主要器官。肝脏内有大量的代谢酶,大多数药物经过肝脏内酶的代谢,转化成极性更强的化合物,进而排出体外。有的药物通过肝脏的代谢活化产生活性。部分药物原形或代谢产物通过胆汁排泄。肝功能损害引起药物代谢和排泄发生改变,可能导致药物在体内蓄积,或无法形成活性代谢物。有研究表明,肝脏疾病如酒精性肝病、乙肝病毒和丙肝病毒所致的慢性感染,可以改变药物的吸收和处置过程,影响药物的有效性和安全性。肝病也可能改变肾功能,影响药物及其代谢产物在体内的消除。肝病还可能影响药效学,如在肝功能衰竭患者中发现某些药物增加了脑病的发生率。

　　因此,主要经肝脏代谢或排泄(大于所吸收药物的 20%)的药物,或者治疗窗窄的药物,即便经肝脏代谢或排泄量较少(<20%),都应该进行肝脏损害患者的药代动力学研究[5,6]。

1. 研究方法

（1）全面研究设计方法：对不同程度的肝功能损害情况进行考察。这时要在轻度、中度和重度肝功能损伤患者和对照组中进行研究，每个组至少 6 例可评价的数据，相关设计可参照简化研究的设计方法。

（2）简化研究设计方法：在中度肝功能损伤患者和对照组中进行研究。具体试验设计如下：

1）研究对象：采用 Child – Pugh 分类方法对患者的肝损害程度进行分类。在可能的情况下，在年龄、体重和性别方面，对照组人群需要与患者相似。对照组和中度肝损害组至少各有 8 例受试者，以提供可评价的数据。

2）给药方案：根据具体情况，可以设计为单次给药或者多次给药研究。如果药物及其活性代谢物呈线性和非时间依赖性药代动力学特征，可采用单次给药方式。反之则建议采用多次给药试验，评价稳态时药代动力学的差异。

给药剂量一般采用临床推荐剂量，但是，如果担心血药浓度增加会出现药物毒性，可以降低对肝脏损害患者的给药剂量。

3）样品采集与分析：与对照组相比，在肝脏损害患者的采血周期可能要延长，以便确定药物及其活性代谢物的终末半衰期。对于肝脏摄取高（摄取率>0.7）和高血浆蛋白结合率（>90%）的药物，建议至少在血浆浓度的谷值和峰值处测定游离药物比率。清除率和分布容积参数应以血浆/血清/血液中的游离药物浓度和药物总浓度两种方式进行表述。

（3）群体药动学研究方法：如果在Ⅱ期和Ⅲ期临床试验中没有排除肝功能改变的患者，并且在患者中采集到了足够的药动学信息，可以确定其药动学特征，则可以采用群体药动学研究方法评估肝功能改变（作为协变量）对药动学的影响。申办者可参考群体药动学研究的有关指导原则开展试验。

2. 数据分析

采用非房室或房室模型计算药动学参数，除了常规的药动学参数，如果有尿样数据，还可获得肾脏和非肾脏清除率（CL_R 和 CL_{NR}）。将有关参数（如 AUC）与特定的肝脏功能指标进行相关性分析或者在肝脏功能分组（如 Child – Pugh）中进行差异统计分析，评估肝脏损害对药物及其活性代谢物药动学的影响。

在判断肝损害不改变药物药动学的结论时，首选置信区间法。在研究开始前，可以通过之前建立的暴露量 – 效应关系，确定无影响范围，或者采用

80.00%～125.00%的等效性范围。但试验中通常受试者例数较少,且药动学参数的个体间变异可能很大,因此落在 80.00%～125.00%的无影响范围是非常困难的。但如果临床有其他证据支持更宽的范围,也可得出不需要剂量调整的结论。

如果肝损害对药动学的影响非常明显(如 AUC 增加两倍或更多),应在产品说明书中推荐进行剂量调整。对于经肝脏代谢活化的药物,则可能需要增加给药剂量。

肝功能损伤对药动学或药效学影响的研究结果需要反映在产品说明书中。

二、肾功能损害患者的药代动力学研究

肾脏是药物排泄的主要器官,大多数药物以原形或代谢物形式经肾脏排出体外。如果一种药物或其主要活性代谢物主要通过肾脏排泄消除,肾功能损害可能会导致其药动学发生改变,进而影响药物的有效性和安全性。另外,肾脏损害也会引起药物吸收、血浆蛋白结合、转运和组织分布的改变,可能对肝/肠药物代谢的某些旁路产生影响。

因此,对可能应用于肾功能损害患者的大多数药物,不管肾脏排泄是主要途径还是次要途径,都应在肾脏损害患者中进行药动学研究,以提供合理的给药建议。对于进行透析的终末期肾病患者,也应该考虑分别在透析和非透析两种情况下进行药动学研究,以确定透析对药物和其潜在活性代谢物体内清除的影响。

1. 肾功能评价方法

在评价肾损害对药动学的影响时,需要有明确的肾功能指标对肾功能进行定义。不同国家和地区的指导原则对肾功能评价指标的选择不尽相同。比如,EMA 建议在药代动力学研究中使用外源性标记物准确测量的肾小球滤过率(GFR)来定义受试者肾功能[7]。而美国 FDA 和中国国家药品监督管理局则推荐以下两种基于血清肌酐(S_{cr})的计算公式,用于评估肾功能,并基于估算的结果对肾脏功能进行分类(表 6-3)[8, 9]。

1) Cockcroft - Gault(C - G)公式估算肌酐清除率(CL_{cr}):

$$CL_{cr}(\text{mL/min}) = \frac{(140-\text{年龄})\times\text{体重}\times0.85(\text{如为女性})}{72\times S_{cr}} \quad (\text{式 }6-1)$$

2）肾脏病膳食改良试验公式估算肾小球滤过率（$eGFR$）：

$$eGFR\left[\mathrm{mL}/(\min \cdot 1.73\ \mathrm{m}^2)\right] = 175 \times (S_{\mathrm{cr,std}})^{-1.154} \times (年龄)^{-0.203}$$
$$\times 0.742（如为女性）$$
$$\times 1.212（如为非裔美国人）\quad （式6-2）$$

年龄单位为岁；体重单位为 kg；$S_{\mathrm{cr,std}}$：标准方法测定的血清肌酐，单位为 mg/dL。

表6-3　基于 $eGFR$ 或 CL_{cr} 的肾脏功能分类

期	说　明	$eGFR\left[\mathrm{mL}/(\min \cdot 1.73\ \mathrm{m}^2)\right]$	$CL_{\mathrm{cr}}(\mathrm{mL}/\min)$
1	对照（正常）GFR	≥90	≥90
2	GFR 轻度下降	60～89	60～89
3	GFR 中度下降	30～59	30～59
4	GFR 严重下降	15～29	15～29
5	终末期肾病（ESRD）	<15 没有进行透析 需要透析	<15 没有进行透析 需要透析

大体上，对于 $eGFR$ 降低至 $60\sim80\ \mathrm{mL}/(\min \cdot 1.73\ \mathrm{m}^2)$ 范围但不伴有肾损害的个体，使用经肾排泄的药物并不会增加不良后果的风险。对于治疗范围宽的药物，在用 $eGFR$ 对肾功能进行分期或用 C-G 肌酐清除率进行大致相同的分组时，可根据 $\geq60\ \mathrm{mL}/(\min \cdot 1.73\ \mathrm{m}^2)$（相对正常）、$15\sim59\ \mathrm{mL}/(\min \cdot 1.73\ \mathrm{m}^2)$（中度-严重肾损害）、$\leq15\ \mathrm{mL}/(\min \cdot 1.73\ \mathrm{m}^2)$（终末期）无透析和要求透析对受试者进行分层（表6-3）。

2. 研究方法

可以通过群体药动学分析的方法评估肾功能降低对药物的影响，也可以进行单独的临床药代动力学试验进行评估。多数情况下，先进行一项简单的药动学试验，在肾功能很差或无功能的患者（"最严重病例"）和肾功能正常受试者进行药动学的比较研究。如果两者间药动学存在显著差异，提示在肾损害患者需要进行剂量调整，再进行全面的药动学研究。如果两者间未发现药动学的差异，则不必进行进一步研究。

（1）简化研究设计的方法

1）研究对象：在未进行透析的终末期肾病患者与肾功能正常受试者进行药动学对比研究，采用平行对照试验设计。应该有足够的受试者例数，以获得可靠的结果。肾功能正常对照组的受试者应能代表被研药物的目标患者人群。例如，对拟用于治疗阿尔茨海默病的药物，合适的对照组可以是相对健康的老年男性和女性患者。

2）给药方案：如果药物及其活性代谢物呈线性和非时间依赖性药代动力学特征，可采用单剂量给药方式；反之，建议采用多剂量给药试验，评价稳态时药代动力学的差异。

在单剂量研究中，因为肾脏功能一般不会明显影响药物的峰浓度，所以两组受试者可以给予相同剂量的药物。在多剂量研究中，为预防药物和代谢产物在肾脏功能损害患者体内的蓄积导致安全性问题，可以考虑降低给药剂量或减少给药频率。多剂量研究可以考虑采用负荷剂量的方法尽快达到稳态浓度。

3）样品采集与分析：应对血浆或全血、尿液样本（必要情况下）中的原形药物及已知（或可疑）活性（治疗或不良作用）代谢产物进行分析。要有足够的采样周期，以便获得完整的药动学特征。

在肾功能损害患者，血浆蛋白结合率常常会发生变化。如果药物或活性代谢物血浆蛋白结合率较高（>90%）或表现为血浆蛋白结合浓度依赖，则应测定血浆中的游离药物浓度，用该浓度来描述药动学，即使血浆蛋白结合率与浓度无关，也建议每位患者至少选取 1~2 个血浆样品来测定游离药物的比例。但对于血浆蛋白结合程度相对较低的药物及其代谢产物（如结合程度<80%），则只需测定总浓度。

（2）完整药动学研究的设计

如果简化研究结果显示肾损害对药动学有明显影响（例如，一般药物 *AUC* 至少增加 50%~100%，治疗范围较窄药物的 *AUC* 增加幅度相对较小），则应考虑在所有中间水平肾功能损害的患者中进行全面的肾损害研究。

完整药动学研究的设计方法与简化研究相似，均采用平行试验设计，评价不同程度肾脏损害的影响，肾脏损害的分层可参考表 6-3。在各试验组中，受试者的年龄、性别、种族和体重应该是可比的。根据药物情况，应考虑可能影响研究药物药动学的其他因素（如饮食、抽烟、饮酒、伴随用药、种族）。每组应入选足够数量的受试者，以检测出药动学变化足够大以至需要调整剂量的肾损害水平。受试者组内的药动学变异，以及与治疗和不良反应（治疗范围）相关的 PK/PD 关系，都要有所考虑。

（3）群体药动学研究方法

在Ⅱ期或Ⅲ期临床试验中可以纳入肾功能在一定范围内的受试者,通过群体药动学分析评估肾功能降低对药物的影响。如果简化研究表明肾损害对药动学有明显影响,一般还需要在中等水平肾功能损害的患者评估肾功能降低对药动学的影响,这时也可以采用群体药动学的方法进行评估。

3. 数据分析

应该对血浆药物浓度数据与尿液排泄数据(如果收集)进行分析,以描述药物及其活性代谢产物的药动学。对于高血浆蛋白结合率的药物或血浆蛋白结合率表现出浓度依赖的药物,应以未结合浓度和总浓度分别计算药动学参数。

如果是完整药动学研究,应按肾功能分组对药动学参数进行的描述性统计分析,计算相对于对照组的几何均值比;如果是简化设计的研究,计算肾功能严重下降组相对于照组药动学参数的几何均值比及置信区间。

分析药动学与肾功能指标的相互关系,可以采用图形的方法,将药动学参数与作为连续变量的肾功能指标(如 GFR)进行回归分析。关注的药动学参数通常为 CL/F、AUC、C_{max} 和 C_{min}。如果相关,应以游离药物浓度表示。肾功能测量指标应表示为绝对值(mL/min)。

在药品明书中,应根据试验结果对给药方案给出具体的建议。

三、老年人群的药代动力学研究

与成年人相比,老年人的各个器官均处于衰退状态,这种与年龄相关的生理学改变可能会影响机体对药物的处置过程。老年人对药物的处置过程包括吸收、分布、代谢和排泄均可能发生显著的改变:一方面,由于肝、肾功能的衰退,老年人对药物的代谢和排泄能力显著下降,药物在体内不易被消除,血药浓度升高;另一方面,由于吸收功能的减弱,则可能使血药浓度不能达到有效预期的浓度。因此,在成年患者获得药动学结果外推至老年患者可能并不合适,对于可能用于老年患者的药物,有必要进行相应人群的药代动力学研究。

如果可以设计独立的试验,在同一研究中对非老年与老年受试者进行药动学比较研究是比较理想的,这种研究一般采用平行试验设计,两个试验组别的体重性别等相关变量最好都是匹配的。但是募集老年受试者,并在老年受试者中进行药动学的密集采样往往比较困难,因此也可以采用群体药动学的方法进行相应的研究。

四、儿科人群的药代动力学研究

儿科人群是一特殊人群,他们的解剖、生理结构和脏器功能与成人差异较大。同一药物不仅在儿科人群体内的吸收、分布、代谢及排泄过程与成人不同,而且在各年龄阶段也可能有所不同。因此,应该在药物可能被应用的整个年龄范围内的儿科人群中评价其药动学特征。

1. 儿科人群的划分

关于儿科人群年龄阶段的划分,目前国际上的分类形式并不完全统一。国家药监局在《儿科人群药代动力学研究技术指导原则》[10]中,参考 ICH 对儿科人群临床研究的相关要求,将儿科人群划分定义为:早产新生儿、足月新生儿(0~27 天)、婴幼儿(28 天~23 个月)、儿童(24 个月~11 周岁)、青少年(12~17 周岁)。

2. 研究设计

儿科人群的药动学研究可采用标准的药动学研究方法。通常每个年龄组可纳入 6~12 例受试者,采用单剂量或多剂量的给药方式,每个受试者采集足够的时间点以获得可靠的药动学参数。但是在儿科人群进行标准的药代动力学研究是很困难的,特别是涉及年龄较小的婴幼儿或新生儿,因此群体药动学研究方法更适合儿科人群。

(1)试验人群:儿科人群的临床药理学研究应在治疗某一特定适应证的患者中进行,针对不同的药物,根据年龄,并考虑发育程度和药理学特点对数据分层,分组情况可参照儿科人群的划分。

(2)给药剂量的选择和给药剂型:选择合适的研究剂量范围对推导合理的儿科人群给药建议十分重要。初始研究剂量设计时,需要考虑以下因素:其他研究的儿科组别中疾病和暴露-反应的相似性、人群的年龄和发育阶段、药物的毒性、药物的遗传药理学特点、其他儿科人群获得的药动学数据等。初始剂量通常按照体重(mg/kg)或体表面积 BSA(mg/m^2)进行标准化。如果没有参考的儿科研究数据,药动学研究应采用达到与成年人相同的系统暴露水平的剂量。可以采用计算机模拟的方法对给药剂量进行预测。PBPK 方法在儿科人群试验方案设计、优化方面的辅助作用越来越受到人们的重视,也得到了比较广泛的应用。

由于儿科人群用药的特殊性,儿科制剂应该具有给药准确且用药依从性好的特点。如果有儿科适应证,申办方也必须针对儿科患者提供与年龄匹配的剂量配方。

(3)样品采集和测试:一般在儿科人群,常规的密集药动学样本采集是很困难的,而用于群体药动学分析的稀疏采样更具有可操作性。稀疏采样方案应仔细考虑和设计准确的采样时间段,每位受试患儿的取样次数一般多为2~4次。在保证测试的情况下,应尽可能减少采样体积。

(4)协变量和表型数据的收集:儿科人群中,年龄、体重、体表面积、新生儿的胎龄和出生体重、种族或民族、性别等与机体对药物的处置如分布、代谢和消除能力密切相关,因此应尽可能收集以上协变量及其他与药物消除相关的器官检查结果,还有合并用药信息。鼓励在儿科 PK 研究中采集 DNA 样本及相应的表型信息,从而更好地阐释遗传药理学结果。

(5)药效学:在儿科临床药理学研究中,应同时采集和分析药动学和药效学数据,从而确定 PK-PD 或暴露量-效应关系。评价药物在儿科患者中的 PK-PD 关系是否与成年人中的相似,可帮助确定适用于儿科的合理给药方案。

3. 数据分析

标准的药动学试验可采用非房室或房室模型法计算药动学参数。对于儿科人群,大多采用群体药动学的研究方法,如果群体药动学研究设计合理,可同时获得群体和个体均值的估值及受试者自身和受试者间变异度的估值。另外,鼓励研究者运用定量药理学的相关知识和工具对数据进行深入分析。

第三节　药物的药动学相互作用

临床药物的药动学相互作用研究是指在人体内比较不存在和存在作用药物(perpetrator drug)时受影响药物(也称底物,substrate 或 victim)浓度的变化。临床药物-药物相互作用(drug-drug interaction, DDI)研究通常以药动学终点如 AUC 和 C_{max} 作为评价指标,然而研究中所发现的药动学改变只有与暴露量-效应关系结合分析,才能确定其对药物安全性和有效性的影响。因此,药物的开发者应该在药物的整个开发过程中,对药物暴露量-效应关系有充分了解。

无论是药物监管部门还是新药的开发者,都非常重视药物的相互作用研究。各国药物监管部门如美国 FDA、EMA 和中国国家药品监督管理局相继发布了相关指导原则[11-13]。在药物的开发阶段,申办方应该将药物-药物相互作用评价作为对药物的风险与获益评估的一部分;在药物被批准上市后,也应在说明书中对这部分研究进行充分的说明,以指导临床合理用药[14]。

进行 DDI 研究的目的包括:探究试验药物是否改变其他药物的药动学行为;其他药物是否改变试验药物的药动学行为;药动学参数变化的程度;已经发现的或可能存在的 DDI 作用的临床意义;有效管理具有临床意义的药物-药物相互作用的策略。

一、药物-药物相互作用临床研究的类型

1. 前瞻性研究和回顾性评价

临床 DDI 可以通过前瞻性研究和回顾性评价的方法进行评估。在新药的开发过程中,应该设计特定的前瞻性研究对药物的相互作用进行评价。这些研究以 DDI 评价作为主要目的,在试验方案中,数据分析方法和试验设计因素(如药动学样品采集计划和合并用药时间)都要事先进行约定。前瞻性 DDI 研究一般是独立的试验。也可以将一个大型试验(如Ⅲ期临床试验)的一个亚组分析作为一个前瞻性药物-药物相互作用研究,但这种设计应该谨慎,并且建议事先与药物监管部门进行沟通。

2. 用指标药物进行的临床药物-药物相互作用研究

以特定酶或转运体的特异性抑制剂和诱导剂或底物为指标药物(index perpetrator 或 index substrate),研究试验药物与该类代谢酶或转运体的抑制剂、诱导剂或底物合并用药的药动学改变,以评价可能的特定代谢酶或转运体抑制剂和诱导剂对试验药物的影响或试验药物对特定代谢酶或转运体活性的影响。

强指标作用药物被用于产生最坏的情况。当指标作用药物与试验药物联合给药时,会引起最大程度 DDI。这类试验的结果能给出潜在 DDI 的最基本信息并可基于此对其他 DDI 进行预测。

为了检测试验药物是否为作用药物,需要使用指标底物。指标底物与某一消除途径的强抑制剂或诱导剂合用时,其血浆暴露量会有特定的变化。敏

感指标底物与特定途径的强抑制剂合用时，AUC 会升高 5 倍或更多；中度敏感的指标底物与特定途径的强抑制剂合用时，AUC 会升高 2~5 倍。采用敏感指标底物进行的试验能最大限度地检测到试验药物的诱导或抑制作用，如果没有敏感指标底物，也可以采用中度敏感指标底物（如 CYP2C9）。

采用指标抑制剂或诱导剂进行试验，所获得的药物-药物相互作用程度可以反映其他抑制剂或诱导剂的抑制或诱导程度。与此类似，试验药物对指标底物的作用也可反映该药物对其他敏感底物的作用。

因为缺少对单一转运体的特异性，大部分的转运体的底物、诱导剂和抑制剂不能作为前瞻性研究的指标药物。但是，采用这些药物进行的试验可以提供合并用药时潜在 DDI 的信息。

3. 针对治疗目标适应证常见合并用药品种进行的临床药物-药物相互作用研究

临床相关合并用药包括治疗相同症状的药物或治疗并发症的合并用药。申办者需要评价可能与试验药物产生 DDI 的合并用药，研究其作用机制，并评价药物暴露量改变的临床意义。

指标药物 DDI 试验所获得的结果可以外推或帮助设计其他 DDI 试验。与指标药物研究不同，临床合并用药物的 DDI 研究是考察试验药物与临床可能联合使用药物的 DDI 情况，这类 DDI 结果不能进行外推。对于转运体，很少有底物和作用药物可以作为指标药物，因此转运体的 DDI 试验所选择的底物或作用药物应该考虑合并用药的可能性，这种试验结果的外推是有限的。

4. 计算机模拟的药物-药物相互作用研究

近年来，随着计算机技术的快速发展和 PBPK 模型的成熟，采用计算机模拟的 DDI 研究越来越多。当采用强指标抑制剂或诱导剂试验发现有显著 DDI 之后，PBPK 模型可以预测中度或弱的指标抑制剂对一些酶（如 CYP2D6、CYP3A4）底物的影响，以及中度或弱的指标诱导剂对 CYP3A4 底物的影响。但采用 PBPK 模型进行预测前，需要对模型进行充分的验证[15]。

二、药物-药物相互作用研究的设计

1. 试验设计

在制定 DDI 研究的试验方案之前，要清楚以下几点：底物或作用药物是紧急应用还是长期应用;底物的暴露量与安全性是否相关;底物或作用药物的 PK 和 PD 性质;诱导和抑制是否都要评价;DDI 的机制(例如是否为时间依赖性抑制);停用作用药物后,抑制或诱导的持续效应是否需要评价。这些因素会影响试验次数、作用药物的暴露时间、底物药动学的采样及试验方案设计。

(1)试验人群:大部分 DDI 试验可以用健康志愿者做,健康志愿者获得的结果可以外推至意向患者人群。某些药物由于安全性原因不能在健康志愿者中进行。在意向患者人群进行试验可以对药效学终点进行研究,而这在健康志愿者中是无法进行的。

在 DDI 试验中应保证足够的受试者例数,这样获得的 DDI 程度和变异程度才是可靠的。

(2)剂量:作用药物的给药剂量应该能使药物-药物相互作用的程度最大化,因此作用药物应使用最大剂量和最小给药间隔。

如果底物是线性动力学,可以使用线性范围内的任何剂量;如果底物是剂量依赖的动力学,则应该是治疗剂量,如果治疗剂量下有安全性问题,可以用更低的剂量,采用对非线性动力学机制进行验证过的 PBPK 模型可用来辅助进行剂量选择。

(3)单次给药还是多次给药:对于药物代谢酶和转运体介导的药物-药物相互作用研究,只有作用药物不是诱导剂或时间依赖性抑制剂时,才可以单次给药。对于指标抑制剂,只有单次给药可以获得最大且持续的抑制作用时才可以选择单次给药。如果联合给药时,抑制剂选择单次给药,需要满足两个条件:① 已达到临床相关的药物浓度;② 抑制作用不再随给药间隔变化。

诱导剂应采用多次给药的方式以便获得对一特定途径的最大诱导作用。为达到最大诱导作用,可能需要 2 周或更长时间的连续给药。当存在多种作用机制时,某些情况适合用单次给药(如利福平作为 OATP1B1 的抑制剂),其他情况适合用多次给药(如利福平作为 CYP3A 的诱导剂)。

如果底物的暴露呈剂量比例关系,可以接受单次给药。单次给药所发现的暴露量增加程度可以外推至稳态。

(4)给药途径:体内 DDI 研究中,试验药物应采用临床预计采用的给药方式。当临床采用多种给药方式时,要分别考虑不同给药途径的 DDI 机制,以及不同给药途径的下原形和代谢物的浓度－时间特征的相似性。

（5）平行试验还是交叉试验：与平行设计相比，优先选择随机交叉设计，这种设计可以降低个体间变异的影响。申办方应该根据底物及作用药物的药动学特点，以及作用药物对底物半衰期的影响等因素考虑清洗期的长度。典型设计是两个试验周期，分别对底物单独给药及联合用药进行评价。有些情况，也会采用3周期交叉试验（例如，当试验药物是诱导剂或时间依赖性抑制剂时，考察停药后酶活性恢复的时间；或者评价一对既是作用药物又是底物的药物时）。当不适合进行交叉试验（如半衰期太长），也可以采用平行试验。

（6）给药时间：大多数情况下，作用药物与底物同时给药。但是如果作用药物既是抑制剂又是诱导剂，其给药时间就很关键。例如，一个试验药物是CYP酶和OATP的底物，当试验药物与利福平同时给药时，利福平既是CYP酶的诱导剂，也是OATP的抑制剂，因此无法准确地评估药物代谢酶的诱导作用。这种情况下，推荐延迟底物的给药。

当评价需要不同的饮食条件下给药，以增加药物吸收的药物的相互作用时，申办者需要调整给药时间，以期最大限度地检测到DDI或反映临床的实际情况。

（7）药物应用的基本情况：在药物－药物相互作用研究中，为了降低变异度，应该在受试者入选前的一段期间内及试验期间禁止使用处方药、非处方药、食品/营养添加剂、烟草、酒精、食物及可能影响酶和转运体的表达或功能的果汁。如果DDI机制是诱导或时间依赖性抑制，申办者需要在更长的时间区间排除这些因素。

（8）样品和数据的采集：药动学采样时间应该能有效描述底物单独或联合用药时的 $AUC_{0-\infty}$（单次给药试验）、AUC_{tau}（多次给药试验）、$C_{\max}$ 和 $C_{\min}$。单次给药试验的采血时间应该保证 AUC_{0-t} 和 $AUC_{0-\infty}$ 的差异平均值小于20％，大多数情况下，是收集原形药物的数据，但是如果代谢物与研究药物的安全性或有效性有关，或代谢物有助于说明DDI机制时，也要检测代谢物的浓度。

（9）药效学终点：药效学终点有时候可以反映系统暴露量所无法预测的疗效或毒性的变化。这可能是对转运体的抑制改变了药物在某一个特定器官或组织的分布。在这种情况下，临床结果（如疗效的改变或毒性的增加）是由药物在组织的分布改变所导致的,这时可以检测药效学终点,DDI 的体外证据可以支持数据的表达。

2. 药物-药物相互作用试验设计举例

(1)多价金属阳离子抗酸剂对奈诺沙星吸收的影响:根据奈诺沙星的结构特点和喹诺酮类药物的 DDI 研究的文献报道,推测多价金属阳离子抗酸剂可能与奈诺沙星在胃内形成螯合物从而影响药物的吸收。

试验以健康男性志愿者为受试人群,单次口服给药,根据合并用药的时间设计了 4 种给药方式,采用交叉试验设计。总体试验设计为单中心、随机、开放、四周期、交叉试验。12 名受试者随机分成 4 组,给药顺序见表 6-4。

表 6-4　组受试者的给药顺序

组别	第 1 周期	第 2 周期	第 3 周期	第 4 周期
1	A	B	C	D
2	C	D	A	B
3	B	A	D	C
4	D	C	B	A

A:苹果酸奈诺沙星胶囊(单次空腹口服 2 粒苹果酸奈诺沙星胶囊);B:服用铝镁二甲硅油咀嚼片 4 h±15 min 后再服用苹果酸奈诺沙星胶囊(单次空腹口服 6 片铝镁二甲硅油咀嚼片和 2 粒苹果酸奈诺沙星胶囊);C:同时服用铝镁二甲硅油咀嚼片和苹果酸奈诺沙星胶囊(单次同时空腹口服 6 片铝镁二甲硅油咀嚼片和 2 粒苹果酸奈诺沙星胶囊);D:服用苹果酸奈诺沙星胶囊 2 h±15 min 后再服用铝镁二甲硅油咀嚼片(单次空腹口服 2 粒苹果酸奈诺沙星胶囊和 6 片铝镁二甲硅油咀嚼片)。

通过此项研究,证明了 Al^{3+}/Mg^{2+} 抗酸剂与奈诺沙星同时服用可大大降低奈诺沙星的吸收。口服奈诺沙星 2 h 后再服用铝镁制剂,则对奈诺沙星的吸收几乎没有影响。

(2)利福平对阿帕替尼药动学的影响:阿帕替尼在体内经历广泛代谢,主要由 CYP3A4 介导。预测服用 CYP 酶的诱导剂时,可能会导致阿帕替尼代谢加快,降低阿帕替尼的血药浓度。本研究中,利福平作为酶的诱导剂,选择最大剂量 600 mg,每天 1 次,连续给药 10 天,阿帕替尼采用单次给药方式,使用了较高剂量 750 mg,受试者人群为健康志愿者。采用自身对照的交叉设计(图 6-2)。

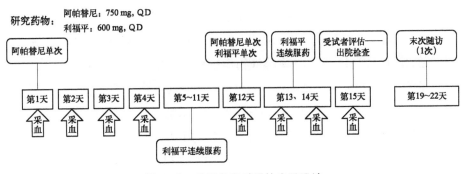

图6-2　采用自身对照的交叉设计

QD：每日1次

三、CYP与转运体介导的药物-药物相互作用研究

1. CYP酶介导的药物-药物相互作用研究

（1）试验药物为CYP酶的底物：如果试验药物是CYP酶的底物,应选择强指标抑制剂或诱导剂。如果某一个酶没有强指标抑制剂或诱导剂,则选择中度指标抑制剂或诱导剂。常用的指标抑制剂和诱导剂,见表6-5和表6-6。

表6-5　CYP酶的指标抑制剂

CYP酶	指标抑制剂	作用强度
CYP1A2	氟伏沙明	强
CYP2C8	氯吡格雷、吉非贝齐	强
CYP2C9	氟康唑	中度
CYP2C19	氟伏沙明	强
CYP2D6	氟西汀、帕罗西汀	强
CYP3A	克拉霉素、伊曲康唑	强
CYP2B6		无强和中度指标抑制剂

表6-6　CYP酶的指标诱导剂

CYP酶	指标诱导剂	作用强度
CYP2B6	利福平	中度
CYP2C8	利福平	中度
CYP2C9	利福平	中度
CYP2C19	利福平	强
CYP3A	苯妥英、利福平	强
CYP2D6		不能被诱导

指标抑制剂或诱导剂通常是研究比较充分的药物,具有如下特征:① 对于特定 CYP 酶代谢途径的作用确切;② 合适的给药剂量;③ 安全性良好(可用于健康志愿者);④ 对相应敏感底物作用明确。

如果采用强指标抑制剂或诱导剂进行的 DDI 试验显示没有药物−药物相互作用,则不需要再进行其他抑制剂或诱导剂的 DDI 试验。如果该试验结果显示具有临床意义的 DDI,则建议评价中度抑制剂或诱导剂的影响,以便对研究药物的 DDI 有充分的了解。这些评价可以通过临床试验,也可用模型和仿真的方法完成。

如果试验药物主要由具有遗传多态生的药物代谢酶代谢,且有明显的弱代谢人群(如 CYP2D6 和 CYP2C19),则慢代谢者(PM)与快代谢者(EM)的药动学比较试验可以代替 DDI 试验。通常认为慢代谢者表型的结果与强抑制剂的影响是相似的。

(2)试验药物作为 CYP 酶的抑制剂或诱导剂:如果试验药物是潜在的 CYP 酶抑制剂或诱导剂,则选择对 CYP 酶活性或数量敏感的指标底物,CYP 酶的敏感指标底物见表 6−7。

表 6−7 CYP 酶的敏感指标底物

CYP 酶	指 标 抑 制 剂	备 注
CYP1A2	咖啡因、替扎尼定	
CYP2C8	瑞格列奈	也是 OATP1B1 的底物
CYP2C9	华法林、甲苯磺丁脲	都是中度敏感底物
CYP2C19	S−美芬妥因、奥美拉唑	
CYP2D6	地昔帕明、阿托西汀、右美沙芬	
CYP3A	咪达唑仑、三唑仑	
CYP2B6		没有指标底物

指标底物通常也是研究比较充分的药物,具有如下特征:① 某一个特定 CYP 酶代谢途径对其总体消除的贡献明确;② 合适的给药剂量;③ 安全性良好(可用于健康志愿者);④ 与强抑制剂或强诱导剂的作用明确。

如果早期试验表明试验药物对敏感指标底物的代谢既有抑制作用又有诱导作用,则用其他底物开展进一步的研究。

有一些在 DDI 试验中用的底物药物并不是特定酶的专一底物,还有一些药物也是转运体的底物。如果一个底物是由多个酶代谢的,那只有当试验药物对其主要代谢酶的抑制或诱导有专属性时才可以使用。例如,右美沙芬的消除主要由 CYP2D6 介导,其他酶少量参与。那么只有当试验药物可能只选择性抑制 CYP2D6,才可以用右美沙芬作底物。如果底物药物由多个酶代谢,这时检测代谢物将有助于对试验结果的解读。

2. 转运体介导的药物-药物相互作用研究

(1) 试验药物作为转运体的底物:如果体外试验显示试验药物是某一转运体的底物,则需要根据药物的作用部位、消除途径、合并用药情况及安全性方面考虑是否需要进行临床 DDI 试验。以下几条帮助申办者判断是否需要进行临床 DDI 试验:

1) P-gp 和 BCRP 介导的 DDI。

2) 试验药物必须转运进入特定组织(如进入中枢神经系统)而发挥药理学作用。

3) 试验药物不能进入特定组织,以避免产生毒性。

4) 肠道吸收可能是药物反应变异的主要原因。

5) OATP1B1 和 OATP1B3 介导的 DDI。

6) 肝脏摄取是药物药理作用的所必需的。

7) 肝脏消除是试验药物的主要清除途径。

8) OAT1、OAT3 和 OCT2 介导的 DDI。

9) 试验药物有肾脏的主动分泌或基于肾脏毒性的考虑。

在转运体介导的 DDI 试验中,如果试验药物作为底物,则作用药物应该选择已知的转运体抑制剂(表6-8)。申办者可以根据试验的目的(如机制性研究或临床评价)选择作用药物。

表6-8 转运体的抑制剂

转运体	抑制剂
P-gp	克拉霉素、伊曲康唑、奎尼丁、维拉帕米
BCRP	环孢素(也抑制其他转运体,包括 P-gp、多药耐药蛋白和 OATP)
OATP	环孢素、利福平(单次给药)
OCT2 或 MATE1/2K	西咪替丁、乙胺嘧啶
OAT1/3	丙磺舒

因为缺少指标作用药物,一般根据合并用药的可能性选择作用药物。如果一个药物是多个转运体的底物,为了解 DDI 的最坏情况,可以选择对多个转

运体均有抑制作用的抑制剂(如环孢素,对 P-gp、BCRP 和 OATP 均有抑制作用)。如果试验结果为阴性,则不需要再进行额外的试验。如果结果为阳性,则需要选择对某一转运体更具有选择性的抑制剂进行更多的试验,以评价每一种转运体对底物药的分布的贡献。

同样的方法也适用于既是转运体底物又是酶底物的药物(如 CYP3A 和 P-gp)。

大部分转运体抑制剂试验结果不能外推到其他药物,因为大部分抑制剂都不是某一转运体的特异性抑制剂。

(2)试验药物作为转运体的抑制剂或诱导剂:如果体外试验显示试验药物是某一转运体的抑制剂,不管试验药物是什么消除途径,申办者都需要根据合并用药情况及安全性方面考虑进行临床 DDI 试验。

在此类 DDI 研究中,申办者需要选择一个合适的底物,这个底物的药动学可被已知转运体抑制剂明显改变,而且也有可能被其他合用药物改变。DDI 试验中使用的转运体底物如表6-9所示。

表6-9 转运体的底物

转 运 体	底 物
P-gp	地高辛、达比加群酯、非索非那定
BCRP	瑞舒伐他汀
OATP1B1 或 OATP1B3	匹伐他汀、普伐他汀、瑞舒伐他汀
OCT2 或 MATEs	二甲双胍
OAT1	阿德福韦、更昔洛韦
OAT3	苄基青霉素

需要指出的是,有很多药物是多个转运体或酶的底物,如瑞舒伐他汀是 BCRP、OATP1B1 和 OATP1B3 的底物。如果试验药物是这些途径的抑制剂,临床 DDI 所观察到则可能是对多个途径抑制的结果。因此这些试验的结果不易外推。

在评价试验药物对 P-gp 的诱导作用时,由于没有经过验证的体外评价系统,只能通过临床试验进行评价。药物对 P-gp 和 CYP3A4 的诱导机制是相似的,因此如果证明试验药物对 CYP3A4 没有诱导作用,则没有必要再评价其对 P-gp 的诱导作用。如果对 CYP3A4 的诱导结果为阳性,则应评价其对

P-gp 的作用。如果试验药物对 P-gp 还有抑制作用,则在诱导试验中需要采用多次给药的试验设计,同时结合抑制剂试验。

3. 鸡尾酒方法

鸡尾酒方法是同时给予受试者多种酶或转运体的底物。这种方法可同时评价试验药物对多种酶和转运体的抑制或诱导作用。这种方法需要满足:底物是某个酶或转运体的特异性底物、底物之间没有药物-药物相互作用、试验有足够的受试者例数。一个好的试验的阴性结果可以免除对特定酶或转运体的 DDI 研究。阳性结果也可以与其他特异的 DDI 试验结果一样列入药品说明书。

4. 其他考虑

(1) 遗传因素:如果一个药物是多态性药物代谢酶或转运体的底物,则受试者的基因型会影响药物诱导或抑制的程度[16]。如果 DDI 试验中使用这种抑制剂或底物(如奥美拉唑)去评价药动学变化,则应排除酶功能缺失的受试者,只在有酶功能的受试者中评价 DDI。如果入选过程未考虑多态性酶或转运体的基因型,也应该收集 DNA,以便进行回顾性分析,比较不同基因型人群 DDI 程度的差异。如果一个药物由 CYP3A4 和 CYP2C19 代谢,在 CYP2C19 弱代谢者中研究对 CYP3A4 的抑制作用可以观察到没有代谢补偿情况下的结果。

在转运体的不同基因型受试者对试验药物的药动学进行研究,有助于阐明转运体在药物消除途径中的重要性。

(2) 吸烟:吸烟诱导 CYP1A2 的活性。如果试验药物是 CYP1A2 的底物,申办者应根据意向患者人群,在吸烟者中进行一项试验,以评价 CYP1A2 的诱导对药物暴露量的影响。该试验要以非吸烟人群做对照,收集吸烟者每日吸烟数量,必要时检测吸烟者和非吸烟者血浆尼古丁水平。如果在患者人群中这一点很重要,则还要评价不同吸烟水平的影响。

参考文献

[1] 国家药品监督管理局.健康成年志愿者首次临床试验药物最大推荐起始剂量的估算指导原则.http://www.cde.org.cn/zdyz.do? method = largePage&id = 4ba42e9a9a2b88bf [2020 - 11 - 26].

［2］张学辉,卓宏,王骏.临床药代动力学试验的常见设计类型与统计分析. http://www. cde.org.cn/dzkw.do? method=largePage&id=313285［2020－01－12］.

［3］赵明,杨劲,魏敏吉.置信区间法用于线性药代动力学特征评价.中国临床药理学杂志, 2015,31：238－240.

［4］Food and Drug Administration. Assessing the effects of food on drugs in INDs and NDAs — clinical pharmacology considerations. https://www.fda.gov/media/121313/download［2020－11－26］.

［5］国家药品监督管理局.肝功能损害患者的药代动力学研究技术指导原则,2012.http:// www.cde.org.cn/zdyz.do? method=largePage&id=15d6bbd768236b82［2020－11－26］.

［6］Food and Drug Administration. Pharmacokinetics in patients with impaired hepatic function：study design, data analysis, and impact on dosing and labeling. https://www. fda.gov/media/71311/download［2020－11－26］.

［7］European Medicines Agency. Guideline on the evaluation of the pharmacokinetics of medicinal products in patients with decreased renal function.https://www.ema.europa.eu/ en/documents/scientific-guideline/guideline-evaluation-pharmacokinetics-medicinal-products-patients-decreased-renal-function_en.pdf［2020－11－26］.

［8］Food and Drug Administration. Pharmacokinetics in patients with impaired renal function — study design, data analysis, and impact on dosing and labeling. https://www.fda. gov / media/78573/download［2020－11－26］.

［9］国家药品监督管理局.肾功能损害患者的药代动力学研究技术指导原则.http:// www.cde.org.cn/zdyz.do? method=largePage&id=d5aad092666fa344［2020－11－26］.

［10］国家药品监督管理局.儿科人群药代动力学研究技术指导原则.http://www.cde.org. cn/zdyz.do? method=largePage&id=1fe407cf00183e12［2020－11－26］.

［11］Food and Drug Administration. Clinical drug interaction studies — Cytochrome P450 enzyme- and transporter-mediated drug interactions guidance for industry. 2020. https:// www.fda.gov/media/134581/download［2020－11－26］.

［12］European Medicines Agency. Guideline on the investigation of drug interactions. https:// www. ema. europa. eu /en /documents /scientific-guideline /guideline-investigation-drug-interactions-revision-1_en.pdf［2020－11－26］.

［13］国家药品监督管理局.药物相互作用研究指导原则.http://www.cde.org.cn/zdyz.do? method=largePage&id=17f80cb05ff320e3［2020－11－26］.

［14］Rekić D, Reynolds K S, Zhao P, et al. Clinical drug-drug interaction evaluations to inform drug use and enable drug access. Journal of Pharmaceutical Sciences, 2017, 106： 2214－2218.

［15］李丽,杨进波.药物相互作用临床研究策略及基于生理的药动学模型应用进展.中国临床药理学与治疗学,2019,24：1085－1091.

［16］Bahar M A, Setiawan D, Hak E, et al. Pharmacogenetics of drug-drug interaction and drug-drug-gene interaction：A systematic review on CYP2C9, CYP2C19 and CYP2D6. Pharmacogenomics, 2017, 18：701－739.

药物代谢产物鉴定

第一节　概　　述

　　药物的吸收、分布、代谢和排泄（ADME）研究是药物研发过程中的重要内容，贯穿药物发现和开发的全过程，是决定药物是否能上市的关键因素之一。其中，药物代谢产物的结构鉴定是 ADME 试验的核心内容之一，也是药物代谢研究的难点。在药物发现阶段，代谢产物结构鉴定的目的通常是发现代谢软位点，指导药物化学家进行结构改造，获得具有更高代谢稳定性的化合物。在药物开发阶段，鉴定候选药物在人和不同种属肝细胞（肝微粒体或肝 S9）中的代谢产物，比较候选药物在不同孵化体系中代谢过程的差异，有助于选择合适的动物种属进行安全性和药动学评价。药物的代谢过程通常被认为是去毒过程，即产生极性更大、水溶性更好的代谢产物从体内排出，这类代谢产物与原形药物相比往往药理活性和毒性均减弱。然而某些情况下，药物的代谢过程可使药物的药理活性增加或产生毒性代谢产物。例如，抗癌药物伊立替康经羧酸酯酶代谢产生活性代谢产物 7‑乙基‑10‑羟基喜树碱（SN‑38），后者的抗肿瘤活性为母体药物的 40~3 000 倍[1]；解热镇痛药对乙酰氨基酚在多种 CYP 酶的催化下产生 N‑乙酰对苯醌亚胺（NAPQI）中间体，该中间体可与体内蛋白或 DNA 等生物大分子的游离巯基发生共价结合，从而产生毒性。因此，代谢产物鉴定研究对于发现具有潜在药理活性的代谢产物或毒性代谢产物也具有重要意义。

　　药物化学结构的多样性和体内代谢途径的复杂性（氧化、还原、水解、结合等途径）使得药物代谢产物鉴定的工作面临较大的挑战。此外，生物样品基质（血浆、尿液、粪便、胆汁等）中各种内源性物质的干扰和代谢产物本身的低浓度进一步增加了快速且准确进行代谢产物鉴定的难度。液相色谱-质谱联用技术(LC-MS)同时具备液相色谱的高分离能力和质谱的高灵敏度和高选择性,为上述问题的解决提供了可能性,逐渐成为药物代谢产物鉴定的主流方法。

三重四极杆质谱采用多重反应监测(MRM)模式,对母离子及其产生的特定子离子进行监测,因此对特定代谢产物的检测具有较高的灵敏度,加之其操作简单,故被长期应用于代谢产物鉴定和定量分析中。离子阱质谱可进行多级质谱扫描,提供代谢产物较全面的质谱碎片信息,有助于研究者推测原形药物的裂解途径,从而有助于代谢产物代谢位点的确认。四极杆-离子阱质谱(Q-Trap)整合了三重四极杆和离子阱的优势,具有更高的灵敏度和选择性。然而,上述质谱仪发现代谢产物的主要手段是基于药物结构推测可能的代谢产物,在总离子流色谱图中提取相关离子,对比测试样品和空白对照样品中提取离子流色谱图中色谱峰的差异,确认代谢产物。一些通过特殊代谢途径生成的代谢产物很难被发现,通常需要研究者对药物的化学结构和药物代谢反应类型具有较深入的了解。

近年来,高分辨质谱(HR-MS),如四极杆-飞行时间质谱(Q-TOF MS)和轨道离子阱质谱(Orbitrap MS)的应用,极大地推动了药物代谢产物鉴定工作的开展。高分辨质谱具有快速数据采集、高分辨率、高灵敏度和高质量准确度的优点。全扫描及产物离子扫描模式得到的母离子和产物离子信息可分别用于确定元素组成和推断代谢产物结构。轨道离子阱质谱还可以提供多级质谱信息(MS^n),使研究者获得更多的碎片离子信息,更有利于代谢产物结构的推断。与此同时,研究人员开发了一些基于高分辨质谱平台的数据采集方式(如 MS^E)和数据挖掘工具[如质量亏损过滤(MDF)],这些方法的建立大大提高了代谢产物鉴定研究的准确度和分析通量。

第二节　基于 HR-MS 的数据采集与数据挖掘技术

一、质谱扫描方式

常见的质谱扫描方式包括全扫描、前体离子扫描、中性丢失扫描和产物离子扫描。

全扫描可获得样品中所有能发生离子化的物质的质荷比(m/z)信息。这些信息中除了包含我们需要的药物相关物质的 m/z 外,也包含了大量非药物相关物质的 m/z。高分辨质谱能够获得 $10^4 \sim 10^5$ 的质量分辨率,质量准确度高达 2 ppm。根据准确质量数信息可以推算出元素组成,进而确定代谢反应类型。表 7-1 列出了常见的生物转化途径及对应的 m/z 变化[2]。

表 7-1　常见的生物转化途径及对应的 m/z 变化[2]

代　谢　途　径	分子式组成变化	m/z 变化(Da)
Ⅰ 相		
脱硝基	$-NO_2+H$	-44.985 1
脱羧基	$-CO_2$	-43.989 8
脱丙基	$-C_3H_6$	-42.046 8
还原脱氯	$-Cl$	-33.961 1
硝基还原	$+H_2-O_2$	-29.974 2
脱乙基	$-C_2H_4$	-28.031 2
脱水	$-H_2O$	-18.010 6
还原脱氟	$-F+H$	-17.990 6
氧化脱氯	$-Cl+OH$	-17.966 2
脱甲基	$-CH_2$	-14.015 7
脱氢	$-H_2$	-2.015 7
氧化脱氟	$-F+OH$	-1.995 7
氧化脱氨	$-NH+O$	+0.984 0
加氢	$+H_2$	+2.015 7
醇变羧酸	$-2H+O$	+13.979 2
亚甲基形成酮	$-2H+O$	+13.979 2
甲基化	$+CH_2$	+14.015 7
羟基化	$+O$	+15.994 9
N/S-氧化	$+O$	+15.994 9
环氧化	$+O$	+15.994 9
水合作用	$+H_2O$	+18.010 6
甲基变羧基	$-2H+O_2$	+29.974 1
双氧化	$+2O$	+31.989 8

续　表

代　谢　途　径	分子式组成变化	m/z 变化(Da)
Ⅱ相		
乙酰化	$+C_2H_2O$	+42.010 6
甘氨酸结合	$+C_2H_3NO$	+57.021 5
硫酸结合	$+SO_3$	+79.956 8
牛磺酸结合	$+C_2H_5NO_2S$	+107.004 1
S-半胱氨酸结合	$+C_3H_5NO_2S$	+119.004 1
N-乙酰半胱氨酸结合	$+C_6H_8NO_3S$	+161.014 7
葡萄糖醛酸结合	$+C_6H_8O_6$	+176.032 1
S-谷胱甘肽结合	$+C_{10}H_{15}N_3O_6S$	+305.068 2

　　前体离子扫描用于检测能够产生与母体药物相同碎片离子的物质。母体药物在一定碰撞能量下能裂解成一个或多个碎片离子。例如,TPN171,其产物离子扫描质谱和质谱断裂途径如图 7-1 所示。TPN171 的准分子离子($[M+H]^+$)为 m/z 442.279 0,产生的碎片离子包括 m/z 314.187 9、300.132 9、286.117 8、272.137 5、244.108 7、113.106 9、98.083 3 和 70.064 5。其中, m/z 113.106 9 来自 N,N-二甲基哌嗪环结构。通过对 m/z 113.106 9 进行前体离子扫描,可以筛选出所有包含 N,N-二甲基哌嗪环结构的代谢产物。

　　中性丢失扫描主要用于检测Ⅱ相结合型代谢产物。Ⅱ相结合型代谢产物在质谱中易发生裂解丢失特定的中性分子,对这类代谢产物采用中性丢失扫

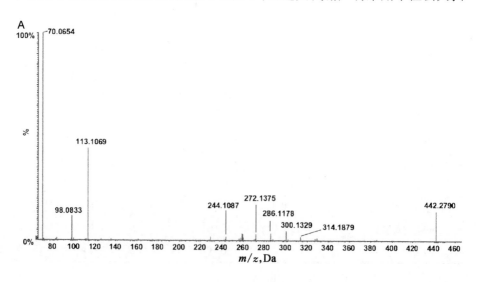

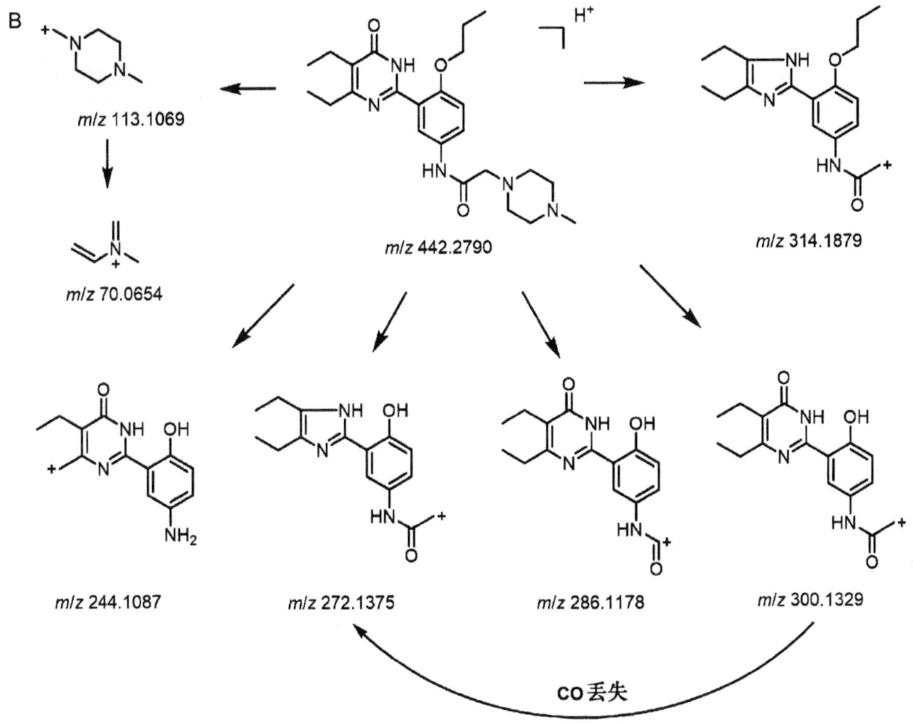

图 7 − 1　TPN171 的产物离子扫描质谱图(A)和质谱断裂途径(B)[3]

描,可以不用考虑母体药物的结构。表 7 − 2 列出了常见的 Ⅱ 相结合型代谢产物在碰撞诱导解离下的特征中性丢失。例如,通过对 176 和 80 的质量数进行中性丢失扫描,可以快速筛选出葡萄糖醛酸和硫酸结合型代谢产物。

表 7 − 2　常见的 Ⅱ 相结合型代谢产物在碰撞诱导解离下的特征中性丢失[4]

结 合 反 应	m/z 变化 (Da)	特征中性丢失	中性丢失质量 ([M+H]$^+$)
乙酰化	42	烯酮	42
甘氨酸	57	甘氨酸 CO+H$_2$O	75 46
硫酸结合	80	SO$_2$ SO$_3$	64 80
半胱氨酸结合	119	半胱氨酸 丙氨酸 甲酸	121 89 46

127

结 合 反 应	m/z 变化 （Da）	特征中性丢失	中性丢失质量 （[M+H]$^+$）
N-乙酰半胱氨酸结合	161	N-乙酰半胱氨酸 N-乙酰-2-亚胺丙酸 乙酰胺 烯酮	163 129 59 42
葡萄糖结合	162	脱水葡萄糖 葡萄糖	162 180
半胱氨酸-甘氨酸结合	176	半胱氨酸-甘氨酸 丙氨酸-甘氨酸 甘氨酸	178 146 75
葡萄糖醛酸结合	176	脱水葡萄糖醛酸 葡萄糖醛酸	176 194
谷胱甘肽	305	谷胱甘肽 γ-Glu-Ala-Gly γ-Glu-Ala-Gly-2H 谷氨酰胺 脱水谷氨酸 甘氨酸	307 275 273 146 129 75

　　上述 3 种质谱扫描方式均只能获得代谢产物的元素组成,要获得代谢产物的结构信息,需要对每个代谢产物进行产物离子扫描。通过比较母体药物和代谢产物的特征产物离子,基于产物离子 m/z 值的变化来确定母体药物与相关代谢产物之间的结构差异。例如,某药物(图 7-2A)的准分子离子为 m/z 395.217 5,产生的主要碎片离子为 m/z 144.076 5。该药物在体外肝细胞孵化体系中的主要代谢产物的准分子离子为 m/z 395.217 0(图 7-2B)。根据准确分子量推测该代谢产物元素组成与母体药物相同。与母体药物不同的是,该代谢产物产生的主要碎片离子为 m/z 160.072 1 和 236.145 4。与原形药物相比,m/z 160.072 1 的碎片离子为 m/z 144.076 5 的碎片离子基础上增加一个氧原子,m/z 236.145 4 的碎片离子为原形药物羟胺部分脱去一个氧原子,因此推测该代谢产物为原形药物羟胺还原并苯并甲基吡咯部分单氧化代谢产物。四极杆-飞行时间质谱通常只能获得化合物的二级质谱(MS/MS)信息,而轨道离子阱质谱可以获得多级质谱(MS^n)信息,即对产物离子再进行打碎,获得更多的碎片离子信息,因而更有利于代谢产物结构的推断。需要注意的是,产物

离子扫描(MS/MS 或 MS^{n})通常只能将代谢位点缩小至药物分子的某个结构区域,并不能准确获知代谢位点。

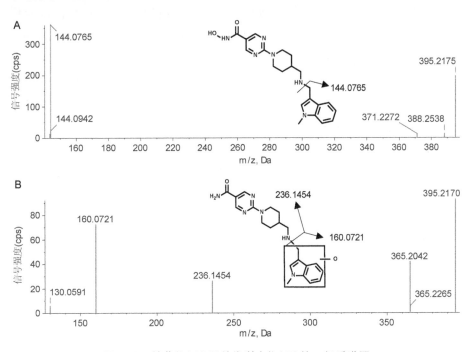

图7－2　某药物(A)及其代谢产物(B)的二级质谱图

二、质量亏损过滤

"质量亏损"是指一个元素(或化合物)的准确质量数和它最接近的整数质量数之间的差异。碳原子的准确质量被定义为 12.0000 Da,其他所有原子的准确质量均为非整数。例如,氢原子的准确质量数为 1.007825 Da,其质量亏损为7.8 mDa;氧原子的准确质量数为 15.9949 Da,其质量亏损为−5.1 mDa。常见的Ⅰ相和Ⅱ相代谢产物与母体药物之间的质量亏损一般在 50 mDa 以内[5]。例如,羟基化的质量亏损为−5.1 mDa,脱甲基和脱氢的质量亏损为−15.7 mDa,葡萄糖醛酸结合的质量亏损为 32.1 mDa,硫酸化的质量亏损为 −43.2 mDa。

质量亏损过滤(MDF)技术是以代谢产物与母体药物之间的质量亏损为基础的数据挖掘技术。根据母体药物的分子量,设置一个较窄的质量亏损区间,如±50 mDa,代谢产物质量数的小数部分与母体药物十分接近而被保留,基质中的干扰离子由于质量亏损通常在药物相关离子的专属范围之外而被过滤掉。Zhu 等应用 MDF 技术鉴定了人肝微粒体中奈法唑酮的 14 个代谢产物[6]。Zhang 等也应用 MDF 技术鉴定了 115 个常用药物在血浆、尿液、胆汁和粪便中的代谢产物，发现与血浆、胆汁和粪便这些生物基质相比，尿液中的内源性物质与代谢产物的质量亏损相差较小，因此 MDF 技术在鉴定尿中代谢产物方面的应用不如在其他生物基质中应用的效果好[7]。

需要注意的是，并非所有的代谢产物与母体药物之间的质量亏损在 50 mDa 以内。例如，谷胱甘肽结合，其质量亏损为 68.2 mDa，若设定 ±50 mDa 的质量亏损范围，则该代谢途径可能会被过滤掉，因此对于会发生谷胱甘肽结合的药物，往往可以通过提高质量亏损范围的方法避免代谢产物的丢失。近年来，多个研究小组报道了一种改良型的质量亏损过滤方法，即多重质量亏损过滤（multiple mass defect filter，MMDF）[5,8]。MMDF 根据母体药物可能发生的代谢类型，设定多个结构过滤模板（表 7 - 3），再在模板限定的质量范围区间内（如±50 Da）设置质量亏损区间（如±50 mDa），该方法的应用极大程度上避免了一些真正的代谢产物被过滤掉。此外，多种数据处理软件（如 Waters 公司的 Metabolynx 和 Applied Biosystems 公司的 MetabolitePilot）自带去烷基化（generic dealkylation）功能[9]，能够列出母体药物所有可能的断裂方式，该功能与 MDF 技术联用大大提高了代谢产物鉴定的准确率。

表 7 - 3　多重质量亏损过滤（MMDF）模板

模　　板	类　　型
母体药物	母体药物
核心结构	水解产物、脱烷基代谢产物、脱卤素代谢产物等
结合型代谢产物	谷胱甘肽结合代谢产物等
核心结构+结合型代谢产物	水解产物的结合型代谢产物、脱烷基后的结合型代谢产物等

MDF 技术的应用主要依赖于代谢产物与内源性物质之间质量亏损的差异性。与前体离子扫描和中性丢失扫描技术相比，MDF 技术不需要考虑分子质量和碎片类型，且能显著消除内源性物质的干扰，有助于检测复杂生物基质中的代谢产物。但它也存在一定的局限性：代谢产物与内源性物质的质量亏损差异较小时，不能有效过滤所有的干扰离子，可能产生假阳性峰。

三、背景扣除

背景扣除（background subtraction，BS）技术的原理是针对待测样品全扫描质谱图中的所有离子,扣除与空白对照样品中共有的离子,从而筛选出可能的代谢产物离子。对于待测样品中的任意离子,在对照样品中搜索 m/z 接近(如设定质量偏差在±10 ppm 以内)、保留时间接近(如设定时间偏差在±1 min 以内)的目标离子。对照样品图谱中该目标离子的最高强度乘以自定义的放大因子(如设定放大因子为 10),将待测样品中该目标离子的强度减去该数值。经上述处理后,对于待测样品和对照样品中共有的离子,在待测样品质谱图中的强度会大大减弱,而对于待测样品中特有的离子则强度保持不变,从而最终获得的总离子流色谱图中具有较少的干扰离子峰。

背景扣除技术可以有效地检测复杂生物基质中的代谢产物,减少内源性物质的干扰,且不需要对母体药物的质谱裂解途径进行预判。Zhang 等已成功应用背景扣除技术鉴定了曲格列酮在大鼠血浆、胆汁和尿液中的代谢产物[10];此外,他们发现背景扣除技术在鉴定谷胱甘肽结合物方面也具有较好的应用,传统的筛查方法只能检测带有单电荷的谷胱甘肽结合物,而利用背景扣除技术能够检测带有双电荷的谷胱甘肽结合物[11]。

四、同位素过滤

一些元素,如 Cl 和 Br,具有特定的同位素丰度特征,在质谱中通常很容易被识别。因此,当母体药物结构中含有 Cl 或 Br 时,可利用同位素过滤的方法辅助检测结构中包含 Cl 或 Br 元素的代谢产物。通过设置同位素离子对的 m/z 差值和相对丰度比值,将药物相关物质与干扰物质区分开。例如,当母体药物结构中含有一个 Cl 时,设置同位素离子对的 m/z 差值为 1.997 05 Da,丰度比值为 3∶1;含有 1 个 Br 时,设置 m/z 差值为 1.997 95 Da,丰度比值为 1∶1。该方法可用于具有特定同位素丰度特征药物的代谢产物鉴定研究。

第三节　用于代谢产物鉴定的其他技术

一、氢/氘交换

氢/氘(H/D)交换是指采用氘代水(D_2O)为流动相,用氘来交换化合物中的活泼氢原子。药物的代谢过程常常会引入一些极性官能团,如—OH、—SH、

—NH—、—NH$_2$、—CO$_2$H 等,导致可交换的活泼氢数量增加。利用氢/氘交换技术可以测得代谢产物中活泼氢的数量及发生氢/氘交换的官能团位置,该技术在研究碎片离子的形成机制、阐明药物的代谢途径,以及区分具有相同分子量的代谢产物结构等方面具有广泛的应用[12,13]。

Chen 等利用高分辨质谱结合氢氘交换技术的方法区分了地氯雷他定的羟基化代谢产物和 N-氧化代谢产物[14]。地氯雷他定在大鼠肝微粒体孵化体系中共产生 4 种单氧化代谢产物(M1~M4),均产生 m/z 327 的准分子离子峰[M+H]$^+$。氢氘交换实验中 M1、M2 和 M3 产生 m/z 330 的准分子离子峰[M+D]$^+$,而 M4 产生 m/z 329 的准分子离子峰[M+D]$^+$,提示 M1、M2 和 M3 结构中有两个可交换的氢原子,而 M4 结构中只有一个可交换的氢原子,从而表明 M1、M2 和 M3 为地氯雷他定羟基化代谢产物,而 M4 为吡啶环部分 N-氧化代谢产物(图 7-3)。

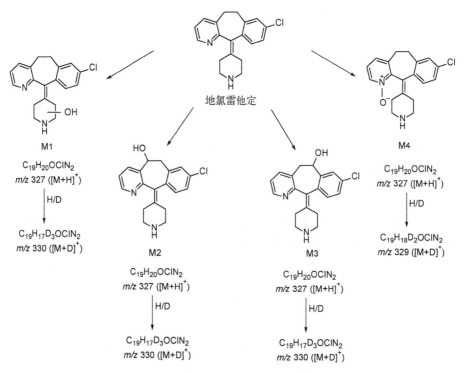

图 7-3 地氯雷他定在大鼠肝微粒体孵化体系中的代谢途径

二、H$_2^{18}$O 实验

与氢/氘交换类似,H$_2^{18}$O 实验在阐明代谢产物的生成途径方面也发挥着重要作用。MRX－I 为利奈唑胺类似物,结构中包含 2,3－二氢吡啶－4－酮 (DHPO)。Meng 等[15]研究发现 MRX－I 在人体内的主要代谢途径为 DHPO 氧化开环,形成羟乙基氨基丙酸代谢产物 MRX445－1 和羧甲基氨基丙酸代谢产物 MRX459(图 7－4)。通过查阅相关文献,作者推测了 MRX445－1 和 MRX449 的生成机制,即 MRX－1 首先还原成氢化代谢中间体 MRX－1314, MRX1314 经 Baeyer－Villiger 氧化形成内酯,酯水解产生 MRX445－1,后者进一步氧化生成 MRX459(图 7－4A)。在推测的代谢途径中,MRX445－1 羟基上的 O 来源于空气中的 O_2。为了考察该机制是否正确,作者开展了 $H_2^{18}O$ 实验。在基质为 $H_2^{18}O$ 的人肝胞浆－FMO5 混合体系中,MRX445－1 结构中引入两个 ^{18}O 原子分别在羧基和羟基位置,表明 MRX445－1 羟基上的 O 来源于 H_2O,而非 O_2。进一步研究发现醛氧化酶抑制剂甲萘醌可显著抑制 MRX445－1 的生成,提示 MRX445－1 的生成过程存在醛中间体。基于上述发现,作者给出了 MRX445－1 和 MRX449 新的生成机制,即 MRX－I 首先发生 Baeyer－Villiger 氧化形成烯醇内酯,进一步水解成烯醇,再发生酮-烯醇互变异构形成醛中间体,醛中间体可被还原成 MRX445－1,或氧化成 MRX459(图 7－4B)。

三、水解反应

代谢产物的化学和酶水解实验在鉴定葡萄糖醛酸结合物的结构方面有广泛应用。通常情况下,O－葡萄糖醛酸和 N－葡萄糖醛酸结合物能够被 β－葡萄糖醛酸苷酶水解,而酰基葡萄糖醛酸结合物结构中的酰基易发生分子内迁移形成同分异构体,不容易被 β－葡萄糖醛酸苷酶水解,但可以被氢氧化钠水解。Shpkova 等利用 β－葡萄糖醛酸苷酶和氢氧化钠水解实验区分了霉酚酸的 O－葡萄糖醛酸结合物和酰基葡萄糖醛酸结合物[16]。此外,葡萄糖苷结合物能够被 β－葡萄糖苷酶水解。Chen 等利用 β－葡萄糖苷酶水解实验首次鉴定了吗啡在人尿中的两种葡萄糖苷结合代谢产物[17]。

四、化学衍生化

化学衍生化在鉴定代谢产物结构和区分同分异构体等方面也具有广泛的应用。Miao 等利用 N－dansylaziridine 化学衍生化的方法辅助鉴定了齐拉西酮苯并异噻唑部分的加氢还原代谢产物[18]。Shen 等利用 Jones 试剂化学衍生化的方法确定了吡格列酮单氧化代谢产物的羟基化位点[19]。Kassahun 等利用

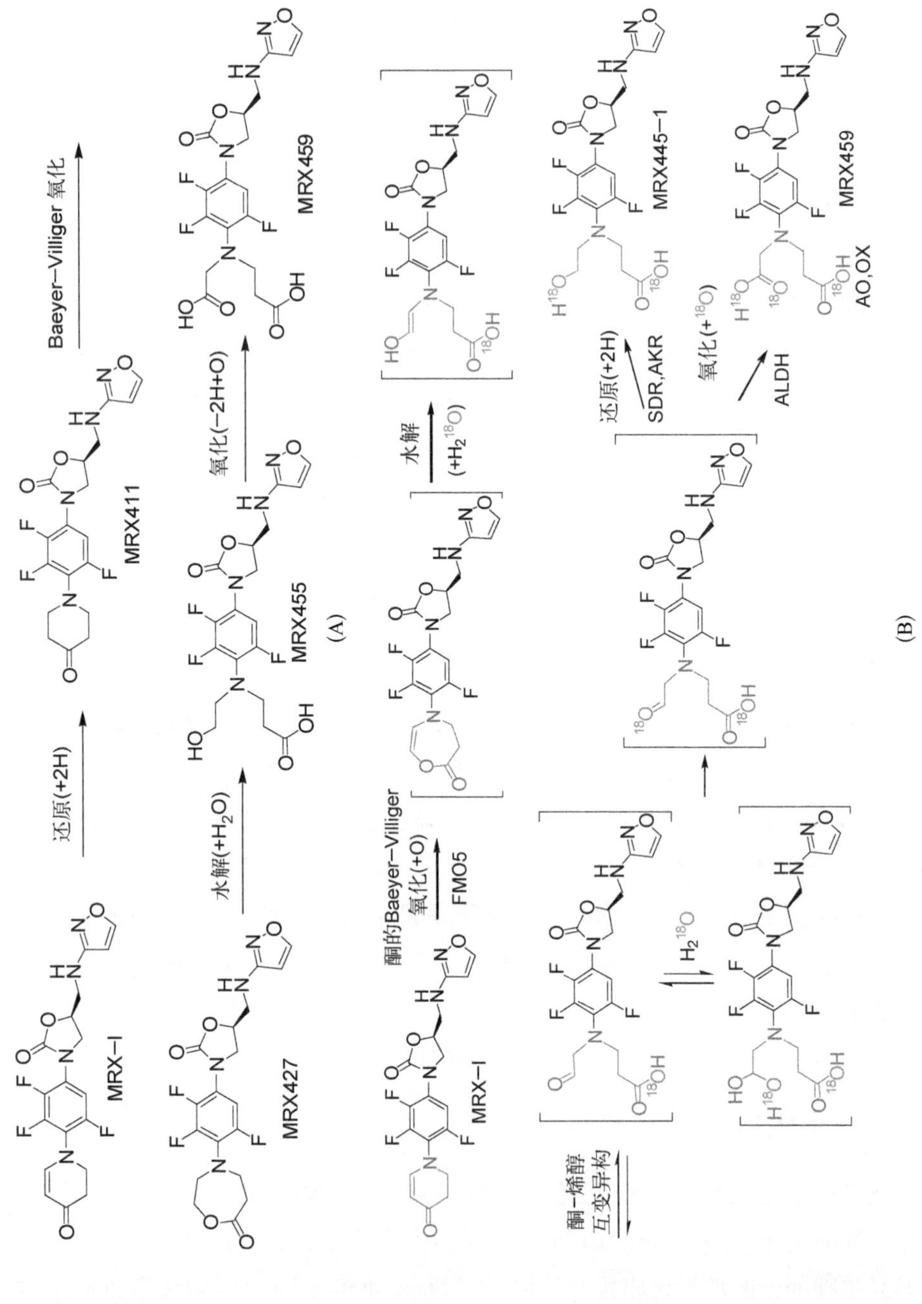

图 7 − 4 推测的 MRX − 1 主要代谢产物 MRX445 − 1 和 MRX459 的生成机制

A: 经氢化代谢中间体 MRX − 1314 的代谢途径; B: 经醛中间体的代谢途径

异硫氰酸苯酯化学衍生化的方法区分了奥氮平的两种 N - 葡萄糖醛酸结合代谢产物[20]。此外,$TiCl_3$ 化学还原法可用于区分 N - 氧化物和羟基化代谢物[21,22],其原理为 $TiCl_3$ 能够化学还原 N - 氧化物,但不能还原羟基化代谢产物。

五、稳定同位素标记

稳定同位素标记技术是指利用稳定同位素(如 ^2H、^{13}C、^{15}N、^{18}O、^{34}S 等)来标记母体药物,将未标记的母体药物与同位素标记的母体药物等比例混合,根据同位素丰度特征来辅助代谢产物鉴定的技术[23,24]。

Avula 等使用稳定同位素标记技术鉴定了伯氨喹(PQ)在人肝细胞中的代谢产物。将未标记的 ^{12}C -PQ 与标记的 $^{13}C_6$ -PQ 等摩尔比混合,利用超高效液相色谱 - 四极杆飞行时间质谱检测混合药物在人肝细胞中的代谢产物,根据 PQ 代谢产物具有差 6 Da(来自 $^{13}C_6$ -PQ/ ^{12}C -PQ)同位素峰的特征来辅助 PQ 的代谢产物鉴定,该方法尤其适用于传统分析方法检测不到的低含量代谢物的检测[25]。值得一提的是,当母体药物含有 Cl 或 Br 时,药物本身就具有天然的同位素丰度特征,因此不需要再进行稳定同位素标记。

六、代谢产物对照品制备

高分辨质谱数据在获得代谢产物类型,确定代谢反应途径方面具有广泛应用,但是仅通过质谱数据很难确定代谢产物的结构。要阐明代谢产物的结构,通常需要获得代谢产物的对照品。获得代谢产物对照品的方法有化学合成、从体内基质中分离纯化、微生物转化等。例如,Deng 等从服用胺碘酮的患者胆汁样品中分离纯化出胺碘酮的 4′-羧基代谢产物,并利用微生物转化的方法获得了胺碘酮的 2 -羟基代谢产物和 3′-羟基代谢产物的对照品[26]。

七、核磁共振

获得代谢产物对照品后,利用核磁共振(nuclear magnetic resonance,NMR)技术可进行代谢产物的结构确证。常见的 NMR 技术有 ^1H - NMR、^{13}C -NMR 等。Yu 等[27]利用 ^1H -NMR 和 ^{13}C -NMR 技术确证了川楝素在大鼠体内多种氨基酸结合代谢产物的结构,发现川楝素主要与氨基酸的 N 原子结合,而非 S 原子结合,进而推测了川楝素在大鼠体内的代谢活化机制。近年来,在线 LC -

MS－NMR 技术的应用,使得在未获得代谢产物对照品的情况下也能够对复杂生物基质中微量的代谢产物进行结构确证[28,29]。例如,Li 等利用在线 LC－MS－NMR 技术成功鉴定了蟛蜞菊内酯在大鼠体内多种葡萄糖醛酸结合代谢产物的结构[30]。

第四节　高分辨质谱在药物代谢产物鉴定研究中的应用

一、高分辨质谱开展代谢产物鉴定研究的基本流程

采用高分辨质谱开展代谢产物鉴定研究的基本流程见图 7－5。首先,将待测药物与体外孵化体系进行孵化获得体外孵化样品(如肝细胞、肝微粒体、肝 S9、肝匀浆等),或者收集人和动物给药后的体内样品(如血浆、尿液、粪便、胆汁等),利用蛋白沉淀法等对样品进行前处理;然后将处理后的样品进行 HPLC/Q－TOF 或 HPLC/Orbitrap MS 分析,利用多种数据采集和挖掘技术(如准确质量数测定、前体离子扫描、中性丢失扫描、产物离子扫描、质量亏损过滤和背景扣除等)及其他相关技术(如氢氘交换、水解反应、化学衍生化、稳定同

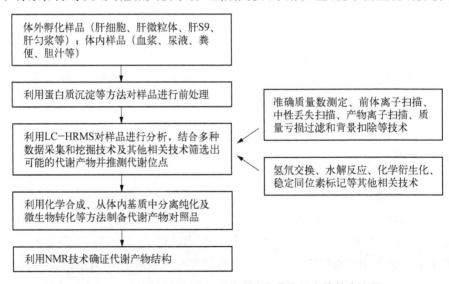

图 7－5　采用高分辨质谱开展代谢产物鉴定研究的基本流程

位素标记等)鉴定代谢产物并推测可能的代谢位点;利用化学合成、从体内基质中分离纯化和微生物转化等方法获得代谢产物对照品;最后,利用 NMR 技术确证代谢产物结构。截止到目前,本实验室基于该流程开展了上百余项创新药物的代谢产物鉴定研究。

二、反应性代谢产物的鉴定

药物在代谢过程中可能产生具有亲电性的反应性中间体,这类中间体若与体内生物大分子发生共价结合可导致细胞功能损伤,进而产生毒性。因此,反应性代谢产物的鉴定已成为药物代谢毒理学的重要研究领域。

反应性代谢产物由于化学不稳定性,通常需要加入一些捕获试剂才能被检测。目前,常用的捕获试剂包括谷胱甘肽(GSH)、半胱氨酸(Cys)、N-乙酰半胱氨酸(NAC)、氨基脲、甲氧胺、氰基阴离子等。谷胱甘肽、半胱氨酸和 N-乙酰半胱氨酸属于"软"亲核试剂,可用于捕获 α, β-不饱和羰基、苯醌、苯亚胺、环氧化物等反应性代谢产物。氨基脲、甲氧胺和氰基阴离子属于"硬"亲核试剂,其中氨基脲和甲氧胺主要用于捕获含有醛基的反应性代谢产物,而氰基阴离子可用于捕获亚胺正离子型反应性代谢产物。

GSH 几乎存在于所有哺乳动物的组织,是反应性代谢产物的天然清除剂。筛查 GSH 结合物可以鉴定由药物产生的大部分反应性代谢产物。目前,已有大量利用高分辨质谱鉴定 GSH 结合物的报道[27,31-33]。在正离子扫描模式下,GSH 结合物易中性丢失 129 Da(焦谷氨酸),因此可以通过中性丢失扫描129 Da 来快速检测 GSH 结合物。由于基质中许多内源性物质也能产生129 Da 的中性丢失,因此进行复杂生物样品分析时易出现假阳性结果。为了提高选择性,减少假阳性结果的产生,可使用 129.042 6 Da(焦谷氨酸的准确分子质量)的准确质量中性丢失扫描来筛查 GSH 结合物。此外,应用稳定同位素标记的 GSH 作为捕获剂,也能减少假阳性结果的产生。将天然存在的 GSH 与稳定同位素标记的 GSH[^{15}N, ^{13}C$_2$]等摩尔比混合,利用该 GSH 混合物去捕获反应性代谢产物,生成的 GSH 结合物能产生差 3 Da 的同位素峰[34]。Dieckhaus 等研究发现各种类型(苯环、脂肪族和硫酯等)的 GSH 结合物在负离子扫描模式下均能产生 m/z 272 的碎片离子,因此可在负离子模式下对 m/z 272 碎片离子进行前体离子扫描,能更加全面地筛查各种类型的 GSH 结合物[35]。

参考文献

[1] Ohtsuka K, Inoue S, Kameyama M, et al. Intracellular conversion of irinotecan to its active form, SN-38, by native carboxylesterase in human non-small cell lung cancer. Lung Cancer, 2003, 41: 187 – 198.

[2] Tolonen A, Turpeinen M, Pelkonen O. Liquid chromatography-mass spectrometry in in vitro drug metabolite screening. Drug Discovery Today, 2009, 14: 120 – 133.

[3] Pan L, Guo S, Chen X, et al. Characterization of TPN171 metabolism in humans via ultra-performance liquid chromatography/quadrupole time-of-flight mass spectrometry. Journal of Pharmaceutical and Biomedical Analysis, 2019, 172: 302 – 310.

[4] Levsen K, Schiebel H M, Behnke B, et al. Structure elucidation of phase II metabolites by tandem mass spectrometry: An overview. Journal of Chromatography A, 2005, 1067: 55 – 72.

[5] Zhang H, Zhang D, Ray K, et al. Mass defect filter technique and its applications to drug metabolite identification by high-resolution mass spectrometry. Journal of Mass Spectrometry, 2009, 44: 999 – 1016.

[6] Zhu M S, Ma L, Zhang D, et al. Detection and characterization of metabolites in biological matrices using mass defect filtering of liquid chromatography/high resolution mass spectrometry data. Drug Metabolism and Disposition, 2006, 34: 1722 – 1733.

[7] Zhang H, Zhu M S, Ray K L, et al. Mass defect profiles of biological matrices and the general applicability of mass defect filtering for metabolite detection. Rapid Communications in Mass Spectrometry, 2008, 22: 2082 – 2088.

[8] Ruan Q, Zhu M S. Investigation of bioactivation of ticlopidine using linear ion trap/orbitrap mass spectrometry and an improved mass defect filtering technique. Chemical Research in Toxicology, 2010, 23: 909 – 917.

[9] Mortishire-Smith R J, Castro-Perez J M, Yu K, et al. Generic dealkylation: A tool for increasing the hit-rate of metabolite rationalization, and automatic customization of mass defect filters. Rapid Communications in Mass Spectrometry, 2009, 23: 939 – 948.

[10] Zhang H, Ma L, He K, et al. An algorithm for thorough background subtraction from high-resolution LC/MS data: Application to the detection of troglitazone metabolites in rat plasma, bile, and urine. Journal of Mass Spectrometry, 2008, 43: 1191 – 1200.

[11] Zhang H, Yang Y. An algorithm for thorough background subtraction from high-resolution LC/MS data: Application for detection of glutathione-trapped reactive metabolites. Journal of Mass Spectrometry, 2008, 43: 1181 – 1190.

[12] Kostyukevich Y, Acter T, Zherebker A, et al. Hydrogen/deuterium exchange in mass spectrometry. Mass Spectrometry Reviews, 2018, 37: 811 – 853.

[13] Raju B, Ramesh M, Borkar R M, et al. In vivo metabolic investigation of moxifloxacin using liquid chromatography/electrospray ionization tandem mass spectrometry in combination

with online hydrogen／deuterium exchange experiments. Rapid Communications in Mass Spectrometry, 2012, 26: 1817 – 1831.

[14] Chen G, Daaro I, Pramanik B N, et al. Structural characterization of in vitro rat liver microsomal metabolites of antihistamine desloratadine using LTQ-Orbitrap hybrid mass spectrometer in combination with online hydrogen/deuterium exchange HR-LC/MS. Journal of Mass Spectrometry, 2009, 44: 203 – 213.

[15] Meng J, Zhong D, Li L, et al. Metabolism of MRX-I, a novel antibacterial oxazolidinone, in humans: The oxidative ring opening of 2, 3-Dihydropyridin-4-one catalyzed by non-P450 enzymes. Drug Metabolism and Disposition, 2015, 43: 646 – 659.

[16] Shipkova M, Armstrong V W, Wieland E, et al. Identification of glucoside and carboxyl-linked glucuronide conjugates of mycophenolic acid in plasma of transplant recipients treated with mycophenolate mofetil. British Journal of Pharmacology, 1999, 126: 1075 – 1082.

[17] Chen X Y, Zhao L M, Zhong D F. A novel metabolic pathway of morphine: Formation of morphine glucosides in cancer patients. British Journal of Clinical Pharmacology, 2003, 55: 570 – 578.

[18] Miao Z, Kamel A, Prakash C. Characterization of a novel metabolite intermediate of ziprasidone in hepatic cytosolic fractions of rat, dog, and human by ESI-MS /MS, hydrogen／deuterium exchange, and chemical derivatization. Drug Metabolism and Disposition, 2005, 33: 879 – 883.

[19] Shen Z, Reed J R, Creighton M, et al. Identification of novel metabolites of pioglitazone in rat and dog. Xenobiotica, 2003, 33: 499 – 509.

[20] Kassahun K, Mattiuz E, Nyhart E, et al. Disposition and biotransformation of the antipsychotic agent olanzapine in humans. Drug Metabolism and Disposition, 1997, 25: 81 – 93.

[21] Johnson K A, Prakash C. Metabolism, excretion, and pharmacokinetics of (3-{[4-tert-butyl-benzyl)-(pyridine-3-sulfonyl)-amino]-methyl}-phenoxy-acetic acid, an EP2 receptor-selective prostaglandin E2 agonist, in male and female Sprague-Dawley rats. Drug Metabolism and Disposition, 2005, 33: 1191 – 1201.

[22] Kulanthaivel P, Barbuch R J, Davidson R S, et al. Selective reduction of N-oxides to amines: application to drug metabolism. Drug Metabolism and Disposition, 2004, 32: 966 – 972.

[23] Unkefer C J, Martinez R A. The use of stable isotope labelling for the analytical chemistry of drugs. Drug Testing and Analysis, 2012, 4: 303 – 307.

[24] Takahashi M, Izumi Y, Iwahashi F, et al. Highly Accurate detection and identification methodology of xenobiotic metabolites using stable isotope labeling, data mining techniques, and time-dependent profiling based on LC/HRMS/MS. Analytical Chemistry, 2018, 90: 9068 – 9076.

[25] Avula B, Tekwani B L, Chaurasiya N D, et al. Profiling primaquine metabolites in primary

human hepatocytes using UHPLC- QTOF-MS with ^{13}C stable isotope labeling. Journal of Mass Spectrometry, 2013, 48: 276 – 285.

[26] Deng P, You T, Chen X, et al. Identification of amiodarone metabolites in human bile by ultraperformance liquid chromatography/quadrupole time-of-flight mass spectrometry. Drug Metabolism and Disposition, 2011, 39: 1058 – 1069.

[27] Yu J H, Deng P, Zhong D F, et al. Identification of amino acid and glutathione N-conjugates of toosendanin: Bioactivation of the furan ring mediated by CYP3A4. Chemical Research in Toxicology, 2014, 27: 1598 – 1609.

[28] Schlotterbeck G, Ceccarelli S M. LC-SPE-NMR-MS: A total analysis system for bioanalysis. Bioanalysis, 2009, 1: 549 – 559.

[29] Gathungu R M, Kautz R, Kristal B S, et al. The integration of LC-MS and NMR for the analysis of low molecular weight trace analytes in complex matrices. Mass Spectrometry Reviews, 2020, 39: 35 – 54.

[30] Li L, Huang X J, Peng J L, et al. Wedelolactone metabolism in rats through regioselective glucuronidation catalyzed by uridine diphosphate-glucuronosyltransferases 1As (UGT1As). Phytomedicine, 2016, 23: 340 – 349.

[31] Zhou L, Pang X Y, Xie C, et al. Chemical and enzymatic transformations of nimesulide to GSH conjugates through reductive and oxidativem mechanisms. Chemical Research in Toxicology, 2015, 28: 2267 – 2277.

[32] Xie C, Zhong D F, Chen X Y. A fragmentation-based method for the differentiation of glutathione conjugates by high-resolution mass spectrometry with electrospray ionization. Analytica Chimica Acta, 2013, 788: 89 – 98.

[33] Huang K, Huang L, van Breemen R B. Detection of reactive metabolites using isotope-labeled glutathione trapping and simultaneous neutral loss and precursor ion scanning with ultra-high-pressure liquid chromatography triple quadruple mass spectrometry. Analytical Chemistry, 2015, 87: 3646 – 3654.

[34] Liao S, Ewing N P, Boucher B, et al. High-throughput screening for glutathione conjugates using stable-isotope labeling and negative electrospray ionization precursor-ion mass spectrometry. Rapid Communications in Mass Spectrometry, 2012, 26: 659 – 669.

[35] Dieckhaus C M, Fernandez-Metzler C L, King R, et al. Negative ion tandem mass spectrometry for the detection of glutathione conjugates. Chemical Research in Toxicology, 2005, 18: 630 – 638.

第八章

生物样品定量分析

第一节 分析方法的建立和验证

在医药行业,对生物基质(血清、血浆、全血、尿、粪等)中的药物浓度进行定量分析是非常重要的,这些数据将有助于新药研发、仿制药上市和临床合理用药等。无论是动物的毒代试验,还是临床试验、生物等效性研究,定量分析的结果是决定化合物安全性和有效性的关键数据。因此,生物样品定量分析方法的建立、验证、应用和相关的数据管理都必须严格遵循标准,以确保数据的可靠性。

目前的生物分析方法相关指导原则主要包括:《中国药典》2020 年版"生物样品定量分析方法验证指导原则"、美国 FDA 发布的"Bioanalytical Method Validation Guidance for Industry(2018)"、EMA 发布的"Guideline on Bioanalytical Method Validation(2011)"和 ICH 发布的"ICH harmonised guideline bioanalytical method validation(2019)"。

一、分析方法的建立

生物样品定量分析方法开发的目的是确定方法的设计、操作条件、局限性和适用性以达到预期目的,并确保分析方法已被优化,可用于验证。液相色谱-串联质谱技术(liquid chromatography-tandem mass spectrometry, LC-MS/MS),兼容了色谱的分离能力与质谱的高选择性,已经成为生物分析领域最重要的工具。近年来,仪器技术发展迅速,新型色谱仪如超高压色谱、快速色谱、微流量色谱等相继面世,极大地增强了定量分析能力,但 LC-MS/MS 方法的建立与开发仍面临诸多挑战。建立生物样品定量分析方法之前,首先要尽可能地了解化合物的理化性质及其药动学行为,如 pK_a、体内外代谢情况和蛋白结合率等,这些信息将有助于样品预处理方法的选择、色谱和质谱条件的优化、决定是否需要同时测定原形药物和代谢物等。建立生物样品定量分析方法时,一般需要考虑如下因素:

1. 灵敏度

开发超灵敏的分析方法,是药物分析领域一种主要趋势。产生这一趋势的主要原因包括以下几个方面:① 新药研发趋于开发高活性、低毒性的药物,剂量降至几毫克甚至微克级,其体内暴露量越来越低;② 靶向新剂型(例如脂质体)及抗体−药物偶联物等药物传递系统的快速发展使药物在体内分布主要集中在病灶部位,其血浆浓度相对降低;③ 药物自身药理性质决定了较低的给药剂量,如激素类药物活性较高,给药剂量低;④ 生物样品采集量有限,如血浆白细胞、临床前研究中动物血浆样品、干血斑等。

预处理方法的浓缩能力及对待测物提取选择性的高低,直接影响生物分析的灵敏度。浓缩样品是提高分析方法灵敏度最简单的方法。液液萃取法(liquid-liquid extraction,LLE)和固相萃取法(solid-phase extraction,SPE)的样品浓缩能力强,血浆用量可达到 1~3 mL。蛋白沉淀法(protein precipitation,PPT)受蛋白聚集效果及提取选择性的影响,难以浓缩体积大于 0.5 mL 的生物样品。Micro SPE 技术可以将 500 μL 样品浓缩于 50 μL 洗脱液中。

酸性与碱性等强极性药物通常难以保留于质谱检测常用的反相色谱体系中,即使有微弱的保留也容易受到基质抑制、离子化效率低的影响,导致方法灵敏度减弱[1]。常规色谱法分离此类药物时,为了改善色谱行为,常使用离子对试剂或高离子强度缓冲液,但这些试剂挥发性差,不适合质谱检测。因此,在采用 LC−MS/MS 分析时,常需借助衍生化的样品预处理方法降低化合物的极性,进而增加色谱保留、改善色谱峰形,提高方法的灵敏度[2-4]。

2. 高通量

随着药物研发的井喷式增长,生物样品数量也迅猛增加。由于生物分析方法的通量直接影响药物研发的时间成本,生物分析人员以追求更高的分析通量,来应对生物样品数量的暴增。LC−MS/MS 技术凭借其出色的特异性,大大缩短了色谱分离的时间,极大地提高了样品分析通量。色谱分离时间从传统的色谱−紫外或色谱−荧光等分析技术的 10~30 min 缩减到 1~10 min,提升幅度在 3~10 倍。样本分析通量的瓶颈也逐渐从仪器检测部分转移到样品预处理上。为了提升样品预处理的通量,高通量的自动化设备被开发。柱切换技术可实现在线固相萃取的功能,大大简化了 SPE 的预处理步骤,提高了分析通量。96 孔、384 孔自动化预处理仪器可实现多种提取方式,如 PPT、LLE 和 SPE 等。为了与自动化设备相兼容,许多新型预处理方法也被相应地开发出来,如固相辅助 LLE、液相微萃取技术等。开发分析方法时,需要根据化合物类型、实验目的选择合适的样品预处理方法[5-7]。

3. 稳定性

除了分析方法的通量和灵敏度外,方法的准确性和数据的质量等问题也越来越受到关注。多种因素可导致浓度测定结果不准确,其中药物及其体内代谢物不稳定,从而造成浓度分析产生偏差的问题被广泛报道。稳定性问题按照产生原因可以分为以下两类。第一类问题是药物本身在样品采集、处理和分析过程中不稳定,浓度测定产生负偏差。例如,喜树碱类药物伊立替康(CPT - 11)含有内酯(lactone, LAC)结构,在偏碱性的血浆中会水解开环为羟基羧酸(carboxylate, CAR)型产物,导致测定浓度偏低[8,9];含双键化合物在光照条件下易生成顺反异构体[10]。此类问题容易通过稳定性试验发现,方法是将待测物配制于生物基质中,放置于不同条件下,通过比较新鲜配制样品与放置后样品浓度评估其稳定性。另一类问题是不稳定的药物代谢物可能在生物分析各个过程中转化为原形药物,使得浓度测定产生正偏差。例如,酯型葡萄糖醛酸结合物在血浆中不稳定,易水解为原形药物[11]。在分析方法开发及验证过程中,尤其是在药物体内代谢信息未知的情况下,无法判断是否存在不稳定代谢物,且不稳定代谢物转化为原形药物的情况也不易被发现。为了避免此类情况的发生,建议使用早期非临床试验及临床预试验给药后的血浆样品,将其置于不同条件下,评估是否存在代谢物与原形药物的转化问题。

4. 基质效应

化合物产生质谱信号需要发生电离的过程,而这一过程往往受到内源性基质和离子强度的影响,导致质谱信号的波动增加或减弱,影响定量分析的准确性,这一现象被称为基质效应。血浆中的磷脂是造成基质效应的主要因素[12,13]。为了降低磷脂对定量分析的影响,常采用的策略包括以下几种:① 选择对待测物提取选择性更强的样品预处理方法,如 LLE 或 SPE,达到降低或去除预处理过程中引入的磷脂的目的;② 使用梯度色谱洗脱模式,防止磷脂在色谱柱中蓄积;③ 利用质谱监测磷脂色谱行为,避免待测物和磷脂色谱共流出;④ 使用同位素标记物作为内标,校正磷脂对待测物信号的影响。其中在样品预处理过程中去除磷脂是消除基质效应的最有效手段[14-17]。

5. 残留

残留效应是指在高浓度的样品进样分析后,在进样体系或色谱柱中残留了一定量的待测物,从而影响了下一次进样时低浓度样品测定结果的准确度。生物样品中待测物的浓度相差很大,高浓度样品与低浓度样品中待测物的浓度可能相差几百倍甚至几千倍,因此,残留是 LC-MS/MS 在体内药物分析中遇到的常见问题。其产生的原因可能是:① 清洗自动进样针的溶剂选择不当,通常情况下,采用甲醇-水(50:50,v/v)组成的洗针液就能够有效地清除进样针上的残留待测物,但对于一些疏水性极强的化合物,采用更高比例的甲醇能更有效地消除残留效应;② 洗针和进样程序设计不合理,对于色谱保留极强的化合物,可采用梯度洗脱,并在后半段采用高比例有机相进行洗脱,有利于消除残留;③ 进样针座吸附待测物,目前,各仪器生产商也逐渐注意到降低残留效应对于生物样品分析方法开发的重要性,纷纷推出了能够减少残留的自动进样器,并优化自动清洗针座的程序,提供自动清洗进样阀的设定选项,降低残留对分析测试的影响[18-20]。

6. 多组分同时测定

在开展生物样品分析时,经常会遇到需要多组分同时测定的情况。得益于 LC-MS/MS 技术兼容了色谱的分离能力与质谱的高选择性,使得多组分同时测定成为可能。① 对于复方制剂,当存在两种或多种药物的剂量相差悬殊的情况时,通常会导致体内浓度差异较大,同时测定时需要兼顾浓度较低成分的定量下限(lower limit of quantification, LLOQ)要求,又要考虑浓度较高成分的响应是否会饱和,因此需要对各个待测物的质谱响应、线性范围和灵敏度三者进行综合考虑;② 对于体内生成的活性、毒性或者浓度较高的代谢物,一般需要同时测定原形和代谢物在体循环或组织中的浓度。代谢物的极性一般大于原形药物,在反相色谱系统中的色谱保留较弱,出峰时间较早,部分代谢物的极性可能远大于原形药物,如Ⅱ相结合型代谢物等,导致与原形药物较大的色谱保留和出峰时间差异,这种情况下一般采用梯度洗脱,使得极性差异较大的代谢物和原形药物能够依次被洗脱出来,缩短分析时间,实现同时测定[21];③ 在药物-药物相互作用研究中,经常需要同时测定联合给药的多种药物,以评价药物-药物相互作用的强弱程度。不同待测物的理化性质可能存在较大差异,一般需要优化色谱条件中的流动相、梯度和质谱条件中的正、负离子检测模式、离子源参数等,以满足每个待测物的检测需求。当待测物的理化性质差异较大时,可以考虑采用 SPE 预处理、梯度洗脱、正负离子切换等方法来实现同时测定。

二、分析方法的验证

为了确保分析性能的可接受性和分析结果的可靠性,建立生物分析方法之后,应对其进行完整验证,包括:标准曲线、选择性、灵敏度、准确度、精密度、残留、稳定性、稀释和基质效应等。当有多个待测物时,验证和分析的原则适用于所有的目标待测物[22-26]。

变更已验证过的分析方法需要进行部分方法学验证。部分验证的内容可能简单到只有批内准确度的考察,也可能复杂到接近完整的方法学验证。常见的需要开展部分方法学验证的修改包括:分析方法在不同实验室的转移、仪器或检测系统的改变、样品处理过程的改变、样品取用体积的变化、线性范围的变化、更换抗凝剂、种属或者基质的改变及更换联合用药方案等。

交叉验证是同一研究或不同研究中两种或多种生物分析方法或技术的验证参数的比较。在多个实验室开展同一研究的样品检测时,也需要开展交叉验证,可通过在不同实验室检测相同的质控样品和实际样品,以确保实验室间的一致性。

1. 标准品

在方法验证之前,首先要检查待测物和内标标准品的有效期和纯度,并能够溯源。标准品的来源可以是市售或者实验室内分离制备获得,但必须提供分析证书(certificate of analyte,COA)或同等的其他材料来证明标准品的质量,应包含有关纯度、储存条件、重新标定/失效日期和批号的相关信息。内标的 COA 不是必需的,但是必须证明杂质或其他待测物不会影响内标的测定。对于 LC-MS/MS 分析方法,推荐采用稳定同位素标记的内标,但同位素内标必须具有足够高的同位素纯度,并且不发生同位素交换反应,应检测是否存在未标记待测物,如果存在,则必须在方法验证期间评估其潜在影响。

2. 标准曲线

方法建立之前需要设定合适的线性范围,这主要取决于基质中待测物的浓度,可通过预试样品来确认。若样品中待测物的浓度未知,只能通过后续调整来优化方法的线性范围。配制标准曲线样品的基质必须与样品的基质保持一致。标准曲线至少包含 6 个浓度水平样品,空白样品(不含待测物和内标的基质样品)和零浓度样品(仅含内标的基质样品)。应使用简单的回归模型来充分描述浓度-响应关系,空白样品和零样品不应该包含在标准曲线回归方程当中。标准曲线的参数包括斜率和截距,校正标样的回算浓度应在定量下限标示浓度的±20%以内,其他水平应在标示值的±15%以内。至少有 75%的校正标样且至少 6 个浓度水平应符合上述标准。

3. 质控样品

质控样品旨在模拟试验样品,制备方法是将已知浓度的待测物加入到空白基质中,在与预期试验样品相同的条件下储存并分析,以评估分析方法的有效性。配制质控样品的基质也必须与试验样品的基质保持一致。考虑到方法开发时稳定性一般还未进行考察,推荐使用新鲜配制的质控样品,以确保结果的准确性。标准曲线样品和质控样品必须采用不同的储备液进行配制,以避免出现与方法分析性能无关的偏差。在方法验证过程中,应制备在标准曲线范围内至少 4 个浓度水平的质控样品:$LLOQ$、在 $LLOQ$ 浓度 3 倍以内(低浓度质控)、约为标准曲线范围的 30%~50%(中浓度质控)和至少定量上限的75%(高浓度质控)。

4. 选择性

选择性是分析方法在空白生物基质中存在潜在干扰物质(非特异性干扰)的情况下区分和测定待测物的能力。方法的选择性通过至少 6 个不同来源的空白样品进行考察,当基质来源稀缺的情况下可适当减少。选择性的评估应证明空白样品中待测物或内标的保留时间处没有干扰组分引起的显著响应。干扰组分的响应应不高于待测物定量下限响应的 20%,并且不高于每个基质 $LLOQ$ 样品中内标响应的 5%。根据试验目的的不同,选择性考察可能涉及特殊基质样品,如溶血样品、高血脂样品和特殊人群样品。其中,溶血基质选择性的评价应使用至少一种来源的溶血基质,可通过向基质中添加溶血全血(至少 2%,v/v)获得,以形成明显可检测的溶血样品。在 LC-MS/MS 方法开发中,选择性需要考察基质对离子抑制、离子增强和提取效率的影响。基质中可能的干扰物质包括内源性物质、代谢物、辅料及联合给药时的其他药物。代谢物在样品制备过程中是否会转化为原形药物也需要考虑(如 N-氧化物、内酯代谢物、葡萄糖醛酸结合物等）。若样品采集时使用了酶抑制剂或稳定剂,则需要考察它们对测定的干扰。

5. 灵敏度

方法的灵敏度通过 $LLOQ$ 样品进行考察,要求 $LLOQ$ 样品中待测物的响应应高于空白样品的 5 倍。$LLOQ$ 样品可单独进行评价,也可作为精密度与准确度考察中的一部分。$LLOQ$ 的设定应考虑样品的预期浓度和试验目的,如生物等效性实验的 $LLOQ$ 不应高于峰浓度的 5%,而在探索性药动学研究中,设定非常低的 $LLOQ$ 往往是没有必要的。

6. 准确度

分析方法的准确度描述了实测浓度与真实浓度的接近程度,通过测定已知浓度的质控样品来考察,结果以实测浓度与真实浓度的百分比表示。准确度需要分别考察批内和批间准确度。批内准确度应通过在每一分析批,对每个浓度水平的质控样品进行至少 6 样品分析来评估。批间准确度需要至少 3 个分析批对每个质控浓度水平进行评估,批间准确度应结合所有批次的数据进行计算。除 $LLOQ$ 外,每个浓度水平质控样品的总体准确度应在标示值的 ±15% 以内,$LLOQ$ 的准确度应在标示值的 ±20% 以内。

7. 精密度

分析方法的精密度描述了样品重复测定时结果的接近程度。精密度同样需要分别考察批内和批间精密度。除 $LLOQ$ 外,每个浓度水平质控样品的精密度（$CV\%$）不应超过 15%,$LLOQ$ 的精密度不应超过 20%。

8. 残留

残留是指前一个样品残留在分析仪器上的残留物而引起的测定浓度的变化,通过高浓度样品或定量上限样品之后检测空白样品来考察方法的残留,空白样品中的残留应低于定量下限样品的 20%,内标应低于 5%。方法开发时应避免残留的发生,若残留问题无法解决,则需要考察残留是否会影响测定结果的准确性。

9. 回收率

回收率的考察方法是以空白基质提取后加入溶液的样品表示 100% 的回收率,通过同一浓度两种处理方法的峰面积比值来计算回收率。分析方法的回收率大小虽然没有明确的指标,只要待测物的质谱响应可以满足定量线性所需即可,但是待测物同一浓度和不同浓度的提取回收率需要相对平稳,其精密度和内标的回收率精密度均应在 15.0% 以内。

10. 稳定性

在方法开发过程中,需要考察待测物在基质中的化学稳定性,包括样品采集、样品处理和样品贮存等环节。稳定性评价必须覆盖可预期的样品在采集、运输、贮存和分析过程中经历的多种条件,具体包括待测物的冻融稳定性、储备液/工作液稳定性、长期稳定性及处理后样品的稳定性。

基质中的稳定性通过比较稳定性质控样品和新鲜配制的标准曲线、质控样品进行考察。采用低浓度和高浓度稳定性质控样品考察试验基质中待测物的稳定性,每个浓度水平应至少制备 3 个稳定性质控样品,每一浓度的均值应在标示浓度的 ±15% 范围内。对于联合给药或复方给药,需要考察其他药物对待测物的稳定性是否产生影响。

冻融稳定性是为了评估从冷冻储存条件中反复取出样品的影响,应在多次冷冻和解冻循环后考察待测物的稳定性。应采用与试验样品相同的处理过程对低和高浓度稳定性质控样品进行解冻和分析,且稳定性质控样品应在解冻循环之间保持至少 12 h 的冷冻。经验证的冷冻/解冻循环次数应不少于试验样品所经历的冻融循环次数,且至少应进行 3 次循环。

储备液和工作液稳定性应根据分析试验样品期间使用的储存条件,确定待测物和内标储备液和工作液的稳定性。采用溶液的最低和最高浓度进行考察,考虑到检测器的线性和检测范围,应通过适当稀释,通过检测器的响应来考察储备液和工作液的稳定性。

长期稳定性是为了考察待测物储存在冰箱中的长期稳定性。低和高浓度稳定性质控样品应在与试验样品相同的冰箱储存条件下保存至少相同的持续时间。对于化学药物,可以接受将一个温度(如-20℃)的稳定性外推到更低温度(如-70℃)。对于生物药物,可以采用括号法。例如,在-70℃和-20℃条件下的稳定性已经被证明的情况下,若试验样品储存温度在此范围之间,则不必额外考察试验样品储存温度下的长期稳定性。

处理后样品的稳定性包括在室温条件下的稳定性和在自动进样器温度下的自动进样器稳定性。

11. 稀释

稀释的要求是不能影响方法的准确度和精密度,将浓度高于定量上限(upper limit of quantitation, ULQQ)的样品用空白基质稀释一定倍数后考察准确度和精密度,接受标准是±15%。

12. 基质效应

基质效应是指由于生物基质中的干扰物质或未识别的成分引起的待测物响应的改变。基质效应的考察至少包含 6 个不同来源的基质,不能使用混合来源的基质。对于每个待测物和内标,准确度应在标示浓度的±15%以内,并且所有单个来源基质的精密度不应大于15%。如果基质难以获得,可以允许使用更少来源的基质。若制剂中含有能导致基质效应的辅料,则需要采用服用该辅料的动物或受试者作为基质来源,除非该辅料已被证明不会在体内发生代谢和转化。基质效应也应在相关的患者群体或特殊人群(例如肝功能不全或肾功能不全患者)中评估。当预计研究中会出现溶血或高脂基质时,建议在方法验证期间根据具体情况使用溶血或高血脂基质进行额外的基质效应考察。

三、已测样品再分析

考虑到血浆蛋白结合、代谢物的转化、样品的不均一性和联合给药等因素,方法验证中的标准曲线样品和质控样品可能无法完全模拟实际样品,从而影响分析方法的准确度[22-26]。因此,推荐在单独的分析批中对部分受试者样品进行已测样品再分析(incurred sample reanalysis, ISR),以确保方法的准确度与精密度。ISR 是生物样品定量分析方法验证中不可缺少的内容。在进行 ISR 时,标准曲线样品、质控样品和待测样品必须重新进行预处理,也不能合并待测样品。所有新药上市申请(new drug application, NDA)、生物制品上市申请(biologic license application, BLA)和仿制药申请(abbreviated new drug application, ANDA)时提供审批或说明书核心数据的研究都必须进行 ISR,具体包括 ANDA 的人体生物等效性试验、NDA 和 BLA 的药动学、药效学、生物标志物研究等。对于非临床安全性研究,每个种属至少开展一次 ISR。

应基于对分析方法和待测物的深入了解,来选择 ISR 进行的范围。如果试验样品总数少于 1 000 个,那么至少应对 10%的样品进行再分析;如果样品总数大于 1 000,则 ISR 应评估前 1 000 个样品中的 10%(100)加上超过 1 000 个样品的样品数量的 5%。虽然应该从给药人群中尽可能随机地选择受试者,但是应充分覆盖整个浓度范围,这是非常重要的。因此,建议在最大浓度附近和消除相选择部分样品用于 ISR。此外,所选的样品应能代表整个研究。

原始测得的浓度与 ISR 测得的浓度差值与两者平均值的百分比应使用公式计算：%差值＝（再测试值-原始测得值）/平均值×100。对于 ISR 的接受标准，至少 2/3 的百分比差值应该≤20%。

如果 ISR 总体结果不符合接受标准，则应进行调查并纠正原因。应该有一个 SOP 指导如何启动并进行调查。如果经调查未能确定失败的原因，则生物分析报告中也应提供 ISR 失败对研究有效性的潜在影响。如果 ISR 符合接受标准，但在多个样品的结果之间显示出较大或系统差异，这可能表明存在分析问题，建议进行进一步的调查。

第二节　LC‐MS/MS 应用举例

一、固相萃取柱上衍生化法用于人血浆中米诺膦酸分析

米诺膦酸（minodronic acid）是一种高效含氮双膦酸盐药物，2009 年在日本批准上市用于治疗骨质疏松。米诺膦酸的口服剂量远远低于同类其他药物，为 1.0 mg 每天 1 次。其体内暴露量极低，平均达峰浓度为 200 pg/mL[27]。为了完整描述其体内药动学特点，要求定量分析方法的定量下限至少为 10.0～20.0 pg/mL，对分析方法的灵敏度提出了很高的要求。不仅如此，该类药物结构中都含有两个强极性膦酸基，在反相色谱柱上不保留，质谱分析时易产生多电荷离子，不适合采用 LC‐MS/MS 直接测定。增强其色谱保留的策略一般包括使用离子色谱或离子对色谱，以及将膦酸基团衍生化后，再使用反相色谱分离[28-30]，其中以衍生化后采用 LC‐MS/MS 检测的方法具有较高的灵敏度。

Yang 等采用三甲基硅重氮甲烷（TMS‐DAM）为衍生化试剂，将米诺膦酸的膦酸基团活泼氢甲基化处理，降低其极性，增加色谱保留[31]。样品预处理方法是先将血浆样品经弱阴离子 SPE 柱提取后以三甲基硅重氮甲烷衍生化后，用甲醇洗脱产物，收集洗脱液重新上样于同一 SPE 柱，进行第二轮衍生化处理（图 8‐1），再结合 LC‐MS/MS 方法测定血浆中的米诺膦酸。建立米诺膦酸分析方法的最大挑战在于提高灵敏度，因此，样品预处理及衍生化条件优化的目标是尽可能提高衍生化产率从而提高检测灵敏度，具体的优化内容包括柱活化 pH、衍生化装置及方法、柱上衍生化时间、抗凝剂和洗脱液的孵化条件。

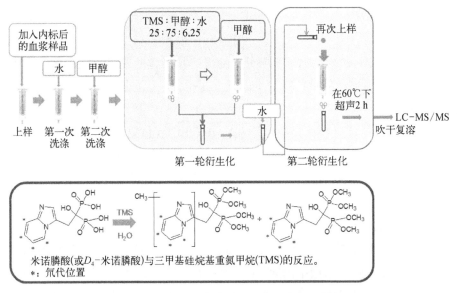

图 8－1　两轮衍生化样品预处理流程示意图

（1）考察柱活化 pH 的影响时，通过考察不同浓度 HCl 对衍生化产率的影响后发现，衍生化的产率随着酸性提高而降低，以水代替 HCl 后产率最高。随后，将 MA 溶液于不同 pH 体系中进行衍生化反应，结果在中性条件下产率最高，其次为酸性条件（pH＝5），碱性条件下几乎不发生反应。

（2）衍生化装置及方法包括：让衍生化试剂在重力作用下自然流下、利用正压装置或通过将 SPE 柱盖住密封让衍生化试剂停留在柱体内。由于缺少与现有 SPE 柱相匹配的正压装置，实验考察了另外两种方法对衍生物生成量的差异。结果发现让衍生化试剂重力作用下自然通过 SPE 柱比使用密封 SPE 柱的情况下，衍生物生成量更多。推测的原因为，衍生化试剂在流动状态下可以增加其与未反应的米诺膦酸之间的接触概率从而提高衍生化效率。

（3）衍生化方法开发过程中发现，内标 D_4-米诺膦酸衍生化产物的生成量低于米诺膦酸，而且波动较大，这使得内标失去了校正作用，从而导致糟糕的线性和重现性。D_4-米诺膦酸的衍生化速率或回收率低于米诺膦酸，可能的原因是芳香杂环氘代后导致反应活性降低。试验中发现，D_4-米诺膦酸产率低的样品，衍生化后洗脱液的颜色为亮黄色，这表明体系中存在较多的未反应试剂，而且这些样品衍生化过程中，衍生化试剂通过 SPE 柱的速度比其他样品快。通过这些观察可以确定，SPE 柱上衍生化时间是提高衍生化产率的一个关键的参数,提高柱上衍生化时间可以提高 D_4-米诺膦酸的衍生化效率。由此想到在第一轮衍生化结束后,重新上样于同一根 SPE 柱进行二次衍生化,提高柱上衍生化时间,使衍生化试剂与分析物进一步反应。通过以上步骤的优化,内标 D_4-米诺膦酸衍生化产物的生成量大幅提高,变异也几乎消除,标准曲线线性良好。

(4) 常用的抗凝剂有肝素和 EDTA,由于 EDTA 抗凝后的血浆样品比肝素要清澈很多,固体颗粒少,本研究中使用 EDTA 作为抗凝剂。另外通过实验发现 EDTA 有助于提高衍生物的产量。EDTA 的作用在于防止米诺膦酸与金属离子之间成盐,减少米诺膦酸的流失,并提高重现性。

(5) 实验中发现,将柱上衍生化的洗脱液置于 $40 \sim 60 ℃$ 水浴中孵化或者进行超声处理有助于提高衍生物生成量。最优的条件为 $60 ℃$ 水浴中超声孵化 2 h,表明衍生化反应在洗脱液中仍然可以继续进行。采用最终优化后的预处理方法衍生化 $100 \mu g/mL$ MA 溶液后,使用 $LC-UV(\lambda=278 nm)$ 进行监测,结果在上样、清洗及洗脱液中均未监测到未反应的米诺膦酸,表明分析物完全被衍生化。

进一步对色谱和质谱条件进行了优化。分析物的膦酸基团被甲基化后反相色谱保留明显提高,且峰形良好。色谱方法开发初期,存在非常宽且响应高的共流出背景干扰,该干扰源于 TMS-DAM。为了分离该干扰,尝试了多种固定相色谱柱,包括 C_{18}、苯基和 PFP 等。键合相中含有苯环的色谱柱(如 PFP 和苯基柱)比 C_{18} 色谱柱有更好的保留。碱性流动相比酸性流动相保留能力更强,但使用碱性流动相时,待测物峰不能与干扰峰分离。最终选择了 Eclipse XDB 苯基色谱柱,梯度洗脱模式。干扰峰得到分离并且获得了尖而对称的峰形,提高了方法灵敏度。根据文献报道,不同的双膦酸药物与 TMS-DAM 或重氮甲烷的反应产物不同,通常产物以四甲基化产物为主,然而本研究中的衍生化反应不但生成了四甲基衍生物(TMMA, m/z 379),还生成了新的五甲基衍生物(PMMA, m/z 397)。MRM 谱图中五甲基衍生物的信噪比优于四甲基衍生物,且干扰峰较少,因此选择前者作为定量米诺膦酸的参照物。与大气压化学电离相比,Turbo Ion Spray 模式下的信号更强。喷雾电压、去簇电压和温度等质谱参数经过仔细优化,以获得最强信号。

最终建立的柱前衍生化 LC-MS/MS 法测定米诺膦酸定量下限可达 $10.0 pg/mL$。线性范围为 $10.0 \sim 1\,000 pg/mL$。各浓度水平日内、日间精密度(RSD)均小于 1.7%,准确度(RE)在 $2.8\% \sim 5.0\%$ 之间。该方法成功应用于健康受试者口服 1.0 mg MA 的药动学研究。给药后平均达峰浓度为 289～256 pg/mL，达峰时间为 1.92～0.78 h。该方法灵敏度足以测定给药后 24 h 后中血浆米诺膦酸浓度。

二、固相萃取法应用于人血浆中伊立替康及其主要代谢物分析

伊立替康(CPT-11,图8-2)是一种水溶性较好的喜树碱衍生物,1996 年被 FDA 批准用于治疗结直肠癌。CPT-11 在体内羧酸酯酶的作用下水解为活性代谢物 SN-38,其活性为 CPT-11 的 100～1 000 倍,SN-38 在体内葡萄糖醛酸转移酶 1A1 的作用下发生 Ⅱ 相结合反应,失活生成葡萄糖醛酸结合物(SN-38-G)[32]。CPT-11、SN-38 和 SN-38-G 结构中均含有内酯(LAC)基团,在体内水解失活为开环(CAR)代谢物,降低了疗效,增加了毒副作用。为了减少 CPT-11 临床使用中的不良反应,高靶向脂质体制剂成为研究热点。研究表明伊立替康脂质体制剂可以增加药物生物利用度,延长 CPT-11 及SN-38 半衰期,进而延长了药效作用时间[33]。

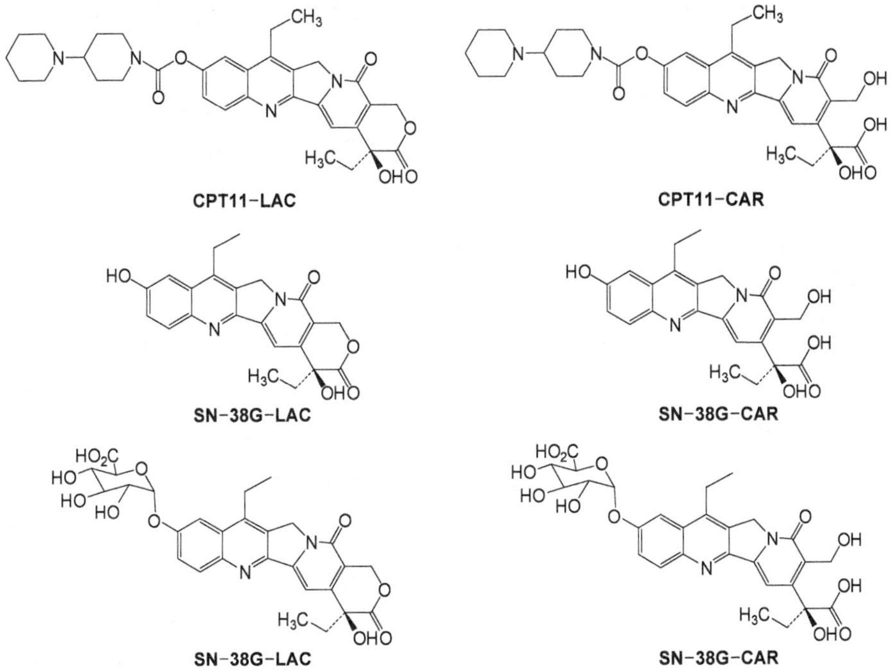

图8-2　伊立替康及其代谢物的结构式

测定 CPT-11 及其代谢物的方法可以分为两类,测定内酯型和开环型的总浓度,或分别测定各自的浓度[9,34,35]。当测定总浓度时,通常需要在样品预处理过程中将血浆、提取试剂或提取后样品酸化,目的是将全部的开环型转化为内酯型。分别测定内酯型及开环型方法的关键是防止相互转化,需要保持提取体系处于低温状态,如使用冰冻的沉淀试剂提取样品。研究脂质体制剂药物动力学时,重点需要获得非脂质体药物及代谢物的血浆浓度。为了测定非脂质体 CPT-11 及代谢物的浓度,需要将血浆中脂质体和非脂质体 CPT-11 分离。由于甲醇、乙腈等有机试剂会溶解破坏脂质体,PPT 和 LLE 技术不适合脂质体药物药动学研究。分离脂质体型药物和非脂质体药物的常用方法包括 SPE、超滤、排阻色谱、密度梯度离心等[36-38]。超滤和排阻色谱可以根据非脂质体药物分子和脂质体直径大小不同进行分离,然而超滤法容易产生非特异性吸附,造成非脂质体药物浓度测定值偏低。密度梯度离心和排阻色谱操作复杂、通量低,不适合大批量临床样品分析。SPE 技术利用不同物质在填料表面保留能力的大小,通过改变清洗液和洗脱液的极性,分离不同极性的物质。SPE 技术可利用脂质体和非脂质体药物在柱填料保留的差异达到分离效果,而且相较其他方法而言,SPE 技术操作简单,适合大批量样品的高通量分析。SPE 技术的一般流程包括载样、清洗和洗脱 3 个步骤。将水作为清洗液很容易将表面分布大量磷脂的强极性脂质体冲洗掉,极性较弱的非脂质体型药物从而保留在 SPE 柱上。随后,使用有机试剂洗脱弱极性的药物分子,便可实现对非脂质体型药物的提取。最终,以伊立替康脂质体作为研究对象,开发出了分离脂质体及非脂质体的 SPE 预处理方法,且同时保证了药物及代谢物的内酯型和开环型不发生相互转化。

非脂质体浓度测定时的待测物为 3 种内酯型化合物及相应开环型代谢物。两种形式在不同环境中可以发生相互转化,环境的 pH 和温度为主要影响因素。偏酸性条件下开环型易于转化为内酯型化合物,碱性及中性条件下则相反。为了防止两者在工作溶液中相互转化,分别将内酯型和开环型配制在各自稳定 pH 环境的标准系列溶液中。首先在空白血浆中加入内酯型工作溶液及相对应的内标工作溶液,涡流混匀后工作溶液中的酸被血浆缓冲体系中和。随后加入开环型工作溶液及其相对应的内标工作溶液。该操作方法保证待测物和内标同时加入保证待测物和内标处于相同的 pH 变化中,涡流混匀使体系 pH 均一,不会出现局部 pH 变化,避免内酯型和开环型相互转化。另外,标准曲线或实际样本测试时,血浆样本采集和处理均在冰水浴中进行,降低了相互转化反应的速率,并使用冰甲醇作为洗脱试剂,提供低温环境。在本实验选用的固相萃取柱上,乙腈的洗脱能力较弱,待测物回收较低,因此选择甲醇作为洗脱剂。

由于脂质体型药物血浆浓度为非脂质体的50～100倍,脂质体型药物浓度与血浆药物总浓度十分接近,可认为相等。因此,可通过直接测定血浆CPT－11总浓度代替脂质体型药物浓度。总浓度测定时选择了简单的蛋白沉淀法,利用乙腈溶解破坏血浆中的脂质体,沉淀剂中加入甲酸以保证提取和进样体系的pH为酸性,抑制开环型CPT－11的生成。

对色谱和质谱各项参数进行了优化。本实验中大部分化合物的极性较弱,在反相色谱柱上均有中等程度的保留,适合反相色谱体系。由于3个化合物CPT－11、SN－38和SN－38－G开环型与相对应的内酯型相比,结构中多了极性较强的羧酸和羟基基团,因此保留较弱,内酯型SN－38－G含有极性很强的葡萄糖醛酸基团而保留最弱,为了实现所有化合物的同时定量分析,最终采用了梯度洗脱法。为了防止开环型和内酯型化合物相互转化,造成色谱峰异常或质谱信号损失,非脂质体浓度测定时流动相选择了中性缓冲体系。而在CPT－11总浓度测定时,为了防止内酯型CPT－11转化为开环型,流动相选择了酸性体系。与大气压化学电离模式相比,各待测物在ESI电离模式下信号更强。CPT－11、SN－38和SN－38－G 3个化合物开环型易发生源内环合生成内酯型,去簇电压大于100 V时$[M+H]^+$信号降低明显,因此调整去簇电压小于60 V。

最终建立了两种LC－MS/MS法分别测定受试者给予伊立替康脂质体后血浆中脂质体和非脂质体CPT－11的总浓度,以及非脂质体的CPT－11、SN－38和SN－38G内酯型和开环型6种分析物浓度。分析方法经过完整验证后应用于伊立替康脂质体人体药动学研究。

第三节　药动学计算与实验室信息管理

一、药动学计算

药动学主要是定量研究药物在生物体内的过程(吸收、分布、代谢和排泄),并运用数学原理和方法阐述药物在机体内的动态规律的一门学科。因此,将生物分析所获得的浓度数据通过特定的数学公式进行计算并获得药动学参数才是药动学研究的目的。药动学参数可以反映药物在体内的动态变化规律,有助于药物研发人员了解药物的性质,是制订临床合理给药方案的主要依据之一,同时也是评价药物制剂质量的重要指标。一般情况下,药动学参数是指由非房室模型统计矩方法得到的参数,此外还包括房室模型药动学参数。非房室模型药动学参数主要包括药-时曲线下面积(AUC)、末端消除半衰期($t_{1/2}$)、表观分布容积(V_d)、清除率(CL)、药峰浓度(C_{max})、达峰时间(T_{max})、稳态血药浓度(C_{ss})和生物利用度(F)等。

给药后,以血浆药物浓度为纵坐标,时间为横坐标,可以绘制出药-时曲线,曲线上的最大血药浓度称为 C_{max},可真实反映药物在体内达到的最大浓度,达到 C_{max} 的时间即为 T_{max},可直接反映药物吸收的快慢,坐标轴和药-时曲线之间所围成的面积称为 AUC,结合药效学研究的结果,就可以判断出药物起效所需要的浓度、起效维持的时间和最高可以耐受的浓度。另外,通过比较系列先导化合物的 AUC,就可以选择出体内暴露水平最高的化合物。AUC 的计算方法包括统计矩法和积分法。积分法是按曲线拟合的方程用积分来计算曲线下面积,由于拟合的不确定性,计算结果往往偏差较大,甚至可能出现负值,因此,药动学研究规定采用统计矩法计算 AUC。统计矩法是按实测值分段用梯形法计算 AUC,该法计算简便,且不受拟合的影响。

末端消除半衰期($t_{1/2}$)是指消除相时血浆药物浓度降低一半所需要的时间,可以反映药物在体内的消除速度。一般经过 5~6 个半衰期,体内的药物绝大部分已消除。化合物的清除通常遵循一级动力学,以血浆药物浓度的对数为纵坐标,时间为横坐标,线性回归后获得的斜率值的负数即为消除速率常数(k),由 k 值可计算得出 $t_{1/2}$($0.693/k$)。药动学半衰期可用于估计为了维持体内治疗浓度所需要的给药间隔,一般为 1~3 个半衰期。$t_{1/2}$ 可因用药剂量、年龄、蛋白质结合、合并用药、疾病(特别肝和肾)等因素而改变,因此药物的 $t_{1/2}$ 在调整用药剂量和用药间隔等有重要作用。

药物进入机体后,实际上各组织中的药物浓度是不同的,在进行药动学计算时,可设想药物是均匀地分布于各种组织与体液,且其浓度与血液中相同,在这种假设条件下药物分布所需的容积称为表观分布容积(V_d),因此,表观分布容积是一个数学概念,并不代表具体的生理空间,用来估算给药后人体接触药物的程度与强度。V_d 可通过公式：$V_d =$ 剂量 $/C_0$（C_0 为静注给药时血中化合物浓度的初始值）计算。某些药物仅限制分布于某一部分体液，其 V_d 就等于该体液的容积，如依文氏蓝染料只分布于血浆中，测定其 V_d 即可求得机体的总血容量。更多情况下，V_d 可反映药物分布的广度和药物与组织结合的程度。在化合物体内经时全过程中，V_d 与血浆中化合物浓度成反比，与体内化合物总量成正比。血浆蛋白高度且紧密结合的化合物和亲水性化合物倾向于被限制在血流中，进入组织中的量有限，V_d 接近血液体积（约 0.07 L/kg），中等亲脂性化合物倾向于均匀分布在血液和组织中，V_d 接近体液体积（约 0.7 L/kg），而高度亲脂性化合物倾向于与组织成分结合，血中浓度低，V_d 大于体液体积（约 0.7 L/kg）。

清除率（CL）是指单位时间内机体清除药物的速率，它反映化合物从体循环中被提取和消除的快慢程度。总清除率是指单位时间内从机体清除的药物表观分布容积数，它包含肾外清除率和肾清除率。根据药动学实验中的静脉注射给药剂量和化合物总暴露，按下式计算清除率：$CL =$ 剂量 $/AUC_{IV}$。如果确定了清除率，则可以用其来估计给药剂量，以提供达到治疗作用必需的化合物暴露水平。例如，对于高清除率化合物，需要较高的剂量以达到有效的暴露。

对于大多数疾病的治疗，在恒定给药间隔时间重复给药时，可产生一个"篱笆"型的血浆药物浓度曲线。如果给药间隔短于完全清除药物的时间，药物便可在体内积累，随着给药次数的增加，药物在体内的积累越来越多，当一个给药间隔内的摄入药量等于排出量时，血药浓度达到稳态。此时，在一个给药间隔内的最大血药浓度为峰浓度 $C_{ss(max)}$，最小血药浓度为谷浓度 $C_{ss(min)}$。当给药剂量维持不变时，给药间隔越短，稳态血药浓度越高，波动越小；当给药间隔维持不变时，给药剂量越大，稳态血药浓度越高，但峰浓度与谷浓度的比值不变。不管给药间隔与给药剂量的大小，经过 4 个半衰期后，血药浓度接近稳态，经过 6 个半衰期后，血药浓度达到稳态。临床最佳效果是维持药物的 $C_{ss(max)}$ 小于最低中毒浓度，并且 $C_{ss(min)}$ 高于最低有效浓度。

生物利用度（F）是指药物从某制剂吸收进入体循环的速度和程度，是生物药剂学的一项重要参数，是评价药物制剂质量的重要指标之一，也是决定给药途径的重要因素。血管外给药后，可用绝对生物利用度与相对生物利用度反映药物从某制剂吸收进入体循环的程度。绝对生物利用度指血管外给药后，吸收进入体循环的药物占所给予的药物总量的比例，采用 $AUC_{血管外}/AUC_{静注}$ 计算,由于静脉给药血药浓度高,所以通常静注时的给药剂量较低,可采用 $(AUC_{血管外}/AUC_{静注}) \times (剂量_{静注}/剂量_{血管外})$ 计算绝对生物利用度。药物在胃肠道吸收不完全或经历首过代谢会导致绝对生物利用度小于 100%。相对生物利用度指血管外途径给药的两种制剂等剂量给药后,二者吸收进入体循环的药物量的比值,采用 $AUC_{受试制剂}/AUC_{参比制剂}$ 计算。

二、实验室信息管理

生物分析是药代动力学研究的重要组成部分,在药物研发过程中起着至关重要的作用。药代动力学研究的生物分析过程包括检测方法验证、样品分析、仪器对接、样品跟踪和结果报告等多个步骤,每一步骤均会影响最终的数据质量。GLP 和美国 FDA 21CFR Part 11 均要求对研究数据进行规范化的管理,以确保研究的真实性和可靠性。实验室信息管理系统(laboratory information management system, LIMS)为药物代谢研究中的数据资料管理提供了电子化的解决方案。LIMS 是将以数据库为核心的信息化技术与实验室管理需求相结合的信息化管理工具。电子化的信息管理系统在试验数据的保存、调用、分析和报告等方面比传统的信息管理方法更为方便快捷,在提高试验数据质量、保护试验数据安全、提高数据利用效率等方面,电子化的信息管理系统更是有着传统方法无可比拟的优势。

作为实验室的信息管理软件,LIMS 不同于企业管理软件,必须做到系统方案设计严格遵守国际和国家关于实验室的要求,同时,还能为提升整个实验室的运行效率、学术水平提供帮助。现代的仪器是智能的、高度自动化的,这就使得实验室人员能通过 LIMS 来操纵仪器,极大地提高工作效率。以赛默飞世尔的生物分析实验室 Watson LIMS™ 软件为例,Watson LIMS 是一款专门为生物分析测试定制的实验室信息管理系统,包含专门针对生物分析实验室的关键功能,如基于方案的灵活研究设计、测试的标准化管理、样本出库及储存的跟踪、样品标签的设计、分析报告的创建等,并且可与 LC-MS、HPLC、ELISA、ICP/MS 等多元设备对接。它能帮助研究者进行试验设计,将样品的采集时间及样品信息通过条码进行管理,还能直接从分析仪器上抓取试验数据。Watson LIMS 可以适应生物分析工作流,令 DMPK 实验室中的样本流转速度加快,从而降低与样本管理相关的成本。

对于分析实验室,LIMS 一般包括样品管理系统、查询统计系统、实验室事务管理系统、科研管理系统、资源管理系统等模块。其中,样品管理系统是实验室日常运行最为频繁的模块,它为样品分析提供了支持。一般而言,样品录入、分析测试、数据复核直至最终分析报告组成了样品管理流程。根据不同组织结构、各组织成员所担负的不同职责及不同的样品类型,LIMS 通过用户配置将这一流程组织成为能以规范和有效方式运行的样品管理流程,从而提高样品的管理效率。质量管理人员可以通过 LIMS 快捷地获得所有样品的信息,当出现质量问题时能在第一时间做出反应并采取措施。

在数据管理方面,LIMS 能对数据进行统一管理,将所有数据的输入、贮存和处理全部在一个数据库中进行,为迅速查询和形成报告提供了快捷方便的手段。在安全管理方面,通过给用户分配权限,只允许观察和操作某些指定的数据。安全机制确保了只有经授权的人员才能输入、读取和处理数据,杜绝非法复制和修改数据。对于正常的数据更正,系统会要求输入更改理由,并记录更改人的姓名和更改时间。在仪器管理方面,LIMS 自动采集仪器分析数据,减少手工录入错误,加快数据传输,从而节约分析人员的时间。在采集分析数据的同时,LIMS 还能采集相关的环境数据,使得数据的分析更加全面、可靠。网络的发展使 LIMS 可以远程控制分析仪器,使得实验室人员可以最大化地使用自动化仪器,随时对样品分析全过程进行动态跟踪监控。

目前,LIMS 已经在医药行业的实验室得到了广泛的应用。在实验室中使用 LIMS 技术,将会给实验室信息管理和工作质量控制产生较大的效益,对于提高分析效率和降低成本也能起到重要作用。从实验室管理的角度来看,随着实验室需求的变化对该系统不断地更新和完善,未来实验室的 LIMS 应当更加专业化、智能化、系统化及自动化,并且紧跟技术的最前沿。因此,各类分析检测实验室的改造和提升离不开 LIMS,这也是实验室信息管理必然的发展趋势。

参考文献

[1] Jemal M, Ouyang Z, Xia Y Q. Systematic LC-MS/MS bioanalytical method development that incorporates plasma phospholipids risk avoidance, usage of incurred sample and well thought-out chromatography. Biomedical Chromatography, 2010, 24: 2 – 19.

[2] Zhu Y T, Deng P, Zhong D F. Derivatization methods for LC-MS analysis of endogenous compounds. Bioanalysis, 2015, 7: 2557 – 2581.

[3] Niwa M. Chemical derivatization as a tool for optimizing MS response in sensitive LC-MS/MS bioanalysis and its role in pharmacokinetic studies. Bioanalysis, 2012, 4: 213 - 220.

[4] Deng P, Zhan Y, Chen X Y, et al. Derivatization methods for quantitative bioanalysis by LC-MS/MS. Bioanalysis, 2012, 4: 49 - 69.

[5] Zhang Y V, Rockwood A. Impact of automation on mass spectrometry. Clinica Chimica Acta, 2015, 450: 298 - 303.

[6] Zheng N Y, Jiang H, Zeng J N. Current advances and strategies towards fully automated sample preparation for regulated LC-MS/MS bioanalysis. Bioanalysis, 2014, 6: 2441 - 2459.

[7] Levesque A, Gagnon-Carignan S, Lachance S. From low- to high-throughput analysis. Bioanalysis, 2016, 8: 135 - 141.

[8] Park D J, Won J H, Cho A R, et al. Determination of irinotecan and its metabolite SN-38 in rabbit plasma and tumors using a validated method of tandem mass spectrometry coupled with liquid chromatography. Journal of Chromatography B, 2014, 962: 147 - 152.

[9] Ramesh M, Ahlawat P, Srinivas N R. Irinotecan and its active metabolite, SN-38: review of bioanalytical methods and recent update from clinical pharmacology perspectives. Biomedical Chromatography, 2010, 24: 104 - 123.

[10] Liu M, Ma J Y, Zhang Y, et al. An LC-MS/MS method for simultaneous determination of cefprozil diastereomers in human plasma and its application for the bioequivalence study of two cefprozil tablets in healthy Chinese volunteers. Biomedical Chromatography, 2016, 30: 288 - 293.

[11] Patel S R. Bioanalytical challenges and strategies for accurately measuring acyl glucuronide metabolites in biological fluids. Biomedical Chromatography, 2020, 34: e4640.

[12] Cote C, Bergeron A, Mess J N, et al. Matrix effect elimination during LC-MS/MS bioanalytical method development. Bioanalysis, 2009, 1: 1243 - 1257.

[13] Zhou W, Yang S, Wang P G. Matrix effects and application of matrix effect factor. Bioanalysis, 2017, 9: 1839 - 1844.

[14] De Nicolo A, Cantu M, D'Avolio A. Matrix effect management in liquid chromatography mass spectrometry: the internal standard normalized matrix effect. Bioanalysis, 2017, 9: 1093 - 1105.

[15] Salatti-Dorado JA, Caballero-Casero N, Sicilia MD, et al. The use of a restricted access volatile supramolecular solvent for the LC/MS-MS assay of bisphenol A in urine with a significant reduction of phospholipid-based matrix effects. Analytica Chimica Acta, 2017, 950: 71 - 79.

[16] Trivedi V, Upadhyay V, Yadav M, et al. Impact of electrospray ion source platforms on matrix effect due to plasma phospholipids in the determination of rivastigmine by LC-MS/MS. Bioanalysis, 2014, 6: 2301 - 2316.

[17] Lei M D, Gan W, Sun Y B. HPLC-MS/MS analysis of peramivir in rat plasma: Elimination of matrix effect using the phospholipid-removal solid-phase extraction

method. Biomedical Chromatography, 2018, 32: e4103.

[18] Heinle L, Patel H, Jenkins G, et al. Analytical method considerations regarding carryover for monophosphate prodrugs for in vivo samples by liquid chromatography-tandem mass spectrometry. Journal of Chromatography A, 2019, 1606: 460379.

[19] Morin L P, Taillon M P, Furtado M, et al. An alternative solution to overcome carryover issues in bioanalysis. Bioanalysis, 2012, 4: 133-141.

[20] Williams J S, Donahue S H, Gao H, et al. Universal LC-MS method for minimized carryover in a discovery bioanalytical setting. Bioanalysis, 2012, 4: 1025-1037.

[21] Mirnaghi F S, Caudy A A. Challenges of analyzing different classes of metabolites by a single analytical method. Bioanalysis, 2014, 6: 3393-3416.

[22] 国家药典委员会.中华人民共和国药典·四部,北京:中国医药科技出版社,2020, 363-368.

[23] Food and Drug Admininstration. Guidance for industry: Bioanalytical method validation. US Food and Drug Administration. www.fda.gov/media/70858/download.[2020-12-09].

[24] European Pharmacopoeia Commission. Guideline on Bioanalytical Method Validation. www.ema.europa.eu/en/bioanalytical-method-validation[2020-12-09].

[25] International Conference on Harmonization of Technical Requirements for Registration of Pharmaceuticals for Human Use. Bioanalytical method validation. https://admin.ich.org/sites/default/files/inline-files/AssemblyRoP_Approved_v8-0_2019_1119_0.pdf[2020-12-09].

[26] Kadian N, Raju K S, Rashid M, et al. Comparative assessment of bioanalytical method validation guidelines for pharmaceutical industry. Journal of Pharmaceutical and Biomedical Analysis, 2016, 126: 83-97.

[27] Tanishima S, Morio Y. A review of minodronic acid hydrate for the treatment of osteoporosis. Clinical Interventions in Aging, 2013, 8: 185-189.

[28] Lapko V N, Miller P S, Sheldon C E, et al. Quantitative analysis of bisphosphonates in biological samples. Bioanalysis, 2014, 6: 2931-2950.

[29] Lo Faro A F, Giorgetti R, Busardo F P, et al. Development and validation of a method using ultra performance liquid chromatography coupled to tandem mass spectrometry for determination of zoledronic acid concentration in human bone. Journal of Pharmaceutical and Biomedical Analysis, 2019, 162: 286-190.

[30] Hasan M, Schumacher G, Seekamp A, et al. LC-MS/MS method for the determination of clodronate in human plasma. Journal of Pharmaceutical and Biomedical Analysis, 2014, 100: 341-347.

[31] Yang Y, Liu C, Zhang Y F, et al. On-cartridge derivatization coupled with solid-phase extraction for the ultra-sensitive determination of minodronic acid in human plasma by LC-MS/MS method. Journal of Pharmaceutical and Biomedical Analysis, 2015, 114: 408-415.

[32] de Man F M, Goey A K L, van Schaik R H N, et al. Individualization of irinotecan

treatment: A review of pharmacokinetics, pharmacodynamics, and pharmaco-genetics. Clinical Pharmacokinetics, 2018, 57: 1229 - 1254.

[33] Lamb Y N, Scott L J. Liposomal irinotecan: A review in metastatic pancreatic adenocarcinoma. Drugs, 2017, 77: 785 - 792.

[34] Qin Y F, Kang A, Zhou G S, et al. Carboxylesterase and UDP-glucuronosyltransferases mediated metabolism of irinotecan: In vitro and in vivo insights from quantitative ultra-performance liquid chromatography-mass spectrometry analysis. Biomedical Chromatography, 2018, 32: e4320.

[35] Marangon E, Posocco B, Mazzega E, et al. Development and validation of a high-performance liquid chromatography-tandem mass spectrometry method for the simultaneous determination of irinotecan and its main metabolites in human plasma and its application in a clinical pharmacokinetic study. PloS One, 2015, 10: e0118194.

[36] Su C, Yang H, Sun H, et al. Bioanalysis of free and liposomal Amphotericin B in rat plasma using solid phase extraction and protein precipitation followed by LC-MS/MS. Journal of Pharmaceutical and Biomedical Analysis, 2018, 158: 288 - 293.

[37] Smits E A, Soetekouw J A, Van Doormalen I, et al. Quantitative LC-MS determination of liposomal encapsulated prednisolone phosphate and non-encapsulated prednisolone concentrations in murine whole blood and liver tissue. Journal of Pharmaceutical and Biomedical Analysis, 2015, 115: 552 - 561.

[38] Yang F, Wang H Y, Liu M, et al. Determination of free and total vincristine in human plasma after intravenous administration of vincristine sulfate liposome injection using ultra-high performance liquid chromatography tandem mass spectrometry. Journal of Chromatography A, 2013, 1275: 61 - 69.

放射性同位素标记药物代谢研究

第一节 概 述

原子核中具有相同质子数而中子数不同的一类核素,因为它们在元素周期表中位置相同,称为同位素。放射性核素是不稳定同位素,其原子核能自发地释放射线,如 α 射线、β 射线等,这些辐射出来的射线通过放射性检测仪器被检测到,用来追踪放射性同位素分布位置、数量及相应的变化[1],这是放射性示踪技术的基本原理。

一、放射性示踪技术的重要特征

放射性示踪技术的广泛应用得益于其两个重要的特性:① 含放射性同位素的物质与被示踪的物质具有同一性,即含放射性同位素的化合物与含同一元素非放射性同位素化合物在物理化学性质、生物学行为上相似;② 与被示踪的物质易于区别,即放射性同位素释放的射线,便于检测和分析[1]。

二、放射性同位素标记药物在创新药物研发中的优势

相对于非放射性标记药物,放射性同位素标记药物在创新药物研发中具有明显的优势[2,3]:

(1)特异性强,不受基质干扰:能够全面追踪药物的体内行为;放射性标记药物利用其不断释放特征射线的核物理性质,用现代放射性检测仪器,如液体闪烁计数仪、流动液闪仪等追踪放射性射线的数量与位置,来反映药物性质。

（2）灵敏度高：同位素示踪技术的定量下限约 100 dpm/mL，与常规 LC-MS/MS的定量下限相当，能够灵敏地检测药物在体内或者体外的含量。

（3）应用广泛：适用于各类药物，尤其是代谢广泛、代谢复杂、代谢物多、质谱响应差、紫外光响应差的化合物。

（4）金标准：放射性同位素示踪技术被认为是研究药物在体内物质平衡、组织分布及代谢物谱分析的金标准，能够定量地反映代谢物的比例。

（5）唯一性：虽然美国 FDA 和中国国家药品监督管理局没有强制要求所有的药物在临床研究中必须使用放射性标记技术，但是很多时候，放射性标记技术是提供某些必要信息的唯一有效手段，比如美国 FDA 和中国国家药品监督管理局关注代谢物的安全性时要求鉴定稳态时血浆中总药物暴露量 10% 以上的代谢物。

（6）高效性：有些常规研究用常规方法（质谱或紫外等检测方法）需要几个月或 1 年时间，而使用放射性标记技术，仅需几天或几个月即可高效完成，且结果准确、可靠[4]，如代谢广泛且代谢物多的候选药物的物质平衡研究。

（7）操作简单：对于样品的测定，一般不需要进行复杂的样品预处理过程。

在美国，美国 FDA 审评的新药中 85% 以上在药物研发的过程中使用放射性标记技术研究药物的代谢过程。截至 2020 年 5 月，我国放射性同位素标记药物代谢研究领域已经初具规模，与 2010 年之前相比，有质的飞跃。国内已有 4~5 家有能力和资质合成放射性同位素标记化合物的单位，包括科研单位和合同外包公司（CRO）；有 3 家以上专业实施放射性同位素标记药物人体临床试验的 GCP 临床中心和团队；有 3 家以上专业检测和分析放射性同位素标记药物动物代谢和人体代谢数据的科研单位和 CRO 公司，并提供相应的新药申报资料（IND 申请和 NDA 申请）[5]。

三、放射性同位素标记药物常用的同位素

药物 AMDE 研究中，通常使用 ^3H 和 ^{14}C 这两种同位素，主要基于以下几个原因。

（1）所有候选药物都含有 C 原子和 H 原子，大部分药物不含 F、P、S、I 等原子。

（2）^3H 和 ^{14}C 这两种同位素均释放 β 射线，辐射能量很低，穿透能力弱，易于防护，一张 A4 打印纸、普通实验手套或常规实验服即可有效阻挡 β 射线，

因此,在普通实验室条件即可进行(注意:进行放射性同位素实验前,需先获得主管环境保护部门发放的放射性实验资质)。

(3) ^{3}H 和 ^{14}C 的半衰期分别是 12.35 年和 5 730 年,正是因为其半衰期长,在实验过程中测定的数据不需要校正半衰期对实验结果的影响(半衰期长的缺点是废弃物处理较为复杂)。

(4) 合成容易,在前期已有的 API 合成路线基础上,优化合成路径,尽可能在合成的靠后步骤中引入含 ^{3}H 和 ^{14}C 的片段,最大程度减少放射性废弃物的产生量。^{3}H 易与周围环境中的 ^{1}H 发生 H－H 交换,导致比活度下降,而 ^{14}C 通常选择标记在化合物的骨架结构上,不易被代谢或交换,因此 ^{3}H 标记的稳定性不如 ^{14}C。此外,相对 ^{14}C 来说,^{3}H 存在明显的同位素效应,事实上,即使是与 ^{1}H 更接近的同位素 ^{2}H(D,氘)也存在明显的同位素效应[6,7],目前多个临床在研的氘代药物正是利用 ^{2}H 比 ^{1}H 代谢更慢的性质,以期降低剂量并获得更高的血浆暴露量;而 ^{14}C 则几乎不存在同位素效应。因此,在药物代谢研究中,首选 ^{14}C 标记,约 95% 的候选药物使用 ^{14}C 标记,仅约 5% 候选药物使用 ^{3}H 标记[1,8]。^{14}C 标记位点一般选择在母核稳定的碳原子上,如芳香环、内酯羰基碳,选择的原则除了考虑合成的难易程度,还需重点考察标记位点在生物体内不易代谢丢失,否则失去标记的意义。例如,利用 ^{14}C 标记在内酰胺羰基碳的恩杂鲁胺进行大鼠和犬雄激素受体的 ADME 研究;利用 ^{14}C 标记在杂环碳原子上的 Esaxerenone 进行人体内盐皮质受体的药动学研究;利用 ^{14}C 标记羧酸碳上的 Alisertib 进行晚期实体瘤患者的药动学研究[9-11]。

四、放射性检测方法

药物代谢研究中,常用的放射性检测方法主要有液体闪烁计数仪(liquid scintillation counting, LSC)、全身放射自显影技术、流动闪烁分析仪、固体闪烁计数仪、加速器质谱等。液体闪烁计数仪是一种通过液体闪烁探测器测定液态样品中放射性活度的设备,设备内直接内置 ^{133}Ba 源,通过淬灭曲线校正测定放射性活度的绝对值[12]。液体闪烁计数仪操作简单:将含放射性的澄清液体样品(血浆、尿、胆汁等,全血和粪匀浆淬灭严重,需氧化燃烧后 LSC 测试)与闪烁液混合均匀,即可检测,已经广泛应用于排泄、组织分布、吸收等实验,成为测定液体样品中放射性活度的首选仪器。定量全身放射自显影(quantitative whole-body autoradiography, QWBA)技术是将给药后的动物整体冷冻和切片,利用放射性同位素发射的射线,使感光材料感光,显出影像后进行放射性标记物的定位和定量测量的技术。流动闪烁分析仪一般与 HPLC 联用,样品经 HPLC 色谱分离后,流份立即被流动闪烁分析仪检测,适合于分析含高放射性活度的体外样品或来源于动物的生物样品;因为可以实时观察到检测结果,非常适合于放射性的色谱方法开发。固体闪烁计数仪一般也与 HPLC 联用,样品经 HPLC 色谱分离后,流份每一定时间(如每 10~15 s)收集在 96 孔板的孔中,挥干后,即可由固体闪烁计数仪来测定每个孔中的放射性活度,此方法适合于含低放射性活度的样品,比如来源于人的生物样品。加速器质谱灵敏度最高,但是有诸多限制因素,应用很少。

综上所述,放射性同位素示踪技术日益成为创新药物的代谢研究中不可或缺的实验技术和方法。利用放射性同位素标记化合物进行候选药物化合物的临床前吸收、分布、代谢、排泄研究和临床的代谢、排泄研究,获得详细的药物代谢物信息已经成为药物开发的必然趋势。

第二节　在体外代谢研究中的应用

一、在体外酶代谢中的应用

在药物开发初期,尚未开展人体试验,体外代谢实验可以帮助提供人体可能的代谢情形,放射性同位素示踪技术在体外酶代谢中起着重要作用。

基于放射性化合物合成难度,这一时期通常使用 ^{3}H 标记而非 ^{14}C 进行标记。当一个候选药物从药物发现阶段推进至药物开发阶段,对其代谢过程、代谢酶的基因多态性导致个体变异、药物-药物相互作用潜能的评价将成为药物发展前景的决定性评估。

体外代谢的体系主要包括肝细胞、肝切片、肝微粒体、重组酶,通常用肝的亚细胞组分(微粒体、肝胞浆、肝 S9)或肝细胞初步判断代谢酶的种类,重组酶加以验证。常规的做法是,将候选药物与肝微粒体等孵育一定时间,然后通过 LC-MS/MS 对孵化液进行分析,在初步判断介导主要代谢物生成的代谢酶后,使用重组酶或者在肝微粒体孵育体系中加入抑制剂来验证,这一过程中涉及鉴定主要的代谢物[13]。

常用的鉴定代谢物的方法是紫外检测和质谱检测相结合；但是，这两种检测方法均存在很大的缺陷。质谱检测法不能准确反映代谢物之间的比例，原因在于原形药物和代谢物的离子化效率可能差别很大。紫外检测法优点是：如果生色团未发生改变，则色谱峰响应值能大致反映原形药物和代谢物之间的比例；但是如果代谢过程导致共轭体系发生改变，色谱峰响应值则无法反映原形药物与代谢产物之间的相对比例；此外，在药物剂量越来越低的大背景下，化合物的紫外响应通常会受到很多内源性物质的干扰。因此，通过质谱检测法和紫外检测法，很有可能无法找到主要代谢物。然而放射性标记药物孵育后，使用 HPLC－放射性检测法，通过比较放射性色谱峰的响应（峰面积），即可判断出主要代谢物。

二、在血浆蛋白结合率研究中的应用

目前，已经有多篇综述类文献介绍了血浆蛋白结合率的测定方法，采用多种方法的血浆蛋白结合比较研究显示，一些方法获得的结果具有可比性[14,15]。在这些方法中，主导方法是平衡透析法，即检测平衡透析试验中血浆及缓冲液内游离药物的含量。该方法需要测定透析膜两侧的药物浓度，而在测定药物浓度时最常用的方法是 HPLC－MS/MS 法，涉及方法建立、方法确证和样品制备等问题，且还存在基质干扰问题（因血浆蛋白结合实验含有高盐浓度的样品溶液中可能产生离子抑制），因此该方法比较耗时耗力。放射性同位素标记则体现出很大的优越性。使用放射性同位素标记的化合物研究蛋白结合实验，可以通过液体闪烁计数仪直接测定药物浓度。相对液质联用法，放射性检测在方法建立、方法确证和样品制备方面的操作简单易行，也能够获得更加准确的数据。

三、在种属比较研究中的应用

“金标准”的方法是：使用放射性同位素标记的药物在不同种属的肝细胞中孵育一定时间后，进行放射性代谢物谱分析。放射性色谱图能全面、准确地反映每个种属肝细胞的原形药物和生成的每个代谢物之间的比例。比较不同动物种属的放射性色谱图，从中确定与人代谢最相似的动物种属，用于安全性评价实验。

一个典型的失败案例是美国 Incyte 公司 2008 年开发的 c－Met 抑制剂

SGX523。I 期临床试验剂量爬坡过程试验中,受试者出现严重肾毒性,项目被迫终止;原因就在于种属比较实验出现重大失误,选错了毒理学动物,导致未能在临床前安全性评价实验中及时发现肾毒性。SGX523 在人体内几乎全部由醛氧化酶代谢,生成单氧化代谢物;而临床前种属比较使用的是各种属肝微粒体,肝微粒体并不含有醛氧化酶,而且醛氧化酶具有明显的种属差异,只有猴与人的醛氧化酶相似[16]。

因此,选择放射性同位素标记的药物用于种属比较实验,可以避免非放射性标记化合物引起的代谢物漏检或者遗失,更好地选择毒理试验的动物,推动药物临床前研究。

四、在药物毒性(不良反应)机制研究中的应用

药物不良反应通常由代谢活化(metabolic bioactivation)介导的反应性代谢物(reactive metabolite)与体内大分子(蛋白质、DNA 等)共价结合,影响细胞功能。

反应性代谢物不稳定,通常难以直接观察到,需要使用捕获试剂(如谷胱甘肽 GSH 或 N-乙酰半胱氨酸 NAC)与反应性代谢物反应生成稳定的结合物(GSH 或 NAC 结合物),分离纯化得到对照品,进而通过 LC-MS 和核磁共振 NMR 确定准确结构。这需要科研人员有很强的有机化学和药物代谢背景,即使有经验的科研人员仍需要花费大量时间和精力寻找潜在的 GSH 结合物。由于经验不足或反应性代谢物生成途径不常见,寻找到的 GSH 结合物可能并非主要的结合物。克服这一难题最常用的方法是使用[14C]标记的 GSH 作为捕获剂,根据放射性色谱图,可以相对高效、准确地寻找到所有 GSH 结合物,再进行结构分析,进而揭示不良反应发生机制。

第三节　在动物体内代谢研究中的应用

药物的吸收、分布、代谢和排泄是药物开发阶段研究的重要内容,通过获得的药物代谢动力学参数,可以很好地阐明药物在体内的动态变化规律。

一、吸收与分布

在进行体内吸收研究时,放射性同位素标记药物能与生物体内源性物质

具有很好的区分。通过使用液闪计数器或加速器质谱(accelerator mass spectrometry,AMS)等仪器,可以快速获得给药后不同时间节点血浆样品的放射性水平,通过计算获得药物吸收速率、峰浓度、生物利用度等各个参数,通过对这些参数的数据分析,了解药物在体内的初步吸收情况[17,18]。

在药物开发的早期阶段,由于几乎没有代谢物的标准品,要确定这些代谢物的准确信息是非常困难的,因此在检测药物的吸收过程中很容易忽略这一部分没有具体信息的代谢物,造成漏检的情况,导致测量的吸收结果不能准确地反映药物在入体内的吸收情况。然而,如果使用放射性同位素标记的候选药物进行吸收研究,就不会存在这种漏检的困扰。因为原形药物和代谢物均含有放射性,可以通过液体闪烁计数仪测定样品中的总放射性,计算样品中原形药物及相关代谢物的总量,从而在不需要知道初步代谢物的具体信息情况下,获得药物吸收及生物利用度的准确信息,为下一步研究提供翔实可靠的数据[19]。

研究组织分布的意义,一方面是药效研究,了解药物作用部位(靶器官)和作用机制;另一方面是毒理研究,了解药物在体内的分布、蓄积情况及长期毒性。目前,使用HPLC-MS/MS技术只能测定原形药物和有标准品的代谢物的分布,无法反映所有代谢物等相关物质的总浓度(原形药物+所有代谢物)。如果采用放射性同位素标记的药物进行组织分布试验,则可以得到药物相关物质总浓度的信息。

放射性同位素标记药物进行组织分布实验的常规做法是:动物在给予放射性同位素标记药物后,于不同时间处死,解剖获得所需组织,通过匀浆和氧化燃烧法测定组织中的放射性药物总浓度,可以定量反映药物在各组织中的分布和蓄积情况。

另一种利用放射性同位素标记药物进行组织分布实验的方法是QWBA。QWBA是将给药后的大鼠整体冷冻和切片,利用放射性核素发射的射线,使感光材料感光,显出影像后进行放射性标记物的定位和定量测量的技术,如图9-1所示[20]。本方法同样可以测量^3H和^{14}C等放射性同位素标记药物的β-射线。应用QWBA技术进行组织分布研究需要一整套设备,包括大型冷冻切片机、磷屏成像板及成像分析软件,经过生物材料的标记、样品的制备、显影、定影、观察与分析等步骤。该方法可以很好地提供放射性物质的吸收、转运和分布的信息,具有较高灵敏度、高准确度、易保存等优点,但是最主要的不足之处是价格昂贵且只能相对定量,不能绝对定量[21,22]。

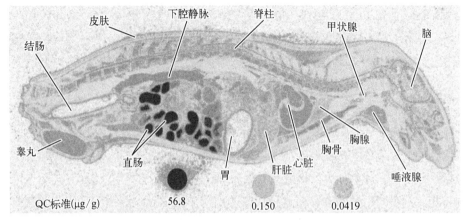

图 9 - 1　大鼠全身放射自显影（彩图见二维码）

二、排泄

物质平衡试验（mass blance）目的是，考察排泄途径和体内蓄积情况，提示关注特殊患者——肾脏、肝脏或胆管功能不全者的用药安全及排泄器官的毒性。理论上，药物排泄量等于给药量，理想的药物回收率为 100%[23]。

目前，使用 HPLC - MS/MS 或 UV 法测定药物的回收率，多数情况下不超过 40%～50%。这 2 种方法都需要原形药物和代谢物的对照品。实际情况是：药物研发早期，代谢物对照品无法获得，主要原因有确切结构未知、代谢物无法合成、代谢广泛、代谢物多等。

放射性同位素示踪技术应用于药物排泄研究，可以在不知道代谢物具体信息的情况下，分别测定尿液和粪便样品的总放射量，计算获得准确的排泄率信息。使用放射性同位素标记药物进行物质平衡试验，回收率通常大于 80%～90%（大鼠/小鼠>90%，犬>85%，人>80%），这一比例远高于使用非标记药物通过 HPLC - MS/MS 或 UV 法测定的回收率。

值得注意的是，若大鼠或小鼠测的回收率结果小于 90%，推测可能存在部分含放射性标记的代谢产物以其他途径排出体外，如 ^{14}C 标记物可能通过 $^{14}CO_2$ 形式进入空气，或者推测是因原形药物或相关代谢物积蓄在某些组织中而排除缓慢，这时可以适当延长代谢物的收集时间，以获得更加准确的物质平衡信息。另外一个问题是样本收集不完全，特别是对于大动物（犬和猴）难以完全收集其排泄物，同时笼具清洗困难。

第四节　在代谢物鉴定中的应用

虽然 HPLC－HR－MS(高分辨质谱仪)广泛用于代谢物谱分析和代谢物鉴定,但是使用放射性同位素标记药物测定获得代谢物谱,仍然是药物发现和开发阶段的"金标准"[24,25]。原因在于不同代谢物的质谱响应可能差别很大,导致误判主要代谢物。放射性色谱图每个色谱峰的峰面积大小就代表代谢物的多少,因此不会误判主要代谢物。有了放射性色谱图,就可以有的放矢,不漏掉主要代谢物,代谢物鉴定只需关注放射性色谱峰对应时间的质谱图。

图 9－2 比较了质谱检测和放射性检测某药物代谢物谱的结果。质谱检测(图 9－2B)发现,除原形药物外,检测到 3 种代谢物,其中 M2 是含量最高的代谢物,M3 是含量次高的代谢物,而 M1 是含量最低的代谢物。据此会得出结

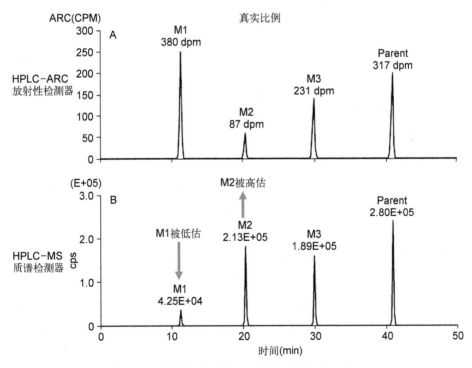

图 9－2　放射性检测器和质谱检测器色谱图对比

论：M2 是主要代谢物，需要进一步观察评价其安全性。但这是真实情况吗？通过 HPLC‑ARC 检测（图 9‑2A）发现，M1 才是含量最高的代谢物，M2 是含量最低的代谢物。对比质谱检测方法和放射性检测方法，M2 的含量在质谱上被高估了，M1 的含量被低估了。造成这种含量误差的主要原因就是不同代谢物的质谱响应差别很大，代谢基团的引入可能会显著改变代谢物的离子化效率，而质谱响应又严重依赖离子化效率。放射性检测器能够完美地解决这一问题，显示真实的代谢物含量信息。

放射性同位素在代谢物鉴定上还有一个优势是通过软件处理质谱数据，利用同位素峰来筛选代谢物。由于[^{14}C]标记通常是部分标记，药物主体还是未标记药物，[^{14}C]标记不改变药物的代谢途径和代谢程度；因此，代谢物[^{14}C]/[^{12}C]同位素峰的比值与原形药物给药时的[^{14}C]/[^{12}C]比值相同。软件通过计算，筛选出符合某特定比值的组分，均为代谢物。因此在鉴定放射性标记化合物的时候，只需要在代谢物鉴定软件中的方法中设置[^{14}C]/[^{12}C]同位素的比值，此策略可明显提高代谢物鉴定的效率。

流动液体闪烁分析仪（flow scintillation analyzer，FSA）是一种在线检测代谢物谱的仪器，优点是实时检测且能定量反映代谢物之间的比例[26]。FSA 通常与 HPLC 联用（HPLC‑FSA），通过 HPLC 分离代谢物，HPLC 流份与流动的液体闪烁液实时混合，释放的 β‑射线实时被流动液体闪烁仪捕获，获得每个色谱峰的放射性强度，进而获得放射性峰面积，用于定量[27]。在 HPLC‑FSA 基础上，还可以串联高分辨质谱仪，在定量的同时，还可以进行代谢物定性分析[28]。

美国 FDA 和中国药品监督管理局的指导原则中，要求关注血浆中药物相关物质总暴露量（AUC）10% 以上的代谢物的安全性[29]。在现有的所有分析技术中，只有放射性同位素示踪技术能够直接、明确地揭示每一种代谢物占总药物暴露量的比例。目前常规做法是合成主要代谢物的标准品，使用 HPLC‑MS/MS 测定各时间点的药物和主要代谢物浓度，计算代谢物 AUC 占总测定 AUC 的比例。缺点是无法测定所有代谢物，因此结果不准确；事实上，大多数代谢物无法预知精确结构，或代谢物太多，合成成本高。

使用放射性检测方法，按照 AUC 混合法将放射性标记实验各时间点血浆以一定比例混合后得到一个混合血浆样品，经样品预处理、HPLC 分离、离线放射性检测器（高灵敏度[^{14}C]离线检测器）检测后，每个 HPLC 色谱峰的峰面积占总峰面积的比例，即代表该代谢物在总药物暴露量的比例。

第五节　人体放射性代谢试验准备和实施

人体放射性试验主要是用于评价放射性同位素标记药物在人体内的物质平衡及生物转化途径,揭示放射性药物在人体内的药代动力学整体特征,为药物的合理使用提供参考。

人体放射性试验的设计与其他临床试验不同,一般采用单中心、单剂量、非随机、开放设计;使用的药物为放射性同位素标记药物和非放射性标记药物以一定比例混合制成,其中绝大部分为非放射性标记药物。

人体放射性试验的主要研究内容包括: ① 考察健康受试者(某些抗肿瘤药物受试者为患者)口服放射性药物后药物在全血和血浆中的分配情况及血浆的总放射性的药代动力学;② 定量分析受试者口服放射性药物后排泄物中(尿液和粪便)的总放射性,获得人体物质平衡数据和主要的排泄途径;③ 采用已验证的 LC-MS/MS 法定量分析血浆中的非放射性药物浓度,获得其药动学参数,与前期临床剂量爬坡试验桥联;④ 获得健康受试者服药后的人体放射性代谢物谱,鉴定主要的代谢产物,确定主要的生物转化途径;⑤ 观察受试者单次给药后的安全性。

由于伦理等方面的原因,我国在人体开展放射性同位素试验方面进展非常保守和谨慎。2013 年 4 月之前,我国没有开展 1 项放射性标记药物的人体临床试验[5];截至 2018 年 11 月,我国完成了 8 项放射性标记药物的人体临床试验;2019 年 1~12 月,我国完成超过 10 项放射性标记药物的人体临床试验。这些数据表明,使用放射性同位素示踪技术研究药物在人体的总体代谢情形已经越来越受到国内药企和临床医院的认可。

截至 2020 年 5 月,我国已经开展过人体放射性试验的医院有: 苏州大学附属第一医院、江苏省人民医院、复旦大学附属华山医院。

一、人体有效辐射剂量的估算

人体放射性试验开展前,需要评估男性受试者单次口服一定放射剂量(通常为 80~150 μCi)药物后,全身受到的有效辐射剂量。人体全身有效辐射剂量,需要根据大鼠放射性组织分布实验的结果来估算,估算的结果与美国 FDA

规定的单次人体试验有效辐射剂量限度比较。

人体每个组织受到的辐射估算过程参见文献[30,31]：放射性辐射对人体的影响，除了与吸收放射剂量有密切关系外，还与各组织的敏感性有关，有效辐射剂量是为了将各组织/器官的吸收放射性剂量统一到全身放射当量，即有效辐射剂量。每个组织/器官的权重系数参考国际放射防护委员会第60号出版物推荐值[32]，全身总权重为1.0。各组织/器官的吸收剂量乘以其权重系数后再加和，即为全身有效辐射剂量。

美国FDA规定的用于科研目的的人体单次试验的辐射限度3 000 mrem（30 mSv）[33]，我国临床医院的伦理委员会一般要求单次人体放射性试验的全身有效辐射剂量小于1 mSv。

二、人体放射性代谢试验的前准备

首先，选择合适的临床基地，与临床基地沟通项目的目的和时间节点，需要提供药物相关的物理化学性质、临床前药效学研究、临床前毒理学研究、临床前药代动力学研究、已开展的临床试验情况等，并与放射性生物样品检测单位共同拟定人体试验方案、知情同意书、生物样品操作手册、试验药物管理手册，并进行生物样品操作手册和试验药物管理手册的培训。

受试者的入选和排除标准，绝大部分与其他临床试验相似。一般选用成年男性健康志愿者。

三、放射性试验药物的准备与管理

试验药物的准备：GMP级的非放射性标记药物和放射性标记的药物按一定比例混合为粉末或配制成0.5% CMC－Na混悬液后使用（需根据药物的物理化学性质及稳定性来综合考虑药物配制形式）。

放射性剂量根据放射性动物组织分布和物质平衡实验的结果来预估（通常为80~150 μCi）。化学剂量一般选择临床最终用药的推荐剂量。

试验药物的配制和储存：GMP级的非放射性标记药物和放射性标记药物按一定比例混合为粉末或配制成0.5% CMC－Na混悬液后，供临床给药。试验药物配制后，经质量检查合格后，装入贴有标签的制剂瓶中，于合适温度中保存，并于筛选期内运送至试验中心保存。

试验药物的管理：临床试验中所有放射性药物和放射性生物样品的管理

流程均按照试验研究单位的标准操作流程(SOP)及国家相关法规进行。试验药物具有一定放射性,试验药物的标签和包装必须符合放射性物质的相关要求。药物若是经过运输,应有运输条件的记录,根据在运输的签收单或者类似的文件确认各个包装中的药物制剂的瓶数,应在签收单或者类似文件上签署姓名及日期以记录确认的过程。给药结束后,还需要测定残余放射量及备份给药制剂纯度之后,根据放射性废物处理的相关 SOP 保存和处理。

四、人体放射性试验的开展

1. 典型的人体放射性试验

第一阶段:入组 2 名健康成年男性受试者,于给药前 2 天经入排标准核查合格后入住临床试验中心。入住后接受服药、尿液及粪便收集等程序的培训,确保其能按方案和 SOP 要求执行相关操作,给药前,禁食至少 10 h。受试者试验第 1 天早晨空腹准时口服试验药物,两名受试者服药间隔一般不超过 10 min,给药后禁食 4 h,禁水 1 h。计划收集受试者服药后规定时间间隔内(预设 0~240 h,根据药物实时排泄结果决定是否出组)所有排泄的尿液、粪便样品及规定时间点的血液样品。试验采用阶段性检测的方式,通常是在第 4 天、第 8 天和第 11 天将采集的样品送至检测单位分析,根据检测结果判断是否可以提前终止生物样本采集或需要延长时间继续采集,若研究发现生物样本收集时长超过 240 h,则继续按照 24 h 间隔延长收集直至满足方案规定的终止样本收集的判断标准;安全性监测持续至样本收集完成日期。

第二阶段:筛选入组 4 名健康成年男性受试者,根据第一阶段的试验结果,决定是否调整试验流程或维持原方案进行。

整个试验以收集的完整待检测样品和数据来自不少于 4~6 例受试者为标准。所有受试者在住院期间,未经临床研究者确认符合退出标准的情况下,不允许离开临床试验中心。

符合放射性回收条件的受试者在实验室检查样本收集完毕,临床观察未发现任何有临床意义异常,经研究者确认后即可出组;发现异常有临床意义的情况,受试者将需继续留在试验中心接受观察或在约 7 天后返回临床试验中心进行复查,并随访直到恢复正常或研究者认为可接受的水平。

2. 终止收集样品的标准

(1)排泄物:收集的每例受试者生物样本(尿液+粪便)的总放射性超

过给药量的 80%，并且连续两个收集间隔收集的放射性量低于给药量的 1%。

（2）放射性血样：连续两个时间点的血药放射性浓度<3 倍血浆本底值。

最终受试者是否终止收集相应样本由主要研究者 PI 根据放射性检测结果、安全性结果并结合实际情况综合判断决定。

3. 放射性同位素标记药物服用的注意事项

（1）研究者应及时记录服药的准确时间，服药需尽快完成，最长不得超过 10 min。

（2）在研究过程中，应尽最大努力保证受试者根据研究方案用药。

（3）确认服药完成后，给药容器及相关物品需一并送至放射性生物样品检测单位进行残余放射性剂量的测定。

（4）受试者在给药后 4 h 内禁食，给药后 1 h 内禁水，并需进行密切观察。

（5）在服药前 48 h 及住院期间，受试者避免剧烈活动，不得吸烟、饮酒或饮用任何含有咖啡因和碳酸的饮料（如茶、巧克力、可乐等），不得食用动物内脏、海鲜、大豆制品等含高嘌呤的食物。不得使用试验方案中要求以外的药物，如必须使用，请在使用前与本项研究的负责人及负责医生联系。筛选合格的受试者于试验前 2 天晚入住临床试验中心，不禁食过夜。服药前至少禁食 10 h，至少禁水 1 h。

（6）住院期间，由研究中心按早、中、晚餐正常时间提供统一饮食，避免受试者食用其他未经允许的食物。

（7）试验期间应保证受试者的饮食卫生和安全，避免胃肠道系统疾病的发生。在试验期间，如果受试者出现呕吐和腹泻等情况，需保留所有呕吐和腹泻样品以备检测。

4. 生物样品的采集

在受试者服药前一天，准备齐全试验所需的样品收集容器、标签、称量仪器、记录表。研究者应根据试验中心 SOP 的要求，将试验中所需采集的生物样本收集至贴有标签的容器中，并由质控人员对标签的准确性进行核对和记录。

5. 生物样品的运输

所有收集和处理后的生物样本按照相应的 SOP 要求从临床试验中心转运至生物样本分析检测中心，备份样本暂存在临床试验中心，直至药品注册申请人告知可处理或运送至生物样品分析检测中心。

6. 生物样品的分析

测定血浆、尿、粪中总放射性,计算生物样品的排泄回收率,根据实验结果由主要研究者 PI 决定受试者是否可以出组;通过对血浆、尿、粪中放射性代谢物进行代谢物谱分析和代谢物鉴定,推测药物在体内的生物转化途径。

五、放射性生物样品的分析

放射性生物样品分析指的是试验过程中收集的全血、血浆、尿液和粪便均需进行分析测定。主要包括以下几个方面。

1. 放射性药动学分析

使用氧化燃烧仪和液体闪烁计数仪分别测定全血、血浆中总放射性强度,根据放射性强度试验结果进行药动学分析。根据血浆样品中的总放射性浓度,以及采用已验证的液相色谱－质谱联用(LC－MS/MS)法测定的血浆中原形药物和可能的主要代谢物的浓度,通过软件以非房室模型估算血浆中总放射性和受试药物的药动学参数,包括达峰浓度(C_{max})、达峰时间(T_{max})、药－时曲线下面积(AUC_{0-t} 和 $AUC_{0-\infty}$)、消除相半衰期($t_{1/2}$)和平均驻留时间(MRT)等。

根据全血样品和血浆中的放射性浓度,计算全血和血浆中的总放射性物质浓度比,评估药物在血细胞中分布。试验过程中,若发现其他的主要代谢产物,申办方可根据以往的研究来决定是否要测定其浓度。

2. 放射性物质平衡分析

使用液体闪烁计数仪和氧化燃烧仪测定尿液和粪便中的总放射性强度,根据各时间间隔收集尿液和粪便的重量及放射性物质浓度,计算受试药物的排泄结果,进而计算物质平衡情况。

3. 放射性代谢物谱和代谢物鉴定

血浆、尿液及粪便样品经一定方法混合处理后,采用高效液相色谱与在线/离线同位素检测仪联用,获得放射性代谢物谱,根据每个放射性谱峰的峰面积,计算每个色谱峰占样品总放射性强度的比例,再根据物质平衡结果计算尿液和粪便中各代谢产物占给药量的百分比(%给药量)和血浆中循环代谢产物占总暴露量的百分比(%AUC)。采用超高效液相色谱－高分辨质谱仪联用(UHPLC－HR MS)技术鉴定血浆、尿液和粪便样品中的主要代谢物,提供受试药物在人体内的主要生物转化途径。

参考文献

［1］ 边诣聪,胡海红,曾苏.放射性同位素标记药物在吸收、分布、代谢、排泄研究中的应用.药物分析杂志,2012,32：906－911.

［2］ Wu C, Huang L, Tang S, et al. Enantioselective absorption and transformation of a novel chiral neonicotinoid ［^{14}C］-cycloxaprid in rats. Environmental Pollution, 2016, 213：770－775.

［3］ Kim N, Patrick L, Mair S, et al. Absorption, metabolism and excretion of ［^{14}C］ gemigliptin, a novel dipeptidyl peptidase 4 inhibitor, in humans. Xenobiotica, 2014, 44：522－530.

［4］ 龙芳羽,王宝维,张旭晖.同位素示踪技术在动物消化代谢研究中的应用.农业科学研究,2005,26：67－69.

［5］ 许俊羽,赵侠,王荣福,等.人体物料平衡研究中使用放射性核素标记药物在中国的可行性.中国药理学临床杂志,2013,29：797－800.

［6］ Dueker S R, Jones A D, Clifford A J. Protocol development for biological tracer studies. Advances in Experimental Medicine and Biology, 1998, 445：363－378.

［7］ Marathe P H, Shyu W C, Humphreys W G. The use of radiolabeled compounds for ADME studies in discovery and exploratory development. Current Pharmaceutical Design, 2004, 10：2991－3008.

［8］ Penner N, Xu L, Prakash C. Radiolabeled absorption, distribution, metabolism, and excretion studies in drug development：Why, when, and how? Chemical Research in Toxicology, 2012, 25：513－531.

［9］ Ohtsu Y, Gibbons J A, Suzuki K, et al. Absorption, distribution, metabolism, and excretion of the androgen receptor inhibitor enzalutamide in rats and dogs. European Journal of Drug Metabolism and Pharmacokinetics, 2017, 42：611－626.

［10］ Yamada M, Mendell J, Takakusa H, et al. Pharmacokinetics, metabolism, and excretion of ［^{14}C］ esaxerenone, a novel mineralocorticoid receptor blocker in humans. Drug Metabolism and Disposition, 2019, 47：340－349.

［11］ Pusalkar S, Zhou X, Li Y, et al. Biotransformation pathways and metabolite profiles of oral ［^{14}C］ alisertib (MLN8237), an investigational aurora A kinase inhibitor, in patients with advanced solid tumors. Drug Metabolism and Disposition, 2020, 48：217－229.

［12］ Steinke W, Archimbaud Y, Becka M, et al. Quantitative distribution studies in animals：cross-validation of radioluminography versus liquid-scintillation measurement. Regulatory Toxicology and Pharmacology, 2000, 31：S33－S43.

［13］ McGinnity D F, Soars M G, Urbanowicz R A. Evaluation of fresh and cryopreserved hepatocytes as in vitro drug metabolism tools for the prediction of metabolic clearance. Drug Metabolism and Disposition, 2004, 32：1247－1253.

［14］ Evans D C, Watt A P, Nicoll-Griffith D A, et al. Drug-protein adducts：An industry perspective on minimizing the potential for drug bioactivation in drug discovery and development. Chemical Research in Toxicology, 2004, 17: 3 – 16.

[15] Fessey R E, Austin R P, Barton P, et al. The role of plasma protein binding in drug discovery//Pharmacokinetic profiling in drug research: Biological, physicochemical, and computational strategies. Wiley-CH Verlag GrmH&CO. K GaA, 2007: 119 – 141.

[16] Diamond S, Boer J, Maduskuie T P, et al. Species-specific metabolism of SGX523 by aldehyde oxidase and the toxicological implications. Drug Metabolism and Disposition, 2010, 38: 1277 – 1285.

[17] Solon E G. Use of radioactive compounds and autoradiography to determine drug tissue distribution. Chemical Research in Toxicology, 2012, 25: 543 – 555.

[18] Turteltaub K W, Mauthe R J, Dingley K H, et al. MeIQx-DNA adduct formation in rodent and human tissues at low doses. Mutation Research, 1997, 376: 243 – 252.

[19] Dalvie D. Recent advances in the applications of radioisotopes in drug metabolism, toxicology and pharmacokinetics. Current Pharmaceutical Design, 2000, 6: 1009 – 1028.

[20] Gu Z, Wu D Z C, Johnson Y N L, et al. Application of radioisotopes in drug absorption, distribution, metabolism and excretion (ADME) studies and general metabolism related investigations. Asian Journal of Pharmacodynamics and Pharmacokinetics, 2010, 10: 123 – 135.

[21] Solon E G, Kraus L. Quantitative whole-body autoradiography in the pharmaceutical industry. Survey results on study design, methods, and regulatory compliance. Journal of Pharmacological and Toxicological Methods, 2001, 46: 73 – 81.

[22] Solon E G. Autoradiography techniques and quantification of drug distribution. Cell Tissue Research, 2015, 360: 87 – 107.

[23] Roffey S J, Obach R S, Gedge J I, et al. What is the objective of the mass balance study? A retrospective analysis of data in animal and human excretion studies employing radiolabeled drugs. Drug Metabolism Reviews, 2007, 39: 17 – 43.

[24] Nassar A E, Bjorge S M, Lee D Y. On-line liquid chromatography-accurate radioisotope counting coupled with a radioactivity detector and mass spectrometer for metabolite identification in drug discovery and development. Analytical Chemistry, 2003, 75: 785 – 790.

[25] Hah S S, Henderson P T, Turteltaub K W. Recent advances in biomedical applications of accelerator mass spectrometry. Journal of Biomedical Science, 2009, 16: 54.

[26] 斯琴朝克图,黄玲利,袁宗辉.放射性同位素标记药物在药物代谢与处置研究中的应用.中国新药杂志,2016,25: 1475 – 1484.

[27] Sandhu P, Xu X, Bondiskey P J, et al. Disposition of caspofungin, a novel antifungal agent, in mice, rats, rabbits, and monkeys. Antimicrobial Agents and Chemotherapy, 2004, 48: 1272 – 1280.

[28] Prakash C, Kamel A, Anderson W, et al. Metabolism and excretion of the novel

antipsychotic drug ziprasidone in rats after oral administration of a mixture of ^{14}C- and ^{3}H – labeled ziprasidone. Drug Metabolism and Disposition, 1997, 25: 206 – 218.

[29] European Medicines Agency. ICH guideline M3(R2) on non-clinical safety studies for the conduct of human clinical trials and marketing authorisation for pharmaceuticals, 2013, 5 – 7.

[30] Stabin M G. MIRDOSE: Personal computer software for internal dose assessment in nuclear medicine. Journal of Nuclear Medicine, 1996, 37: 538 – 546.

[31] Sparks R B, Aydogan B. Comparison of the effectiveness of some common animal data scaling techniques in estimating human radiation dose. Proceedings of the Sixth International Radiopharmaceutical Dosimetry Symposium, 1999, 2: 705 – 716.

[32] International Commission on Radiological Protection. Limits for intakes of radionuclides by workers. ICRP Publication, 1990, 60: 2.

[33] Food and Drug Admininstration. CFR-Code of Federal Regulations Title 21. PART 361 – Prescription drugs for human use generally recognized as safe and effective and not misbranded: Drugs used in research. https://www. accessdata. fda. gov /scripts /cdrh / cfdocs/cfcfr/CFRSearch.cfm? fr = 361.1[2020 – 10 – 29].

靶向抗肿瘤药物

靶向抗肿瘤药物是近年来新药研发的热点,也是我国批准上市的新药中数目最多的一类。针对同一蛋白靶标,往往有多个结构类似物,它们在化学结构上差别很小,但由于结构修饰而导致在药物体内代谢和药动学性质上的变化可能较大。

本章列举的靶向抗肿瘤药物中,埃克替尼(2011 年)、阿帕替尼(2014年)、吡咯替尼(2018 年)、氟马替尼(2019 年)和伏美替尼(2021 年)已经陆续上市,法米替尼正处于上市前的审批中。

在这些药物的代谢和药动学研究中,我们对比了在研药物与其结构类似物在体内代谢上的差别,如埃克替尼和厄洛替尼、阿帕替尼和莫替沙尼、吡咯替尼和来那替尼、氟马替尼和伊马替尼、伏美替尼和奥希替尼、法米替尼和舒尼替尼、艾力替尼和拉帕替尼。

这类药物多数是 CYP3A4 酶的底物,因此开展了多项针对 CYP3A4 抑制剂和诱导剂的临床药物-药物相互作用研究。

对部分药物(吡咯替尼、伏美替尼)开展了 ^{14}C 标记药物临床药动学研究。对新一代酪氨酸激酶不可逆抑制剂,如吡咯替尼、伏美替尼和艾力替尼,开展了药物与血浆蛋白的共价结合研究,以更深入地了解它们的药动学性质。

第一节 埃 克 替 尼

一、背景概述

1. 药理机制与临床应用

埃克替尼(icotinib)是贝达药业股份有限公司开发的靶向抗癌新药,是国外已上市药物厄洛替尼的分子结构类似物(图 10-1),其制剂采用盐酸盐形式,已于 2011 年被批准在中国上市。它的作用机制是通过抑制表皮细胞生长因子受体(epidermal growth factor receptor, EGFR)酪氨酸激酶而产生抗肿瘤作用,适用于 EGFR 具有敏感基因突变的局部晚期或转移性非小细胞肺癌的一线治疗。

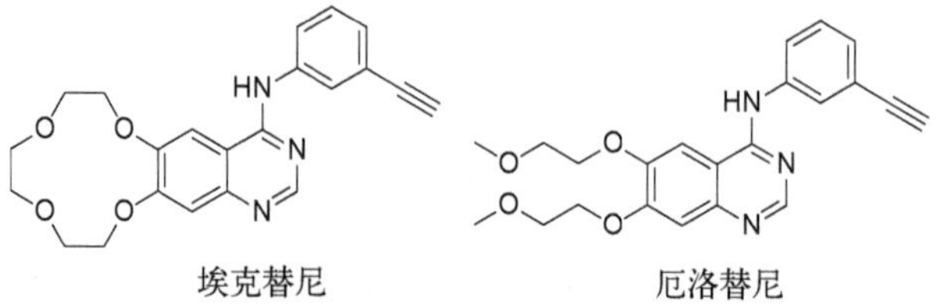

图 10-1 埃克替尼及厄洛替尼分子结构式

2. 研究计划与目的

研究埃克替尼在动物体内和体外的代谢情况,考察埃克替尼在动物体内药动学及分布情况,以及埃克替尼对大鼠肝微粒体中主要代谢酶和人重组 CYP 酶的影响,从而预测埃克替尼在人体内的变化过程,更合理地评价埃克替尼的有效性和安全性,为一期临床研究提供可靠的科学依据。

二、研究项目与结果

1. 埃克替尼在动物体内的药动学与组织分布研究

在临床前 ADME 试验中,建立测定生物样品中埃克替尼的 LC/UV 与 LC-MS/MS法,研究大鼠及比格犬单剂量静脉和灌胃给予埃克替尼后的药动学[1-3]。当埃克替尼分别以 17.5 mg/kg、35 mg/kg 和 70 mg/kg 3 个剂量灌胃给予大鼠后,收集不同时间点的大鼠血浆,以吲达帕胺作为内标,100 μL 大鼠血浆经乙腈蛋白沉淀后,使用 Diamonsil C18 柱(4.6 mm×200 mm, 5 μm)以等度洗脱法进行洗脱,流动相为乙腈-0.05 mol/L 磷酸缓冲盐(40:60, v/v),流速为 1.0 mL/min。采用 SPD-10A 紫外检测器 334 nm 检测。大鼠静脉和灌胃给药后埃克替尼的药动学参数见表 10-1,静脉给药后血浆中埃克替尼呈双相消除。消除相血浆 $t_{1/2}$ 为 3.23 h;CL 较低,为 8.95 mg/min·kg;V_{ss} 为 1.42 L/kg,大于体液体积,表明药物在组织中分布较多。灌胃给药后药物吸收较快,T_{max} 为 0.67~0.84 h,$t_{1/2}$ 平均为 2.16~2.9 h,与静脉给药相似。C_{max} 和 AUC

随给药剂量增加而增加。35 mg/kg 时的口服绝对生物利用度为 51.3%。无论是静脉给药还是灌胃给药,埃克替尼在大鼠的药动学均表现出明显的性别差异($P<0.05$),雌鼠的 C_{max} 和 AUC 远远大于雄鼠的 C_{max} 和 AUC。而雄鼠的 CL 大于雌鼠,说明埃克替尼在雄鼠体内的消除要快于雌鼠。药物代谢的性别差异通常在大鼠和小鼠体内表现较明显,而在大动物和人体内却较为罕见[4]。

表 10 - 1　大鼠灌胃和静脉给药后埃克替尼的药动学参数($n=8$)

组　　别	药动学参数	雄　性	雌　性	总　体
35 mg/kg iv	$AUC_{0-\infty}$(mg·h/L)	47.8 ± 20.3	143 ± 22.4[b]	95.4 ± 54.6
	$t_{1/2}$(h)	1.95 ± 0.58	4.50 ± 0.41[c]	3.23 ± 1.44
	MRT(h)	1.99 ± 0.88	5.44 ± 0.76[b]	3.71 ± 2.00
	CL(mg/min·kg)	13.7 ± 5.0	4.16 ± 0.72[b]	8.95 ± 6.08
	V_{ss}(L/kg)	1.49 ± 0.15	1.50 ± 0.23	1.42 ± 0.19
17.5 mg/kg ig	T_{max}^{*}(h)	0.67(0.67 ~ 1.0)	0.5(0.33 ~ 0.67)	0.67(0.33 ~ 1.0)
	C_{max}^{*}(mg/L)	1.01 ± 0.59	1.78 ± 0.70	1.39 ± 0.73
	$AUC_{0-\infty}$(mg·h/L)	3.49 ± 1.64	13.1 ± 0.8[c]	8.28 ± 5.26
	$t_{1/2}$(h)	2.85 ± 1.29	2.77 ± 0.39	2.81 ± 0.88
	MRT(h)	4.25 ± 1.60	4.94 ± 0.50	4.59 ± 1.16
35 mg/kg ig	T_{max}^{*}(h)	0.67(0.67 ~ 1.5)	1.0(0.67 ~ 2.0)	0.84(0.67 ~ 2.0)
	C_{max}^{*}(mg/L)	4.12 ± 0.83	8.11 ± 0.83[b]	6.12 ± 2.27
	$AUC_{0-\infty}$(mg·h/L)	18.5 ± 6.1	80.3 ± 33.3[a]	49.4 ± 39.8
	$t_{1/2}$(h)	1.95 ± 0.80	2.36 ± 0.77	2.16 ± 0.76
	MRT(h)	3.78 ± 0.57	6.06 ± 1.48[a]	4.92 ± 1.60
70 mg/kg ig	T_{max}^{*}(h)	0.67(0.67)	1.25(1.0 ~ 3)	0.84(0.67 ~ 3.0)
	C_{max}^{*}(mg/L)	6.63 ± 2.14	13.5 ± 2.1[b]	10.1 ± 4.2
	$AUC_{0-\infty}$(mg·h/L)	28.6 ± 15.9	163 ± 7[c]	96.0 ± 73.0
	$t_{1/2}$(h)	2.61 ± 0.79	3.19 ± 1.59	2.90 ± 1.20
	$MRT/$(h)	4.30 ± 0.94	7.73 ± 1.40[b]	6.01 ± 2.05

*：以中位数和范围表示；与雄性大鼠相比,a：$P<0.5$,b：$P<0.01$,c：$P<0.001$。

当分别以 10 mg/kg、20 mg/kg 和 40 mg/kg 3 个剂量的混悬液灌胃,10 mg/kg 溶液灌胃和 10 mg/kg 静脉给予比格犬后,收集不同时间点的犬血浆,以苯海拉明作为内标,100 μL 犬血浆中经乙腈－水(40∶60, v/v)蛋白沉淀后,使用 Zorbax XDB C8 柱(4.6 mm×150 mm,5 μm)以等度洗脱法进行洗脱,流动相为乙腈－水－甲酸(75∶25∶0.5, v/v/v),流速为 0.5 mL/min。采用 Thermo Finnigan 公司 TSQ Quantum Ultra 三重四极杆质谱检测器,正离子检测。

比格犬静脉和口服给药后埃克替尼的药动学参数见表 10-2。结果未显示性别差异,这说明埃克替尼在不同动物体内药动学存在着种属差异。根据低剂量静脉给药的结果,计算得到埃克替尼混悬液和溶液给药后比格犬的绝对生物利用度分别为 27.4% 和 62.8%。综上,大鼠和犬体内药物吸收和消除速率均不随剂量的增加而改变,且表现为线性动力学行为。

表 10-2 比格犬灌胃和静脉给药后埃克替尼的药动学参数(n=8)

药动学参数	10 mg/kg (iv)	10 mg/kg (po)	20 mg/kg (po)	40 mg/kg (po)	10 mg/kg (po)[a]
T_{max}^* (h)	—	1.0(0.5~2.0)	2.0(0.5~3.0)	2.5(2.0~4.0)	0.5(0.5~1.0)
C_{max}^* (mg/L)	—	1.99±0.56	3.88±1.65	6.82±2.40	4.00±0.89
$AUC_{0-\infty}$ (mg·h/L)	27.6±15.4	7.49±3.30	23.5±12.3	54.5±24.9	17.1±4.11
$t_{1/2}$ (h)	5.60±2.18	3.09±1.37	2.64±0.77	2.17±0.33	2.35±0.46
MRT (h)	3.26±0.97	3.32±0.78	4.35±0.70	5.48±0.71	3.31±0.39
CL (mg·min/kg)	9.57±9.13	—	—	—	—
V_{ss} (L/kg)	2.30±2.13	—	—	—	—

*:以中位数和范围表示,a:溶液给药。

埃克替尼以 70 mg/kg 的剂量灌胃给予大鼠后各组织中药物的浓度见图 10-2,给药后埃克替尼在大鼠体内组织分布广泛,在胃肠道、膀胱、胃壁、

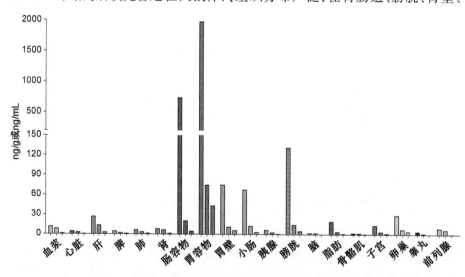

图 10-2 大鼠灌胃给予 70 mg/kg 盐酸埃克替尼后 1 h、4 h 和 12 h 血浆和组织中埃克替尼的平均浓度

小肠、卵巢、肝和脂肪组织中的浓度较高[1,4]。在膀胱中含量高说明肾脏为该药物的主要排泄器官,在脑中含量低,说明该化合物不易透过血-脑屏障。埃克替尼在各组织中清除较快,12 h 时,除脂肪组织外,其余组织中药物含量不足 1 h 时药物含量的 1/4,表明该化合物在各组织内不蓄积。

2. 埃克替尼在大鼠体内代谢研究

早期研究埃克替尼在大鼠体内的代谢情况,通过收集大鼠灌胃给予埃克替尼后的尿样、粪样和胆汁样品,并运用电喷雾离子化质谱对代谢物进行结构推断。表征代谢物的色谱质谱条件:使用 Diamonsil C18 色谱柱(4.6 mm×200 mm,5 μm),柱温:35℃。流动相为乙腈-水-氨水(40:60:0.3,v/v/v)[5]。采用等度程序洗脱,流速为 0.5 mL/min。Thermo Finnigan 公司 LCQ 型离子阱质谱仪,ESI 电离源,正离子检测。检测结果如表 10-3 所示,在尿样和粪样中检测到了原形药物(M0)及 3 个代谢物(M1、M2、M4),在胆汁样品中检测到了原形及 6 个代谢物(M1-M6),其中两个主要代谢产物 M1 和 M2 经由大鼠尿样分离纯化得到,并且以 ^{1}H-NMR 和 ^{13}C-NMR 对它们的结构进行了表征。随后,为了研究埃克替尼结构中冠醚的开环机制,利用捕获试剂氨基脲对亲电中间体进行了捕获,并采用质谱进行结构分析,结果如图 10-3 所示。埃克替尼在代谢过程中会产生一个含有醛基的活性中间体,该活性中间体会进一步形成代谢物 M2 和 M4,因此推测的埃克替尼在大鼠体内的主要代谢途径如图 10-4 所示,包括羟基化(M1)、氧化开环(M2、M3 和 M4)和葡萄糖醛酸结合(M5 和 M6)。

表 10-3 埃克替尼及其代谢产物的质谱检测数据

化合物	[M+H]⁺峰	二级扫描(相对丰度,%)	基 质
M0	392	348(52),304(100),278(9)	尿和粪
M1	408	364(55),320(100),294(12)	尿和粪
M2	410	366(100),322(63),304(8),278(20)	尿和粪
M3	424	380(100),366(17),322(47),278(13)	尿、粪和胆汁
M4	366	322(100),278(6)	尿和粪
M5	584	408(100)	尿、粪和胆汁
M6	586	410(100)	尿、粪和胆汁

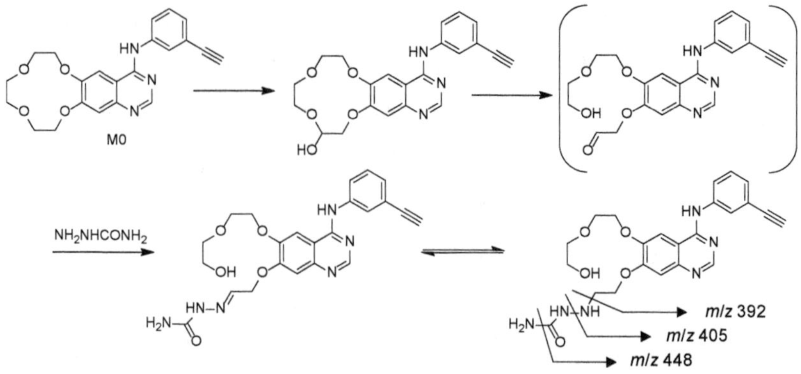

图 10-3　氨基脲与活性中间体结合示意图与结合物的质谱断裂模式

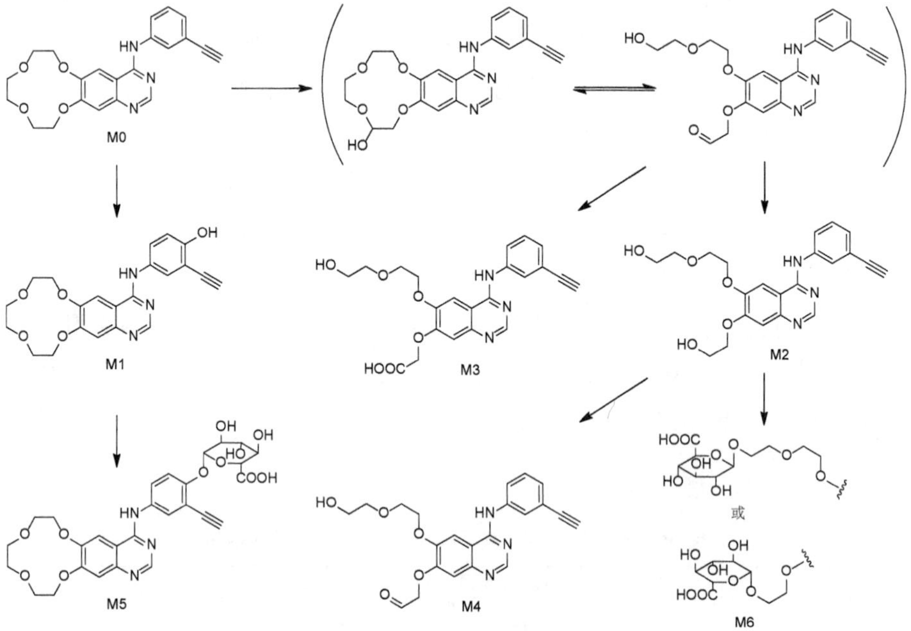

图 10-4　推测的埃克替尼在大鼠体内的主要代谢途径

3. 埃克替尼的代谢酶研究

本实验考察了埃克替尼对大鼠肝微粒体中主要代谢酶和人重组 CYP 酶的影响,从而更准确地预测埃克替尼在人体内的变化过程,更合理地评价埃克替尼的有效性和毒性,为一期临床研究提供了可靠的科学依据[1]。首先,采用重组酶直接孵育 CYP 酶特异化学抑制剂对埃克替尼代谢酶进行研究,结果表明埃克替尼可以被 CYP3A4 和 CYP1A2 代谢,而 CYP3A4 为其主要代谢酶。

还考察了埃克替尼对 CYP 酶主要酶系活性的抑制情况,结果表明埃克替尼对 CYP1A2、CYP3A4、CYP2C9 和 CYP2D6 无抑制。

4. 埃克替尼在人体内代谢产物结构鉴定

为了进一步评价埃克替尼在人体内的安全性与有效性,以 LC/Q - TOF MS 法对 3 名健康男性受试者分别口服给予 150 mg、325 mg 或者 575 mg 盐酸埃克替尼片后的血浆、尿和粪样进行了代谢物鉴定[6]。表征代谢物的色谱质谱条件:使用 XTerra RP C18 色谱柱(2.1 mm×50 mm,3.5 μm),流动相 A 相为醋酸铵(pH 8.0)/甲醇(95∶5,v/v),B 相为乙腈。采用梯度程序洗脱,流速为 0.2 mL/min,色谱运行时间为 45 min。Applied Biosystems 公司 QSTAR 型 Q - TOF 串联质谱仪,ESI 电离源,正离子检测。采用该方法在人体内共检测到 29 种代谢物(19 种氧化代谢产物和 10 种Ⅱ相结合物),其中 M1~M5 为主要代谢物,它们在给药后 120 h 后可占总排泄量的 80% 左右。由于埃克替尼代谢物结构的复杂性,进一步通过纯化分离,并借助核磁共振技术,对 5 种代谢物的具体结构进行了确认。推测的人体代谢途径如图 10 - 5 所示,其主要代谢途径为冠醚开环(M1、M2、M4 和 M5)及进一步氧化等。

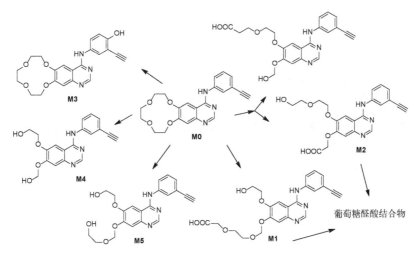

图 10 - 5 推测的埃克替尼在人内的主要代谢途径

与埃克替尼的结构类似物厄洛替尼相比较,两者具有相似的代谢途径(冠醚开环后氧化/碳链末端氧化和芳环羟基化,如图 10 - 6 所示);但不同的是,在厄洛替尼的人体物质平衡试验中,炔基氧化的代谢产物 M6 的排泄量占总给药量的 21.0%[7],而埃克替尼的炔基氧化却并非其主要代谢途径。

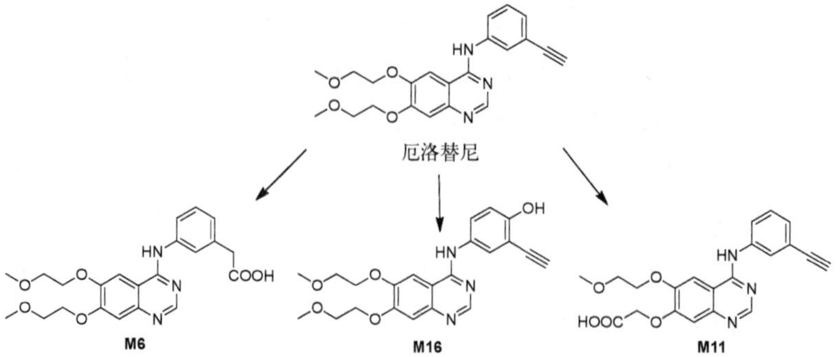

图 10 - 6 埃克替尼结构类似物厄洛替尼在人体内的主要代谢途径[7]

三、结论

1. 代谢特征

埃克替尼在人体内共检测到 29 种代谢物(19 种氧化代谢产物和 10 种Ⅱ相结合物),其在大鼠与人体内的主要代谢途径均为冠醚开环(M1、M2、M4 和 M5)及进一步氧化和芳环羟基化(M3)。体外实验证明,冠醚是通过开环生成醛基中间体,并进一步代谢。CYP3A4 为埃克替尼的主要代谢酶。

2. 药动学与组织分布特征

埃克替尼在动物灌胃给药后吸收良好,血浆消除半衰期较短。大鼠体内药动学表现出较明显的性别差异,雌鼠的 C_{max} 和 AUC 远远大于雄鼠的 C_{max} 和 AUC,说明埃克替尼在雄鼠体内的消除要快于雌鼠。而在比格犬体内,却未见性别差异。埃克替尼在大鼠体内组织分布广泛,在胃肠道、膀胱、胃壁、小肠、卵巢、肝和脂肪组织中的浓度较高,但不易通过血-脑屏障,且在各组织中消除较快,无蓄积现象。

第二节　阿　帕　替　尼

一、背景概述

1. 药理机制与临床应用

阿帕替尼(apatinib)由江苏恒瑞医药股份有限公司研发,其制剂采用甲磺酸盐,于 2014 年 12 月被批准在中国上市,用于治疗晚期胃癌,是全球首个被证实在晚期胃癌标准化疗失败后,安全有效的小分子抗血管生成靶向药物。阿帕替尼高选择性地抑制血管内皮生长因子受体-2(VEGFR-2, $IC_{50} = 1.9$ nmol/L),阻断 VEGF 与其受体结合后的下游信号转导,抑制肿瘤血管生成,从而控制肿瘤。

2. 研究目的与计划

为制订合理的给药方案,保证用药的有效性和安全性,计划开展药物代谢产物鉴定、代谢酶表型研究、肿瘤患者药动学研究、药物-药物相互作用研究和群体药动学研究。

二、研究项目与结果

1. 阿帕替尼在人体内的代谢产物鉴定

为研究阿帕替尼临床药动学,首先鉴定了它在人体内的主要代谢物[8,9]。表征代谢物的色谱-质谱条件是: 使用 Acquity ULC HSS T3 色谱柱(2.1 mm× 100 mm, 1.8 μm),柱温 40℃。流动相 A 为 5 mmol/L 醋酸铵水溶液(含 0.05% 甲酸),流动相 B 为乙腈,梯度洗脱,流速 0.45 mL/min,色谱运行时间 14 min。Waters 公司 Synapt 型 Q-TOF 串联质谱仪,ESI 电离源,正离子检测。

受试者口服 750 mg 甲磺酸阿帕替尼片后,经 UPLC/Q-TOF MS 检测,发现血浆中 23 个代谢物、尿中 35 个代谢物、粪中 14 个代谢物(图 10-7)。

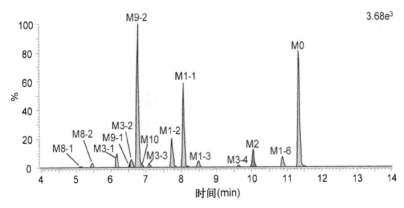

图 10-7 UPLC-Q/TOF MS 表征血浆中阿帕替尼代谢物色谱图
(给药后 8 h 合并血浆)

为了确定阿帕替尼代谢物的结构并进行定量分析,有必要获取对照品。阿帕替尼 9 种主要代谢物对照品的来源见表 10-4。

表 10-4　阿帕替尼 9 种主要代谢物对照品的来源

序号	代　谢　物	来　源	鉴　定
1	$E-3-$羟基阿帕替尼($M1-1$)	化学合成	NMR
2	$Z-3-$羟基阿帕替尼($M1-2$)	化学合成	NMR
3	阿帕替尼$-25-N-$氧化物($M1-6$)	化学合成	NMR
4	$Z-3-$羟基$-16-$羟基$-N-$去烷基代谢物($M4-7$)	尿中分离	NMR
5	$E-3-$羟基 $16-$羟基$-N-$去烷基代谢物($M4-8$)	尿中分离	NMR
6	$Z-3-$羟基$-25-N-$氧化物($M6-9$)	尿中分离	NMR
7	$E-3-$羟基$-25-N-$氧化物($M6-10$)	尿中分离	NMR
8	$E-3-$羟基$-O-$葡萄糖苷酸$-N-$去烷基代谢物($M8-2$)	尿中分离	NMR
9	$E-3-$羟基$-O-$葡萄糖苷酸($M9-2$)	尿中分离	NMR

为了区分 $N-$氧化代谢产物与羟基化代谢产物,将合并的血浆和尿样(200 μL)加入 $N-$氧化物的选择性还原剂三氯化钛(20 μL),置于冰浴上反应 2 h,反应液调至中性后进行 UPLC/Q-TOF MS 分析,$N-$氧化物色谱峰消失,羟基化代谢物色谱峰则保持不变。

制备阿帕替尼$-25-N-$氧化物:取甲磺酸阿帕替尼 100 mg,以 1 mL 甲醇溶解,加入 20 mL 含 100 mg 间氯过氧苯甲酸的二氯甲烷溶液,振摇反应 24 h,半制备液相色谱分离纯化产物,产率约 70%。

通过与合成或分离得到的对照品比对,确定了 9 个主要代谢物的结构。从而发现阿帕替尼在人体内的主要代谢途径包括:环戊基$-3-$羟基化并与葡萄糖醛酸结合、$25-N-$氧化、$N-$去烷基、$16-$羟基化(图 10-8)。

对比阿帕替尼和结构类似药物莫替沙尼(motesanib)的代谢,可见两者有一些代谢途径相同,如吡啶$-N-$氧化和 $N-$去烷基;但是阿帕替尼主要代谢反应发生在五元脂肪环上,包括羟基化和进一步与葡萄糖醛酸结合,而莫替沙尼没有这些代谢途径(图 10-9)[10]。

2. 阿帕替尼与药物代谢酶

阿帕替尼的代谢主要由哪些酶催化? 阿帕替尼是否为药物代谢酶的抑制剂或诱导剂? 为此开展了一系列体外实验[8,9]。

重组 CYP 酶与阿帕替尼孵化,测定孵化液中剩余的药物百分比,实验得

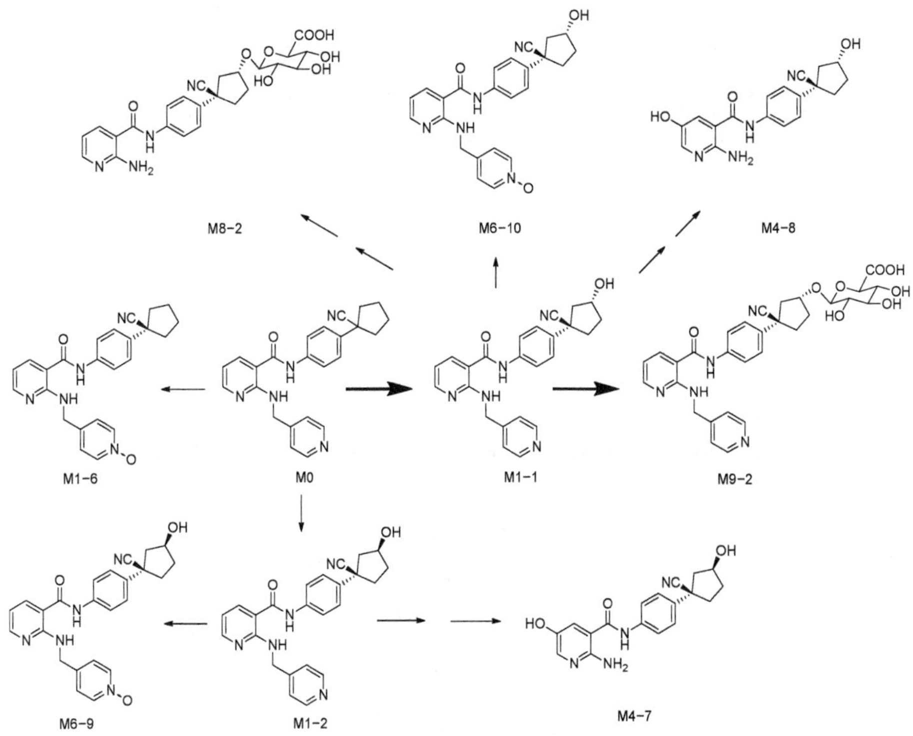

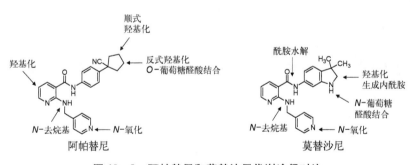

图 10-8　推测阿帕替尼在人体内的代谢途径(主要代谢途径用粗箭头标示)

图 10-9　阿帕替尼和莫替沙尼代谢途径对比

到图 10-10 所示结果。再根据人肝中不同亚型酶的相对表达量,可以预测各个 CYP 酶亚型对阿帕替尼体内清除的相对贡献,得到如图 10-11 所示的饼图,证明 CYP3A4 为阿帕替尼的主要氧化代谢酶,其次为 CYP2C9、CYP2E1 和 CYP2D6。选择性化学抑制剂实验和酶促动力学实验,进一步明确了各酶亚型对生成各个主要代谢物的贡献。

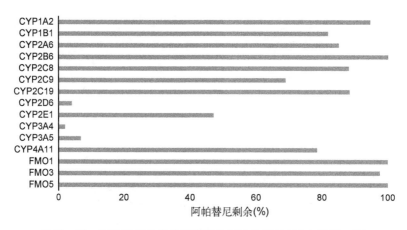

图 10-10   阿帕替尼与氧化代谢酶的孵化实验结果(未经归一化)

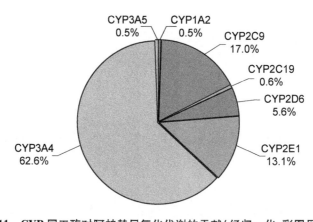

图 10-11   CYP 同工酶对阿帕替尼氧化代谢的贡献(经归一化,彩图见二维码)

对于葡萄糖醛酸结合的 Ⅱ 相代谢反应,重组 UGT 酶和特异性化学抑制剂孵化实验显示,UGT2B7 为催化生成 M9-2 的主要代谢酶,UGT1A4 和 UGT2B7 均为催化生成 M9-1 的主要代谢酶。图 10-12 概括了主要代谢酶催化的代谢反应。

使用阳性底物的代谢酶抑制实验证明,阿帕替尼对 CYP1A2、CYP2D6 和 CYP2E1 无抑制作用,对 CYP2C19、CYP3A4(咪达唑仑-1′-羟基化)有中等程度抑制作用,对 CYP2C9 和 CYP3A4(睾酮-6β-羟基化)有强烈抑制作用。阿帕替尼对 CYP1A2 有一定诱导作用。此外,Caco-2 细胞实验证明,阿帕替尼为中等渗透药物,不是外排转运体的底物。

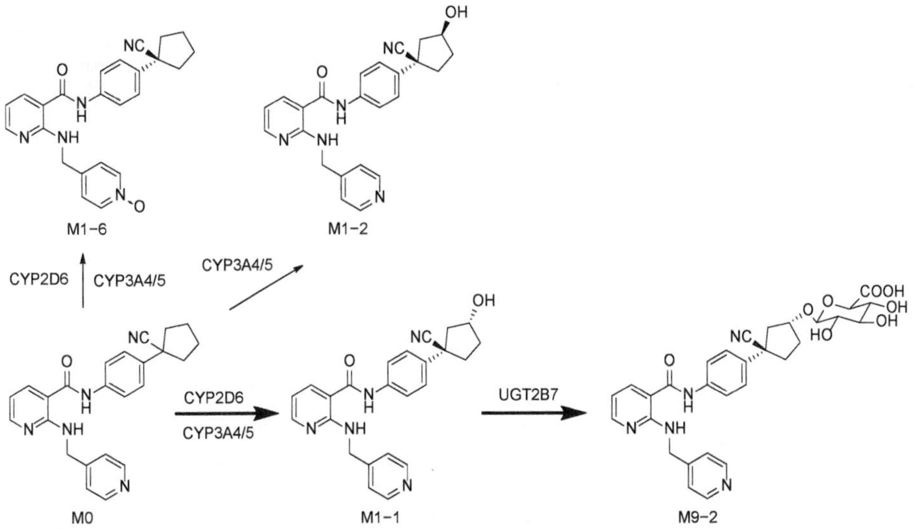

图 10-12　阿帕替尼主要代谢酶及代谢产物

3. 阿帕替尼在肿瘤患者的药代动力学

由于阿帕替尼在血浆中有多个主要代谢物,所以在药代动力学研究中,不仅需要测试原形药物浓度,而且需要测试其主要代谢物浓度,以利于评估代谢物对药效和安全性的影响。

建立 LC-MS/MS 生物分析方法,测定血浆中阿帕替尼及其代谢物 M1-1、M1-2、M1-6、M9-1 和 M9-2。取血浆样品 50 μL,用乙腈沉淀蛋白预处理,使用 Zorbax Eclipse XDB-C18 色谱柱,经液相色谱梯度洗脱,API 4000 质谱仪电喷雾正离子检测,各分析物定量下限均为 3.0 ng/mL。将验证后的定量方法用于阿帕替尼及主要代谢物的血浆样品测试,进一步通过 WinNonlin 软件计算,获得人体药动学研究数据[9,11]。

晚期直肠癌患者 20 名,连续 28 天,每天 1 次,口服 750 mg 甲磺酸阿帕替尼,测得代谢物 M1-1、M1-2、M1-6、M9-1 和 M9-2 的 *AUC* 分别为阿帕替尼 *AUC* 的 56%、22%、32%、5% 和 125%,可见 M9-2(反式羟基葡萄糖苷酸)是系统循环中最主要的药物相关物质。口服阿帕替尼后吸收较慢,血浆浓度达峰时间 3~4.7 h,血浆消除半衰期约为 19 h,这些性质支持其每天 1 次给药。药动学曲线见图 10-13,详细的药动学参数见表 10-5。

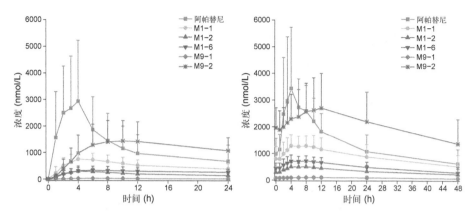

图 10-13　肿瘤患者空腹口服 **750 mg** 甲磺酸阿帕替尼后的药动学曲线,左图为服药后首日,右图为每天 **1** 次连续服药后第 **28** 天(彩图见二维码)

表 10-5　20 名晚期结直肠癌患者单次口服和连续 28 天(每天 1 次)口服 750 mg 甲磺酸阿帕替尼后,阿帕替尼和 5 个主要代谢物的药动学参数

时　间	参　　数	阿帕替尼	M1-1	M1-2	M1-6	M9-1	M9-2
	$T_{max}(h)$	2.9 ± 1.4	5.2	5.0	7.7	7.1	10.2
第 1 天	$C_{max}(nmol/L)$	3 819 ± 2 204	849	339	375	36.5	1 543
	$AUC_{0-24\,h}(\mu mol \cdot h/L)$	30.9 ± 18.8	12.5	4.80	6.61	0.56	27.3
	$T_{max}(h)$	4.7 ± 2.2	7.2	7.0	5.5	11.5	11.3
	$C_{max}(nmol/L)$	3 935 ± 2 211	1 470	571	786	94.3	2 843
第 28 天	$AUC_{0-24\,h}(\mu mol \cdot h/L)$	46.3 ± 17.9	26.0	10.0	14.6	2.17	57.6
	$t_{1/2}(h)$	18.6 ± 9.2	24.7	23.2	21.2	26.3	23.8
第 28/1 天	C_{max} 比值	1.16	1.78	1.76	2.41	3.01	1.84
	$AUC_{0-24\,h}$ 比值	1.77	2.18	2.20	2.51	3.69	2.17

　　健康受试者单次口服 750 mg 甲磺酸阿帕替尼后,0~96 h 内尿和粪中的总回收率为 77%,其中粪中 69.8%,尿中 7.0%。粪样中主要以药物原形排泄,占给药剂量 59.0%,这可能是阿帕替尼口服吸收不完全所致。尿中则主要以代谢物形式排泄。图 10-14 为累积排泄曲线[11]。

　　4. 阿帕替尼药物代谢相互作用

　　抗肿瘤药物在临床上往往与其他药物合并使用,因此有必要评估可能产生的药物代谢相互作用。体外实验表明,阿帕替尼主要由 CYP3A4 催化代谢,因此临床评价了 CYP3A4 的典型诱导剂利福平和典型抑制剂伊曲康唑对阿帕替尼药动学的影响[12]。

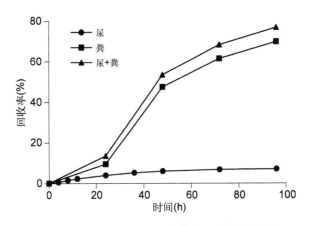

图 10-14　健康受试者(n=12,男女各半)单剂量口服 750 mg 甲磺酸阿帕替尼片后,尿和粪的累积排泄

与阿帕替尼单独给药相比,与利福平合用后,阿帕替尼的血浆清除率增至 5.6 倍,*AUC* 降低 83%,各主要代谢物的 *AUC* 也都显著降低,说明利福平对阿帕替尼的临床药动学有强烈影响(>5 倍)(药动学曲线对比见图 10-15);与伊曲康唑合用后,阿帕替尼的血浆清除率降低 40%,*AUC* 增加 75%,说明伊曲康唑(100 mg/d)对阿帕替尼的临床药动学有弱的影响(1.25~2 倍)(药动学曲线对比见图 10-16)。

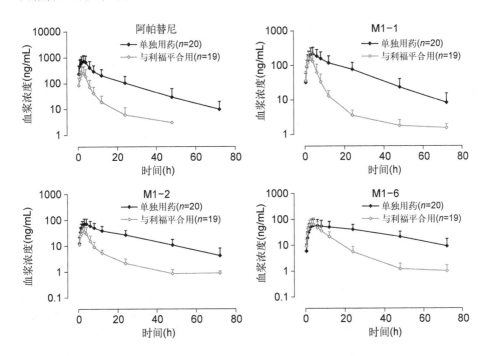

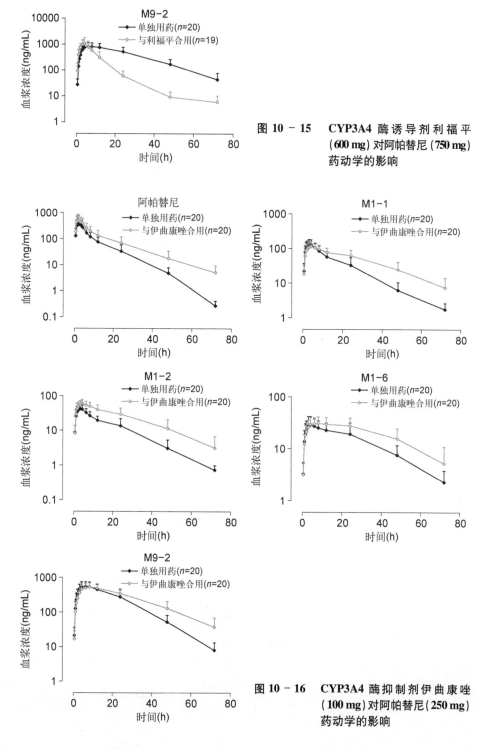

图 10 – 15　CYP3A4 酶诱导剂利福平（600 mg）对阿帕替尼（750 mg）药动学的影响

图 10 – 16　CYP3A4 酶抑制剂伊曲康唑（100 mg）对阿帕替尼（250 mg）药动学的影响

另外,体外酶抑制试验结果表明,阿帕替尼对 CYP2C9、CYP3A4(咪达唑仑 1′-羟化反应)和 CYP3A4(睾酮 6β-羟化反应)的 IC_{50} 值分别为 0.437 μmol/L、1.80 μmol/L 和 0.827 μmol/L,表明阿帕替尼可抑制 CYP2C9 和 CYP3A4。两者都是人体重要肝药酶,许多药物经由它们代谢。因此,阿帕替尼有可能通过药物-药物相互作用而影响这些药物的临床药效及安全性。

为了探索阿帕替尼对 CYP3A4、CYP2C9 底物在人体内的影响,指导临床安全用药,选取在临床中可能与阿帕替尼同时使用的 CYP3A4 底物硝苯地平和 CYP2C9 底物华法林作为探针药物,研究在阿帕替尼影响下硝苯地平及华法林的药动学参数变化[13]。通过研究阿帕替尼在肿瘤患者中对于硝苯地平及华法林药动学的影响,能够明确阿帕替尼在人体中对于 CYP3A4 及 CYP2C9 这两种重要的人体肝药酶的影响,指导临床合理使用药物。

结果表明,与硝苯地平单独口服给药相比,阿帕替尼与硝苯地平对肿瘤患者联合给药时,血浆中硝苯地平的 AUC_{0-t},AUC_{0-36h} 和 C_{max} 分别升高了 83%,80% 和 64%(药动学曲线见图 10-17);与华法林单独口服给药相比,阿帕替尼与华法林对肿瘤患者联合给药时,血浆中华法林的 AUC_{0-t} 和 C_{max} 分别升高了 92% 和 24%(药动学曲线见图 10-18)。从对药动学的影响看,与硝苯地平或华法林联合给药时,阿帕替尼的抑制作用较弱(<2 倍)。但由于华法林属于窄治疗窗药物,和阿帕替尼联合给药应该慎用。

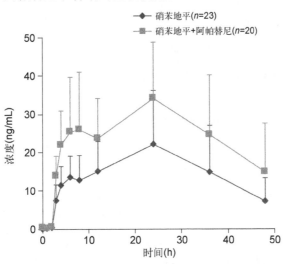

图 10-17　硝苯地平控释片(剂量 30 mg)单独给药和阿帕替尼(剂量 750 mg)与硝苯地平控释片联合给药后硝苯地平的平均药-时曲线

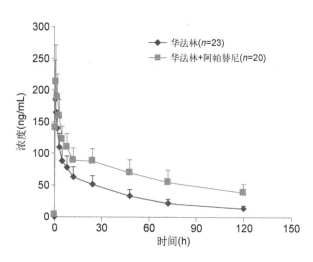

图 10-18　华法林(剂量 3 mg)单独给药和阿帕替尼(剂量 750 mg)与
华法林联合给药后华法林的平均药-时曲线

5. 阿帕替尼群体药动学

　　了解患者群体中某一特定参数如何变化,在一定程度上定量评价变异性,对于治疗而言是重要的。建立阿帕替尼的群体药动学模型的数据来源于 106人,包括健康志愿者和恶性实体瘤患者。通过协变量分析法研究了人口、疾病和实验室检验指标对口服阿帕替尼的药动学的潜在影响。通过模拟评估了显著协变量对阿帕替尼暴露的影响程度[14]。

　　得到的群体药动学模型是一个具有一阶和零阶吸收和一阶消除混合的二室模型。人群中稳态下的表观清除率(CL/F)和表观分布容积的估计值分别为 57.8 L/h 和 112.5 L。阿帕替尼相对生物利用度的非线性剂量关系通过 S 形曲线最大效应方程(E_{max})表征,其中生物利用度下降的中点剂量为766 mg。晚期胃癌患者的生物利用度较低。癌症患者的 CL/F 值一般低于健康志愿者。模拟结果表明,在不同人群中,阿帕替尼暴露量受到疾病类型的影响(图 10-19)。

　　阿帕替尼暴露量(AUC)的增加低于剂量的增加比例。阿帕替尼在胃癌患者中的药动学与其他癌症患者的药动学有显著性差异。阿帕替尼在不同癌症亚群体中的剂量可能需要调整,从而来优化疗效使患者获益。

　　阿帕替尼在人体内的药动学参数(AUC 和 C_{max}),随着剂量的增加呈非线性比例关系,表现为随剂量上升,剂量归一化后的暴露量减少。

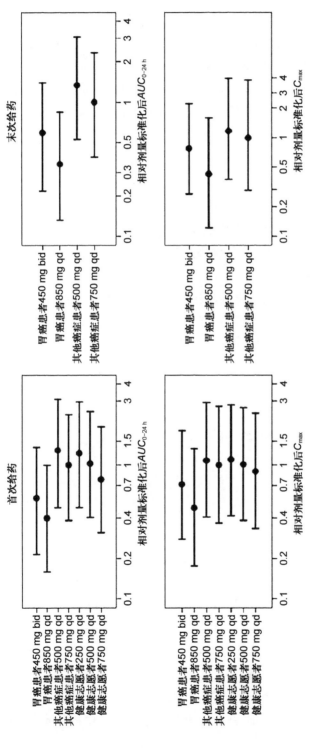

图 10-19 阿帕替尼剂量归一化的药动学参数对比

bid，每天 3 次；qd，每天 1 次

与健康志愿者相比,癌症患者对阿帕替尼的吸收延迟,且清除速度慢。较慢的清除可能是由于癌症患者的肾或肝损伤引起的。晚期胃癌患者的相对生物利用度明显降低,从而降低了暴露量。

这一分析表明,根据患者不同亚群进行剂量调整,可增加阿帕替尼的暴露量,且预期剂量可以通过使用所建立的群体药动学模型来预测。

三、结论

1. 代谢特征

阿帕替尼主要代谢反应发生在五元脂肪环上,生成 3 - 羟基化代谢物(一对差向异构体),并进一步与葡萄糖醛酸结合。此外还发生吡啶环 25 - N - 氧化及 N - 去烷基代谢。其主要代谢酶为 CYP3A4。

2. 药动学特征

阿帕替尼口服后吸收较慢,血浆浓度约在 4 h 达峰,血浆消除半衰期约为 19 h。胃癌患者口服生物利用度有所降低。阿帕替尼多次给药达稳态后,血浆中主要代谢物 E - 3 - 羟基 - O - 葡萄糖苷酸血浆暴露超过原形药物。临床药物 - 药物相互作用试验证明,CYP3A4 的强诱导剂利福平对阿帕替尼药动学有强烈影响。

第三节　吡咯替尼

一、背景概述

1. 药理机制与临床应用

吡咯替尼(pyrotinib)是由江苏恒瑞医药股份有限公司研发,其制剂中采用马来酸盐形式,于 2018 年 8 月在中国被批准上市,用于 HER - 2 阳性晚期乳腺癌患者的一线和二线治疗。吡咯替尼不可逆地抑制表皮生长因子受体 - 1(EGFR - 1,IC_{50} = 5.6 nmol/L)和表皮生长因子受体 - 2(HER - 2,IC_{50} = 8.1 nmol/L),阻断肿瘤细胞的下游信号转导,从而抑制肿瘤的增长。

2. 研究目的与试验方案

研究吡咯替尼在人体内的代谢,并鉴定酶表型。考察吡咯替尼在肿瘤患者中的耐受性和药代动力学,并在健康受试者中评估食物对吡咯替尼药动学的影响。健康中国男性受试者单次给予 402 mg(5.55 MBq)［¹⁴C］马来酸吡咯替尼,用于研究吡咯替尼在人体内的主要代谢和排泄途径。研究吡咯替尼与人血浆蛋白的共价结合,并鉴定其与人血清白蛋白的共价结合位点。

二、研究项目与结果

1.吡咯替尼在人体内的代谢产物鉴定

为研究吡咯替尼的生物转化和主要代谢酶,首先鉴定了它在人体内的主要代谢物[15]。表征代谢物的色谱-质谱条件是：使用 Acquity UPLC HSS T3 色谱柱(2.1 mm×100 mm,1.8 μm),柱温40℃。流动相 A 为 5 mmol/L 醋酸铵水溶液(含 0.1%甲酸),流动相 B 为乙腈,梯度洗脱,流速 0.4 mL/min,色谱运行时间 20 min。Waters 公司 Synapt 型 Q-TOF 串联质谱仪,ESI 电离源,正离子检测。

受试者口服 240 mg 马来酸吡咯替尼片后,经 UPLC/Q-TOF MS 检测,检测到血浆中 5 个代谢物、尿中 3 个代谢物、粪中 24 个代谢物(图 10-20)。吡咯替尼(M0)在人体内的主要代谢途径为：O-去皮考林(M1)和四氢吡咯环氧化为内酰胺(M5)及两种代谢途径的结合(M2)。人体内共鉴定出 24 种代谢物,包括 16 个 Ⅰ 代谢物和 8 个 Ⅱ 期代谢物。Ⅰ 代谢物主要是脱烷基化、氧

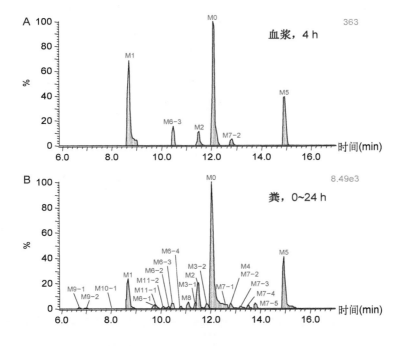

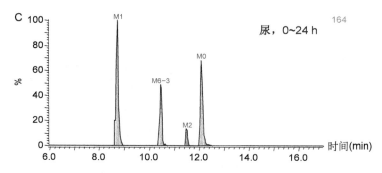

图 10-20　UPLC-Q/TOF MS 表征人血浆(A)、粪(B)和
尿(C)中吡咯替尼代谢物色谱图

化、脱氢和羰基化,Ⅱ相代谢物主要是半胱氨酸和 *N*-乙酰半胱氨酸结合物。
吡咯替尼 1 h 吸收入血,4 h 达到峰值,随后缓慢消除。血浆和尿粪中的主要代
谢物为 M1、M2 和 M5。其中,M1、M2 和 M5 的结构经合成的对照品比对而得
到最终确认,代谢途径如图 10-21 所示[15]。

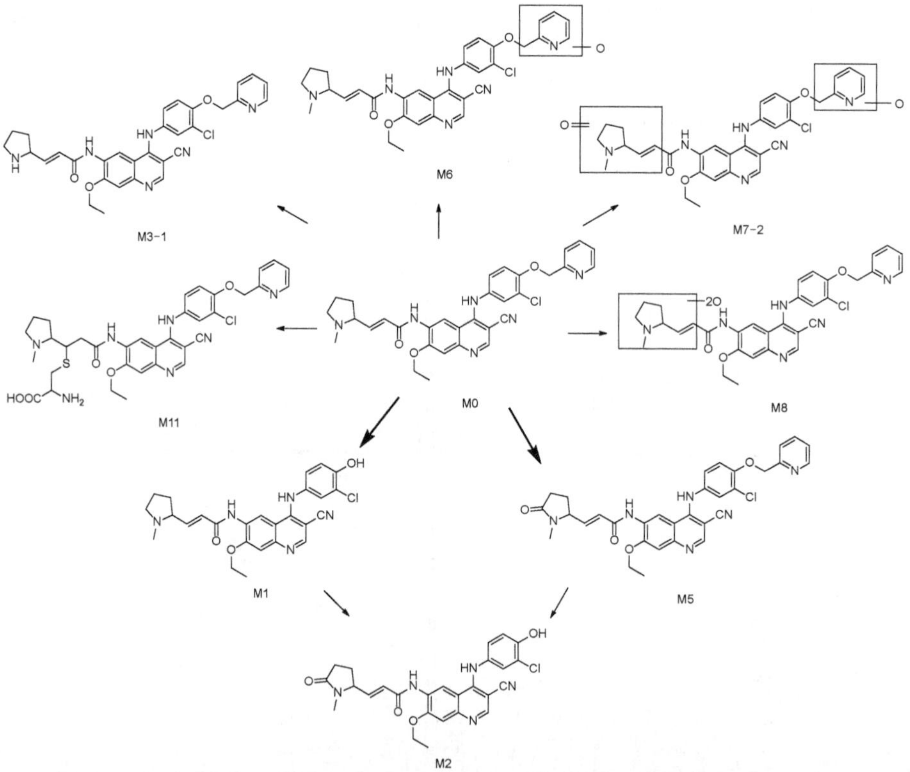

图 10-21　推测吡咯替尼(M0)在人体内的代谢途径(主要代谢途径用粗箭头标示)

2. 吡咯替尼与药物代谢酶

体外酶表型实验表明,CYP3A4 是吡咯替尼的主要代谢酶(表 10-6)。基于肝脏各 CYP 酶的表达量,计算获得各 CYP 酶对体内主要代谢物(M1、M2 和 M5)生成的贡献。催化 M1 生成的主要代谢酶是 CYP3A4,其次是 CYP2C8 和 CYP3A5;M2 和 M5 完全由 CYP3A4 催化生成。吡咯替尼的生物转化主要由 CYP3A4 介导,因此在临床评估 CYP3A 介导的潜在药物-药物相互作用至关重要。

表 10-6　吡咯替尼在不同重组人 CYP 酶中的代谢

代谢物	LC-MS/MS 色谱峰面积相对比(%)										
	CYP1A2	CYP1B1	CYP2A6	CYP2B6	CYP2C8	CYP2C9	CYP2C19	CYP2D6	CYP3A4	CYP3A5	CYP4A11
M0	100	99.45	100	100	98.4	100	99.73	98.99	24.88	84.29	100
M1	—	—	—	—	0.93	—	—	—	26.64	10.1	—
M2	—	—	—	—	—	—	—	—	3.82	—	—
M3-2	—	—	—	—	—	—	—	0.26	1.05	1.68	—
M4	—	0.55	—	—	0.67	—	0.27	0.75	3.34	1.51	—
M5	—	—	—	—	—	—	—	—	11.38	—	—
M6-3	—	—	—	—	—	—	—	—	25.75	2.42	—
M7-2	—	—	—	—	—	—	—	—	2.57	—	—
M8	—	—	—	—	—	—	—	—	0.57	—	—

对比阿帕替尼和结构类似药物来那替尼(neratinib)的代谢,可见两者有一些相同的代谢途径,如 O-去烷基;但由于侧链结构不同,吡咯替尼主要在吡咯环发生羟基化并生成内酰胺,而来那替尼主要在 N,N-二甲基侧链上发生 N-氧化和 N-去甲基(图 10-22)[16]。

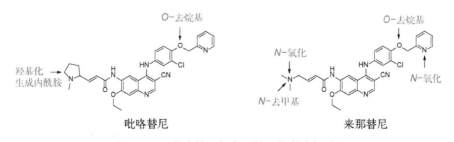

图 10-22　吡咯替尼与来那替尼代谢途径对比

3. 吡咯替尼在肿瘤患者的药代动力学

在一项马来酸吡咯替尼Ⅰb期临床人体耐受性及药代动力学试验中,共招募了 36 名 HER2 表达阳性晚期乳腺癌患者。共设计 5 个剂量组,起始剂量 80 mg/d,最大剂量为 400 mg/d。每天 1 次给药,早餐后 30 min 内口服给药,连续给药 28 天。乳腺癌患者口服马来酸吡咯替尼片,每天 1 次,连续给药第 8 天,吡咯替尼血药浓度达稳态。稳态时的血药浓度达峰时间为 2~4 h(中位数),蓄积比 R 为 1.22~1.57,提示连续给药没有明显剂量依赖性的蓄积。在 80~400 mg 剂量范围内,吡咯替尼稳态时的 $AUC_{0-24\,h}$ 和 C_{max} 随给药剂量增加而增加,增加比例基本与剂量增加比例一致(β 值分别为 0.906 9 和 0.808 6),其药动学基本符合线性动力学特征。药动学曲线见图 10-23,详细的药动学参数见表 10-7[17]。

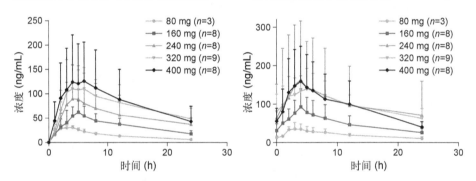

图 10-23　乳腺癌患者餐后口服不同剂量马来酸吡咯替尼后的药动学曲线,左图为服药后首日,右图为每日一次连续服药后第 28 天

表 10-7　乳腺癌患者单次口服和连续 28 天(qd)口服不同剂量马来酸吡咯替尼后,吡咯替尼主要药动学参数的几何均值

时　间	参　　数	80 mg	160 mg	240 mg	320 mg	400 mg
第 1 天	$t_{1/2}$(h)	9.42	11.7	16.5	13.0	12.2
	T_{max}(h)*	3.00	4.50	5.00	4.00	4.00
	C_{max}(ng/mL)	33.4	69.4	84.7	122	126
	$AUC_{0-24\,h}$(ng·h/L)	356	795	1 140	1 690	1 600
第 28 天	$t_{1/2}$(h)	11.4	14.1	15.0	16.0	12.7
	T_{max}(h)	2.00	3.50	4.00	4.00	3.00
	C_{max}(ng/mL)	37.0	88.1	134	150	146
	$AUC_{0-24\,h}$(ng·h/L)	471	1 080	1 790	2 290	1 950
第 28/1 天	C_{max} 比值	1.11	1.27	1.58	1.23	1.16
	$AUC_{0-24\,h}$ 比值	1.32	1.36	1.57	1.36	1.22

*：中位数。

4. 食物影响药动学研究

与空腹给药相比,受试者餐后口服马来酸吡咯替尼片后药物的生物利用度有所提高,$AUC_{0-\infty}$升高了45.23%,C_{max}升高了79.9%,达峰时间没有变化,药物消除半衰期基本没有变化(表10-8)[18]。

表10-8　11名健康男性受试者餐后及空腹口服给药(320 mg)后吡咯替尼的药动学参数

药 动 学 参 数	餐　后	空　腹
	几何均值($CV\%$)	几何均值($CV\%$)
T_{max}(h)[中位数(最小值-最大值)]	5(2～12)	5(2～8)
C_{max}(ng/mL)	140(26.8)	77.9(48.8)
$AUC_{0-\tau}$(ng·h/mL)	2 380(52.3)	1 640(67.6)
$AUC_{0-\infty}$(ng·h/mL)	2 440(52.9)	1 680(67.6)
$t_{1/2}$(h)	18.4(22.3)	17.3(21.6)

5. 吡咯替尼的人体物质平衡研究

6名健康中国男性单次口服402 mg(5.55 MBq)[14C]-吡咯替尼,在给药后240 h,放射性的平均累积排泄率为92.6%,其中尿和粪便的回收率分别为1.7%和90.9%(图10-24)。在粪便中,检测到药物相关物质主要是氧化代谢产物,主要代谢途径是O-去皮考林(M1)、四氢吡咯环氧化为内酰胺(M5)和

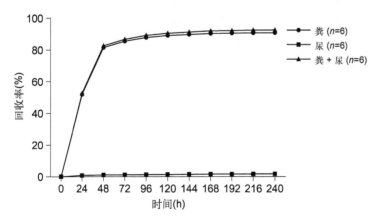

图10-24　健康男性受试者($n=6$)单次口服402 mg(5.55 MBq)
[14C]-吡咯替尼后,尿和粪的累积排泄

吡啶氧化(M6-1、M6-2、M6-3和M6-4)。在血浆中,主要成分是吡咯替尼、M1、M2和M5,分别占血浆总放射性$AUC_{0-\infty}$比率的10.9%、1.9%、1.0%和3.0%(图10-25,表10-9)。血浆中约有58.3%的药物相关物质与血浆蛋白发生共价结合,血浆总放射性半衰期约为48 h[19]。

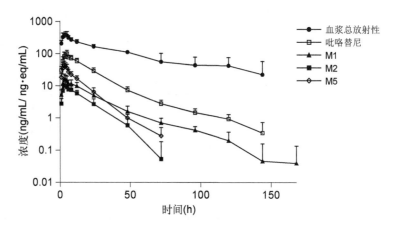

图10-25　健康男性受试者($n=6$)单次口服402 mg(5.55 MBq)[14C]-吡咯替尼后,血浆总放射性、吡咯替尼及主要代谢物的药-时曲线图

表10-9　健康男性志愿者单次口服402 mg马来酸吡咯替尼(5.55 MBq)后血浆总放射性、吡咯替尼、M1、M2和M5平均药动学参数($n=6$)

药 动 学 参 数	总放射性	吡咯替尼	M1	M2	M5
$AUC_{0-\infty}$(μg·h/mL)[a]	18.2	1.97	0.296	0.179	0.553
AUC_{0-last}(μg·h/mL)[a]	12.9	1.94	0.285	0.173	0.546
$AUC_{0-48 h}$(μg·h/mL)[a]	9.02	1.73	0.246	0.170	0.533
C_{max}(ng/mL)[a]	396	99.0	13.7	10.2	43.6
t_{max}(h)[b]	3.50	5.00	3.50	4.00	3.00
$t_{1/2z}$(h)[c]	47.9	29.3	30.8	10.4	9.75
CL/F(L/h)[c]	22.7	207	N/A	N/A	N/A
V_z/F(L)[c]	1 460	8 570	N/A	N/A	N/A
$R_{AUC,0-48 h}$(%)	N/A	19.2	2.74	1.89	5.93
$R_{AUC,0-\infty}$(%)	N/A	10.9	1.9	1.0	3.0

a:几何均值;b:中位数;c:算数平均值。

6. 吡咯替尼与血浆蛋白共价结合研究

将[^{14}C]-吡咯替尼与人血浆在37℃下与孵育2 h、5 h、8 h和24 h后,放射性的提取回收率分别为97.4%、91.8%、69.6%和46.7%,表现出非酶催化的共价结合。将吡咯替尼与血浆孵育后,直接经质谱分析,检测到吡咯替尼与人血清白蛋白(HSA)的加合物(图10-26)。随后将吡咯替尼与人血清白蛋白在37℃下孵育后,经链酶蛋白酶水解后,只检测到吡咯替尼与赖氨酸的加合物,表明吡咯替尼可与人血清白蛋白上的赖氨酸发生共价加合。此外,将[^{14}C]-吡咯替尼孵育后的血浆样品经盐酸(90℃,2 h)水解后,使用放射性检测和高分辨质谱鉴定了一组吡咯替尼加合物。包括吡咯替尼-赖氨酸加合物和吡咯替尼与寡肽的加合物,如 Gly-Lys、Lys-Ala、Gly-Lys-Ala 和 Lys-Ala-Ser(图10-27,表10-10)。结果表明,吡咯替尼可以与 Gly-Lys-Ala-Ser 片段上的赖氨酸共价结合,而 Gly-Lys-Ala-Ser 片段对应 HSA 序列中的189~192位氨基酸残基。综上所述,吡咯替尼可与人血清白蛋白的190位赖氨酸残基通过 Michael 加成发生共价结合。体外研究表明,该共价结合是部分可逆的。因此,推测与蛋白质共价结合的吡咯替尼可以缓慢释放游离药物,并通过氧化代谢生成代谢物,经粪便排出[19]。

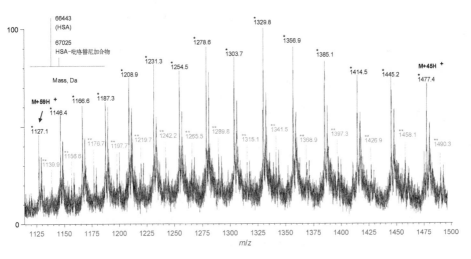

图10-26　HSA 和 HSA-吡咯替尼加合物的质谱图(彩图见二维码)

*代表 HSA 的多电荷离子簇,**代表 HSA-吡咯替尼加合物的多电荷离子簇;HSA 和 HSA-吡咯替尼加合物经反卷积得到的分子量;分子量差值 = 67 025-66 443 = 582 Da,吡咯替尼分子量 = 582 Da

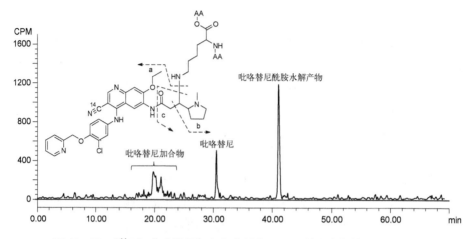

图 10-27 [¹⁴C]-吡咯替尼与人血浆孵育 24 h 后盐酸水解检测的放射性
色谱图和推测的吡咯替尼-寡肽加合物质谱断裂途径

表 10-10 [¹⁴C]-吡咯替尼与人血浆孵育 24 h 后盐酸水解后获得的
[¹⁴C]-吡咯替尼-寡肽加合物质谱数据

[¹⁴C]-吡咯替尼 加合物	分子离子峰 [M+H]⁺, m/z	特征性碎片离子 m/z
Lys*	731.324 0	585.216 0(a),242.183 6(b),138.090 8(c)
Gly-Lys*	788.344 8	585.217 4(a),299.205 6(b),138.090 5(c)
Lys*-Ala	802.363 0	585.221 8(a),313.221 7(b),138.090 4(c)
Gly-Lys*-Ala	859.384 5	585.224 0(a),370.244 2(b),138.090 2(c)
Lys*-Ala-Ser	889.390 3	585.216 0(a),400.253 6(b),138.088 6(c)

　*：Michael 加成结合位点——赖氨酸。

三、结论

吡咯替尼在人体内主要由 CYP3A4 催化代谢,主要代谢途径包括 O-去皮
考林和四氢吡咯环氧化为内酰胺,在血浆中最主要的代谢产物是 O-去皮考林
代谢物(M1)、O-去皮考林代谢物并四氢吡咯环氧化为内酰胺代谢物(M2)和
四氢吡咯环氧化为内酰胺代谢物(M5)。吡咯替尼结构中的丙烯酰胺官能团
能与人血清白蛋白的第 190 位赖氨酸发生共价结合,且该共价结合可逆。在
80~400 mg 给药剂量范围内,吡咯替尼表现出线性药动学特点。食物能增加
吡咯替尼的生物利用度,使其 $AUC_{0-\infty}$ 升高了 45.23%,C_{max} 升高了 79.9%。人体
物质平衡试验表明,吡咯替尼在人体内主要由肝脏代谢,随后排泄到粪中。

第四节　氟马替尼

一、背景概述

1. 药理机制与临床应用

氟马替尼(flumatinib,结构式见图 10–28A)是江苏豪森药业开发的第二代酪氨酸激酶抑制剂,其制剂采用甲磺酸盐形式,已于 2019 年 11 月被批准在中国上市。该药为伊马替尼(结构式见图 10–28B)的结构修饰物,它通过抑制细胞内 bcr-abl 酪氨酸激酶的活性,被用于费城染色体阳性的慢性髓性白血病的治疗。

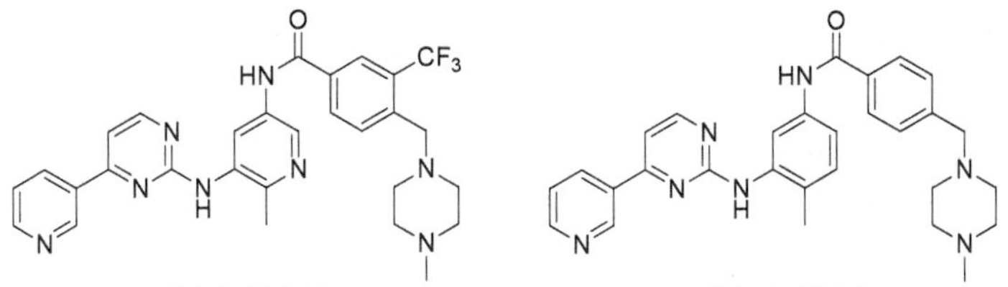

(A) 氟马替尼　　　　　　　　　(B) 伊马替尼

图 10–28　氟马替尼和伊马替尼的结构式

2. 研究计划与目的

通过对甲磺酸氟马替尼的Ⅰ期临床药代动力学进行系统的研究,获得全面的氟马替尼在慢性粒细胞白血病患者体内的药动学、代谢及排泄途径等信息,为这一创新药物的Ⅱ、Ⅲ期临床试验给药方案的制订,以及药物代谢产物的安全性评价提供药代动力学方面的依据。

二、研究项目与结果

1. 氟马替尼在白血病患者体内的代谢产物鉴定及与动物体内代谢的对比

为确定氟马替尼在人体内的主要代谢途径,考察氟马替尼在人及大鼠、犬、猴等不同种属动物血浆中的代谢产物差异,为药物代谢物的安全性提供依据,考察了慢性粒细胞白血病患者口服甲磺酸氟马替尼后血浆、尿和粪中的代谢产物[20]。表征代谢物的色谱质谱条件：使用 Acquity UPLC BEH 色谱柱(2.1 mm×100 mm,1.7 μm),柱温：40℃。流动相 A 为含 0.05%甲酸水溶液,流动相 B 为含 0.05%甲酸乙腈溶液,梯度洗脱,流速 0.5 mL/min,色谱运行时间为 34 min。Waters 公司 Synapt 型 Q-TOF 串联质谱仪,ESI 电离源,正离子检测。

应用 UPLC/Q-TOF MS 对慢性粒细胞白血病患者口服甲磺酸氟马替尼后血浆、尿和粪中的代谢物进行鉴定,共检测到 34 种代谢物,其中血浆中 13 种,尿中 30 种,粪中 14 种,结果如图 10-29 所示。其中 M1、M2-9、M3、M4、

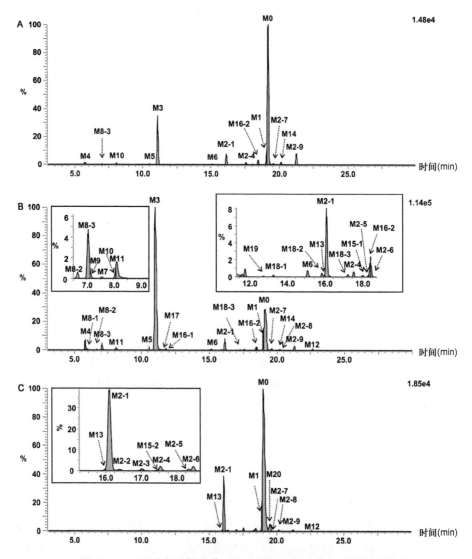

图 10-29　受试者口服给药后氟马替尼在体内的代谢物色谱图

(A) 受试者单次口服 800 mg 氟马替尼后 3 h、8 h 和 12 h 的混合血浆样品;(B) 受试者单次口服 800 mg 氟马替尼后 0~12 h 的混合尿样;(C) 受试者每天 1 次口服 240 mg 氟马替尼、连续 28 天后的粪样

M5、M10 和 M20 的结构经合成的对照品比对而得到最终确认。氟马替尼(M0)在人体内的主要代谢途径为 N-去甲基、酰胺水解、羟基化、N-氧化及各种Ⅰ相代谢物与葡萄糖醛酸结合等(图 10-30)[21]。除原形药物外,N-去甲基代谢物 M1 和酰胺水解后形成的羧酸代谢物 M3 是氟马替尼在血浆中的主要存在形式。

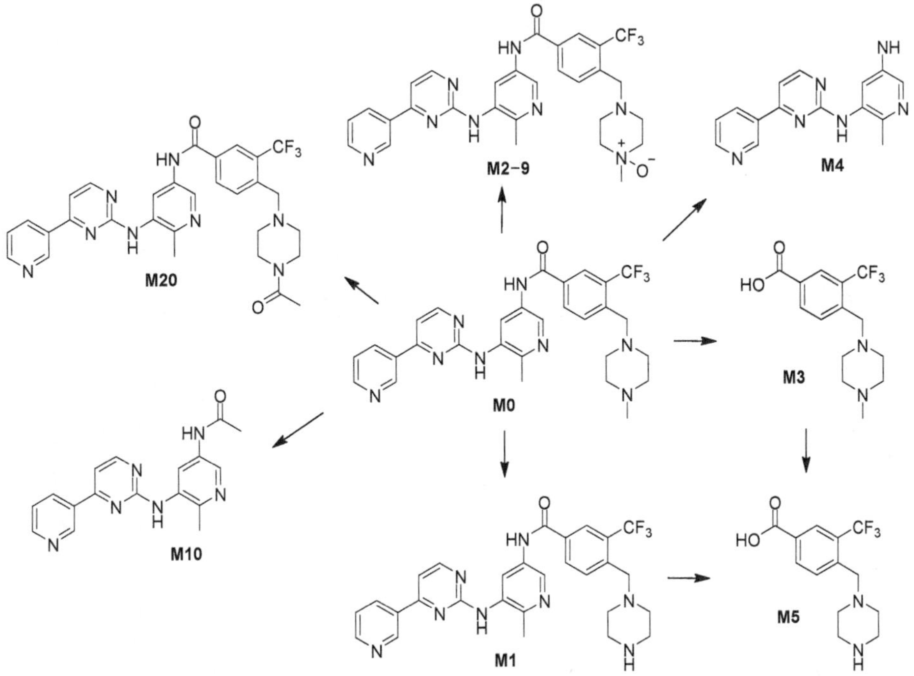

图 10-30　推测的氟马替尼在慢性粒细胞白血病患者体内的主要代谢途径

　　采用相同的方法,对 SD 大鼠、Beagle 犬和食蟹猴单次或连续口服甲磺酸氟马替尼后血浆中的代谢产物进行了鉴定。结果显示(图 10-31)人、大鼠、犬、猴等不同种属的血浆中的代谢物均以酰胺水解代谢物为主,且各种属间主要代谢途径相似。与大鼠、犬和猴相比,给药后人血浆中也并未发现明显的特殊代谢物,且主要代谢物的体循环浓度未明显高于安全性评价中各种属动物体内代谢物浓度。

　　氟马替尼与伊马替尼具有相似的代谢途径(图 10-32),原形药物和 N-去甲基代谢物均为两种药物在血浆中的主要存在形式[21,22];不同的是,文献报道并未发现伊马替尼酰胺水解后的代谢物,这可能是由于结构中缺少类似三氟甲基等吸电子基的存在,导致酰胺键相对稳定而不易水解断裂。

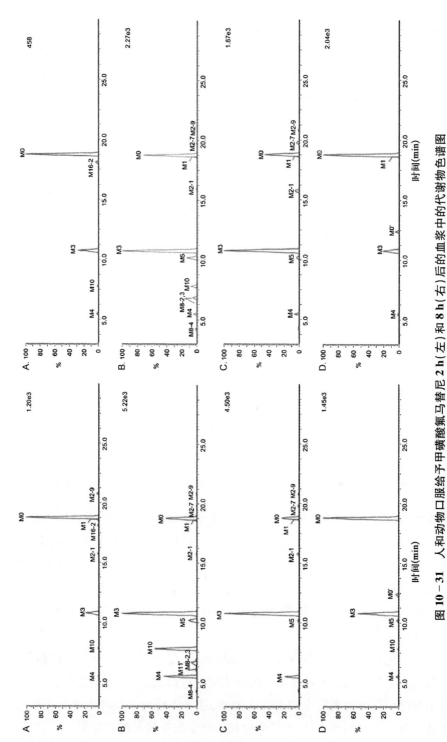

图 10-31 人和动物口服给予甲磺酸氟马替尼 2 h（左）和 8 h（右）后的血浆中的代谢物色谱图

（A）人；（B）SD 大鼠；（C）Beagle 犬；（D）食蟹猴

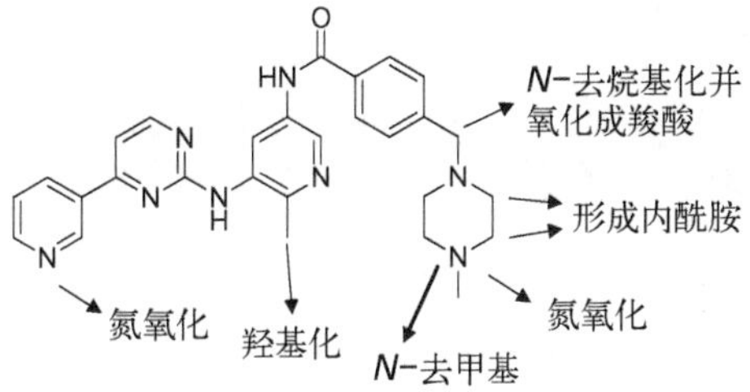

图 10-32　氟马替尼结构类似物伊马替尼的主要代谢途径[22]

2. 氟马替尼在白血病患者体内的药动学研究

通过建立液相色谱-串联质谱法定量分析人血浆中的氟马替尼及其 N-去甲基代谢物 M1 和水解代谢物 M3,对甲磺酸氟马替尼口服给药后在慢性粒细胞白血病患者体内的药动学特征进行了研究[23]。

受试者口服甲磺酸氟马替尼后,血浆中代谢物 M1 和 M3 的浓度约分别相当于原形药物的 20%。其中,受试者单次服药 600 mg 后(表 10-11),血浆中原形药物浓度达峰时间 t_{max} 约为 3.5 h,峰浓度 C_{max} 约为 130 ng/mL,消除半衰期 $t_{1/2}$ 约为 14.5 h,药-时曲线下面积 AUC 为 1 800 ng·h/mL。连续服药 28 天后,与单次服药相比,原形药物及代谢物 C_{max} 和 AUC 均无显著变化,表明氟马替尼连续给药后体内药动学无明显变化。空腹及餐后给药后原形药物的 C_{max} 和 AUC_{0-t} 均随给药剂量增加而增大(如图 10-33 所示)。

表 10-11　慢性粒细胞白血病患者单次或多次口服 600 mg 甲磺酸氟马替尼后 M0、M1 和 M3 的主要药动学参数

日 期	待测物	t_{max} (h)	C_{max} (ng/mL)	$t_{1/2}$ (h)	k_e (1/h)	AUC_{0-t} (ng·h/mL)	$AUC_{0-\infty}$ (ng·h/mL)	$MRT_{0-\infty}$ (h)
第 1 天	M0	3.57	128	14.4	0.054	1 807	1 864	20.3
	M1	3.57	18.1	17.7	0.044	156	168	21.9
	M3	3.71	8.31	7.70	0.108	92.0	103	12.6
第 28 天	M0	2.5	80.5	26.5	0.028	1 398	1 687	36.4
	M1	2.33	10.6	27.5	0.033	136	167	43.4
	M3	6.67	11.9	11.5	0.718	192	210	16.7

与空腹给药相比,餐后给药使原形药物和代谢物的暴露程度增加,两种给药方式下的 C_{max} 和 $AUC_{0-\infty}$ 存在显著性差异,表明餐后给药可增加氟马替尼的口服吸收程度,但对吸收和消除速度无显著影响(表 10-12)。受试者每天

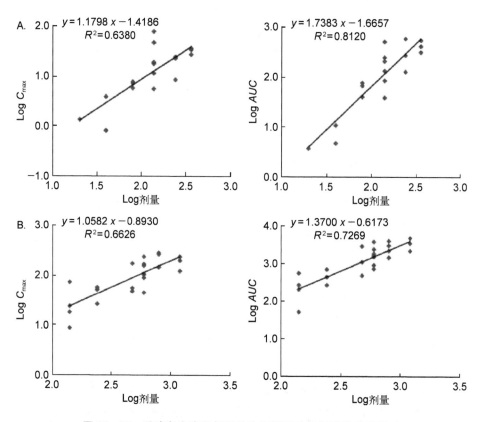

图 10 - 33　受试者空腹及餐后单次口服甲磺酸氟马替尼后原形
药物 C_{max}、$AUC_{0-\infty}$ 与剂量的线性回归曲线

（A）空腹给药；（B）餐后给药

2 次口服给药,与每天 1 次口服相同剂量药物相比,原形药物和代谢物的血药浓度波动度 DF 均降低,利于血中药物浓度维持在相对稳定的范围内,使药物持续地发挥治疗作用。

表 10 - 12　慢性粒细胞白血病患者($n=7$)空腹及餐后单次口服
甲磺酸氟马替尼后氟马替尼的主要药动学参数

状态	剂量	t_{max}	C_{max}	$t_{1/2}$	$AUC_{0-48\,h}$	$AUC_{0-\infty}$	$MRT_{0-\infty}$
	（mg）	（h）	（ng/mL）	（h）	（ng·h/mL）	（ng·h/mL）	（h）
空腹	140	2.1	36.8	10.0	216	232	12.0
	240	3.3	18.6	11.8	295	322	17.4
餐后	140	3.0	30.9	11.7	250	270	15.5
	240	2.3	45.2	10.2	445	475	15.0

3. 氟马替尼自人体内的排泄研究

为确定氟马替尼在人体内的主要排泄途径,建立了液相色谱-串联质谱法同时测定人尿或粪中的氟马替尼及代谢物 M1、M3、M4 和 M5,考察了受试者单次或多次口服甲磺酸氟马替尼后原形药物及代谢物自尿和粪的排泄情况[20]。

受试者单次及连续口服甲磺酸氟马替尼 28 天,给药后 0~24 h 尿中原形药物及 4 种主要代谢物的累积排泄总量均约占给药剂量的 1%,说明肾脏不是氟马替尼在人体内的主要排泄途径。3 名受试者连续口服甲磺酸氟马替尼 1 200 mg/d 达稳态水平后,平均每天氟马替尼及 N-去甲基代谢物 M1 经粪的排泄量为给药剂量的 23.4%~47.0%,其中氟马替尼的排泄量约为 N-去甲基代谢物 M1 的 2 倍。两种形式的药物经粪的排泄量远远高于尿中的排泄量,判断氟马替尼口服给药后,主要经粪排泄,由于未进行放射性标记药物人体试验,所以物质平衡数据尚不完整。

三、结论

1. 代谢特征

氟马替尼在人体内的主要代谢途径为 N-去甲基、酰胺水解、羟基化、N-氧化及各种 I 相代谢物与葡萄糖醛酸结合,其在血浆中的主要存在形式为原形药物 M0、N-去甲基代谢物 M1 和酰胺水解后的羧酸产物 M3。此外,该药在各种属间并无明显的代谢差异。

2. 药动学特征

氟马替尼在单次口服给药后,血浆中原形药物浓度达峰时间 t_{max} 约为 3.5 h,峰浓度 C_{max} 约为 130 ng/mL,消除半衰期 $t_{1/2}$ 约为 14.5 h,药-时曲线下面积 AUC 为 1 800 ng·h/mL,其暴露程度可随剂量的增加而增大,且连续给药后体内药动学无明显变化,而餐后给药可使原形与代谢物的暴露程度明显增加。该药的主要排泄途径为粪排泄。

第五节　法米替尼

一、背景概述

1. 药理机制与临床应用

法米替尼(famitinib)是江苏恒瑞医药股份有限公司开发的新型多靶点酪

氨酸激酶抑制剂,其制剂采用苹果酸盐形式。它是国外已上市药物舒尼替尼的结构类似物(图10-34),目前其Ⅲ临床期试验已结束,拟用于肾癌、胃肠间质瘤、胰腺癌和鼻咽癌的治疗。体内外药效学研究表明,相较于舒尼替尼,法米替尼对多种酪氨酸激酶(如 c-Kit、PDGFG 和 VEGFR)等表现出更高的抑制活性,且副作用降低。

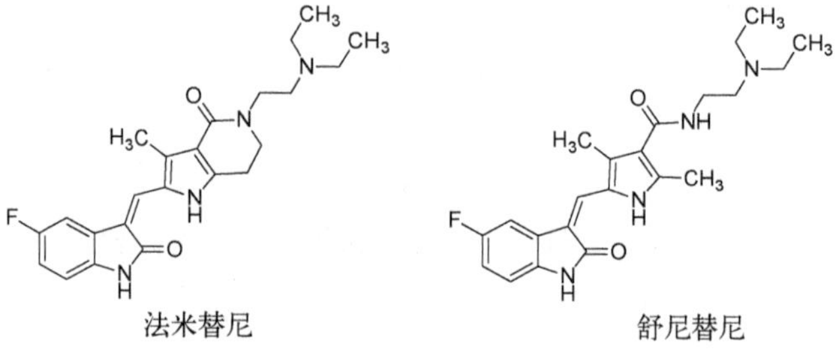

图 10-34　法米替尼与舒尼替尼的结构

2. 研究计划与目的

通过对法米替尼的临床药代动力学进行系统的研究,获得其在实体瘤患者体内的药动学、代谢及排泄途径等信息;通过体外实验考察法米替尼的代谢机制,并利用生理药动学模型预测法米替尼在人体内的组织分布特征,为这一创新药物的安全性评价提供药代动力学方面的依据。

二、研究项目与结果

1. 法米替尼在人体内的代谢产物鉴定

为了研究法米替尼在人体内的代谢过程,评价药物有效性和安全性,以及预测潜在的药物-药物相互作用,首先鉴定了它在人体内的主要代谢物[24,25]。表征代谢物的色谱质谱条件: 使用 Acquity UPLC HSS T3 色谱柱(2.1 mm×100 mm, 1.8 μm),柱温: 40℃。流动相 A 为 5 mmol/L 醋酸铵水溶液(含 0.05% 甲酸),流动相 B 为乙腈,梯度洗脱,流速 0.45 mL/min,色谱运行时间为 20 min。Waters 公司 Synapt 型 Q-TOF 串联质谱仪,ESI 电离源,正离子检测。

肿瘤患者口服 27 mg 苹果酸法米替尼胶囊后,经 UPLC/Q-TOF MS 检测,与空白样品相比,在受试者血浆、尿和粪中分别检测到 25 种、40 种和 27 种代谢产物,从而发现法米替尼(M0)在肿瘤患者体内的主要代谢途径包括: N-去乙基(M3)、氧化脱胺(M1)、氧化脱氟(M7)、5-氟吲哚酮羟基化(M9-1

和 M9－5)和Ⅱ相结合,其中 M2、M3、M7 和 M9－3 的结构经合成的对照品比对而得到最终确认,如图 10－35 所示。

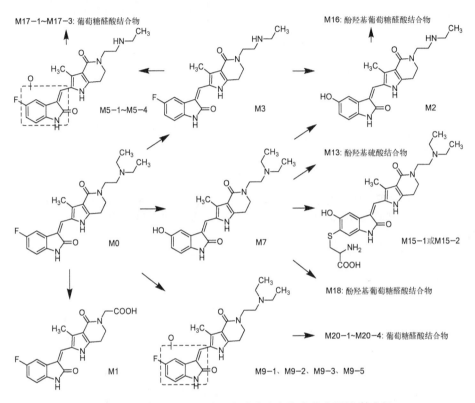

图 10－35　推测的法米替尼在肿瘤患者体内的主要代谢途径

　　结合紫外色谱峰面积(如图 10－36 和图 10－37 所示)可知,血浆中主要为原形药物 M0,主要代谢产物为 N－去乙基法米替尼 M3,它是活性代谢产物,但对各种酪氨酸激酶的抑制活性低于法米替尼;尿中主要为 M0、M3、M2 的葡萄糖醛酸结合物 M16、M3 羟基化的葡萄糖醛酸结合物 M17－1、M7 的葡萄糖醛酸结合物 M18 和 5－氟吲哚酮羟基化后的葡萄糖醛酸结合物 M20－2 和M20－4;粪中主要为 M0、氧化脱胺成羧酸产物 M1、M3、氧化脱氟代谢物 M7、5－氟吲哚酮羟基化代谢物 M9－1、M9－3 和 M9－5 及 M7 的硫酸结合物M13。此外,在血浆、尿和粪中均检测到半胱氨酸结合物(M15－1 和 M15－2),这提示法米替尼在体内存在生物活化过程,有可能与其临床上观测到的特异质肝损伤有关。

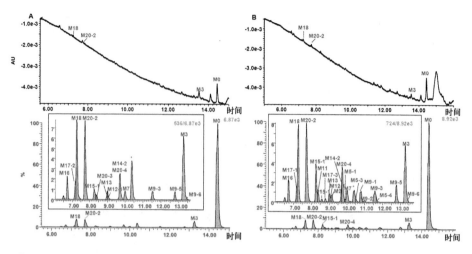

图 10-36　UPLC／UV／Q-TOF MS 检测到的肿瘤患者稳态谷浓度（A）和峰浓度（B）血浆的代谢物谱（上图为紫外检测色谱图，下图为 MDF 色谱图）

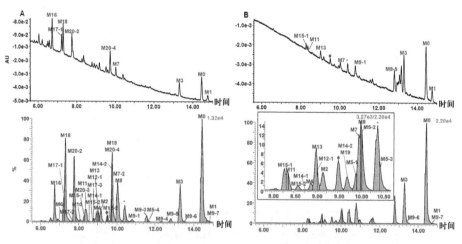

图 10-37　UPLC／UV／Q-TOF MS 检测到的肿瘤患者稳态时尿（A）和粪（B）的代谢物谱（上行为紫外检测色谱图，下行为 MDF 色谱图）

　　与舒尼替尼相比较，两者具有一些相同的代谢途径，均由 CYP3A4／5 催化生成 N-去乙基代谢产物。不同的是 N-去乙基舒尼替尼具有与原形药物相似的药理活性，且体内暴露量约为总暴露量的 31%[26]。而 N-去乙基法米替尼活性较弱，且体内暴露量不足原形的 7.5%。

　　2. 法米替尼在肿瘤患者体内的药动学

　　通过测定原形药物法米替尼与其主要代谢物 N-去乙基法米替尼（M3）在

患者体内的药动学特征,以及其经尿和粪的排泄量,来评估代谢物对药效和安全性的影响[27]。

建立 LC-MS/MS 生物分析方法,测定患者血浆、尿和粪中法米替尼及 M3 的浓度。取血浆 200 μL,用液液萃取法预处理,使用 Ultimate XDB-C18 色谱柱 (5 mm×150 mm,4.6 μm),经液相色谱等度洗脱,API 4000 质谱仪电喷雾正离子检测,各分析物在血浆、尿和粪中的定量下限分别为 0.200 ng/mL、1.00 ng/mL 和 0.120 ng/mL。将验证后的定量方法用于法米替尼及 M3 的血浆、尿和粪的样品测试,进一步通过 WinNonlin 软件计算血药浓度,获得人体药动学研究数据,主要药动学参数见表 10-13,平均血浆药-时曲线见图 10-38。

表 10-13　受试者连续 28 天口服 20 或 27 mg 苹果酸法米替尼(每天 1 次)后法米替尼(M0)和 N-去乙基法米替尼(M3)的主要药动学参数

主要药动学参数			T_{max} (h)	C_{max} (ng/mL)	C_{min} (ng/mL)	C_{av} (ng/mL)	AUC_{0-24h} (ng·h/mL)
给药剂量 20 mg ($n=8$)	第 1 天	M0	6.75 ± 2.38	21.7 ± 7.78	N/A	N/A	333 ± 119
		M3	7.75 ± 2.71	0.963 ± 0.366	N/A	N/A	14.9 ± 5.85
	第 28 天	M0	7.13 ± 3.36	44.2 ± 18.4	20.8 ± 8.32	33.5 ± 14.5	805 ± 348
		M3	12.8 ± 9.68	3.12 ± 1.22	1.70 ± 0.837	2.52 ± 1.18	60.5 ± 28.4
给药剂量 27 mg ($n=7$)	第 1 天	M0	4.44 ± 1.24	47.7 ± 11.3	N/A	N/A	674 ± 221
		M3	5.33 ± 2.78	1.99 ± 0.490	N/A	N/A	31.2 ± 8.00
	第 28 天	M0	5.14 ± 1.07	73.5 ± 15.9	28.2 ± 9.79	50.2 ± 14.7	1 205 ± 352
		M3	6.14 ± 3.39	4.57 ± 1.58	2.63 ± 1.34	3.60 ± 1.57	86.5 ± 37.7

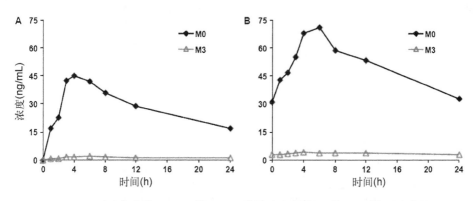

图 10-38　受试者连续 28 天口服 27 mg 苹果酸法米替尼(每天 1 次)后法米替尼(M0)和 N-去乙基法米替尼(M3)的平均血浆药-时曲线

(A)第 1 天;(B)第 28 天

肿瘤患者 15 名随机分为两组,两组受试者连续 28 天每日 1 次分别口服 27 mg 和 20 mg 苹果酸法米替尼胶囊。法米替尼口服吸收缓慢,原形药物和 M3 在体内的血浆浓度达峰时间较长,M3 的血浆暴露量小于原形药物的 7.5%,且原形和 M3 清除缓慢,它们在给药后 24 h 血浆中的浓度分别为峰浓度的 35.6%~42.7% 和 46.8%~51.1%。法米替尼连续口服给药达到稳态后,法米替尼和 M3 的血浆浓度波动较小,但原形和 M3 在体内有一定的蓄积。

受试者连续口服苹果酸法米替尼达到稳态后,每天法米替尼相关物质经尿和粪的排泄量分别为给药剂量的(14.2±5.1)% 和(56.3±23.4)%,其中原形的排泄量分别为给药剂量的 2.4% 和 17.6%。粪中回收的剂量中约有 70% 来源于代谢产物,排泄量从大到小主要为 M1、M3、M7 和 M13,表明法米替尼在口服给药吸收良好,在肝中广泛代谢后,经过胆汁分泌进入肠道,最后经粪便排泄。

3. 法米替尼的体外代谢研究

为了研究法米替尼在人体内的代谢机制,确定催化法米替尼氧化代谢的酶系,首先考察了法米替尼在人肝微粒体(HLM)、人肠微粒体(HIM)、人肺微粒体(HPM)和人肾微粒体(HRM)中的代谢情况[24]。法米替尼在 HLM 中代谢比例最高,约 70% 的原形药物被代谢,而在 HLM、HPM 和 HRM 中法米替尼的代谢比例仅

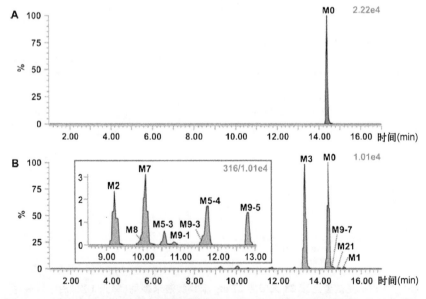

图 10-39 UPLC/Q-TOF MS 法检测到的法米替尼在人肝微粒体孵化体系中的代谢物谱
(A) 未加入 NADPH;(B) 加入 NADPH

为 23.1%、21.7% 和 16.6%。结合排泄试验的结论——胆汁分泌为法米替尼的主要
排泄途径，从而得出肝脏可能是法米替尼最主要的代谢器官。在未加入 NADPH 的
孵化体系中未测到任何代谢产物（图 10-39A），表明法米替尼的代谢过程由 CYP
和 FMO 等氧化酶系催化。采用 UPLC/Q-TOF MS 法在法米替尼 HLM 孵化体系
中共检测到 12 种代谢产物（图 10-39B），代谢产物的相关信息详见表 10-14。

**表 10-14 UPLC/Q-TOF MS 检测到的法米替尼在人肝
微粒体孵化体系中的代谢产物信息**

代谢物	代谢途径	保留时间（min）	分子式	[M+H]+峰分子量	误差值（ppm）	+NADPH	+NADPH+ GSH
M0	原形药物	14.5	$C_{23}H_{27}FN_4O_2$	411.221 8	5.4	+	+
M1	氧化脱胺成羧酸	15.2	$C_{19}H_{16}FN_3O_4$	370.123 1	7.6	+	+
M2	N-去乙基+氧化脱氟	9.3	$C_{21}H_{24}N_4O_3$	381.195 3	7.0	+	+
M3	N-去乙基	13.3	$C_{21}H_{23}FN_4O_2$	383.189 1	2.7	+	+
M5-3	N-去乙基+芳基羟基化	10.6	$C_{21}H_{23}N_4O_3$	399.185 9	6.7	+	+
M5-4	N-去乙基+芳基羟基化	11.7	$C_{21}H_{23}N_4O_3$	399.187 0	9.5	+	+
M7	氧化脱氟	10.1	$C_{23}H_{28}N_4O_3$	409.226 4	6.0	+	+
M8	氢化	10.1	$C_{23}H_{29}FN_4O_2$	413.238 5	7.9	+	+
M9-1	芳基羟基化	10.9	$C_{23}H_{27}FN_4O_3$	427.214 1	0.9	+	+
M9-3	芳基羟基化	11.6	$C_{23}H_{27}FN_4O_3$	427.212 2	-5.4	+	+
M9-5	芳基羟基化	12.9	$C_{23}H_{27}FN_4O_3$	427.216 9	5.6	+	+
M9-7	氮氧化	14.7	$C_{23}H_{27}FN_4O_3$	427.217 0	5.8	+	+
M15-1	氧化脱氟+半胱氨酸结合	8.4	$C_{26}H_{33}N_5O_5S$	528.230 5	4.7	-	+
M15-2	氧化脱氟+半胱氨酸结合	8.7	$C_{26}H_{33}N_5O_5S$	528.231 0	5.7	-	+
M21	氧化脱氨基成醇	15.0	$C_{19}H_{18}FN_3O_3$	356.140 8	-0.6	+	+
M22-1	氧化脱氟+半胱氨酸甘氨酸结合	8.3	$C_{28}H_{36}N_6O_6S$	585.250 8	2.2	-	+
M22-2	氧化脱氟+半胱氨酸甘氨酸结合	8.6	$C_{28}H_{36}N_6O_6S$	585.249 3	-0.3	-	+
M23-1	N-去乙基+氧化脱氟+谷胱甘肽结合	8.2	$C_{31}H_{39}N_7O_9S$	686.255 6	-7.6	-	+
M23-2	N-去乙基+氧化脱氟+谷胱甘肽结合	8.7	$C_{31}H_{39}N_7O_9S$	686.258 6	-3.2	-	+
M24-1	N-去乙基+谷胱甘肽结合	8.7	$C_{33}H_{43}N_7O_9S$	714.291 9	-0.3	-	+
M24-2	N-去乙基+谷胱甘肽结合	9.1	$C_{33}H_{43}N_7O_9S$	714.295 8	5.2	-	+

在体外微粒体代谢的基础上,考察了法米替尼在 13 种重组人 CYP 酶和 3 种重组 FMO 酶中的代谢,确定法米替尼氧化代谢的酶系,结果如表 10-15 所示。根据主要氧化代谢产物在各重组酶孵化体系中的生成量,并结合各种酶在肝脏的表达量,推测 CYP3A4 为催化 N-去乙基的主要代谢酶。同理,氧化脱胺(M21)过程主要由 CYP3A4 和 CYP3A5 催化,氧化脱氟(M7)、5-氟吲哚酮羟基化(M9-1、M9-3 和 M9-5)主要由 CYP1A1 和 CYP1A2 催化,FMO3 为体内催化法米替尼 N-氧化过程的主要代谢酶。

表 10-15　各种重组人 CYP 和 FMO 体系中的主要氧化代谢
产物和 GSH 结合物色谱峰面积对比

酶　系	主要代谢产物生成量(%)							
	M3	M7	M9-1	M9-3	M9-5	M9-7	M21	M24-1
CYP1A1	29.6	87.7	55.2	31.4	39.6	24.8	—	55.0
CYP1A2	11.6	100	100	100	100	1.2	—	100
CYP1B1	45.0	8.9	14.6	15.2	22.6	9.5	—	7.6
CYP2A6	8.0	—	—	—	—	—	25.4	
CYP2B6	7.3	—	—	—	—	1.7	19.6	
CYP2C8	63.8	—	—	—	—	1.8	44.5	
CYP2C9	9.8	—	—	—	—	2.6		
CYP2C19	10.4	—	—	—	—	0.9		
CYP2D6	8.0	—	—	—	—	1.7		
CYP2E1	7.2	—	—	—	—	2.3		
CYP3A4	31.3	2	1.9	19.5	1.2	1.5	77.7	2.0
CYP3A5	100	—	—	—	—	0.9	100	
CYP4A11	6.8	—	—	—	—	1.0	17.2	
FMO1	2.5	—	—	—	—	100		
FMO3	5.4	—	—	—	—	30.6		
FMO5	4.9	—	—	—	—			

注:以代谢产物生成量最高的样品中的峰面积为 100% 计算。

4. 法米替尼的生物活化与肝毒性的机制研究

结合代谢产物鉴定实验结果——在人体内检测到少量半胱氨酸结合物,推测法米替尼在体内可能经代谢活化而产生反应性代谢物[25]。通过一系列体外代谢实验,证明了该反应性代谢产物为醌亚胺中间体,它是由结构中的

5-氟吲哚酮基团在 CYP1A1/2 介导下首先发生环氧化,然后脱氟重排生成醌亚胺反应性中间体,机制如图 10-40 所示。利用人原代肝细胞实验进一步证明法米替尼可引起剂量依赖性肝毒性(图 10-41),因此推测法米替尼临床上观察到的肝毒性与其生物活化过程有关。此外,通过对比法米替尼在吸烟者和非吸烟者肺微粒体中的代谢,发现法米替尼在吸烟者的肺微粒体中生物活化水平更高。

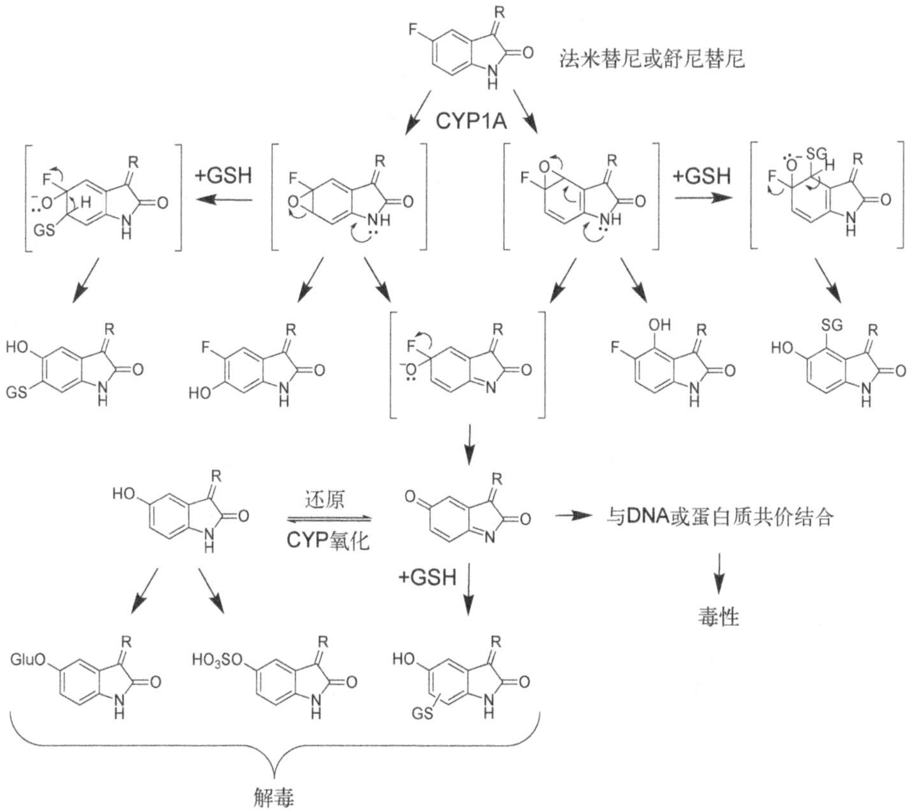

图 10-40 法米替尼和舒尼替尼的 5-氟代吲哚酮结构的生物活化机制

生物活化的第一步是吲哚基部分的环氧化,产生环氧化物中间体,该中间体被脱氟并转化为醌亚胺。所得醌亚胺可以与谷胱甘肽反应,或者可以被 NADPH 或还原酶还原形成 5-羟基吲哚基。

5. 生理药动学模型预测法米替尼在人体中的药动学

为预测法米替尼在人体中的药动学及组织分布,本实验采用 GastroPlus

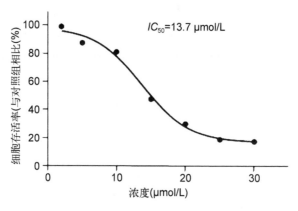

图 10-41　人原代肝细胞存活率与法米替尼作用浓度的效应关系曲线

软件建立法米替尼的大鼠和猴的生理药动学模型(physiologically based pharmacokinetics, PBPK)模型,进一步进行种属外推至人,分别得到 PBPK 预测的法米替尼在人血浆中的药-时曲线,法米替尼在人体中的组织分布(肺、肝、脾、心、肾)(图 10-42)和法米替尼在人体内的药代动力学参数(表 10-16)[28]。通常认为采用 PBPK 模型进行种属外推以及药物-相互作用等研究时,实测值与预测值(预测值与实测值)的比值小于 2 时,表明该模型的计算是被认可和接受的。因此,法米替尼的大鼠和猴的 PBPK 模型建立成功,并且在此基础上进行种属外推至人,能够很好地预测人体内的药动学和组织分布。

图 10-42　预测口服给药 0.42 mg/kg 后法米替尼在人体中的
　　　　　　组织分布(肺、肝、脾、肾、心)(彩图见二维码)

表 10 – 16　口服给药 0.42 mg/kg 后法米替尼在人体中的
药代动力学参数预测值与实测值

种 间 外 推	$CL_人/(\text{L/h})$	参　数	实测值	预测值	实测值/预测值
鼠至人($b=0.75$)	43.2	$C_{max}(\text{ng/mL})$ $AUC_{0-\infty}(\mu\text{g}\cdot\text{h/L})$	32.4 1 094.9	27.5 296.5	1.18 3.69
鼠至人($b=0.66$)	26.0	$C_{max}(\text{ng/mL})$ $AUC_{0-\infty}(\mu\text{g}\cdot\text{h/L})$	32.4 1 094.9	39.9 671.6	0.81 1.63
猴至人($b=0.75$)	25.3	$C_{max}(\text{ng/mL})$ $AUC_{0-\infty}(\mu\text{g}\cdot\text{h/L})$	32.4 1 094.9	40.41 697.7	0.80 1.57

三、结论

1. 代谢特征

法米替尼在肿瘤患者体内的主要代谢途径包括：由 CYP3A4/5 介导的 N -去乙基（M3）和氧化脱胺（M1），由 CYP1A1/2 介导的氧化脱氟（M7）和 5 -氟吲哚酮羟基化（M9 – 1 和 M9 – 5），以及上述代谢物的Ⅱ相结合。此外，法米替尼在 CYP1A1/2 的催化下生成醌亚胺代谢中间体，可能产生肝毒性。

2. 药动学特征

法米替尼在口服给药时吸收良好，消除缓慢，在肝中广泛代谢后，主要经粪排泄。法米替尼在体循环中主要的相关物质为原形，主要代谢物 M3 的暴露量不足原形的 7.5%。法米替尼多次给药达到稳态后，血浆浓度的波动较小，但是原形和 M3 在体内有一定的蓄积。

第六节　伏 美 替 尼

一、背景概述

1. 药理机制与临床应用

伏美替尼（alflutinib）由上海艾力斯医药科技股份有限公司研发，制剂中采用甲磺酸盐形式，2021 年 3 月在中国被批准上市，用于 EGFR T790M 突变的晚期非小细胞肺癌患者（NSCLC）的治疗。伏美替尼是新型的第三代不可逆、选择性的表皮生长因子酪氨酸激酶抑制剂(EGFR-TKI),可以有效区分野生型 EGFR 和突变 EGFR(EGFR 敏感突变、T790M 突变),增加选择性的同时,克服第一代 EGFR 抑制剂由于 T790M 突变产生的耐药。

2. 研究目的与计划

开展在人体内的代谢和物质平衡研究、代谢酶表型研究、临床药动学研究及体外和体内药物-药物相互作用研究,以支持伏美替尼申报上市,并深入理解不可逆酪氨酸激酶抑制剂与血浆蛋白的共价结合。

二、研究项目与结果

1. 代谢和物质平衡研究

6 名健康中国男性志愿者单次口服 94.9 μCi/81.4 mg[^{14}C]甲磺酸伏美替尼混悬液后(图 10-43),在血浆、尿、粪分别检测到 4 种、5 种和 11 种代谢产物(图 10-44)。尿和粪中原形药物分别占给药量的 1.99% 和 1.38%,N-去甲基代谢产物 AST5902 分别占给药量的 1.16% 和 6.68%,粪中半胱氨酸结合物 M19(谷胱甘肽结合物的进一步代谢产物)占给药量的 5.87%,表明伏美替尼

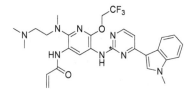

图 10-43　[^{14}C]伏美替尼的结构(* 为^{14}C 标记位置)

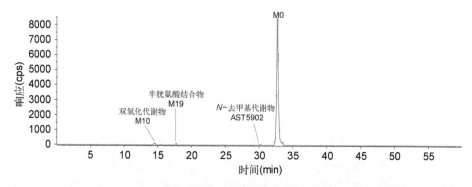

图 10-44　6 名健康受试者单次口服 94.9 μCi/81.4 mg[^{14}C]甲磺酸伏美替尼后 4 h 混合血浆的 UPLC-Q/TOF MS 色谱图

人体内主要代谢途径是 N-去甲基化及与谷胱甘肽结合。推测的伏美替尼在人体内的代谢途径见图 10-45[29]。

单次口服[14C]甲磺酸伏美替尼混悬液后,血浆中总放射性达峰时间为 0.50 h,达峰浓度为 125 ng eq/mL,血浆暴露量($AUC_{0-\infty}$)为 42 400 h×ng eq/mL(图 10-46)。结果表明,口服甲磺酸伏美替尼后药物吸收完全。吸收的伏美替

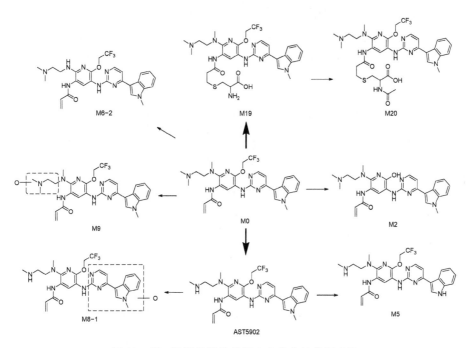

图 10-45　推测的伏美替尼在人体内的代谢途径

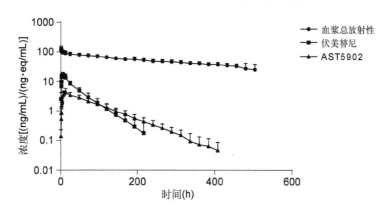

图 10-46　健康男性受试者($n=6$)单次口服 97.9 μCi/81.5 mg[14C]甲磺酸伏美替尼混悬液后,血浆总放射性、伏美替尼和 AST5902 的药动学曲线

尼及其体内代谢产物与血浆蛋白共价结合,血浆总放射性的消除半衰期约为 14
天[29]。与之相比,结构类似药物奥希替尼血浆总放射性消除半衰期约为 20
天[30]。伏美替尼和代谢物 AST5902 血浆消除半衰期分别为 37.2 h 和 62.1 h;
伏美替尼和 AST5902 分别占血浆中总暴露量的 1.68% 和 0.972%(表 10−17)。
尽管血浆中的药物相关物质大部分都与血浆蛋白发生共价结合,但伏美替尼
与血浆蛋白的共价结合需要一定的时间。给药 4 h 后,伏美替尼已完成组织分
布,其中以肺(靶组织)的分布最高,从而发挥药效(图 10−47)。服药后 35 d,尿
和粪中总放射性回收率占给药量 77.8%,其中粪中占 71.2%,尿中占 6.63%,表明
粪排泄是药物及其代谢物的主要排泄途径,尿排泄是次要途径(图 10−48)[29]。

表 10−17 健康男性受试者($n=6$)单次口服 97.9 μCi/81.5 mg[¹⁴C]甲磺酸优美替尼混悬液后,血浆总放射性、伏美替尼和 AST5902 的主要药动学参数

药 动 学 参 数	总放射性	艾氟替尼	AST5902
$AUC_{0-\infty}$(ng eq · h/mL)	42 400	708	416
$AUC_{0-\tau}$(ng eq · h/mL)	28 100	695	409
C_{max}(ng eq/mL)	125	17.7	4.63
t_{max}(h)	0.50	6.0	10.0
$t_{1/2}$(h)	333	37.2	62.1
CL/F(L/h)	1.97	123	205
V_z/F(L)	937	6 280	18 200
AUC 占总放射性比值(%)		1.71	0.986

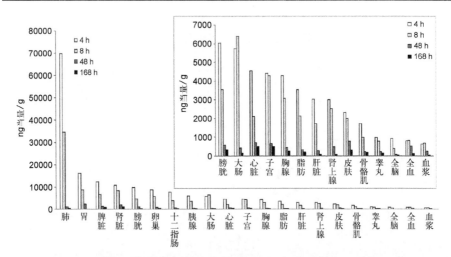

**图 10−47 灌胃给予 124 μCi/9.93 mg/kg[¹⁴C]伏美替尼后不同时刻的大鼠
组织分布药物相关浓度柱状图(插入图为局部放大图)**

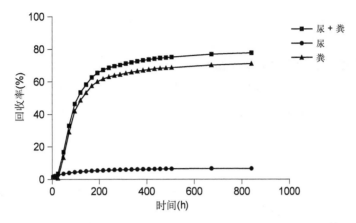

图 10-48　健康男性受试者($n=6$)单次口服 97.9 μCi/81.5 mg[^{14}C]甲磺酸伏美替尼混悬液后,尿和粪的累积排泄(%)

2. 伏美替尼与药物代谢酶

酶表型实验结果表明,CYP3A4 是伏美替尼的主要代谢酶。将伏美替尼与人肝微粒体孵育后,共检测到 13 种代谢产物,AST5902 是最主要的代谢产物。伏美替尼主要由 CYP3A4(贡献率 78%)催化代谢。催化生成 AST5902 的主要代谢酶是 CYP3A4(贡献率 79%)。考虑到伏美替尼主要由 CYP3A4 代谢,因此需要设计临床试验,考察 CYP3A4 的强诱导剂和强抑制剂对其药动学的影响。

对比伏美替尼和结构类似药物奥希替尼(osimertinib)的代谢,两者有相同的代谢途径,如 N-去烷基,N-去甲基;除了氧化代谢,伏美替尼和奥希替尼在体内都可生成半胱氨酸结合物、乙酰半胱氨酸结合物(图 10-49)。奥希替尼在血浆中的主要代谢物是 N,N-二甲基氨基侧链的 N-去甲基代谢产物 AZ7550,以及吲哚环 N-去甲基代谢产物 AZ5104。稳态时,AZ7550 和 AZ5104

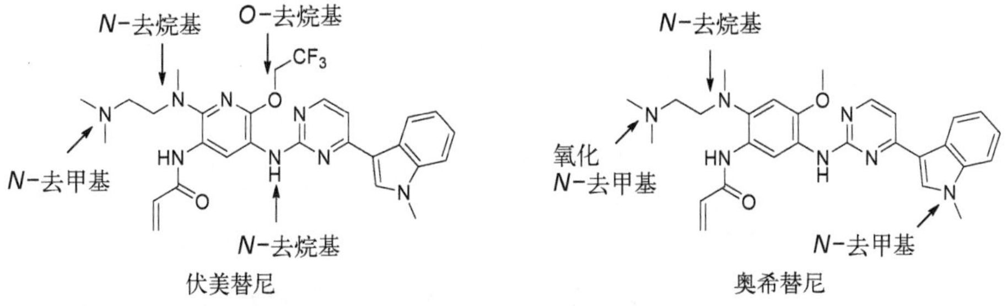

图 10-49　伏美替尼与奥希替尼代谢途径对比

分别占血浆中原形的 7.9% 和 10.5%[30]。而伏美替尼在稳态时血浆中的主要代谢物是 AST5902,约占原形的 75.9%。

3. 定量分析方法与临床药动学

开发 LC-MS/MS 法测定人血浆中伏美替尼和 AST5902 的浓度,并应用于非小细胞肺癌患者体内的药动学研究。在 LC-MS/MS 方法中,伏美替尼和 AST5902 的线性范围分别是 0.20~100 ng/mL 和 0.050~25.0 ng/mL。色谱总运行时间为 2.1 min。使用乙腈作为沉淀试剂,样品预处理方法简单快速。该方法验证后,成功应用于甲磺酸伏美替尼的人体药动学研究。结果表明,非小细胞肺癌患者单次口服 20~240 mg 的甲磺酸伏美替尼后,伏美替尼的血浆暴露量与剂量有良好的正相关性,表现出线性药动学(图 10-50)[31]。然而,多次给药后,伏美替尼的血浆暴露量增加幅度低于其剂量的增加,且 AST5902 表现出蓄积(表 10-18)。多次给药后,伏美替尼的清除率表现出时间依赖性和剂量依赖性地增加。

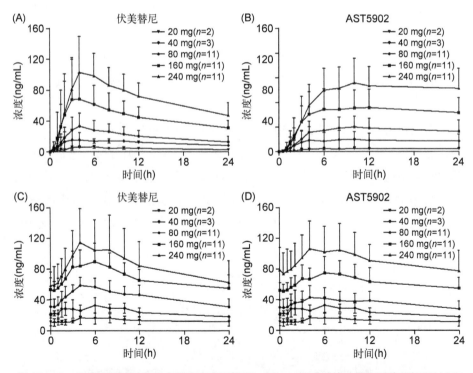

图 10-50 晚期小细胞肺癌患者单次空腹口服 **80~240 mg** 甲磺酸伏美替尼后伏美替尼(**A**)和
AST5902(**B**)的药动学曲线,下图为每天 **1** 次连续服药后第 **21** 天的药动学曲线

表 10－18　晚期非小细胞肺癌患者单次口服和连续 21 天（每天 1 次）口服不同剂量甲磺酸伏美替尼后，伏美替尼和 AST5902 的药动学参数

药　物	时　间	参　数	20 mg	40 mg	80 mg	160 mg	240 mg
伏美替尼	第 1 天	T_{max}(h)	4.50	8.00	4.00	4.00	4.00
		C_{max}(ng/mL)	7.37	20.0	34.3	80.4	110
		AUC_{0-24h}(ng·h/L)	99.5	276	473	1 060	1 610
	第 21 天	T_{max}(h)	6.00	6.00	4.00	6.00	4.00
		C_{max}(ng/mL)	17.4	33.7	61.2	92.3	120
		AUC_{0-24h}(ng·h/L)	316	585	1 050	1 640	2 020
	第 21 天/第 1 天	C_{max} 比值	2.34	1.79	1.99	1.46	1.10
		AUC_{0-24h} 比值	3.11	2.13	2.40	1.79	1.26
AST5902	第 1 天	T_{max}(h)	17.0	10.0	10.0	10.0	10.0
		C_{max}(ng/mL)	0.813	3.58	6.51	11.9	18.3
		AUC_{0-24h}(ng·h/L)	15.7	60.4	116	220	327
	第 21 天	T_{max}(h)	7.00	6.00	8.00	8.00	8.00
		C_{max}(ng/mL)	6.31	20.9	40.2	73.8	120
		AUC_{0-24h}(ng·h/L)	128	420	797	1 460	2 370
	第 21 天/第 1 天	C_{max} 比值	7.72	7.54	6.86	7.53	7.19
		AUC_{0-24h} 比值	8.24	9.12	7.64	8.65	8.05

4. 酶诱导和酶抑制

使用人肝微粒体考察伏美替尼对 CYP 酶的抑制作用，结果表明，伏美替尼对 7 种主要的 CYP 酶（CYP1A2、CYP2B6、CYP2C8、CYP2C9、CYP2C19、CYP2D6、CYP3A4）都没有抑制作用。使用人原代肝细胞考察了伏美替尼和 AST5902 对 CYP3A4 酶的诱导作用，结果表明伏美替尼和 AST5902 都能诱导 CYP3A4。在体外，伏美替尼对 CYPA3A4 的诱导强度与利福平相当[32]。伏美替尼对 3 个批次来源的肝细胞的 E_{max}（体外测得的最大诱导效能）分别是 9.24、11.2 和 10.4 倍（图 10－51），利福平（10 μmol/L）对 3 个批次来源的肝细胞的诱导倍数分别是 7.22、19.4 和 9.46 倍。伏美替尼诱导 CYP3A4 的 EC_{50}（体外达到最大诱导效能一半时的药物浓度）是 0.25 μmol/L，与利福平相似。但由于其血药浓度远低于利福平治疗剂量下的血药浓度，故临床表现的酶诱导作用应低于利福平。与伏美替尼相比，AST5902 对 CYP3A4 的诱导能力较弱。AST5902 对伏美替尼的 CYP3A4 诱导作用也有贡献。

根据 FDA 的《体外基于代谢酶和转运体介导的药物－药物相互作用研究指导草案》（2017 版）的标准，计算获得 R_3 值。当 $R_3 \leqslant 0.8$ 时，研究者需要通过

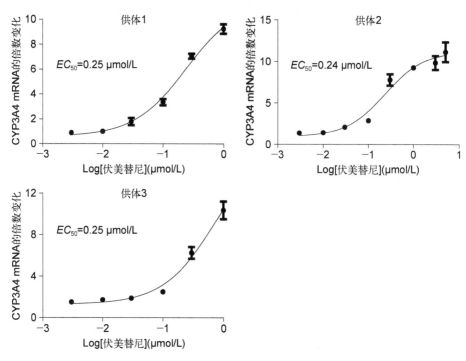

图 10-51 AST2818 诱导人 CYP3A4 酶的剂量-反应曲线,均值±标准差($n=3$)

机制性模型(如 PBPK)或使用敏感底物进行临床相互作用研究。结合伏美替尼和 AST5902 的暴露量,伏美替尼在 3 名供体肝细胞的 R_3 值分别是 0.31、0.26 和 0.28,均<0.8,AST5902 在三名供体肝细胞的 R_3 值分别是 0.78、0.42 和 0.80,均≤0.8(表 10-19)。提示应在临床上进行伏美替尼与 CYP3A4 敏感底物的药物-药物相互作用研究[32]。

表 10-19 伏美替尼和 AST5902 对人肝细胞 CYP3A4 mRNA 的诱导作用

化合物	E_{max}			$EC_{50}(\mu mol/L)$			R_3		
	供体 1	供体 2	供体 3	供体 1	供体 2	供体 3	供体 1	供体 2	供体 3
伏美替尼	9.24	11.20	10.40	0.25	0.24	0.25	0.31	0.26	0.28
AST5902	1.79	4.71	3.42	0.29	0.13	0.68	0.78	0.42	0.80

5. 利福平对伏美替尼临床药动学的影响

与伏美替尼单独口服给药相比,健康受试者联合服用 CYP3A4 强诱导剂利福平时,血浆中伏美替尼的 $AUC_{0-\infty}$ 和 C_{max} 分别降低了 86% 和 60%;活性代谢物 AST5902 的 $AUC_{0-\infty}$ 降低 17%，C_{max} 升高了 1.09 倍；总活性成分（伏美替尼和 AST5902）的 $AUC_{0-\infty}$ 和 C_{max} 分别降低了 62% 和 39%（图 10-52）[33]。

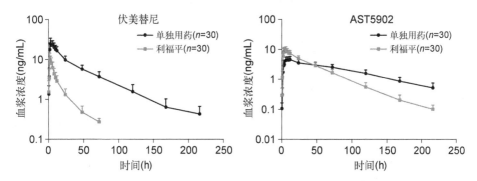

图 10-52　30 例健康受试者伏美替尼单独给药与伏美替尼和利福平联合给药后，伏美替尼和 AST5902 的平均药-时曲线

伏美替尼与强效 CYP3A4 诱导剂合用，可导致伏美替尼和活性代谢物 AST5902 的总暴露量降低。

三、结论

1. 代谢特征

伏美替尼在体内分布广泛，在肺组织中浓度最高。分子中的丙烯酰胺官能团可与血浆蛋白共价结合，主要代谢途径是侧链末端 N-去甲基，生成代谢产物 AST5902。后者的抗肿瘤活性与伏美替尼相当，是血浆中最主要的代谢产物。伏美替尼的主要代谢酶是 CYP3A4，它催化生成 AST5902。伏美替尼是 CYP3A4 的诱导剂，连续用药后发生自身诱导，代谢物比例增加。

2. 药动学特征

晚期非小细胞肺癌患者单次口服甲磺酸伏美替尼，在 20~240 mg 剂量范围内，伏美替尼 C_{max} 增加比例与剂量增加比例一致；在 40~240 mg 剂量范围内，伏美替尼 $AUC_{0-\infty}$ 增加比例与剂量增加比例一致。每天 1 次，连续给药 8 天，伏美替尼血药浓度可达稳态，稳态下活性代谢物 AST5902 的血浆浓度与母体药物相当。连续给药时，伏美替尼的 C_{max} 和 $AUC_{0-\infty}$ 随给药剂量增加而增加，增加比例略小于剂量增加比例。与利福平合用后，总活性成分（伏美替尼和 AST5902）的 $AUC_{0-\infty}$ 和 C_{max} 分别降低了 62% 和 39%。

第七节　艾力替尼

一、背景概述

1. 药理机制与临床应用

艾力替尼(allitinib)是由上海艾力斯医药科技股份有限公司开发的新型的小分子选择性不可逆抑制 EGFR 和 ErbB2 的酪氨酸激酶抑制剂,其制剂采用甲磺酸盐形式。它是已上市药物拉帕替尼的结构类似物(图 10−53)。其分子中引入亲电性的丙烯酰胺基团,期待与靶蛋白产生不可逆的共价结合,防止产生耐药性,拟用于多种实体瘤的治疗。

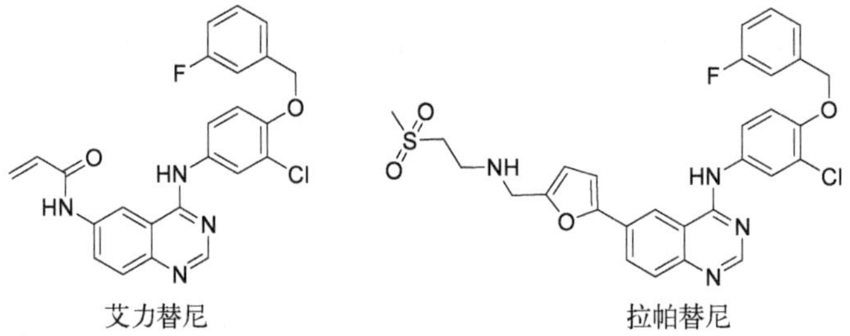

艾力替尼　　　　　　　　　　　　　　　拉帕替尼

图 10−53　艾力替尼与拉帕替尼的结构式

2. 研究计划与目的

通过对甲磺酸艾力替尼的临床药代动力学进行研究,揭示艾力替尼在肿瘤患者体内的药动学、代谢和排泄途径,并采用一系列体内外实验考察艾力替尼的代谢机制与潜在的药物−药物相互作用,为艾力替尼的临床安全用药提供信息。

二、研究项目与结果

1. 艾力替尼在肿瘤患者体内的代谢产物鉴定

为了研究艾力替尼在人体内的代谢过程,评价药物有效性和安全性,以及帮助指导合理用药和预测可能存在的毒性,首先鉴定了它在人体内的主要代谢物[34,35]。表征代谢物的色谱质谱条件:使用 Acquity UPLC HSS T3 色谱柱

（2.1 mm×100 mm, 1.8 μm），柱温：40℃。流动相 A 为 5 mmol/L 醋酸铵水溶液（含 0.05%甲酸），流动相 B 为乙腈，梯度洗脱，流速 0.40 mL/min，色谱运行时间为 20 min。Waters 公司 Synapt 型 Q‑TOF 串联质谱仪，ESI 电离源，正离子检测。

肿瘤患者口服给药甲磺酸艾力替尼后，经 UPLC/Q‑TOF MS 检测，与空白样品相比，在受试者血浆、尿和粪中分别检测到 11 个、12 个和 10 个代谢物（代谢物谱图如图 10‑54 和图 10‑55 所示），从而发现艾力替尼（M0）在人体内的主要代谢途径包括：O‑去烷基化、酰胺水解、二氢二醇化及这些代谢途径进一步的 Ⅱ 相结合反应。其中 6 个代谢物的结构经核磁共振光谱得到确认，包括：M1（O‑去烷基艾力替尼）、M2（O‑去烷基并末端烯烃还原代谢产物）、M5（O‑去烷基并 27,28‑二氢二醇艾力替尼）、M6（酰胺水解代谢产物）、M10（27,28‑二氢二醇艾力替尼）和 M14（艾力替尼半胱氨酸结合物），如图 10‑56 所示。在血浆、尿和粪中均检测到二氢二醇代谢产物和半胱氨酸结合物，这提示艾力替尼在体内可能生成反应性代谢中间体，其生物活化机制值得进一步的关注和深入研究。

与艾力替尼的结果类似物拉帕替尼相比较[36]，两者具有某些相同的代谢反应，如 O‑去烷基化和喹唑啉环的羟基化。然而，艾力替尼主要的代谢反应发生引入的丙烯酰胺药效基团上，包括酰胺水解和二氢二醇的生成。艾力替尼与拉帕替尼的代谢反应位点如图 10‑57 所示。

2. 艾力替尼及其主要代谢物在肿瘤患者体内的药代动力学

为测定艾力替尼及其主要代谢物在人体内的药动学，建立专属、灵敏的液相色谱‑串联质谱法，同时测定人血浆中的艾力替尼及其代谢物 M6 和 M10，并进行了完整的方法验证[37]。100 μL 血浆样品简单地经乙腈沉淀蛋白预处理后，使用梯度洗脱方式以 1.8 μm 粒径的 Zorbax Eclipse XDB‑C18 柱在短时间内实现多个成分的同时测定。采用 AB Sciex 6500 型三重四极杆质谱仪正离子方式检测。使用 APCI 源，原形药物和代谢物具有较高的质谱响应。定量艾力替尼的线性范围为 0.300~200 ng/mL，M6 为 0.030~20.0 ng/mL，M10 为 0.075~50.0 ng/mL。

将已验证的定量方法应用于艾力替尼及其主要代谢物人体内药动学研究，各待测物的药‑时曲线如图 10‑58 所示，主要药动学参数见表 10‑20。3 名癌症患者每天口服 3 000 mg（每天 3 次）甲苯磺酸艾力替尼，在给药第 1 天，

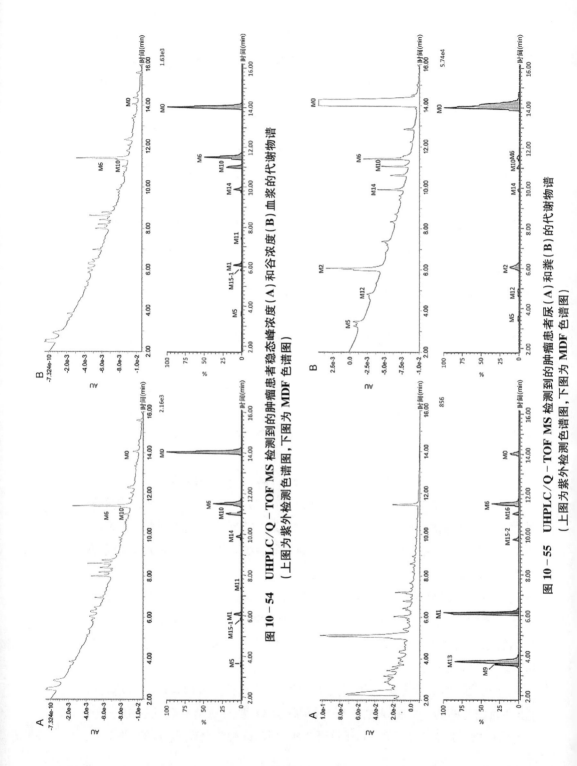

图 10 - 54　UHPLC/Q - TOF MS 检测到的肿瘤患者稳态峰浓度（A）和谷浓度（B）血浆的代谢物谱
（上图为紫外检测色谱图，下图为 MDF 色谱图）

图 10 - 55　UHPLC/Q - TOF MS 检测到的肿瘤患者尿（A）和粪（B）的代谢物谱
（上图为紫外检测色谱图，下图为 MDF 色谱图）

M14
M2
M0
M6
M10
M5
M1

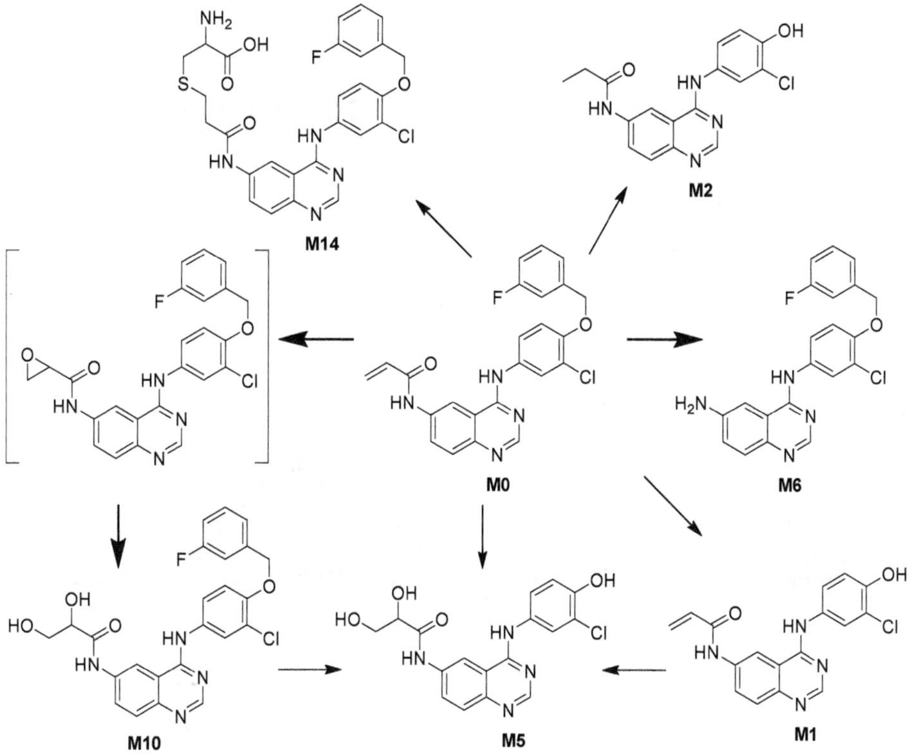

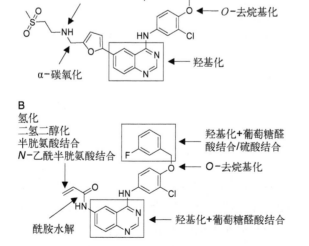

图 10－56　推测的艾力替尼在肿瘤患者体内的主要代谢途径

A
N－氧化
N－去烷基化或环化
O－去烷基化
羟基化
α－碳氧化
B
氢化
二氢二醇化
半胱氨酸结合
N－乙酰半胱氨酸结合
羟基化+葡萄糖醛酸结合/硫酸结合
O－去烷基化
羟基化+葡萄糖醛酸结合
酰胺水解

图 10－57　拉帕替尼(A)和艾力替尼(B)的代谢位点对比

艾力替尼及其代谢物 M6 和 M10 的达峰时间(t_{max})为 3.5～5.2 h,M6 和 M10 的血浆暴露量(AUC_{0-24})分别为原形药物的 14% 和 65%(基于摩尔浓度)。在给药第 24 天,艾力替尼、M6 和 M10 的 t_{max} 为 2.5～3.2 h。稳态时,艾力替尼、M6 和 M10 的半衰期 $t_{1/2}$ 分别为 4.5～9.9 h、6.3～15.8 h 和 4.6～11.6 h,提示代谢物的清除略慢于原形。达稳态后,M6 和 M10 的 AUC_{0-24} 分别为原形药物的 11% 和 70%。原形药物、M6 和 M10 的蓄积比分别为 1.39～2.02、1.06～2.78 和 0.74～2.43。

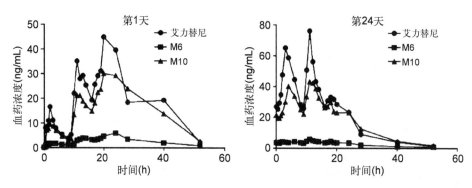

图 10-58　肿瘤患者每天口服 3 000 mg(每天 3 次)甲苯磺酸艾力替尼艾力替尼、M6 和 M10 的平均药-时曲线

表 10-20　肿瘤患者每天口服 3 000 mg(每天 3 次)甲苯磺酸艾力替尼后艾力替尼及其主要代谢物的药动学参数

时　间	参　数	艾力替尼	M6	M10
第 1 天	$AUC_{0-24}(ng \cdot h/mL)$	529 ± 185	65.7 ± 39.6	372 ± 65
	$C_{max}(ng/mL)$	56.8 ± 17.1	5.97 ± 3.70	35.8 ± 5.0
	$t_{max}(h)$	3.56 ± 2.65	5.17 ± 2.47	4.50 ± 2.72
	$t_{1/2}(h)$	6.30 ± 3.08	10.0 ± 4.2	7.07 ± 3.93
第 24 天	$AUC_{0-24}(ng \cdot h/mL)$	933 ± 407	92.0 ± 36.0	699 ± 415
	$C_{max}(ng/mL)$	111 ± 35	6.21 ± 2.92	59.9 ± 37.7
	$t_{max}(h)$	2.83 ± 2.15	2.50 ± 1.00	3.16 ± 1.60
	$t_{1/2}(h)$	6.61 ± 1.76	13.5 ± 2.9	7.28 ± 0.54
	蓄积比	1.76 ± 0.33	1.70 ± 0.94	1.78 ± 0.91

癌症患者单剂量口服给予 1 000 mg 甲苯磺酸艾力替尼后,0～96 h 内尿的总回收率为 0.042%,尿中艾力替尼主要以代谢物形式排泄,原形几乎检测不到,提示吸收的艾力替尼在人体内经历广泛代谢。癌症患者每天口服 3 000 mg 甲苯磺酸艾力替尼达稳态后,经粪便的排泄量为剂量的 32.5%,其中原形药物

所占的比例为 93.5%。

为了考察粪样中原形药物的来源,利用 Caco-2 细胞单层作为模型研究艾力替尼的渗透性,结果表明艾力替尼是一个低渗透性化合物,且大鼠灌胃给予甲磺酸艾力替尼后,在胆汁中主要以代谢物的形式排泄,仅含有痕量的原形药物。综上所述,粪样中的原形药物主要来源于口服之后不吸收的艾力替尼,而不是吸收后经胆汁排泄的艾力替尼。

3. 艾力替尼的体外代谢研究

前述研究表明,吸收的艾力替尼在体内经历广泛代谢,主要的氧化代谢途径包括 O-去烷基和二氢二醇化;此外,在受试者体内还检测到二氢二醇代谢产物和半胱氨酸结合物,这提示艾力替尼在体内可能生成反应性代谢中间体,有可能会产生毒性。因此,进行了利用一系列体外实验对参与上述代谢过程的酶类及艾力替尼的生物活化机制进行了研究[35]。

重组 CYP 酶实验和选择性化学抑制剂实验表明多种 CYP 酶参与了艾力替尼的氧化代谢,主要是 CYP3A4/5 和 CYP1A2(图 10-59)。在微粒体中,代谢物 M1 主要由 CYP3A4/5 和 CYP2D6 催化生成,M10 主要由 CYP3A4/5 和 CYP1A2 催化生成。由于有多种 CYP 酶参与了艾力替尼的氧化代谢物,因此当某种 CYP 酶被诱导或抑制时,导致艾力替尼发生药物-药物相互作用的可能性较低。

为了验证环氧化物水解酶是否参与了 M10 的生成,向 HLM 孵化体系中加入环氧化物水解酶抑制剂丙戊酰胺(VPD),结果如图 10-60 所示。随着 VPD 的浓度增加,M10 的生成量逐渐减少,而环氧化物中间体的生成量增加,表明环氧化物水解酶介导了 M10 的生成,M10 的生成机制为艾力替尼经 CYP 酶的催化,形成环氧化物中间体,再进一步经环氧化物水解酶的催化,形成二氢二醇代谢产物。环氧化物中间体可能与生物大分子发生结合,如 DNA 和蛋白质,从而产生致突变和基因毒性等不良反应;也有可能在谷胱甘肽转移酶的作用下形成谷胱甘肽结合物或在环氧化物水解酶的作用下形成二氢二醇代谢产物,而降低其毒性[35]。

将艾力替尼(0~100 μmol/L)与人原代肝细胞共同培养,以模拟艾力替尼在人体内的特异质肝毒性。结果显示(图 10-61),艾力替尼可引起剂量依赖性肝细胞毒性,但其 IC_{50} 约为 34.0 μmol/L,由于艾力替尼在体内的浓度远低于这个浓度,因此艾力替尼引起体内肝细胞毒性的可能性较低。

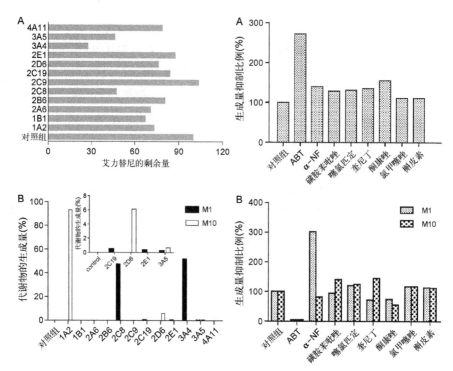

图 10-59　左图：艾力替尼(1 μmol/L)与重组人 CYP 酶在 NADPH 存在时于 37℃
孵化 1 h。A：重组 CYP 酶对艾力替尼代谢的作用；B：重组 CYP 酶对 M1
和 M10 生成的影响；右图：不同化学抑制剂对人肝微粒体孵化体系中艾
力替尼氧化代谢的影响。ABT1-氨基苯并三唑：非特异性 CYP 抑制剂，
α-萘黄酮(α-NF)：CYP1A1/2 抑制剂，磺胺苯吡唑：CYP2C9 抑制剂，
噻氯匹定：CYP2B6/2C19 抑制剂，奎尼丁：CYP2D6 抑制剂，氯甲噻唑：
CYP2E1 抑制剂，酮康唑：CYP3A4/5 抑制剂。A：化学抑制剂及对艾力
替尼剩余量的影响；B：化学抑制剂对 M1 和 M10 生成量的影响

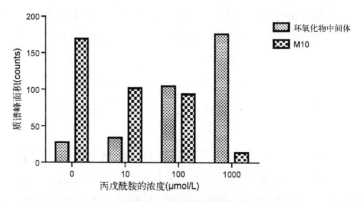

图 10-60　不同浓度丙戊酰胺对 HLM 孵化体系中
M10 和环氧化物中间体生成的影响

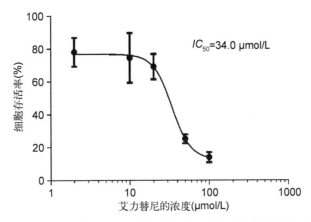

图 10-61　人原代肝细胞存活率与艾力替尼作用浓度的效应关系曲线

4. 外排转运体对艾力替尼的处置过程和药物-药物相互作用的影响

为考察外排转运体对于艾力替尼的处置过程和药物-药物相互作用的影响,首先利用转染 P-gp 和 BCRP 的 MDCKII 细胞单层分别考察了 P-gp 对艾力替尼的外排转运,判断其是否是 P-gp 或 BCRP 的底物,结果如表 10-21 所示[34]。表中数据显示在孵化体系中分别加入 P-gp 和 BCRP 的抑制剂 GF120918 后,艾力替尼的外排率明显降低。此外,当艾力替尼作为 BCRP 的底物,浓度从 1 μmol/L 提高至 10 μmol/L 时,观察到艾力替尼的外排率明显降低,这也提示艾力替尼对 BCRP 可能有抑制作用,在高浓度下抑制了自身的外排转运。虽然实验证明艾力替尼是外排转运体 P-gp 和 BCRP 的底物,同时也是 BCRP 的弱抑制剂,但是其 IC_{50} 大于 100 μmol/L,由于在人体内艾力替尼的血浆浓度远低于这个浓度,因此由于抑制 BCRP 而产生药物-药物相互作用的可能性很低。

表 10-21　转染 P-gp 或 BCRP 的 MDCKII 细胞
对伊立替康和艾力替尼的双向转运

待测物	浓度 (mol/L)	MDCKII 细胞	GF120918	$P_{app}(A-B)$ $(\times 10^{-6}$ cm/s$)$	$P_{app}(B-A)$ $(\times 10^{-6}$ cm/s$)$	外排比例
伊立替康	2	P-gp	-	0.30 ± 0.11	5.00 ± 0.08	13.9
		P-gp	+	0.27 ± 0.03	0.59 ± 0.01	2.6
艾力替尼	1	P-gp	-	1.20 ± 0.22	1.28 ± 0.18	1.1
		P-gp	+	9.08 ± 2.62	0.19 ± 0.02	0.02

续　表

待测物	浓度 （mol/L）	MDCKII 细胞	GF120918	$P_{app}(A-B)$ （$\times 10^{-6}$ cm/s）	$P_{app}(B-A)$ （$\times 10^{-6}$ cm/s）	外排比例
艾力替尼	10	P-gp	-	0.93 ± 0.04	1.43 ± 0.12	1.5
		P-gp	+	4.67 ± 1.01	0.14 ± 0.01	0.03
伊立替康	2	BCRP	-	1.26 ± 0.68	4.42 ± 0.54	3.5
		BCRP	+	1.44 ± 0.72	3.54 ± 0.20	2.5
艾力替尼	1	BCRP	-	0.25 ± 0.04	3.41 ± 0.14	13.7
		BCRP	+	0.42 ± 0.03	3.95 ± 0.21	9.4
艾力替尼	10	BCRP	-	0.56 ± 0.05	3.32 ± 0.13	5.9
		BCRP	+	0.56 ± 0.07	2.24 ± 0.36	4.0

三、结论

1. 代谢特征

艾力替尼在人体内的主要代谢途径包括：O-去烷基化、酰胺水解、二氢二醇化及这些代谢途径进一步的Ⅱ相结合反应。代谢物 M1 主要由 CYP3A4/5 和 CYP2D6 催化生成，而 M10 主要由原形药物经 CYP3A4/5 和 CYP1A2 催化生成环氧化物中间体，后经环氧化物水解酶水解生成。

2. 药动学特征

艾力替尼在人血浆中的主要存在形式为 M0、M6 和 M10，多次给药后达稳态后，M6 和 M10 的 AUC_{0-24} 分别为原形药物的 11% 和 70%。该药口服吸收不充分，血浆消除半衰期较短，在人体内经历广泛代谢，且主要以原形经粪排泄。

| 参考文献 |

［1］关忠民.埃克替尼代谢和动物体内药物动力学研究.沈阳药科大学,2008.

［2］关忠民,陈笑艳,钟大放,等.LC/MS/MS 法测定比格犬血浆中埃克替尼及其在药动学研究中的应用.中国临床药理学与治疗学,2008,13：1158-1162.

［3］张逸凡,关忠民,陈笑艳,等.抗肿瘤新药埃克替尼在动物体内的药动学和组织分布研究.中国新药杂志,2014,23：235-240.

［4］Waxman D J, Holloway M G. Sex differences in the expression of hepatic drug metabolizing enzymes. Molecular Pharmacology, 2009, 76：215-228.

［5］ Guan Z M, Chen X Y, Wang Y X, et al. Metabolite identification of a new antitumor agent icotinib in rats using liquid chromatography /tandem mass spectrometry. Rapid Communications in Mass Spectrometry, 2008, 22: 2176－2184.

［6］ Liu D Y, Jiang J, Zhang L, et al. Metabolite characterization of a novel anti-cancer agent, icotinib, in humans through liquid chromatography /quadrupole time-of-flight tandem mass spectrometry. Rapid Communications in Mass Spectrometry, 2011, 25: 2131－2140.

［7］ Ling J, Johnson K A, Miao Z, et al. Metabolism and excretion of erlotinib, a small molecule inhibitor of epidermal growth factor receptor tyrosine kinase, in healthy male volunteers. Drug Metabolism and Disposition, 2005, 34: 420－426.

［8］ 丁珏芳.抗肿瘤新药阿帕替尼在人体内的代谢和药动学研究.中国科学院大学,2013.

［9］ Ding J F, Chen X Y, Gao Z W, et al. Metabolism and pharmacokinetics of novel selective vascular endothelial growth factor receptor-2 inhibitor apatinib in humans. Drug Metabolism and Disposition, 2013, 41: 1195－1210.

［10］ Li C, Kuchimanchi M, Hickman D, et al. In vitro metabolism of the novel, highly selectiveoral angiogenesis inhibitor motesanib diphosphate in preclinical species and in humans.Drug Metabolim and Disposition, 2009, 37: 1378－1394.

［11］ Ding J F, Chen X Y, Dai X J, et al. Simultaneous determination of apatinib and its four major metabolites in human plasma using liquid chromatography-tandem mass spectrometry and its application to a pharmacokinetic study. Journal of Chromatography B, 2012, 895－896: 108－115.

［12］ Liu X Y, Zhang Y F, Chen Q, et al. Pharmacokinetic drug interactions of apatinib with rifampin and itraconazole. Journal of Clinical Pharmacology, 2018, 58: 347－356.

［13］ Zhu Y T, Teng Z, Li W, et al. Effects of apatinib on the pharmacokinetics of nifedipine and warfarin in patients with advanced solid tumors. Drug Design, Development and Therapy, 2020, 14: 1963－1970.

［14］ Yu M M, Gao Z W, Dai X J, et al. Population pharmacokinetic and covariate analysis of apatinib, an oral tyrosine kinase inhibitor, in healthy volunteers and patients with solid tumors. Clinical Pharmacokinetics, 2017, 56: 65－76.

［15］ Zhu Y T, Li L, Zhang G, et al. Metabolic characterization of pyrotinib in humans by ultra-performance liquid chromatography /quadrupole time-of-flight mass spectrometry. Journal of Chromatography B, 2016, 1033－1034: 117－127.

［16］ Food and Drug Administration. Center for drug evaluation and research application number: 208051Orig1s000. https://www. accessdata. fda. gov /drugsatfda _ docs /nda /2017 / 208051orig1s000multi discipliner.pdf［2020－10－31］.

［17］ Li X, Yang C Y, Wan H, et al. Discovery and development of pyrotinib: a novel irreversible EGFR/HER2 dual tyrosine kinase inhibitor with favorable safety profiles for the treatment of breast cancer. European Journal of Pharmaceutical Sciences, 2017, 110: 51－61.

［18］ Li Q, Guan X W, Chen S S, et al. Safety, efficacy, and biomarker analysis of pyrotinib in combination with capecitabine in HER2 − positive metastatic breast cancer patients: A phase I clinical trial. Clinical Cancer Research, 2019, 25: 5212 − 5220.

[19] Meng J, Liu X Y, Ma S, et al. Metabolism and disposition of pyrotinib in healthy male volunteers: Covalent binding with human plasma protein. Acta Pharmacologica Sinica, 2019, 40: 980 − 988.

[20] 宫爱申. 氟马替尼在慢性粒细胞白血病患者体内的药动学和代谢研究. 中国科学院大学, 2011.

[21] Gong A S, Chen X Y, Deng P, et al. Metabolism of flumatinib, a novel antineoplastic tyrosine kinase inhibitor, in chronic myelogenous leukemia patients. Drug Metabolism and Disposition, 2010, 38: 1328 − 1340.

[22] Gschwind H P, Pfaar U, Waldmeier F, et al. Metabolism and disposition of imatinib mesylate in healthy volunteers. Drug Metabolism and Disposition, 2005, 33: 1503 − 1512.

[23] Yang Y, Liu K, Zhong D F, et al. Simultaneous determination of flumatinib and its two major metabolites in plasma of chronic myelogenous leukemia patients by liquid chromatography-tandem mass spectrometry. Journal of Chromatography B, 2012, 895 − 896: 25 − 30.

[24] 谢岑. 绿原酸和法米替尼的代谢和生物活化研究. 中国科学院大学, 2013.

[25] Xie C, Zhou J L, Guo Z T, et al. Metabolism and bioactivation of famitinib, a novel inhibitor of receptor tyrosine kinase, in cancer patients. British Journal of Pharmacology, 2013, 168: 1687 − 1706.

[26] Speed B, Bu H Z, Pool W F, et al. Pharmacokinetics, distribution, and metabolism of [14C] sunitinib in rats, monkeys, and humans. Drug Metabolism and Disposition, 2012, 40: 539 − 555.

[27] Zhou A P, Zhang W, Chang C X, et al. Phase I study of the safety, pharmacokinetics and antitumor activity of famitinib. Cancer Chemotherapy and Pharmacology, 2013, 72: 1043 − 1053.

[28] 于明明, 高志伟, 陈笑艳, 等. 采用生理药动学模型预测抗肿瘤新药法米替尼在人体中的药动学. 药学学报, 2014, 49: 1684 − 1688.

[29] Meng J, Chen Z D, Liu X Y, et al. Metabolism and disposition of alflutinib in healthy male volunteers. Acta Pharmacologica Sinica, 2021, in press.

[30] Dickinson P A, Cantarini M V, Collier J, et al. Metabolic disposition of osimertinib in rats, dogs, and humans: Insights into a drug designed to bind covalently to a cysteine residue of epidermal growth factor receptor. Drug Metabolism and Disposition, 2016, 44: 1201 − 1212.

[31] Liu X Y, Li W, Zhang Y F, et al. Simultaneous determination of alflutinib and its active metabolite in human plasma using liquid chromatography-tandem mass spectrometry. Journal of Pharmaceutical and Biomedical Analysis, 2019, 176: 112735.

[32] Liu X Y, Guo Z T, Chen Z D, et al. Alflutinib (AST2818), primarily metabolized by CYP3A4, is a potent CYP3A4 inducer. Acta Pharmacologica Sinica, 2020, 41: 1366 − 1376.

［33］Zhu Y T, Zhang Y F, Jiang J F, et al. Effects of rifampicin on the pharmacokinetics of alflutinib, a selective third-generation EGFR kinase inhibitor, and its metabolite AST5902 in healthy volunteers. Investigational New Drugs, 2021, in press.

［34］林丽珊.抗肿瘤新药艾力替尼在人体内的代谢和药动学研究.中国科学院大学,2014.

［35］Lin L S, Xie C, Gao Z W, et al. Metabolism and pharmacokinetics of allitinib in cancer patients: The roles of cytochrom P450s and epoxide hydrolase in its biotransformation. Drug Metabolism and Disposition, 2014, 42: 872 – 884.

［36］Castellino S, O'Mara M, Koch K, et al. Human metabolism of lapatinib, a dual kinase inhibitor: implications for hepatotoxicity. Drug Metabolism and Disposition, 2012, 40: 139 – 150.

［37］Lin L S, Gao Z W, Chen X Y, et al. Development and validation of a sensitive LC-MS/MS assay for the simultaneous quantification of allitinib and its two metabolites in human plasma. Journal of Pharmaceutical and Biomedical Analysis, 2013, 86: 49 – 55.

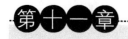

抗菌和抗病毒药物

　　抗菌和抗病毒药物有重要的临床意义,也是我国创新药物研发的主要领域之一。本章涉及的药物中,吗啉硝唑(2014 年)、奈诺沙星(2016 年)和可利霉素(2019 年)已经先后上市,康替唑胺目前处于上市前审批阶段,莫非赛定处于临床开发阶段。

　　这些药物的代谢和药动学差别很大,特色鲜明。可利霉素和莫非赛定在人体内各有多达几十种代谢物,吗啉硝唑和康替唑胺仅有少数几种代谢物,而奈诺沙星在人体内则几乎不发生生物转化。

　　吗啉硝唑主要代谢途径是与硫酸或葡萄糖醛酸结合,结合产物经肾排泄。与健康受试者相比,肾功能不全患者的代谢物排泄受阻,血中浓度可能升高15~20 倍,通过对摄取转运体的研究阐明了发生的机制。

　　奈诺沙星可与多价金属阳离子形成螯合物,从而影响药物的吸收。药物转运体的竞争性抑制剂会影响奈诺沙星的肾排泄。

　　可利霉素主要通过酶水解代谢。血中多种活性成分并存,对药动学生物样品分析构成了挑战。

　　采用 ^{14}C 标记药物,研究了康替唑胺的临床代谢和组织分布。通过引入重水实验,确定了康替唑胺的主要代谢途径。

　　通过体外实验、动物实验和人体试验,证明莫非赛定是 CYP3A4 的敏感底物。临床受试者合用莫非赛定与 CYP3A4 抑制剂利托那韦,可以使莫非赛定的血浆暴露提高 8 倍以上。

第一节 吗啉硝唑

一、背景概述

1. 新药研发与应用简介

吗啉硝唑(Morinidazole)是新一代的硝基咪唑类抗菌药,是江苏豪森药业集团有限公司研发的新的小分子实体,主要用于由阿米巴虫、毛滴虫和厌氧菌引起的感染。临床前动物试验和临床分离致病厌氧菌的实验结果均表明吗啉硝唑的抗菌活性强于或相当于甲硝唑、替硝唑和奥硝唑。Ⅲ期临床试验研究结果表明吗啉硝唑氯化钠注射液治疗妇科盆腔炎症性疾病疗效与对照组相当,其不良反应发生率较对照组更低。吗啉硝唑于 2014 年在中国批准上市。

2. 研究目的与计划

研究吗啉硝唑在人体内的代谢机理;探究吗啉硝唑及主要代谢产物人体内药动学特征;选择酮康唑和利福平作为 CYP 酶的抑制剂和诱导剂,考察吗啉硝唑氯化钠注射液潜在的药物-药物相互作用;考察重度肾功能不全对吗啉硝唑药动学影响;并进一步研究肾功能不全对吗啉硝唑结合型代谢物药动学的影响机制;考察中度肝功能不全对吗啉硝唑药动学的影响。

二、研究项目与结果

1. 吗啉硝唑在人体内的代谢产物鉴定

为了研究吗啉硝唑在人体内的代谢过程,评价药物有效性和安全性,以及预测潜在的药物-药物相互作用,首先鉴定了它在人体内的主要代谢物[1,2]。表征代谢物的色谱质谱条件:使用 Capcell PAK MG C18 柱(4.6 mm×100 mm, 5 μm),柱温:40℃。流动相 A 为 10 mmol/L 甲酸铵水溶液,流动相 B 为 10 mmol/L 甲酸铵甲醇,梯度洗脱,流速 0.6 mL/min,色谱运行时间为 30 min。Waters 公司 Synapt 型 Q-TOF 串联质谱仪,ESI 电离源,正离子检测。

受试者静脉滴注 500 mg 吗啉硝唑后,经 UPLC/Q-TOF MS 检测,与空白样品相比,在受试者血浆和尿样中分别检测到 6 种和 10 种代谢产物,从而发现吗啉硝唑在人体内的主要代谢途径包括:葡萄糖醛酸化(M8-1 和

M8-2）、硫酸化（M7）和N-氧化（M4-1）。从尿中分离制备了3个主要代谢产物：M7、M8-1和M8-2对照品，采用^{1}H-和^{13}C-NMR确证了结构，推断的人体内吗啉硝唑代谢途径如图11-1所示。

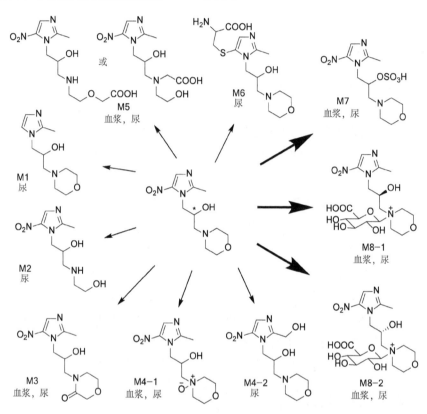

图 11-1   推测的吗啉硝唑在人体内的代谢途径

结合UPLC-UV检测峰面积（图11-2）可知，血浆中主要为原形药（M0），其次为 M8-2、M7 和 M8-1 等；尿中主要为代谢产物 M8-2，其次为 M0、M7 和 M8-1 等。

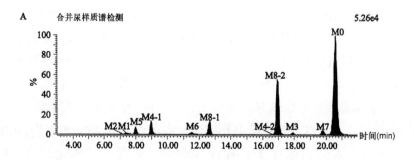

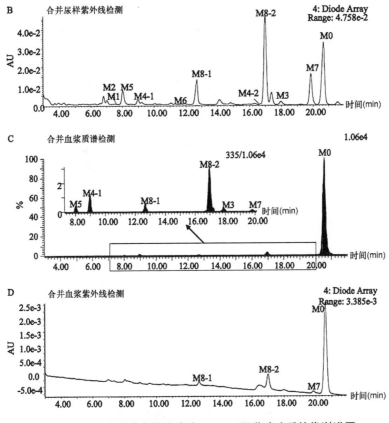

图 11-2　健康受试者静脉滴注 500 mg 吗啉硝唑后的代谢谱图

(A) 合并 0~24 h 尿样的 MDF 代谢谱；(B) 0~24 h 合并尿样的 UPLC-UV 谱图；
(C) 合并 8 h 血浆样品的 MDF 代谢谱；(D) 合并 8 h 血浆样品的 UPLC-UV 谱图

　　葡萄糖醛酸化是吗啉硝唑在人体内的主要代谢途径(尿排泄量占给药剂量的 35%)，该代谢过程具有立体选择性和位置选择性,吗啉环上氮原子而非侧链上的羟基与葡萄糖醛酸结合,生成 S-吗啉硝唑的 N^+-葡萄糖醛酸结合物 (M8-1) 和 R-对映体的 N^+-葡萄糖醛酸结合物(M8-2)。血浆中 M8-2 的暴露量是 M8-1 的 6 倍,分别为原形暴露量的 22.9% 和 3.96%。

　　2. 吗啉硝唑的体外代谢研究

　　采用人肝微粒体和 12 种尿苷二磷酸葡萄糖醛酸转移酶(UGT)进行体外酶表型实验,仅在 UGT1A9 孵育体系中检测到 M8-1 和 M8-2,UGT1A9 抑制剂尼氟酸能够抑制 UGT1A9 孵育体系和肝微粒体孵育体系中 M8-1 和 M8-2 的生成,如图 11-3,表明该生物转化主要由 UGT1A9 催化[2]。

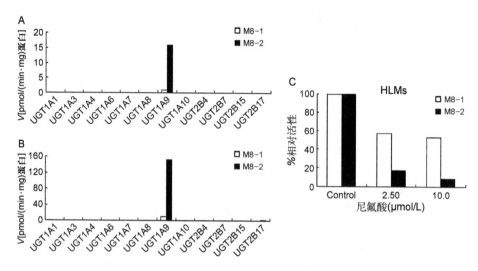

图 11-3 **12 种重组人 UGT 在 50 μmol/L(A)和 500 μmol/L(B)浓度下对外**
消旋吗啉硝唑的 N^+-葡萄糖醛酸化反应;尼氟酸对外消旋吗啉硝唑
(50 μmol/L) N^+-葡萄糖醛酸化反应的影响(C)

　　体内实验结果表明血浆中和尿中的 M8-2 的量远高于 M8-1,提示吗啉硝唑 的葡萄糖醛酸结合过程具有立体选择性。进行体外肝微粒体和主要代谢酶 UGT1A9 的酶促动力学实验,探究吗啉硝唑葡萄糖醛酸化立体选择性和位置选择性的产生机制。R-吗啉硝唑和 S-吗啉硝唑的酶促动力学均符合米氏方程,酶促动力学曲线和参数分别见图 11-4 和表 11-1。在人肝微粒体中,M8-1 和 M8-2 生成的 K_m 值接近,分别为 11.3 和 15.1 mmol/L,但 V_{max} 值差别很大,分别为 111 和 1 660 pmol/(min · mg)蛋白。R-和 S-对映体反应速率差异导致了吗啉硝唑葡萄糖醛酸化过程的立体选择性。

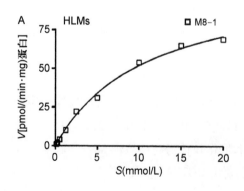
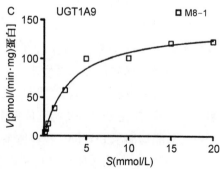

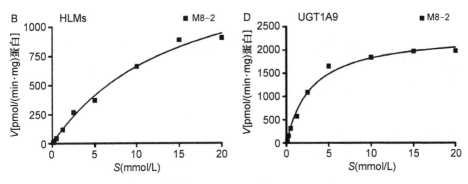

图 11 - 4　HLM(A 和 B) 和 UGT1A9(C 和 D) 中外消旋吗啉硝唑
葡萄糖醛酸化酶促动力学曲线

表 11 - 1　HLM 和 UGT1A9 中外消旋吗啉硝唑葡萄糖醛酸化酶促动力学参数

葡萄糖醛酸化	HLM			重组 UGT1A9		
	K_m	V_{max}	V_{max}/K_m	K_m	V_{max}	V_{max}/K_m
	mM	pmol/(min·mg) 蛋白	μL/(min·mg) 蛋白	mM	pmol/(min·mg) 蛋白	μL/(min·mg) 蛋白
S-吗啉硝唑	11.3	111	0.01	3.29	144	0.044
R-吗啉硝唑	15.1	1 660	0.11	2.95	2 358	0.799

体外人肝细胞实验结果表明,吗啉硝唑硫酸化过程也具有立体选择性,S-
对映体更容易与硫酸结合。

3. 吗啉硝唑药动学和临床药物-药物相互作用研究

通过测定静脉滴注吗啉硝唑后,人体内吗啉硝唑与其主要代谢物
(M4-1、M7、M8-1 和 M8-2)的血药浓度,以及其经尿的排泄量,以阐明吗啉
硝唑和主要代谢产物的临床药动学特点;评价 CYP3A4 强抑制剂酮康唑和强
诱导剂利福平对吗啉硝唑药动学的影响[3]。

首先建立 LC-MS/MS 生物分析方法,测定人血浆和尿样中吗啉硝唑及主
要代谢物的浓度[4]。血浆样品简单地经沉淀蛋白预处理后,在 Hydro-RP C18
柱上进行分离,以乙腈和 10 mmol/L 甲酸铵为流动相,采用梯度洗脱以确保同
分异构体间的色谱分离及原形药物和结合型代谢物的色谱分离,以避免源内
裂解产生的干扰。API 4000 质谱仪电喷雾正离子检测,血浆样品中吗啉硝唑、
M4-1、M7、M8-1 和 M8-2 的定量下限分别为 10.0 ng/mL、1.00 ng/mL、
2.50 ng/mL、3.00 ng/mL 和 10.0 ng/mL,在尿样中的定量下限分别为 0.40 ng/mL、

0.040 ng/mL、0.10 ng/mL、0.24 ng/mL 和 0.40 μg/mL。将验证后的定量方法用于吗啉硝唑及主要代谢物血浆和尿样的检测,进一步通过 WinNonlin 软件计算血药浓度,获得人体药动学研究数据。

静脉滴注 500 mg 吗啉硝唑氯化钠注射液,血浆中主要为原形药物,AUC_{0-t} 为 74.9 μg·h/mL;代谢物 M4-1、M7、M8-1 和 M8-2 的血浆暴露量分别为 0.612 μg·h/mL、1.70 μg·h/mL、2.97 μg·h/mL 和 17.2 μg·h/mL。原形药物和各代谢产物的 C_{max} 分别为 10.9 μg·h/mL、0.0486 μg·h/mL、0.170 μg·h/mL、0.248 μg·h/mL 和 2.06 μg·h/mL。各代谢物生成速度较快,静脉滴注结束后 0.37~1.73 h,各代谢物的血浆浓度达峰值。吗啉硝唑、M4-1、M7、M8-1 的血浆半衰期 $t_{1/2}$ 较接近,为 6~7 h,而 M8-2 的 $t_{1/2}$ 为 4.2 h(表 11-2)。

表 11-2 健康受试者和重度肾功能不全患者静脉滴注
500 mg 吗啉硝唑的药动学参数

组 别	参 数	M0	M7	M8-1	M8-2
健康受试者	C_{max}(μg/mL)	10.8 ± 1.6	0.206 ± 0.049	0.312 ± 0.120	2.66 ± 0.78
	t_{max}(h)	0.9 ± 0.2	1.4 ± 0.3	2.3 ± 1.0	1.6 ± 0.4
	$t_{1/2}$(h)	5.5 ± 0.7	6.0 ± 0.5	5.7 ± 0.6	3.5 ± 0.4
	AUC_{0-t}(μg·h/mL)	60.8 ± 12.0	1.71 ± 0.34	3.28 ± 1.32	19.5 ± 4.0
	$AUC_{0-\infty}$(μg·h/mL)	61.0 ± 12.1	1.76 ± 0.34	3.34 ± 1.32	19.6 ± 4.0
	CL_R(L/h)	1.28 ± 0.47	40.1 ± 11.6	17.0 ± 8.9	10.6 ± 3.1
	CL(L/h)	8.51 ± 1.79			
	V_d(L)	56.6 ± 5.8			
重度肾功能不全患者	C_{max}(μg/mL)	11.2 ± 3.6	1.15 ± 0.51	2.14 ± 0.82	11.1 ± 3.8
	t_{max}(h)	0.9 ± 0.3	5.8 ± 2.7	9.2 ± 2.8	9.8 ± 5.8
	$t_{1/2}$(h)	7.4 ± 1.2	10.0 ± 2.6	29.5 ± 31.6	22.1 ± 17.6
	AUC_{0-t}(μg·h/mL)	89.5 ± 17.5	25.8 ± 16.0	66.9 ± 36.3	339 ± 170
	$AUC_{0-\infty}$(μg·h/mL)	90.5 ± 17.7	27.5 ± 18.1	123 ± 126	427 ± 286
	CL_R(L/h)	0.350 ± 0.160	5.90 ± 4.17	1.28 ± 1.02	0.824 ± 0.551
	CL(L/h)	5.75 ± 1.31			
	V_d(L)	53.9 ± 11.4			

为研究吗啉硝唑与 CYP3A4 抑制剂酮康唑的相互作用,采用自身对照试验设计,12 名健康受试者单独给予吗啉硝唑和联合酮康唑给予吗啉硝唑,吗啉硝唑和主要代谢产物平均药-时曲线见图 11-5。在 A(单独给予吗啉硝唑)和 B(联合酮康唑给予吗啉硝唑)两种给药方式下,原形药物吗啉硝唑的血浆暴露量无明显差异($P<0.05$),分别为 74.9 μg·h/mL 和 77.9 μg·h/mL;C_{max} 无明显差异($P<0.05$),分别为 10.9 μg/mL 和 11.2 μg/mL。代谢产物 M7 的血

浆暴露量无明显差异。给予酮康唑后，原形的葡萄糖醛酸结合物略有降低，M8-1 和 M8-2 的血浆暴露量分别降低了 20% 和 13%，但在 25% 之内。结果表明，酮康唑对吗啉硝唑临床药动学无明显影响，临床用药无须调整剂量。相比甲硝唑和奥硝唑，吗啉硝唑一个优点是其人体内药动学不受 CYP3A4 抑制剂影响，不存在与 CYP3A4 抑制剂相互作用的风险。

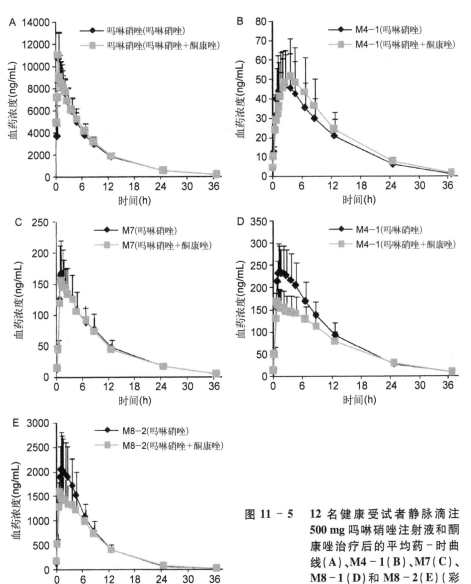

图 11-5　12 名健康受试者静脉滴注 500 mg 吗啉硝唑注射液和酮康唑治疗后的平均药-时曲线(A)、M4-1(B)、M7(C)、M8-1(D) 和 M8-2(E)(彩图见二维码)

为研究吗啉硝唑与 CYP3A4 诱导剂利福平的相互作用,采用随机两周期交叉试验设计,12 名健康受试者单独给予吗啉硝唑和联合利福平给予吗啉硝唑后吗啉硝唑和主要代谢产物的药动学进行比较。受试者给予利福平后再给予吗啉硝唑氯化钠注射液,血浆中吗啉硝唑和 N-氧化代谢物的暴露量降低了约 28%,吗啉硝唑的 C_{max} 降低了约 23%,结合型代谢物 M7、M8-1 和 M8-2 的血浆暴露量不受利福平的影响。该结果提示 CYP3A4 强诱导剂利福平对吗啉硝唑药动学作用较弱。总体来讲,吗啉硝唑在临床使用中不易与 CYP3A4 的诱导剂或抑制剂发生药物-药物相互作用。

4. 吗啉硝唑在人体内的排泄研究

考察健康受试者静脉滴注给予 500 mg 吗啉硝唑氯化钠注射液后,原形药物及代谢物的尿排泄情况,以确定吗啉硝唑在人体内的主要排泄途径[1]。吗啉硝唑及代谢物在尿中的累积排泄曲线见图 11-6。人体内的吗啉硝唑主要以原形和代谢物形式经肾脏排泄。在给药后 0~36 h,尿中原形和代谢物总累积排泄率为 70.4%,M0、M4-1、M8-1、M8-2 和 M7 的累积排泄百分率分别为 21.2%、1.3%、6.6%、28.4% 和 13.0%。葡糖糖醛酸结合物是其主要的排泄形式,其次为原形药物和硫酸结合物。

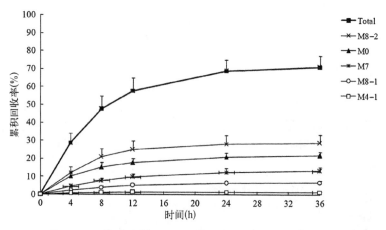

图 11-6　静脉注射 500 mg 吗啉硝唑后,药物及其代谢物
在尿中的累积排泄曲线($n=12$)

5. 重度肾功能不全对吗啉硝唑药动学的影响研究

为评价肾功能不全对吗啉硝唑药动学的影响,采用已建立的 LC-MS/MS 法同时测定人血浆及尿样中的吗啉硝唑和结合型代谢物,评价健康受试者和

肾功能不全患者静脉滴注 500 mg 吗啉硝唑后的药动学和排泄[5,6]。

采用单中心、开放设计,10 名重度肾功能不全患者(肌酐清除率<30 mL/min)和 10 名健康受试者,单次静脉滴注 500 mg 吗啉硝唑后,健康受试者和重度肾功能不全患者的平均血浆药物-时间曲线见图 11-7,尿中累积排泄曲线见图 11-8,药动学参数见表 11-2。

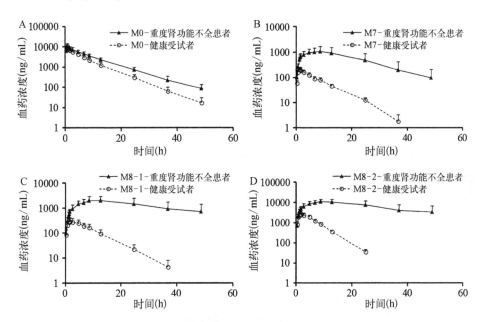

图 11-7　健康受试者和重度肾功能不全患者静脉滴注 500 mg 吗啉硝唑后的平均血浆药-时曲线

(A) 吗啉硝唑 M0;(B) M7;(C) M8-1;(D) M8-2

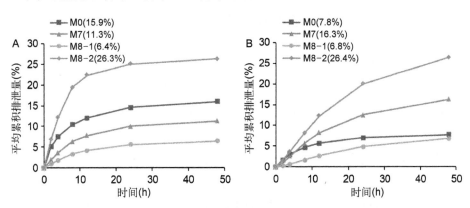

图 11-8　健康受试者(A)和重度肾功能不全患者(B)静脉滴注 500 mg 吗啉硝唑后尿中累积排泄曲线

与健康受试者相比,重度肾功能不全患者吗啉硝唑血浆达峰浓度 C_{max} 和达峰时间 t_{max} 没有显著性差异;血浆 AUC_{0-t} 增加50%;$t_{1/2}$ 从5.5 h延长至7.4 h。但吗啉硝唑主要代谢物(M7、M8-1和M8-2)的药-时曲线在两组人群中存在特别大的差别。重度肾功能不全患者代谢物 M7、M8-1和M8-2的暴露量显著增加,C_{max} 值分别是健康受试者的5.6、6.9和4.2倍,AUC_{0-t} 分别是健康受试者的15.1、20.4和17.4倍。

为了阐明药动学改变可能的机制,首先对受试者尿排泄量进行了测定。从尿累积排泄曲线可以看出肾功能不全患者尿中原形和代谢物总排泄量在0~24 h内小于健康受试者,但0~48 h内总排泄量与健康受试者相当。这提示在重度肾功能不全患者体内吗啉硝唑的代谢没有发生较大的改变。肾功能不全患者尿中原形的回收量(7.8%)小于健康受试者(15.9%),推测可能与吗啉硝唑其他清除途径的改变有关,如肝外代谢、胆汁排泄等。值得关注的是,M7、M8-1和M8-2的肾清除率 CL_R 在患者中分别降低85.3%、92.5%和92.2%。

由于肾功能不全也会造成血浆蛋白结合的改变,从而改变药动学,因此考察了吗啉硝唑及其结合型代谢物在体外的血浆蛋白结合率。结果表明,吗啉硝唑和其结合型代谢物在不同浓度水平下游离百分数均大于70%,属于低血浆蛋白结合的化合物,因此肾功能不全造成血浆蛋白结合的改变较小,提示结合型代谢物药动学的改变不是源于血浆蛋白结合率的改变。肾清除率数据表明吗啉硝唑的代谢物的清除可能存在肾转运体的参与。

6. 转运体对吗啉硝唑结合型代谢物肾排泄的影响

健康受试者药动学结果显示,代谢物 M7、M8-1和M8-2的肾清除率大于肾小球滤过率与其游离分数的乘积,表明这些代谢物的排泄存在主动分泌的过程。因此考察了肾主要摄取转运体 OAT1、OAT3和OCT2对吗啉硝唑结合型代谢物肾排泄的影响[6]。

采用活性功能良好的转运体细胞,考察了肾摄取转运体 OAT1、OAT3和OCT2对吗啉硝唑及其结合型代谢物 M7、M8-1和M8-2的摄取,考察时间为10 min。结果表明,M7是OAT1和OAT3的底物,M8-1和M8-2均是OAT3的底物,抑制剂试验进一步验证了转运体对 M7、M8-1和M8-2的转运作用(图11-9)。实验进一步考察了转运体对底物摄取量随摄取时间延长的变化关系,转运体 OAT1和OAT3对M7的摄取时间设为1 min,OAT3对M8-1和M8-2的摄取时间设为3 min,结果见图11-10。OAT1和OAT3对M7的摄取

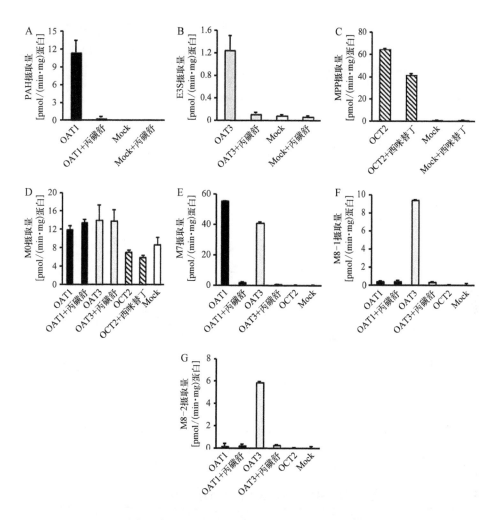

**图 11-9　转运体抑制剂对各转运体典型底物(A~C)和待测物(D~G)
摄取的影响图中丙磺舒和西咪替丁作为抑制剂**

(A) PAH;(B) E3S;(C) MPP+;(D) 吗啉硝唑;(E) M7;(F) M8-1;(G) M8-2

及 OAT3 对 M8-1 和 M8-2 的摄取均符合饱和动力学方程,摄取动力学参数
见表 11-3。OAT1 对 M7 的摄取亲和力(K_m=28.6 μmol/L)大于 OAT3 对其的
亲和力(K_m=54.0 μmol/L)。OAT1 和 OAT3 对 M7 摄取的 V_{max} 分别为 485 和
864 pmol/(min·mg)蛋白。OAT3 对 M8-1 和 M8-2 的亲和力相差较大,K_m
值分别为 209 μmol/L 和 26.2 μmol/L,但摄取清除率接近,分别为 1.0 μL/
(min·mg)和 1.7 μL/(min·mg)蛋白质。OAT1 和 OAT3 对 M7 的转运及 OAT3

对 M8-1 和 M8-2 的转运均表现出时间和浓度依赖性。推测吗啉硝唑结合型代谢物在肾功能不全患者血浆暴露量的显著增加可能与体内转运体表达量的降低或活性和功能的改变有关。

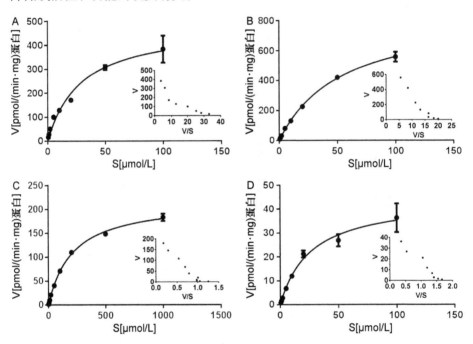

图 11-10　OAT1 和 OAT3 对 M7、M8-1 和 M8-2 的摄取动力学曲线
（A）OAT1 介导的 M7 的摄取；（B）OAT3 介导的 M7 的摄取；（C）OAT3 介导的 M8-1 的摄取；（D）OAT3 介导的 M8-2 的摄取

表 11-3　吗啉硝唑结合型代谢物的摄取动力学参数

代谢物	转运体	K_m （μmol/L）	V_{max} ［pmol/(min·mg)蛋白］	V_{max}/K_m ［μL/(min·mg)蛋白］
M7	OAT1	28.6 ± 4.4	485 ± 29	17.0
M7	OAT3	54.0 ± 3.4	864 ± 27	16.0
M8-1	OAT3	209 ± 9	218 ± 3	1.0
M8-2	OAT3	26.2 ± 3.9	44.5 ± 2.6	1.7

7. 肾功能不全对吗啉硝唑结合型代谢物药动学的影响机制

为进一步研究肾功能不全对吗啉硝唑结合型代谢物药动学的影响机制[7]，使用建立的 5/6 肾切除大鼠模型，化学合成大量的吗啉硝唑硫酸结合物 M7 直接进行体内给药。对照组和 5/6 肾切除组大鼠静脉注射 15 mg/kg 吗啉硝唑硫酸结合物 M7 后,平均血浆药-时曲线如图 11-11 所示。M7 在 5/6 肾切除组大鼠体内的血浆暴露量 $AUC_{0-\tau}$ 是对照组的 3.61 倍,清除率仅为对照组的 27.8%,平均驻留时间延长为对照组的 3.05 倍。表明在肾功能不全患者体内结合型代谢物的血浆暴露量增加是由于肾清除的改变,而不是代谢过程的变化引起的。

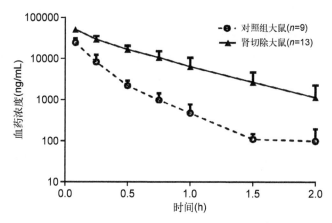

图 11-11　对照组和 5/6 肾切除大鼠静脉注射 M7
（15 mg/kg）后 M7 的平均药-时曲线

对两组大鼠肾摄取转运体的 mRNA 表达量进行比较,5/6 肾切除组大鼠肾中 OAT1 的 mRNA 表达量降低为对照组大鼠的 50.7%（$P<0.001$）,OAT3 的 mRNA 表达量降低为对照组大鼠的 56.0%（$P<0.001$）。将 mRNA 表达量与 M7 在体内的血浆暴露量进行相关性分析,结果显示,OAT1、OAT3 的表达量与 M7 的 $AUC_{0-\tau}$ 具有中等程度负相关性,相关系数 r 分别为 -0.724 1、-0.648 2。

对两组大鼠血浆中和肾中的尿毒素进行定量分析,发现尿毒素硫酸吲哚酚、马尿酸在 5/6 肾切除大鼠血浆和肾中的浓度均显著增加,分别是对照组的 4.93 倍和 5.67 倍、4.87 倍和 6.85 倍[8]。随着硫酸吲哚酚、马尿酸在 5/6 肾切除大鼠血浆浓度的增加,M7 的血浆暴露量随之增加。M7 的 $AUC_{0-\tau}$ 增加与硫酸吲哚酚的血浆浓度增加具有高度的相关性,相关系数 r 为 0.915 1,与马尿酸的血浆浓度增加具有中等程度的相关性,相关系数 r 为 0.778 8。为了验证转运体被抑制是否会对 M7 的药动学产生影响,还考察了丙磺舒静脉给药后 M7 在大鼠体内的药动学变化。实验结果表明,OAT 的阳性抑制剂丙磺舒可减慢 M7 在大鼠中的排泄,使血浆暴露量升高至 3 倍左右。

综上所述,肾脏中转运体的摄取活性改变是导致吗啉硝唑结合型代谢物药动学改变的主要原因。

8. 肾功能不全对吗啉硝唑手性药动学的影响

前期研究表明吗啉硝唑的葡萄糖醛酸结合和硫酸结合反应均具有立体选择性,进一步考察肾功能不全对吗啉硝唑的立体选择性药动学的影响[9]。

建立手性测定人血浆中的吗啉硝唑对映体的 LC - MS/MS 分析方法,应用于健康受试者和肾功能不全患者静脉滴注 500 mg 吗啉硝唑消旋体临床药动学研究。血浆样品经甲基叔丁基醚液液提取后,采用 Lux Cellulose - 4 柱进行手性分离,以甲醇:水(80:20,v/v)为流动相,在 ESI 源下多反应监测方式对 R - 吗啉硝唑和 S - 吗啉硝唑进行定量分析。测定血浆中吗啉硝唑定量下限为 5.00 ng/mL。吗啉硝唑对映体的分离度为 3.8。该方法应用于 4 名健康受试者和 4 名重度肾功能不全患者静脉滴注 500 mg 消旋吗啉硝唑后的手性药动学研究。R - 吗啉硝唑和 S - 吗啉硝唑平均血浆药 - 时曲线见图 11 - 12。利用

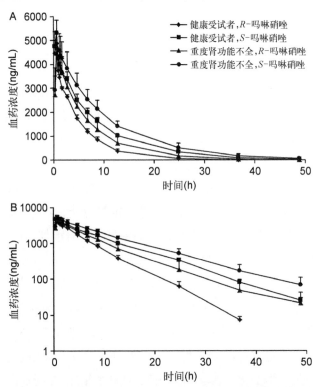

图 11 - 12　4 名健康受试者和 4 名肾功能不全患者静脉滴注 500 mg 吗啉硝唑消旋体后 R - 吗啉硝唑和 S - 吗啉硝唑平均血浆药 - 时曲线(A)和半对数图(B)

WinNolin 计算获得的主要药动学参数见表 11-4。健康受试者静脉滴注 500 mg 消旋吗啉硝唑后,R-吗啉硝唑和 S-吗啉硝唑的药动学具有明显差异。S-吗啉硝唑的血浆暴露量($AUC_{0-\tau}$)是 R-吗啉硝唑的 1.7 倍。与健康受试者相比,重度肾功能不全患者中 R-吗啉硝唑和 S-吗啉硝唑的血浆暴露量分别增加 37% 和 29%。但 S-吗啉硝唑和 R-吗啉硝唑血浆暴露量的比值为 1.60,与健康受试者(1.7 倍)接近,表明肾功能不全不影响吗啉硝唑的立体选择性药动学。

表 11-4　4 名健康受试者和 4 名肾功能不全患者静脉滴注 500 mg 吗啉硝唑消旋体后 R-吗啉硝唑和 S-吗啉硝唑的主要药动学参数

	健康受试者		肾功能不全患者	
	R-吗啉硝唑	S-吗啉硝唑	R-吗啉硝唑	S-吗啉硝唑
$t_{1/2}$(h)	3.9 ± 0.2	6.4 ± 0.2	5.5 ± 1.7	7.8 ± 1.6
T_{max}(h)	0.7 ± 0.2	0.7 ± 0.2	0.9 ± 0.3	1.0 ± 0.3
C_{max}(μg/mL)	4.98 ± 0.46	5.30 ± 0.56	4.50 ± 0.80	4.93 ± 0.86
$AUC_{0-\tau}$(μg·h/mL)	23.8 ± 1.7	40.6 ± 1.4	32.7 ± 8.3	52.24 ± 7.14
CL(L/h)	10.5 ± 0.7	6.13 ± 0.21	8.14 ± 2.76	4.78 ± 0.70

9. 肝功能不全对吗啉硝唑药动学的影响

吗啉硝唑在体内发生广泛代谢,鉴于肝脏在药物代谢中的重要作用,因此有必要评价肝功能对吗啉硝唑及其代谢物药动学的影响。采用平行、开放、对照试验设计,单次静脉滴注 500 mg 吗啉硝唑后,肝功能正常受试者和中度肝功能不全患者的血浆平均药-时曲线见图 11-13,尿中原形和代谢物累积排泄曲线见图 11-14。静脉注射给予吗啉硝唑 500 mg 后,中度肝功能不全患者和正常肝功能受试者血浆中吗啉硝唑的 C_{max} 和 $AUC_{0-\infty}$ 均无显著性差异[5]。

中度肝功能不全患者 0~36 h 尿中原形和代谢物的总排泄量与肝功能正常受试者相当。中度肝功能不全患者中原形吗啉硝唑的肾清除率降低 32.9%,M7、M8-1 和 M8-2 的肾清除率在两组受试者中无显著性差异。因此,中度肝功能不全患者临床使用吗啉硝唑时无须进行剂量调整。

转运体实验证明,吗啉硝唑不是肝脏主要摄取转运体的底物。进一步考察吗啉硝唑在肝和肾中结合型代谢物产生的情况,测定人肝 S9 和人肾 S9 与吗啉硝唑孵化后产生的葡萄糖醛酸结合物和硫酸结合物。结果表明吗啉硝唑在人肝 S9 和人肾 S9 中均有不同程度地代谢,其中硫酸结合物 M7 主要在人肝

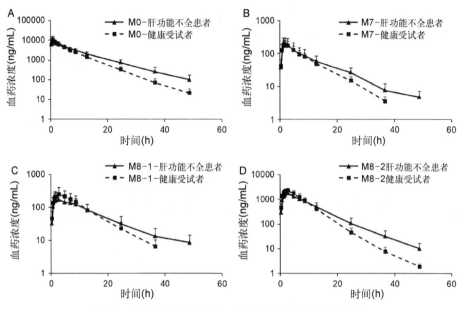

**图 11－13　静脉滴注 500 mg 吗啉硝唑后肝功能正常和
中度肝功能不全患者的平均药－时曲线**

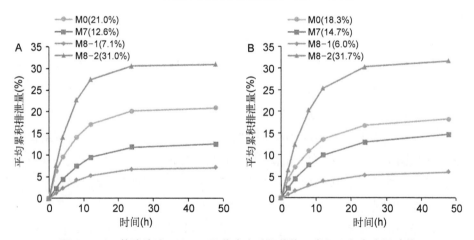

**图 11－14　静脉滴注 500 mg 吗啉硝唑后肝功能正常（A）和中度肝功能
不全患者（B）尿中原形和代谢物累积排泄曲线**

S9 中产生，人肾 S9 中产生的较少；而 M8－1 和 M8－2 的生成量在人肝 S9 和
人肾 S9 中均相当。采用充分搅拌模型，利用体外酶促动力学结果外推至体
内，证明相对于肾脏而言，肝脏是吗啉硝唑发生代谢的主要器官。同时吗啉硝
唑属于肝低提取药物，因此其体内的清除率主要受固有清除率的影响。

由于本次试验采用的受试者为中度肝功能不全患者,体内的葡萄糖醛酸转移酶具有一定的保守性,这可能是吗啉硝唑及其代谢物的药动学并未发生显著性改变的原因。但这一结果并不能外推至重度肝功能不全患者,重度肝功能不全患者体内吗啉硝唑的药动学尚未进行评价,因此,临床上重度肝功能不全患者中给予吗啉硝唑应谨慎。

三、结论

1. 代谢特点

吗啉硝唑在人体内广泛代谢,葡萄糖醛酸化(M8－1 和 M8－2)是主要代谢途径,其他代谢途径为硫酸化(M7)、N－氧化(M4－1)、羟基化、吗啉环开环、脱硝基、半胱氨酸结合等。吗啉硝唑葡萄糖醛酸化有位置选择性,发生在吗啉环的氮原子上而非侧链羟基上;该过程也存在立体选择性,血浆中 R－吗啉硝唑的 N^+－葡萄糖醛酸结合物(M8－2)是 S－对映体 N^+－葡萄糖醛酸结合物(M8－1)的 6 倍,而在尿中这一比例为 4.3。肝细胞实验表明,吗啉硝唑硫酸化具有立体选择性,S－吗啉硝唑硫酸结合物是 R－对映体的 50 倍。UGT1A9 是吗啉硝唑 N^+－葡萄糖醛酸化的主要代谢酶。

2. 药动学特征

健康受试者静脉滴注吗啉硝唑氯化钠注射液后,血浆中的吗啉硝唑主要以原形存在,以原形和代谢物形式经肾脏排泄。吗啉硝唑原形药物在血浆中半衰期为 6～7 h,清除率为 6.74 L/h。葡萄糖醛酸结合物是其主要的排泄形式,其次为原形药物和硫酸结合物。吗啉硝唑在临床使用中与 CYP3A4 的诱导剂或抑制剂发生药物－药物相互作用的可能性低。

与健康受试者相比,重度肾功能不全患者体内吗啉硝唑的血浆暴露量增加 50%,而吗啉硝唑结合型代谢物 M7、M8－1 和 M8－2 的血浆暴露量增加 14.1、19.4 和 16.4 倍。吗啉硝唑及其结合型代谢物的肾排泄量在重度肾功能不全患者和健康受试者中无显著性差异。M7 是肾脏摄取转运体 OAT1 和 OAT3 的底物,M8－1 和 M8－2 是 OAT3 的底物。吗啉硝唑结合型代谢物在重度肾功能不全患者血浆暴露量的大幅增加与肾转运体表达量的降低或活性和功能的改变有关。重度肾功能不全不影响吗啉硝唑的立体选择性药动学。进一步研究发现,吗啉硝唑结合型代谢物在肾功能不全患者中的血浆暴露量升高大幅度增加的主要原因可能是由于硫酸吲哚酚、马尿酸等蛋白结合类尿毒素抑制了其在肾脏摄取转运体 OAT3 的摄取。中度肝功能不全患者和肝功能正常受试者的吗啉硝唑及其结合型代谢物的药动学无显著性差异。

第二节　奈　诺　沙　星

一、背景概述

1. 药理机制与临床应用

奈诺沙星(nemonoxacin)是一种选择性细菌拓扑异构酶抑制剂,制剂采用苹果酸盐形式。它是由太景医药研发有限公司开发的一种新型的无氟喹诺酮类抗生素,有口服及静脉滴注两种剂型,2014 年 3 月,苹果酸奈诺沙星胶囊在中国台湾地区上市。浙江医药股份有限公司新昌制药厂拥有奈诺沙星在中国境内的专利使用权及销售权。2016 年在中国获得批准上市。

2. 研究项目与目的

开展健康受试者单次和多次口服给药临床药动学试验、食物影响试验及静脉注射给药药动学试验;开展药物–药物相互作用试验,评价含金属离子药物对奈诺沙星口服吸收的影响;评价肾小管摄取转运体抑制剂对奈诺沙星药动学的影响。

二、研究项目与结果

1. 健康人单次及多次口服奈诺沙星的药动学研究

建立了测定血浆和尿中奈诺沙星(分子结构见图 11 – 15)的 LC – MS/MS 法,并应用于单剂量口服奈诺沙星后的人体药动学研究[10]。分别采用蛋白沉淀和液液萃取法处理血浆和尿样,色谱柱为 Waters Symmetry Shield RP18 柱(2.1 mm×50 mm,5 μm),流动相为乙腈:0.1%甲酸,流速为 0.2 mL/min,等度洗脱,内标为加替沙星,定量下限为 5 ng/mL。采用 Thermo Finnigan 公司 TSQ Quantum Ultra 三重四极杆质谱检测器,正离子检测。12 名健康受试者单次口服 250 mg、500 mg 和 750 mg 奈诺沙星后,药动学参数见表 11 – 5。口服奈诺沙星

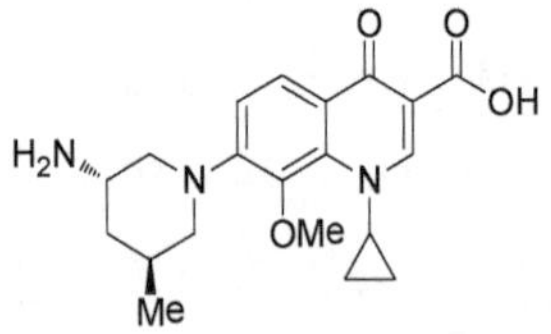

图 11 – 15
奈诺沙星的结构式

后吸收较快,血浆浓度在 $1~2$ h 后达峰,但消除较慢,半衰期为 $10~12$ h。奈诺沙星主要以原形通过肾排泄,服药后 72 h 内肾回收率为 $60\%~70\%$。单次口服 250 mg、500 mg 和 750 mg 奈诺沙星后,AUC 与剂量呈线性关系。

表 11-5　健康受试者口服 250 mg、500 mg 和 750 mg 奈诺沙星后的药动学参数

药 动 学 参 数	剂　　　量		
	250 mg($n=12$)	500 mg($n=11$)	750 mg($n=12$)
C_{max}($\mu g/mL$)	3.24 ± 0.67	5.91 ± 1.35	8.20 ± 1.37
T_{max}(h)	1.04 ± 0.69	1.14 ± 0.64	1.64 ± 0.60
$AUC_{0-\infty}$($\mu g \cdot h/mL$)	21.52 ± 3.36	42.41 ± 5.83	65.04 ± 6.23
$t_{1/2}$(h)	10.73 ± 2.71	12.83 ± 3.72	10.92 ± 3.78
CL_t/F(L/h)	11.88 ± 1.81	11.98 ± 1.57	11.62 ± 1.05
CL_r/F(L/h)	8.46 ± 1.89	8.32 ± 1.64	7.68 ± 1.11
V_d/F(L)	183.97 ± 55.92	222.26 ± 70.58	183.17 ± 63.63
$A_{e(72h)}$(%)	70.28 ± 7.55	69.12 ± 10.80	66.00 ± 8.66

考察了健康受试者单次及多次口服奈诺沙星后的药动学及食物对奈诺沙星吸收的影响[11]。30 名健康受试者单次或多次口服 $75~1 000$ mg 奈诺沙星后,药动学参数见表 11-6。单次口服奈诺沙星后血浆浓度在 $1~2$ h 后达峰,平均半衰期为 19.6 h。连续 10 天口服奈诺沙星后,血浆浓度与第 1 天类似,表明奈诺沙星不会在体内蓄积,C_{max} 和 AUC_{0-24} 的蓄积比分别为 1.11 和 1.21。单次或连续 10 天口服 $75~1 000$ mg 奈诺沙星后,AUC 和 C_{max} 均表现出剂量线性特征。食物对奈诺沙星的口服吸收会产生一定的影响,餐后服用奈诺沙星时 C_{max} 和 AUC_{0-24} 比空腹时分别降低 46% 和 27%,同时 T_{max} 延长两倍至 3.07 h。

表 11-6　健康受试者口服 25~1 500 mg 奈诺沙星后的药动学参数均值

药动学参数	天数	剂　　　量				
		75 mg ($n=6$)	250 mg ($n=6$)	500 mg ($n=8$)	750 mg (第 1 天: $n=8$) (第 10 天: $n=7$)	1 000 mg ($n=8$)
C_{max}(ng/mL)	1	502.4	2 001.7	5 121.3	5 752.5	7 753.8
	10	514.2	2 391.7	5 557.5	6 817.1	8 195.0
	16[a]			2 747.5		
T_{max}(h)	1	1.09	1.25	1.00	1.50	2.00
	10	0.92	1.09	1.31	1.51	2.07
	16[a]			3.07		

续　表

药动学参数	天数	剂　　量				
		75 mg (n=6)	250 mg (n=6)	500 mg (n=8)	750 mg (第 1 天: n=8)(第 10 天: n=7)	1 000 mg (n=8)
AUC_{0-24}(ng·h/mL)	1	3 782	13 663	31 601	46 064	59 650
	10	4 268	16 096	38 599	58 433	74 837
	16[a]			22 747		
$t_{1/2}$/h	1	NA	NA	NA	NA	NA
	10	22.96	17.58	18.56	19.73	19.42
	16[a]			NA		
CL_t/F(mL/h)	1	18 170	16 733	14 545	15 094	15 727
	10	13 453	13 373	11 018	11 335	11 558
	16[a]			18 781		
CL_r/F(mL/h)	1	11 869	6 887	6 920	7 955	7 484
	10	10 102	7 763	7 846	5 631	6 871
	16[a]			6 806		
A_{e24}(%)	1	56.4	36.8	42.2	47.1	47.9
	10	56.7	49.9	57.8	41.8	48.6
	16[a]			30.5		

a：高脂餐。

2. 健康人单次或多次静脉注射奈诺沙星的药动学研究

考察了健康受试者单次静脉注射 250 mg、500 mg 和 750 mg 奈诺沙星后的人体药动学[12]，药动学参数见表 11 - 7。静脉注射 250 mg、500 mg 和 750 mg 奈诺沙星后，血浆峰浓度分别为 4.826 μg/mL、7.152 μg/mL 和 11.029 μg/mL，分布容积较大，表明奈诺沙星主要分布于组织中。奈诺沙星静脉注射后的半衰期较长，分别为 11.10 h、10.92 h 和 10.52 h，与口服给药的半衰期接近。给药后 72 h 内主要通过肾排泄，肾排泄回收率分别为 64.93%、71.88% 和 77.17%，也与口服给药的肾排泄回收率接近。单次静脉注射 250 mg、500 mg 和 750 mg 奈诺沙星后，AUC 与剂量呈线性关系。

考察了健康受试者多次静脉注射 500 mg 和 750 mg 奈诺沙星后的人体药动学[13]。连续 10 天静脉注射 500 mg 和 750 mg 奈诺沙星后，稳态峰浓度分别为 9.60 μg/mL 和 11.0 μg/mL，$AUC_{ss,0-24}$ 分别为 44.03 μg·h/mL 和 65.82 μg·h/mL，两个剂量组的蓄积比均为 1.08，表明奈诺沙星不会在体内蓄积，且第 1 天和第 10 天给药后 24 h 内的累积肾排泄回收率接近。

表 11-7　健康受试者单次静脉注射 250 mg、500 mg 和
750 mg 奈诺沙星后的药动学参数

药 动 学 参 数	剂　　量		
	250 mg($n=12$)	500 mg($n=12$)	750 mg($n=11$)
$C_{max}(\mu g/mL)$	4.826 ± 1.320	7.152 ± 1.333	11.029 ± 3.134
$AUC_{0-\infty}(\mu g \cdot h/mL)$	17.21 ± 4.10	39.51 ± 5.36	62.21 ± 11.47
$t_{1/2}(h)$	11.10 ± 2.24	10.92 ± 2.96	10.52 ± 3.19
$CL_t/F(L/h)$	15.30 ± 3.68	12.87 ± 1.75	12.46 ± 2.48
$CL_r/F(L/h)$	10.03 ± 2.79	9.38 ± 2.04	9.68 ± 2.29
$V_d/F(L)$	242.03 ± 66.00	201.10 ± 50.62	184.50 ± 47.40
$A_{e(72h)}(\%)$	64.93 ± 8.76	71.88 ± 9.09	77.17 ± 9.25
$MRT_{0-\infty}(h)$	8.81 ± 0.98	8.47 ± 0.98	7.80 ± 0.92

3. 多价金属阳离子对奈诺沙星吸收的影响

进行了两项临床药物-药物相互作用试验,分别为 4 周期单次给药的交叉
试验评价不同联合用药方式下 Al^{3+}/Mg^{2+} 对奈诺沙星吸收的影响和 3 周期单次
给药的交叉试验评价 Fe^{2+} 和 Ca^{2+} 对奈诺沙星吸收的影响[14]。

奈诺沙星与金属阳离子抗酸剂铝镁二甲硅油咀嚼片(Al^{3+}/Mg^{2+})同时服
用,奈诺沙星的 $AUC_{0-\tau}$ 降低 80.8%,C_{max} 降低 77.8%;口服奈诺沙星前 4 h 口服
铝镁二甲硅油咀嚼片,奈诺沙星的 $AUC_{0-\tau}$ 平均降低 58.3%,C_{max} 平均降低 52.7%
(图 11-16)。口服奈诺沙星 2 h 后服用铝镁二甲硅油咀嚼片,对奈诺沙星的
吸收几乎没有影响,奈诺沙星的 $AUC_{0-\tau}$ 仅降低 8.9%,C_{max} 基本没有变化。

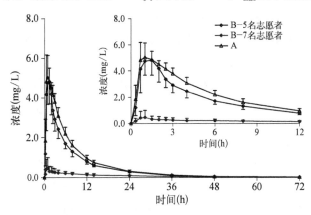

图 11-16　12 名中国男性健康志愿者口服 500 mg 奈诺沙星的药动学曲线

（A）单独口服奈诺沙星;（B）口服含 Al^{3+} 和 Mg^{2+} 抗酸剂 4 h 后,口服奈诺沙星,可
见 5 名志愿者奈诺沙星吸收未收影响,而 7 名志愿者吸收降低 80% 以上

奈诺沙星与硫酸亚铁(Fe^{2+})同时服用,奈诺沙星的 AUC_{0-t} 降低 63.86%,C_{max} 降低 57.01%;奈诺沙星与碳酸钙(Ca^{2+})同时服用,奈诺沙星的 AUC_{0-t} 降低 17.73%,C_{max} 降低 14.33%(图 11－17)。

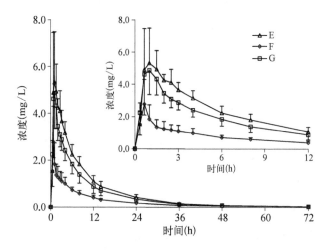

图 11－17 12 名中国男性健康志愿者口服 500 mg 奈诺沙星的药动学曲线

(E) 单独口服奈诺沙星;(F) 奈诺沙星与硫酸亚铁同时口服;
(G) 奈诺沙星与碳酸钙同时口服

以上结果表明,与其他喹诺酮类药物相似,多价金属阳离子可与奈诺沙星形成金属螯合物,从而影响药物的吸收。Al^{3+}/Mg^{2+} 对奈诺沙星的吸收影响较大,Ca^{2+} 影响较小。临床中应避免与含多价金属阳离子的抗酸药同时服用。

4. 肾小管摄取转运体抑制剂对奈诺沙星排泄的影响

进行了两项双周期抑制剂连续给药的交叉试验,分别评价丙磺舒和西咪替丁对奈诺沙星药动学的影响[15]。丙磺舒是 OAT 的竞争性抑制剂,西咪替丁是 OCT2 的竞争性抑制剂。服用奈诺沙星的同时服用丙磺舒(500 mg,每天 2 次,1.5 天),奈诺沙星的肾清除率降低 22.6%,药物的血浆暴露量 AUC_{0-t} 增加 26.1%(图 11－18,图 11－19)。

连续服用西咪替丁(400 mg,每天 3 次,7 天)的同时口服奈诺沙星,奈诺沙星的肾清除率降低 13.3%,药物的血浆暴露量 AUC_{0-t} 增加 8.9%。

丙磺舒这类有机阳离子和阴离子转运体抑制剂与奈诺沙星联合用药时虽然可能存在药物-药物相互作用的可能性,但影响比其他喹诺酮类药物要小,可能并不具有临床意义。

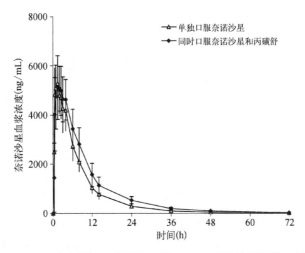

图 11－18　12 名中国健康志愿者口服 500 mg 奈诺沙星的药动学曲线

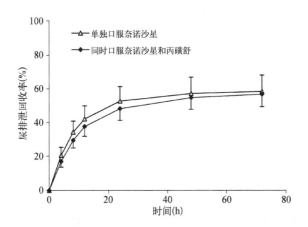

图 11－19　12 名中国健康志愿者口服 500 mg 奈诺沙星后的尿排泄回收率曲线

三、结论

奈诺沙星的人体药动学研究结果表明,口服给药后药物吸收快速且完全,血浆药物消除半衰期 10~20 h,连续给药不会产生蓄积,静脉注射后的药动学参数与口服给药类似。奈诺沙星在体内几乎不被代谢,体外和体内试验均未发现代谢产物,绝大部分药物以原形经肾脏排泄,尿中原形药物的排泄量约占给药剂量的 50%~70%。多价金属阳离子可与奈诺沙星形成金属螯合物,从而影响药物的吸收,OAT 的竞争性抑制剂丙磺舒或 OCT2 的竞争性抑制剂西咪替丁会影响奈诺沙星的肾排泄。

第三节　可利霉素

一、背景概述

1. 新药研发与应用简介

可利霉素(carrimycin),原名必特螺旋霉素(bitespiramycin),是中国医学科学院医药生物技术研究所与沈阳同联集团有限公司利用合成生物学技术研发的十六元环大环内酯类抗生素药物,属国家1.1类新药。它是多种结构类似成分的混合物,异戊酰螺旋霉素Ⅰ、异戊酰螺旋霉素Ⅱ、异戊酰螺旋霉素Ⅲ是其主要成分,分别占总量的7.4%、22.5%和37.7%,三者之和约占可利霉素的67.6%。该药抗菌活性强,对支原体和衣原体也有显著的抑制活性,与同类药物无明显交叉耐药性。可利霉素于2019年被批准在中国上市,用于上呼吸道感染。

2. 研究目的与计划

研究可利霉素在人体内的代谢途径;考察可利霉素体外酸稳定性;对可利霉素在大鼠和人体内的药动学进行研究。

二、研究项目与结果

1. 可利霉素在大鼠体内代谢产物的分离和鉴定

通过LC-MS法可以实现可利霉素各组分的有效分离与检测[16,17]。为了研究可利霉素在大鼠体内的代谢过程,采用液相色谱-电喷雾离子阱质谱法(LC/MS")鉴定了它在大鼠体内的主要代谢物[18,19]。采用Finnigan LCQ质谱系统,正离子检测。

大鼠灌胃80 mg/kg可利霉素后,分别收集尿、胆汁、血浆和粪样品进行分析,共发现49种代谢产物。尿、粪、胆汁中除了少量原形药物外,主要代谢产物为螺旋霉素、还原产物、半胱氨酸结合物和脱去福洛氨糖后再脱去4″酰基侧链的代谢产物。以异戊酰螺旋霉素Ⅲ(ISV-SPM Ⅲ)为例:11个代谢产物分别鉴定为:① 脱去福洛氨糖,生成M1;② 脱去4″异戊酰侧链,生成M2和M6;③ 醛基发生还原反应,生成M3和M7;④ 内酯环开环,发生水解反应,生成M4和M11;⑤ 醛基与半胱氨酸结合,生成M5、M8和M10;⑥ 脱去连有侧链的碳霉糖,生成M9。推测的可利霉素在大鼠体内的主要代谢途径,见图11-20。可利霉素在

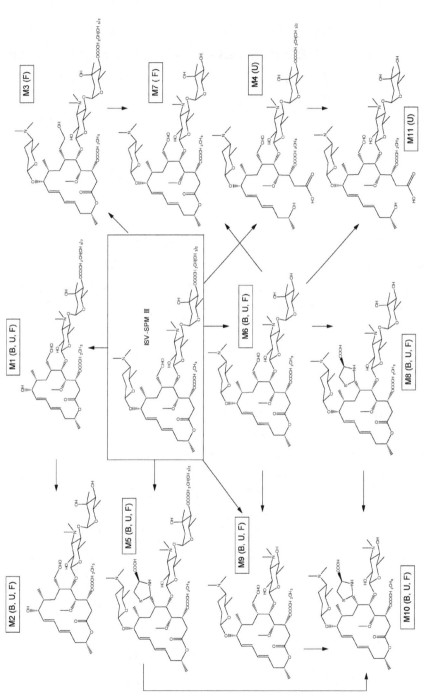

图 11 - 20　推测的 ISV - SPMⅢ在大鼠体内的主要代谢途径

B、U 和 F 分别代表胆汁、尿液和粪便

大鼠体内相对含量最大的代谢产物是螺旋霉素（SPMⅠ、SPMⅡ、SPMⅢ），因此，脱去4″侧链异戊酰侧链是主要的代谢途径。对于螺旋霉素类衍生物，醛基还原成羟基和脱福洛氨糖是首次在大鼠体内发现的代谢途径，在尿中和胆汁中未发现醛基还原产物，说明醛基还原成羟基的过程可能是肠道菌群介导的。

2. 可利霉素的体外酸稳定性研究

为寻求螺旋霉素系列衍生物体内外酸稳定性的相关性，为代谢研究及临床用药提供参考数据，同时为研究螺旋霉素衍生物构效关系提供数据，研究了螺旋霉素系列衍生物在 pH=1.3 的人工胃液中，37℃下的水解动力学。以 LC/MS" 法定性鉴定了水解产物，并测定了每一种螺旋霉素系列衍生物的降解速率常数，进行了比较研究[20]。

人工胃液中螺旋霉素衍生物的结构和质谱数据见表 11-8。螺旋霉素Ⅲ在模拟胃液中的降解途径如图 11-21 所示，螺旋霉素Ⅰ和螺旋霉素Ⅱ的降解途径与螺旋霉素Ⅲ相似。异戊酰螺旋霉素Ⅲ在模拟胃液中的降解途径如图 11-22 所示，异戊酰螺旋霉素Ⅰ和异戊酰螺旋霉素Ⅱ的降解途径与异戊酰螺旋霉素Ⅲ相似。乙酰螺旋霉素Ⅲ（H）、丙酰螺旋霉素Ⅲ（F）和（异）丁酰螺旋霉素Ⅲ（D）在人工胃液中降解途径与异戊酰螺旋霉素Ⅲ的降解途径相似。

表 11-8　人工胃液中所研究的螺旋霉素衍生物的结构和质谱参数

序号	[M+H]+	子离子	衍生物名称	R1	R2
A	983	824,755,596	异戊酰螺旋霉素Ⅲ	$COCH_2CH_3$	$COCH_2CH(CH_3)_2$
B	969	810,741,582	异戊酰螺旋霉素Ⅱ	$COCH_3$	$COCH_2CH(CH_3)_2$
C	927	768,699,540	异戊酰螺旋霉素Ⅰ	H	$COCH_2CH(CH_3)_2$
D	969	810,755,596	（异）丁酰螺旋霉素Ⅲ	$COCH_2CH_3$	$COCH_2CH_2CH_3$ 或 $COCH(CH_3)_2$
F	955	796,755,596	丙酰螺旋霉素Ⅲ	$COCH_2CH_3$	$COCH_2CH_3$
H	941	782,755,596	乙酰螺旋霉素Ⅲ	$COCH_2CH_3$	$COCH_3$

序号	[M+H]$^+$	子离子	衍生物名称	R1	R2
J	899	755,740,596	螺旋霉素Ⅲ	COCH$_2$CH$_3$	H
K	885	741,726,582	螺旋霉素Ⅱ	COCH$_3$	H
L	843	699,684,540	螺旋霉素Ⅰ	H	H

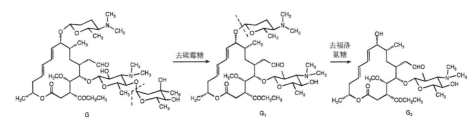

图 11 - 21　螺旋霉素Ⅲ在模拟胃液中的降解途径

　　研究中发现,这些化合物在酸环境下易降解。3 位羟基是否被酰化不能改变螺旋霉素衍生物的降解途径,然而 4″位羟基被酰化后可以提高螺旋霉素衍生物在酸中的稳定性并且改变降解途径,即新发现的脱福洛氨糖降解途径,使其脱福洛氨糖成为主要降解途径,其产物具有抗菌活性。所以对于 4″位羟基酰化的螺旋霉素衍生物而言,占主导地位的脱福洛氨糖降解途径将有助于可利霉素发挥更好的临床疗效。

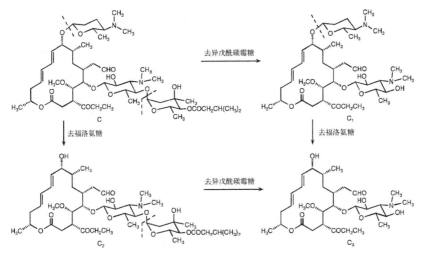

图 11 - 22　异戊酰螺旋霉素Ⅲ在模拟胃液中的降解途径

采用LC/MS^{n}法分析人工胃液中螺旋霉素衍生物的酸水解动力学过程。通过准一级线性方程分别计算出降解速率常数(K_e)及降解半衰期($t_{1/2}$)。以螺旋霉素Ⅲ与异戊酰螺旋霉素Ⅲ为例对比,在37℃人工胃液中作用2 h的半对数浓度-时间曲线见图11-23,表明异戊酰螺旋霉素Ⅲ降解速度慢于螺旋霉素Ⅲ。因为螺旋霉素Ⅰ、螺旋霉素Ⅱ、螺旋霉素Ⅲ之间或异戊酰螺旋霉素Ⅰ、异戊酰螺旋霉素Ⅱ、异戊酰螺旋霉素Ⅲ之间降解速度差距都不大,推断3位羟基酰化后对于螺旋霉素衍生物的稳定性影响不大,但稳定性高低趋势为:Ⅰ<Ⅱ<Ⅲ。

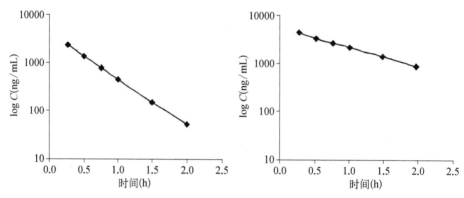

图11-23 螺旋霉素Ⅲ(左)和异戊基螺旋霉素Ⅲ(右)在37℃人工胃液中作用2 h的半对数浓度-时间曲线

3. 可利霉素在大鼠体内的药代动力学研究

大鼠体内药物代谢研究表明,可利霉素主要活性代谢物为螺旋霉素。所以采用LC/MS^{n}法,测定大鼠灌胃给予可利霉素后,3种主要成分(异戊酰螺旋霉素Ⅰ、异戊酰螺旋霉素Ⅱ、异戊酰螺旋霉素Ⅲ)及其主要活性代谢物(螺旋霉素Ⅰ、螺旋霉素Ⅱ、螺旋霉素Ⅲ)在血浆、组织及尿粪中的药物浓度,对可利霉素在大鼠体内吸收、分布和排泄等过程进行研究。

首先对吸收动力学进行研究[21]。分别灌胃或静脉给予大鼠80 mg/kg可利霉素后,采用LC/MS^{n}法测定了不同时刻血浆中3种主要成分和3种主要活性代谢物的浓度。血浆样品经液液萃取法预处理后,使用Kromasil C18柱(4.6 mm×150 mm,5 μm)进行洗脱,流动相为乙腈-10 mmol/L醋酸铵溶液-乙酸(45∶55∶0.5,v/v/v),流速为0.5 mL/min,柱温25℃。采用液相色谱离子阱型质谱联用仪Finnigan LCQ,以双电荷离子作为母离子,同时检测3种主要成分和3种主要代谢物。ESI正离子检测,扫描方式为选择反应监测(SRM)。

异戊酰螺旋霉素Ⅰ、异戊酰螺旋霉素Ⅱ、异戊酰螺旋霉素Ⅲ在血浆中的定量下限分别为 4.00 ng/mL、12.0 ng/mL 和 18.0 ng/mL，螺旋霉素Ⅰ、螺旋霉素Ⅱ、螺旋霉素Ⅲ在血浆中的定量下限分别为 4.00 ng/mL、12.0 ng/mL 和 34.0 ng/mL。完成样品测试后绘制各化合物的血浆浓度－时间曲线（图 11－24），用 WinNonlin 软件计算了主要的药物动力学参数（表 11－9）。

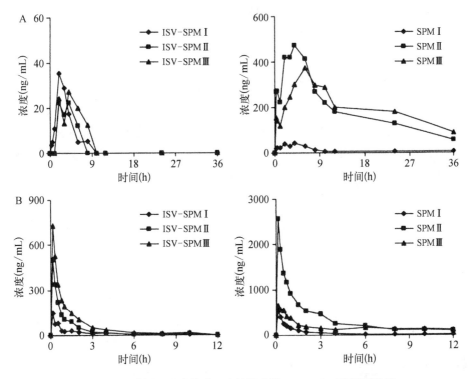

图 11－24　灌胃（A）或静脉（B）给予大鼠 80 mg/kg 可利霉素后，
ISV－SPM Ⅰ、ISV－SPM Ⅱ、ISV－SPM Ⅲ及其主要
活性代谢物 SPM Ⅰ、SPMⅡ、SPMⅢ的平均药－时曲线

表 11－9　大鼠灌胃/静脉给药 80 mg/kg 可利霉素后
主要代谢物的药动学参数（$n=6$）

参　数	灌　胃　给　药			静　脉　给　药		
	螺旋霉素Ⅰ	螺旋霉素Ⅱ	螺旋霉素Ⅲ	螺旋霉素Ⅰ	螺旋霉素Ⅱ	螺旋霉素Ⅲ
$t_{1/2}$(h)	2.0	6.7	18.1	3.7	5.4	17.0
t_{max}(h)	2.4	2.7	4.8	0.2	0.2	0.1
C_{max}(nmol/L)	58.1	535	416	486	2 136	729
AUC_{0-t}(nmol·h/L)	704.1	4 775	1 975	326	4 367	3 595

可利霉素以上述两种方式进入体内后,转化为螺旋霉素的程度很高。以原形药物异戊酰螺旋霉素Ⅰ、异戊酰螺旋霉素Ⅱ、异戊酰螺旋霉素Ⅲ和活性代谢物螺旋霉素Ⅰ、螺旋霉素Ⅱ、螺旋霉素Ⅲ的 $AUC_{0-12\,h}$ 总和计算的口服绝对生物利用度平均为96.7%,说明以异戊酰螺旋霉素为主的可利霉素与螺旋霉素相比具有更好的口服吸收。

接下来采用 LC/MS^n 法,对灌胃给药后可利霉素在大鼠体内的分布过程进行了研究,并与给予大鼠等剂量螺旋霉素后的组织分布进行了比较[22]。给予等剂量两种药物后的结果比较:给予大鼠可利霉素后,在2.5 h 和24 h 两个时间点,在大多数组织中,药物浓度(异戊酰螺旋霉素和螺旋霉素浓度之和)高于给予等剂量螺旋霉素后的组织中药物浓度,前者在组织中分布的活性物质浓度约为后者的两倍,组织浓度/血浆浓度(C_T/C_P)也比给予等剂量螺旋霉素后的 C_T/C_P 高(表 11-10)。说明可利霉素与螺旋霉素相比,具有更高的组织亲和性。

表 11-10　灌胃给药后组织分布的比较

| 组　织 | 组织浓度/血浆浓度(C_T/C_P) | | | | $C_{可利霉素}/C_{螺旋霉素}$ | |
| | 2.5 h | | 24 h | | | |
	可利霉素	螺旋霉素	可利霉素	螺旋霉素	2.5 h	24 h
心	34.6	17.33	35.35	67.74	1.52	0.71
肝	215.69	84.74	401.77	285.06	1.93	1.93
脾	134.31	53.55	689.69	674.05	1.9	1.4
肺	76.87	24.47	246.57	235.6	2.39	1.43
肾	50.05	15.77	57.69	129.78	2.41	0.61
脂	20.44	2.75	30.39	18.34	5.65	2.26
胰	59.9	51.08	198.97	213.38	0.89	1.27
肠	116.59	51.37	123.91	105.59	1.72	1.6
胃	144.71	36.82	123.71	92.69	2.98	1.82
肌肉	7.22	3.63	21.44	19.8	1.51	1.48
子宫	72.78	7.57	233.48	122.06	7.3	2.61
卵巢	46.68	15.51	211.57	125.9	2.28	2.3
血浆	1	1	1	1	0.76	1.37

注:大鼠分别给药 80 mg/kg 的可利霉素和螺旋霉素。

最后对可利霉素在大鼠体内的排泄进行研究[16],采用已建立的 LC/MS^n 法测定大鼠灌胃给予可利霉素后,尿、粪中药物原形和含量较高的代谢物,阐明可利霉素的主要排泄途径。实验采用单剂量和多剂量两种方式给药,单剂量给药 80 mg/kg 后,收集 0~144 h 内尿样和粪样,测定其中可利霉素主要成分和主要代谢物,绘制单剂量给药后尿、粪中异戊酰螺旋霉素和螺旋霉素总和的累积排泄曲线(图 11-25)。为提高尿样和粪样中次要代谢物的浓度,设立了多剂量给药组,以准确计算尿粪中总的药物排泄量。排泄试验结果表明,灌胃给药后尿、粪样中药物原形含量较低,螺旋霉素是含量最高的代谢物。经计算,大鼠尿、粪中药物回收百分率总和为 55.1%。

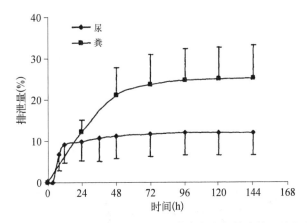

图 11-25 异戊酰螺旋霉素和螺旋霉素在大鼠体内的平均累积
排泄曲线(异戊酰螺旋霉素和螺旋霉素的总和)

4. 可利霉素在人体内的药代动力学研究

在对大鼠体内代谢、药物动力学及体外酸水解等进行了一定研究的基础上,进行可利霉素的 I 期临床药动力学研究,为设计合理给药方案和临床安全有效用药提供理论依据。

采用液相色谱三重四极杆型串联质谱,建立了灵敏度更高,分析时间更短的定量方法。血浆样品同样经液液萃取法预处理,使用 Applied Biosystem 公司的 API 4000 型三重四极杆串联谱仪进行检测,ESI 源,数据采集:Analyst 1.3 软件。选择准分子离子峰 [M+H]$^+$ 进行多反应监测(MRM)。异戊酰螺旋霉素 I、异戊酰螺旋霉素 II、异戊酰螺旋霉素 III 在血浆中的定量下限分别为 0.20 ng/mL、0.72 ng/mL 和 0.90 ng/mL,螺旋霉素 I、螺旋霉素 II、螺旋霉素 III

在血浆中的定量下限分别为 0.20 ng/mL、0.60 ng/mL 和 1.70 ng/mL。

对餐后单剂量口服低、中、高（A 组 300 mg、B 组 400 mg、C 组 500 mg）3 个单剂量的可利霉素后的药动力学进行考察。空腹口服 400 mg 可利霉素（D 组）的药动学与餐后口服 400 mg（B 组）的药动学进行比较。这 4 组受试者口服可利霉素后的平均药－时曲线见图 11－26，药物动力学参数表见表 11－11。口服 300 mg、400 mg、500 mg 可利霉素后，$C_{\max}$ 分别为 159.0 ± 59.6、188.4±50.4、259.4±75.7 nmol/L。3 个剂量组给药后的 $C_{\max}$ 和 AUC 对时间作图（图 11－27），都具有线性动力学特征。而餐后与空腹口服 400 mg 可利霉素的两个剂量组，$C_{\max}$ 和 AUC 等参数均无显著性差异，证明人体内的吸收不受食物的影响。对于临床用药具有实际意义，可减少胃肠道不良反应。

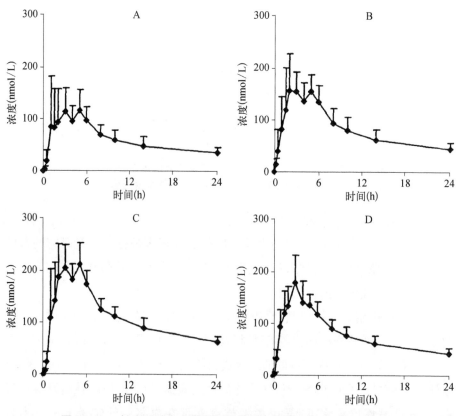

图 11－26　健康受试者口服不同剂量可利霉素后的平均药－时曲线
（血药浓度为 6 个组分的血浆总浓度）

表 11－11　健康受试者口服不同剂量可利霉素后的药动学参数

参　　数	口　服　剂　量			
	300 mg（A）	400 mg（B）	500 mg（C）	400 mg（D）
C_{max}（nmol/L）	159.0 ± 59.6	188.4 ± 50.4	259.4 ± 75.7	195.4 ± 45.2
t_{max}（h）	3.3 ± 1.8	3.6 ± 1.6	3.3 ± 1.6	2.8 ± 0.9
AUC_{0-24h}（nmol·h/L）	1 751 ± 472	2 361 ± 499	3 217 ± 823	2 284 ± 384
$t_{1/2}$（h）	16.4 ± 2.5	16.2 ± 3.6	16.4 ± 3.8	15.6 ± 3.6

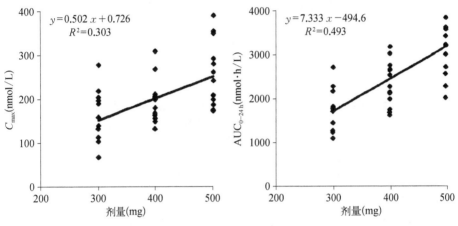

图 11－27　口服递增剂量可利霉素后 C_{max} 和 AUC_{0-24h} 的线性关系

　　单次给予健康受试者低、中、高 3 个剂量组可利霉素后，尿中 6 种成分的总回收率分别为 2.5%（300 mg）、3.4%（400 mg）、4.7%（500 mg），平均为 3.5%，表明经肾排泄不是主要的消除途径。

　　健康受试者多次口服（每天 1 次）可利霉素 400 mg 后，血浆中 6 种成分浓度总和的平均血浆药－时曲线见图 11－28，药动学参数见表 11－12。可利霉素连续口服给药达到稳态后，在体内有一定的蓄积。

表 11－12　健康受试者多次口服 400 mg 可利霉素的药动学参数

参　　数	首　次　给　药	末　次　给　药
	第 1 天	第 6 天
C_{max}（nmol/L）	189.2 ± 76.7	328.1 ± 115.4
t_{max}（h）	2.1 ± 1.4	2.1 ± 0.8
AUC_{0-24h}（nmol·h/L）	1812 ± 592	485 411 867
$t_{1/2}$（h）	13.4 ± 3.2	19.418.0

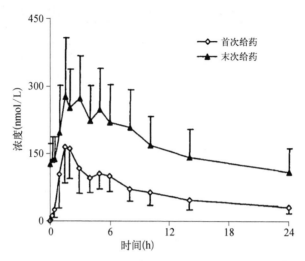

图 11-28　健康受试者多次口服(1 次/天)400 mg 可利霉素的平均药-时曲线(浓度为 6 种成分的总浓度)

三、结论

1. 代谢特点

单剂量灌胃给药后,在大鼠体内发现了可利霉素的 49 种代谢产物,主要代谢产物为螺旋霉素、还原产物、半胱氨酸结合物和脱去福洛氨糖后再脱去 4″ 酰基侧链的代谢产物。其中相对含量最大的是螺旋霉素(Ⅰ、Ⅱ、Ⅲ),因此脱去 4″侧链异戊酰侧链是主要的代谢途径。以主要组分异戊酰螺旋霉素Ⅲ为例,代谢途径包括: ① 脱去福洛氨糖,生成 M1;② 脱去 4″异戊酰侧链,生成 M2 和 M6;③ 醛基发生还原反应,生成 M3 和 M7;④ 内酯环开环,发生水解反应,生成 M4 和 M11;⑤ 醛基与半胱氨酸结合,生成 M5、M8 和 M10;⑥ 脱去连有侧链的碳霉糖,生成 M9。

2. 药动学特点

可利霉素在大鼠体内口服吸收好,组织分布迅速,广泛代谢后,主要经粪和尿排泄。灌胃给药后,可利霉素在大鼠体内 2~4 h 血药浓度达峰,在迅速、大量地向组织中转移的同时,一部分原形药物和代谢物经肾自尿中快速排泄,而组织中的原形药物和代谢物释放回血液或胆汁等,缓慢地自粪中排泄。该药在人体内的药物动力学符合二室模型类型,具有线性动力学特征。食物并不改变该药物的动力学特征。可利霉素口服给药后,大鼠血浆中原形药物很少,主要为代谢物螺旋霉素,而人体血浆中原形药物与螺旋霉素的浓度相近,说明大鼠及人体内的吸收动力学存在一定差异性。大鼠和人体内存在肝肠循环现象。经肾排泄不是人体内主要消除途径。

第四节　康替唑胺

一、背景概述

1. 药理机制与临床应用

康替唑胺(contezolid,又名 MRX-I)是由盟科医药技术(上海)有限公司研发,目前处于Ⅲ期临床试验,用于治疗复杂性皮肤及软组织感染。康替唑胺是一款口服噁唑烷酮类抗菌药,用于治疗耐药菌例如耐甲氧西林金黄色葡萄球菌(MRSA)和耐万古霉素肠球菌(VRE)等引起的感染。

2. 研究目的和计划

通过液相色谱-高分辨质谱法,鉴定康替唑胺在人体内的代谢产物,确定主要代谢酶表型;获得在不同口服剂量下的药动学;采用^{14}C 标记药物,获得在人体内代谢和物质平衡数据。

二、研究项目与结果

1. 康替唑胺在人体内的代谢

为研究康替唑胺临床药动学,首先鉴定了它在人体内的主要代谢物[23]。表征代谢物的色谱-质谱条件是:使用 Acquity UPLC HSS T3 色谱柱(2.1 mm×100 mm,1.8 μm),柱温 40℃。流动相 A 为 0.05%甲酸水溶液,流动相 B 为甲醇,梯度洗脱,流速 0.45 mL/min,色谱运行时间 26 min。AB Sciex 公司 Q-TOF 5600+串联质谱仪,ESI 电离源,正离子检测。

受试者单次口服 600 mg 康替唑胺后,经 UPLC/Q-TOF MS 检测,血浆和尿中分别检测到 7 个代谢物,粪中检测到 9 个代谢物(图 11-29)。血浆和尿的主要代谢物是 MRX445-1 和 MRX459。通过与合成或分离得到的对照品比对,确定了 7 个主要代谢物的结构。从而发现康替唑胺在人体内的主要代谢途径是 2,3-二氢吡啶-4-酮环氧化开环,如图 11-30 所示[23]。

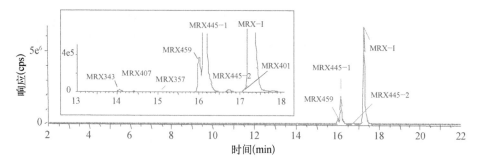

图 11-29　UPLC-Q/TOF MS 表征血浆中康泰唑胺代谢物色谱图(给药后 1.5 h 合并血浆)

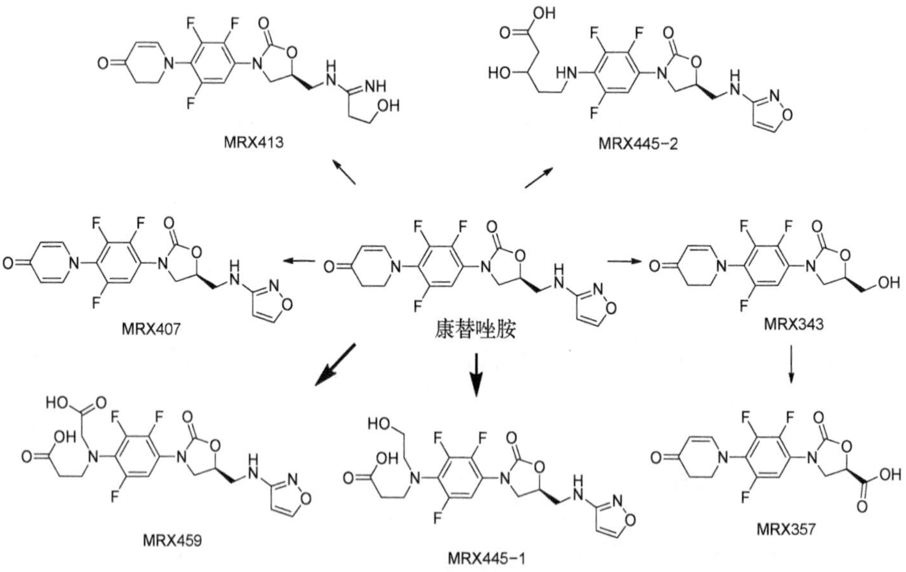

图 11-30　推测康替唑胺在人体内的代谢途径(主要代谢途径用粗箭头标示)

对比康替唑胺和结构类似药物利奈唑胺的代谢,两者有一些相同的代谢途径,如氧化脱氨;由于侧链结构不同,康替唑胺主要发生 2,3-二氢吡啶-4-酮环氧化开环和异噁唑还原开环。利奈唑胺在吗啉环代谢生成内酰胺或内酯并进一步水解,同时侧链还产生少量酰胺水解产物(图 11-31)[24]。

2. 康替唑胺与药物代谢酶

将康替唑胺与人肝微粒体和人肝胞浆孵化 2 h 后,未检测到人血浆中主要代谢产物 MRX445-1 和 MRX459,在人肝胞浆体系可检测到 MRX445-2。将康替唑胺与人肝 S9 孵育后,可检测到 MRX445-1、MRX445-2 和 MRX459。

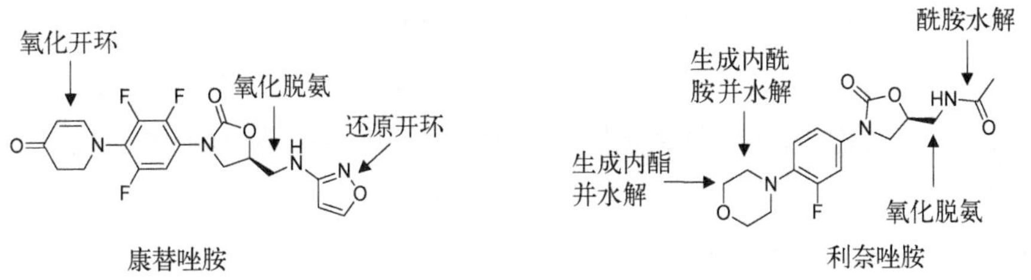

图 11-31　康替唑胺和利奈唑胺代谢途径对比

表明只有肝 S9 中提供催化 2,3-二氢吡啶-4-酮环氧化开环的酶。在人肝 S9 孵育体系中,加入不同酶抑制剂或加热处理,考察代谢物 MRX445-1、MRX445-2 和 MRX459 的生成量变化(表 11-13)。结果表明,MRX445-1 和 MRX459 是由许多非 CYP 酶催化代谢的,如黄素单加氧酶 5、短链脱氢酶/还原酶、醛酮还原酶和醛脱氢酶[23]。

表 11-13　酶抑制对康替唑胺(10 mmol/L)在人肝 S9 中生成 MRX445-1、MRX445-2 和 MRX459 的影响

抑制剂或操作	抑制剂浓度 μmol/L	目　标　酶	代谢物生成(%)		
			MRX445-1	MRX445-2	MRX459
无抑制剂			100	100	100
1-氨基苯并三唑[a]	1 000	CYP 酶	91.2	91.6	88.7
甲巯咪唑[a]	100	CYP 酶,黄素单加氧酶 1-4	92	94.8	97.8
加热[a]	—	黄素单加氧酶 1/3/4/5	7.22	90	未检出
甲萘醌[a]	10	醛氧化酶和短链脱氢酶/还原酶	44.6	42.9	107
雷洛昔芬[a]	10	醛氧化酶	83.1	19.9	98
甲氨蝶呤[a]	50	黄嘌呤氧化酶	90.2	88.3	106
别嘌呤[a]	100	黄嘌呤氧化酶	110	103	94.2
氟灭酸[a]	100	醛酮还原酶	69.4	75.2	88.1
4-甲基吡唑[b]	100	醇脱氢酶	103	88.5	93.3
双硫仑[c]	50	醛脱氢酶	80	57.1	10.7

a:加入 2.0 mmol/L NADPH 作为辅酶;b:加入 2.0 mmol/L NADPH 和 2.0 mmol/L NAD⁺作为辅酶;c:加入 2.0 mmol/L NADPH 和 2.0 mmol/L NADP⁺作为辅酶。

3. 2,3-二氢吡啶-4-酮(DHPO)环氧化开环的机制

$H_2^{18}O$ 实验表明,MRX445-1 中含有两个 ^{18}O 原子,一个是羧乙基,另一个是羟基,MRX459 中含有 3 个 ^{18}O 原子,两个是羧甲基,一个是羟基。基于这些

结果,推测 DHPO 环氧化开环的机制是通过 FMO5 介导的 Baeyer - Villiger 氧化,生成烯醇内酯,水解得到烯醇,发生烯醇 - 醛互变异构,随后发生醛中间体的代谢。一方面,醛中间体由短链脱氢酶/还原酶、醛酮还原酶、醛脱氢酶还原生成 MRX445 - 1。另一方面,醛中间体由醛脱氢酶氧化生成 MRX459[23]。

4. 康替唑胺的人体药动学

健康志愿者空腹/餐后单次口服 400 mg、800 mg 和 1 200 mg 的康替唑胺后,获得的药动学参数见表 11 - 14。康替唑胺吸收快速,给药后 2~3.5 h 后血药浓度达峰。在 400~1 200 mg 给药剂量范围内,随着给药剂量增加,其血浆暴露量增加。餐后显著增加康替唑胺的血浆暴露量[25]。

表 11 - 14　健康受试者空腹/餐后单次口服 400 mg、800 mg 和 1 200 mg 的
康替唑胺后原形药物的平均药动学参数

康替唑胺剂量 (mg)/条件	n	C_{max} (ng/mL)	t_{max} (h)	AUC_{0-t} (ng·h/mL)	$t_{1/2}$ (h)	$AUC_{0-\infty}$ (ng·h/mL)	CL (L/h)	V_z/F (L)
400 mg/空腹	7	4 479	2.0	16 064	1.47	16 117	28.3	61.0
400 mg/餐后	7	6 499	3.0	25 346	1.24	25 392	16.3	29.0
800 mg/空腹	8	6 484	3.0	25 437	1.75	25 510	35.2	86.1
800 mg/餐后	8	12 113	3.5	52 494	1.33	52 548	16.7	31.2
1 200 mg/空腹	8	9 540	2.0	35 797	2.90	35 994	36.5	150
1 200 mg/餐后	8	17 189	3.5	61 824	1.53	61 852	20.6	45.1

受试者第 1 天口服 800 mg 康替唑胺后,随后 12 h 服用 1 次,连续服用 28 天。多次给药后,药物不发生蓄积,第 1 天和连续给药的第 28 天的血浆暴露量相似,原形药物的平均药动学参数见表 11 - 15[25]。

表 11 - 15　健康受试者第 1 天餐后单次口服和连续 28 天(次/12 h)口服
800 mg 康替唑胺后原形药物的平均药动学参数

参　　数	第 1 天($n=9$)	第 28 天($n=9$)
C_{max}(ng/mL)	14 046	14 206
t_{max}(h)	4.0	3.0
AUC_{0-12}(ng·h/mL)	60 535	63 316
$t_{1/2}$(h)	1.19	1.8
CL_{ss}(L/h)	14.6	14.3
V_{ss}/F(L)	24.7	35.3

5. 康替唑胺的人体物质平衡研究

6 名受试者单次口服 99.1 μCi/602 mg[14C]康替唑胺后,给药后 168 h 排泄物中放射性回收率为 91.5%,其中粪为 14.8%,尿为 76.7%,表明肾排泄是药物的主要排泄途径(图 11-32)。服药后 2.67 h 血浆中放射性物质达峰,达峰浓度为 21.3 μg·eq/mL。原形药物康替唑胺及代谢物 MRX445-1、MRX459 的达峰时间和放射性物质的相近,达峰浓度分别为 14.2 μg·eq/mL、3.95 μg·eq/mL 和 1.18 μg·eq/mL(图 11-33)。药物相关物质体内暴露量($AUC_{0-\infty}$)为 110 h·μg·eq/mL,其中康替唑胺占 62.9%,MRX445-1 和 MRX459 分别占 18.3% 和 4.78%(表 11-16)。尿、粪中原形药物康替唑胺累积排泄量不足给药量 5%,说明康替唑胺在人体内主要通过代谢消除,体内主要代谢产物为 MRX445-1 和 MRX459,尿中排泄量分别占给药量的 48% 和 15%;尿和粪中其他代谢物排泄量均不足给药量的 5%,这说明康替唑胺 2,3-二氢吡啶-4-酮环氧化开环生成 MRX445-1 和 MRX459 为人体内主要代谢途径[26]。

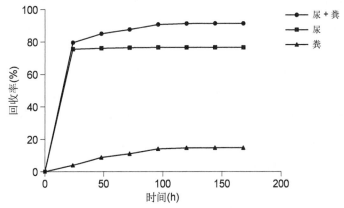

图 11-32　健康男性受试者($n=6$)单次口服 **99.1 μCi/602 mg**
[14C]康替唑胺后,尿和粪的累积排泄回收率(%)

表 11-16　健康男性志愿者单次口服 **99.1 μCi/602 mg[14C]康替唑胺后血浆**
总放射性、康替唑胺、MRX445-1 和 MRX459 平均药动学参数($n=6$)

分 析 物	t_{max}(h)	C_{max} (μg/mL)	AUC_{0-t} (μg·h/mL)	$AUC_{0-\infty}$ (μg·h/mL)	$t_{1/2}$ (h)
血浆总放射性	2.67	21.3	107	110	2.84
康替唑胺	3.17	14.2	67.6	67.9	1.58
MRX445-1	3.5	3.95	20.3	20.5	1.72
MRX459	3.67	1.18	5.06	5.16	1.86

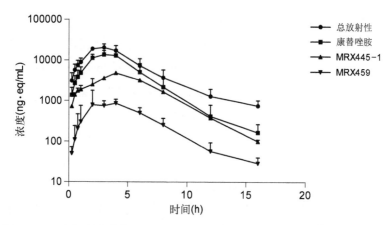

图 11 - 33 健康男性受试者($n = 6$)单次口服 99.1 μCi/602 mg[^{14}C]康替唑胺后血浆总放射性、康替唑胺、MRX445 - 1 和 MRX459 的药 - 时曲线图

三、结论

　　康替唑胺的主要代谢途径是 2,3 - 二氢吡啶 - 4 - 酮(DHPO)环氧化开环,生成羟乙基氨基丙酸代谢物 MRX445 - 1 和羧甲基氨基丙酸代谢物 MRX459。体外酶表型实验表明,MRX445 - 1 和 MRX459 的生成是由非 CYP 酶催化代谢的,如黄素单加氧酶 5(FMO5)、短链脱氢酶/还原酶(SDR)、醛酮还原酶(AKR)和醛脱氢酶(ALDH)。单次口服 300 ~ 1 200 mg 康替唑胺后,药物快速吸收,达峰时间为 2 ~ 3.5 h。随着给药剂量的增加,药物的消除半衰期增加。餐后显著增加药物的吸收程度,连续给药后,药物不发生蓄积。药物主要经代谢清除,并通过肾脏排泄。

第五节　莫 非 赛 定

一、背景概述

　　1. 药理机制与临床应用

　　莫非赛定(GLS4)是由广东东阳光药业有限公司开发的抗乙肝病毒候选新药,其制剂采用甲磺酸盐形式。它是一种新型非核苷 HBV 抑制剂 BAY4109 的结构类似物,通过与病毒衣壳蛋白结合,干扰蛋白的组装和核衣壳的形成,从而抑制病毒的复制。莫非赛定在中国目前处于Ⅲ临床试验阶段,有希望成为一种新型的治疗乙肝药物。

2. 研究计划和目的

采用同位素示踪技术和液质联用技术分别考察莫非赛定在小鼠体内的物质平衡、组织分布和在小鼠与人体内的代谢特征;同时,利用一系列体内外实验考察该药物在体内的代谢机制,并探索其可能存在的药物-药物相互作用。

二、研究项目与结果

1. 莫非赛定在小鼠体内的代谢、排泄和组织分布研究

在临床前 ADME 试验中,由于大鼠体内酯酶活性太强,无法测得血浆中的原形药物,故选择小鼠并采用同位素示踪技术,考察了该药在小鼠体内的物质平衡、组织分布和代谢情况[27]。小鼠灌胃给予 500 μCi /60 mg /kg [14C]甲磺酸莫非赛定(结构见图 11 - 34)后,连续收集 7 天的尿和粪,采用 1450 MicroBeta Trilux 型液体闪烁计数仪对其累积放射性进行测定,结果见图 11 - 35。小鼠灌胃给药后 0~168 h 内药物相关放射性物质的总回收率为 83.6±6.5%,其中尿和粪中的回收率分别为 21.5±5.7%和 62.1±1.0%,表明粪排泄为主要的排泄途径。

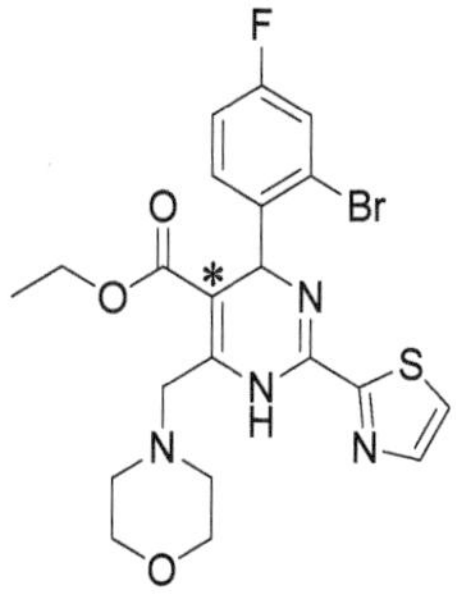

图 11 - 34
莫非赛定的结构式
(*:引入[14C]标记)

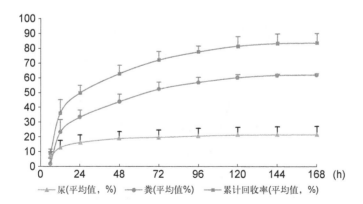

图 11 - 35 小鼠灌胃给予 **500 μCi/60 mg/kg**[**14C**]甲磺酸莫非赛定后不同时间段尿和粪中放射性物质的累积回收率(排泄量占给药量百分比,%)

雄性小鼠灌胃给予 463 μCi/62.2 mg/kg[^{14}C]甲磺酸莫非赛定后,收集 96 h 内小鼠血浆及各个组织器官,氧化燃烧后采用 Tri – Carb 3110 型液体闪烁计数仪对血浆及各组织的放射性进行测定,结果如图 11 – 36 所示。药物相关物质主要分布在胃、小肠和肝脏,其次分布于肾、血浆、脾、肺和膀胱等组织。

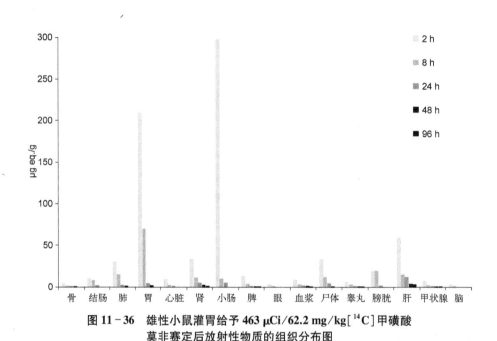

图 11 – 36 雄性小鼠灌胃给予 463 μCi/62.2 mg/kg[^{14}C]甲磺酸莫非赛定后放射性物质的组织分布图

采用 HPLC – 在线放射性色谱技术结合 UPLC/UV/Q – TOF MS 技术对排泄实验中的血浆、尿和粪中代谢物进行结构鉴定,分别得到相应的放射性和代谢谱图(如图 11 – 37 和图 11 – 38 所示)。在小鼠血浆中(1.5 h)共检测到 12 个代谢产物,其中主要代谢产物分别为 M2(酯水解代谢产物)、M16 – 1 和 M16 – 2(双氧化并脱氢代谢产物)、M15 – 1 和 M15 – 2(单氧化代谢产物)及 M11(酯水解并发生进一步开环代谢产物)和 M12(酯水解并发生进一步氧化代谢产物);在小鼠尿样中(0~24 h)共检测到 12 个代谢产物,其中主要代谢产物分别为 M16 – 1 和 M11;在小鼠粪样中(0~24 h)共检测到 4 个代谢产物,以未代谢的原形(M0)为主。推测可能的代谢途径如图 11 – 39 所示。

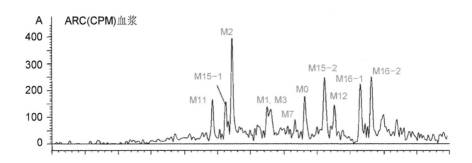

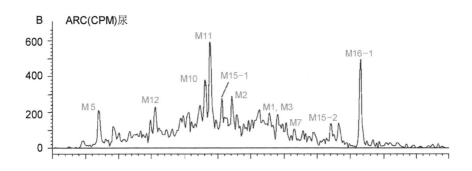

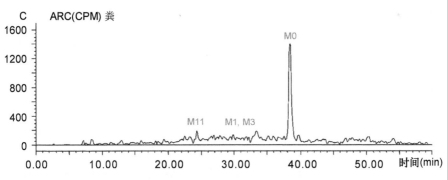

图 11－37　HPLC－在线放射性色谱技术检测到的[^{14}C]甲磺酸
莫非赛定在小鼠体内的放射性谱图

（A）血浆 1.5 h；（B）尿 0～24 h；（C）粪 0～24 h

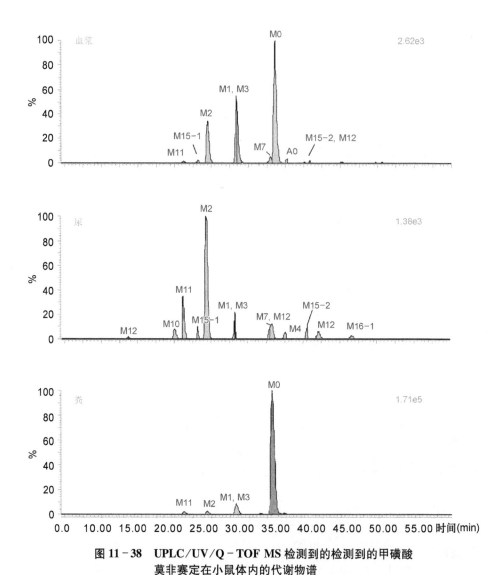

图 11-38　UPLC/UV/Q-TOF MS 检测到的检测到的甲磺酸
莫非赛定在小鼠体内的代谢物谱

（A）血浆 1.5 h；（B）尿 0~24 h；（C）粪 0~24 h

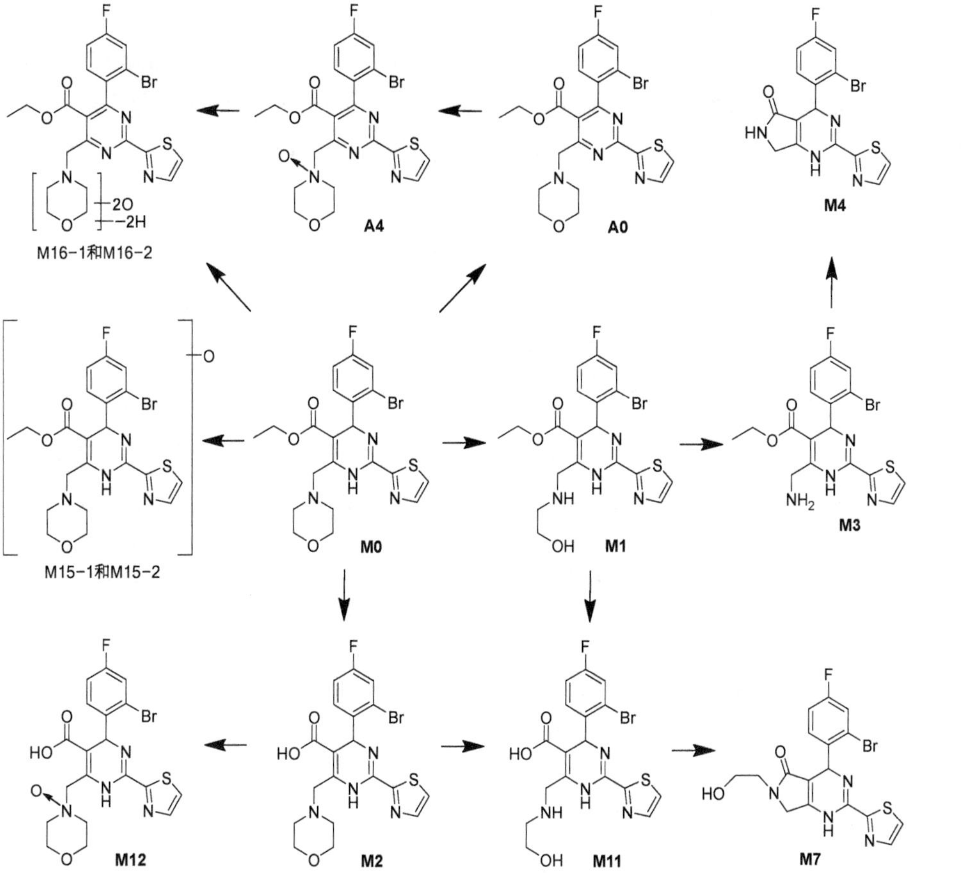

图 11-39 推测的莫非赛定在小鼠体内的主要代谢途径

2. 莫非赛定在人体内代谢产物结构鉴定

为了进一步评价莫非赛定在人体内的安全性与有效性,以 UPLC/Q-TOF MS 法对 8 名健康受试者口服给予 120 mg 甲磺酸莫非赛定胶囊后的血浆、尿和粪样进行了代谢物鉴定[27,28]。表征代谢物的色谱质谱条件:使用 Acquity UPLC HSS T3 色谱柱(2.1 mm×100 mm,1.8 μm),柱温:35℃。流动相 A 相为 5 mmol/L 醋酸铵水溶液(含 0.1% 甲酸),B 相为乙腈。采用梯度程序洗脱,流速为 0.4 mL/min,色谱运行时间为 21 min。Waters 公司 Synapt 型 Q-TOF 串联质谱仪,ESI 电离源,正离子检测。由于莫非赛定及其主要代谢物中都含有溴原子,其质谱上显著的同位素峰可以用于莫非赛定代谢物的检测。而且莫非赛定和芳香化代谢物及吗啉环开环代谢物展示出了明显的质谱行为差异,其

中 m/z 100.075 7 的吗啉环与 m/z 220.017 5 的二氢嘧啶环特征碎片离子被用作诊断离子对莫非赛定代谢物进行结构鉴定。采用该策略,在血浆、尿、粪中分别检测到了 12 种、21 种和 13 种代谢物(表 11-17),其中 M1、M2、M3、M4、M7、M12、M15、A0 和 A4 代谢物的结构通过合成对照品并比较色谱和质谱得到确认。如图 11-40 和图 11-41 所示,莫非赛定在人体内发生广泛代谢,其中主要代谢途径包括二氢嘧啶芳香化(A0)、N-去烷基(M1 和 M3)、酯水解(M2 和 A1)、氧化脱胺(M8)、N-氧化(M12)及葡萄糖醛酸结合(M19)。

表 11-17　UPLC/Q-TOF MS 法表征莫非赛定在人体内的代谢产物

待测物	保留时间 (min)	结　构　式	分子量 (Da)	误差 (ppm)	生物基质
GLS4	14.2	$C_{21}H_{22}BrFN_4O_3S$	509.065 3	-1.6	血浆、尿和粪
M1▲	12.3	$C_{19}H_{20}BrFN_4O_3S$	483.049 6	-1.9	血浆、尿和粪
M2▲	10.3	$C_{19}H_{18}BrFN_4O_3S$	481.034 0	5.6	血浆和尿
M3▲	12.3	$C_{17}H_{16}BrFN_4O_2S$	439.023 4	-2.7	血浆、尿和粪
M4▲	11.5	$C_{15}H_{10}BrFN_4OS$	392.981 5	4.8	尿
M5	8.1	$C_{15}H_{12}BrFN_4OS$	394.997 2	0.0	尿
M6	9.3	$C_{15}H_{12}BrFN_4O_2S$	410.992 1	0.7	尿
M7▲	11.3	$C_{17}H_{14}BrFN_4O_2S$	437.007 8	5.3	血浆和尿
M8	16.6	$C_{17}H_{15}BrFN_3O_3S$	440.007 4	4.8	粪
M9-1	9.4	$C_{17}H_{17}BrFN_3O_3S$	442.023 1	-2.0	粪
M9-2	9.6	$C_{17}H_{17}BrFN_3O_3S$	442.023 1	0.0	粪
M10	12.3	$C_{17}H_{14}BrFN_4O_3S$	453.002 7	5.1	尿和粪
M11	9.4	$C_{17}H_{16}BrFN_4O_3S$	455.018 3	4.0	血浆、尿和粪
M12▲	12.1	$C_{19}H_{18}BrFN_4O_4S$	497.028 9	-2.2	血浆、尿和粪
M13	13.0	$C_{19}H_{20}BrFN_4O_4S$	499.044 5	2.0	尿
M14	9.9	$C_{19}H_{18}BrFN_4O_5S$	513.023 8	6.6	尿
M15▲	13.5	$C_{21}H_{22}BrFN_4O_4S$	525.060 2	-1.9	血浆、尿和粪
M16	16.6	$C_{21}H_{20}BrFN_4O_5S$	539.039 5	-1.5	血浆和粪
M17	12.6	$C_{21}H_{22}BrFN_4O_5S$	541.055 1	1.8	血浆、尿和粪
M18	14.0	$C_{23}H_{23}BrFN_3O_9S$	616.039 5	-2.4	尿
M19	11.2	$C_{25}H_{28}BrFN_4O_9S$	659.081 7	-6.4	尿
M20	11.0	$C_{27}H_{30}BrFN_4O_{10}S$	701.092 3	-4.1	尿
A0▲	14.7	$C_{21}H_{20}BrFN_4O_3S$	507.049 6	4.1	血浆和粪
A1	7.0	$C_{15}H_{10}BrFN_4O_2S$	408.976 5	8.8	尿
A2	8.0	$C_{15}H_{10}BrFN_4O_3S$	424.971 4	-5.6	尿
A3	11.8	$C_{19}H_{18}BrFN_4O_5S$	513.023 8	-5.3	尿和粪

续　表

待测物	保留时间 （min）	结　构　式	分子量 （Da）	误差 （ppm）	生 物 基 质
A4▲	16.6	$C_{21}H_{20}BrFN_4O_4S$	523.044 5	-2.5	血浆
A5	14.9	$C_{21}H_{18}BrFN_4O_5S$	537.023 8	-6.7	血浆和尿

▲：已用对照品确认的代谢物。

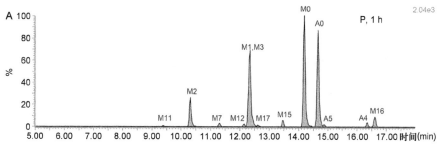

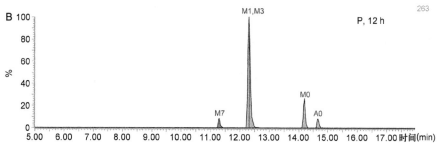

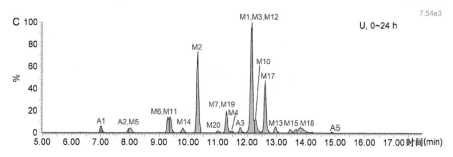

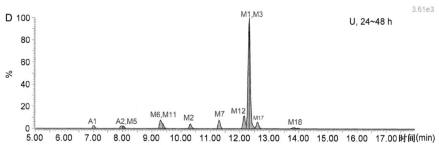

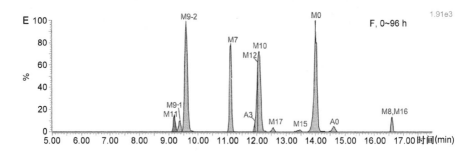

图 11-40　UPLC/UV/Q-TOF MS 检测到的健康受试者口服给予
120 mg 甲磺酸莫非赛定胶囊后的代谢物谱图

A：血浆 1 h；B：血浆 12 h；C：尿 0~24 h；D 尿 24~48 h；E：粪 0~96 h

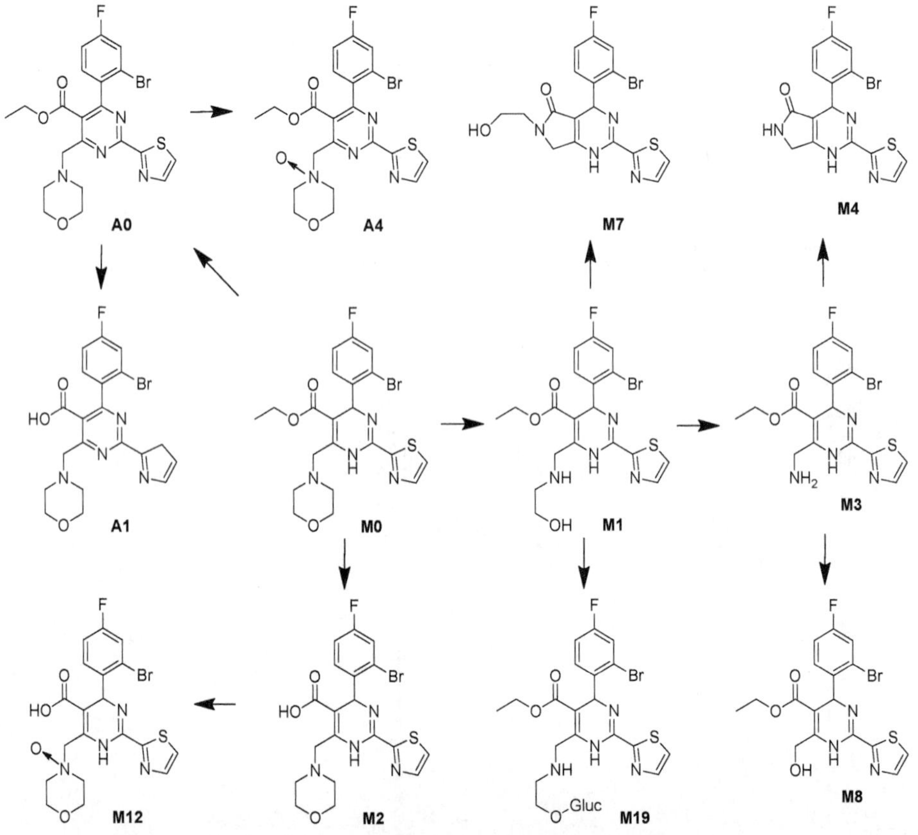

图 11-41　推测的莫非赛定在人内的代谢途径

3. 莫非赛定的相关代谢酶和转运体研究

　　为了阐明莫非赛定在体内的代谢机制与细胞渗透性,为体内药物-药物相互作用提供依据,进行了一系列体外实验[27]。首先将莫非赛定和 5 种主要重组酶(CYP1A2、CYP2C9、CYP2C19、CYP2D6 和 CYP3A4)37℃水浴孵化,采用 LC-MS/MS 法检测底物的剩余量,结果如图 11-42 所示。莫非赛定在 CYP3A4 中代谢最快,5 min 后剩余量约为 0 min 中的 20%,孵化 20 min 后,在孵化液中几乎检测不到原形药物。此外,莫非赛定也可被其他 CYP 酶代谢。通过计算底物的消耗量,再将不同 CYP 酶亚型按人肝中的相对含量整体归一化后,得到图 11-43。可以看出,莫非赛定主要由 CYP3A4 代谢,且 CYP2C9 参与部分代谢。

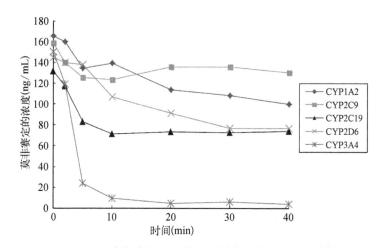

图 11-42　底物消耗法评估 CYP 酶莫非赛定代谢的贡献

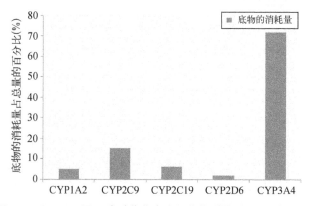

图 11-43　CYP 同工酶对莫非赛定氧化代谢的贡献(经归一化)

将[^{14}C]莫非赛定和CYP3A4、人肝微粒体或犬肝微粒体37℃水浴孵化，采用HPLC-在线动态放射性检测仪对其代谢产物进行检测。莫非赛定在人肝微粒体、犬肝微粒体和CYP3A4中发生广泛代谢，其代谢物谱基本相同，主要的代谢途径为N-去烷基化，且证明了CYP3A4是莫非赛定的主要代谢酶。在犬肝微粒体中加入CYP3A专属性抑制剂酮康唑，酮康唑几乎完全抑制了所有代谢途径，此现象证明莫非赛定的代谢物生成主要由CYP3A介导。

将莫非赛定分别在Caco-2和MDR1-MDCKII细胞中转运120 min后，采用LC-MS/MS方法测定顶膜侧和基底侧浓度。其P_{app}值分别为5.20×10^{-6}和8.14×10^{-6}，表明莫非赛定为中等渗透性化合物。且莫非赛定在Caco-2细胞和MDR1-MDCKII细胞的渗透比分别为0.83和0.76，表明其不是转运体P-gp的底物。

4. 莫非赛定在体内的药物-药物相互作用研究

为探索莫非赛定在体内的可能存在药物-药物相互作用，采用实验动物进行了初步的试验，建立了快速、专属、灵敏的LC-MS/MS法同时测定鼠和犬血浆中的莫非赛定及其代谢物A0、M1、M2和M3，并进行了方法学验证[27]。25.0 μL血浆经乙腈沉淀蛋白后，进行LC-MS/MS分析。所有待测物均使用同位素内标，避免了基质效应的干扰；莫非赛定在测定时采用同位素峰作为母离子，避免了芳香化代谢物A0的干扰。各待测物的线性范围均为1.00~2 500 ng/mL。在此基础上评估了CYP3A强抑制剂酮康唑和强诱导剂利福平对莫非赛定在小鼠和犬体内的药动学影响。

在小鼠灌胃给予CYP酶广谱抑制剂1-氨基苯并三唑(ABT)后原形药物与代谢物M2的血药浓度显著增加，而代谢物A0、M1和M3的血药浓度显著下降。结果表明，莫非赛定为CYP酶的底物，再结合体外实验的结果来看，A0、M1和M3很有可能是由CYP3A代谢生成，而M2是由酯酶水解生成，其血药浓度随原形药物的增加而增加。

由于莫非赛定在小鼠体内的主要代谢途径是酯水解，而在人体内这种代谢途径只是次要代谢途径，为更好地阐明芳香性代谢物是经CYP3A代谢生成，采用比格犬为动物模型进行了进一步试验[29]，评估了CYP3A强抑制剂酮康唑和强诱导剂利福平对莫非赛定在比格犬体内的药动学影响，结果如图11-44所示。比格犬灌胃给予酮康唑后，莫非赛定血药浓度显著增加，而代谢物M1和M3血药浓度显著下降；比格犬灌胃给予利福平后，莫非赛定血药浓度显著降低,代谢物 M1 和 M3 血药浓度升高。抑制与诱导实验表明均有效地证明了莫非赛定确实是 CYP3A 的底物,且 M1 和 M3 是 CYP3A 催化生成的产物。相比之下,代谢物 A0 无论在给予酮康唑还是利福平后,其血药浓度均降低,但是给予酮康唑后,消除半衰期延长,给予利福平后,消除半衰期缩短,此结果表明 A0 不仅是 CYP3A 催化生成的产物,而且是 CYP3A 的敏感底物。

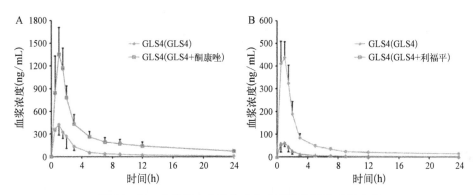

图 11 - 44　莫非赛定在比格犬和分别给予酮康唑(A)或利福平(B)的比格犬体内的平均药 - 时曲线

在动物实验结果的基础上,考察了在人体内莫非赛定与 CYP3A4 强抑制剂利托那韦的药代动力学相互作用。与单独给药相比,莫非赛定 120 mg 与利托那韦 100 mg 联合给药时,原形药物的 $AUC_{0-24\,h}$ 和 C_{max} 分别增加至 8.42 倍和 5.81 倍,代谢物 M3 的 $AUC_{0-24\,h}$ 和 C_{max} 分别降低 90% 和 91%,M4 的 $AUC_{0-24\,h}$ 和 C_{max} 分别降低 81% 和 88%,M1 的 $AUC_{0-24\,h}$ 和 C_{max} 分别降低 35% 和 75%。因此,CYP3A4 抑制剂利托那韦可显著抑制莫非赛定在人体内的代谢,提高原形药物的血浆暴露量,降低代谢物产物的生成。由于利托那韦常用于抗病毒药的复方制剂中,以抑制 CYP3A4 酶活性,提高作为 CYP3A4 底物的药物口服生物利用度,所以这个药物组合具有现实意义。

三、结论

1. 组织分布、代谢和排泄特征

莫非赛定在小鼠体内主要分布于胃、小肠和肝脏,在血浆中发现 M2(酯水解代谢产物)、M16 - 1 和 M16 - 2(二氢嘧啶环脱氢并吗啉环氧化代谢产物),M15 - 1 和 M15 - 2(单氧化代谢产物)及 M11(酯水解并发生进一步开环代谢产物)和 M12(酯水解并 N-氧化代谢产物)等代谢产物,最后主要经粪便和尿排出体外。莫非赛定在人体内发生广泛代谢,其中主要代谢途径包括二氢嘧啶芳香化(A0)、N-去烷基(M1 和 M3)、酯水解(M2 和 A1)、氧化脱胺(M8)、N-氧化(M12)及葡萄糖醛酸结合(M19)。

2. 体内药物-药物相互作用

在比格犬体内 CYP3A 的抑制剂酮康唑和诱导剂利福平可显著影响莫非赛定血浆浓度的变化,证明莫非赛定为 CYP3A 的敏感底物;在人体内 CYP3A4 抑制剂利托那韦可显著抑制莫非赛定的代谢,提高原形药物的血浆暴露量 8 倍以上,并降低代谢物产物 M1、M3 和 M4 的生成。

参考文献

[1] 高瑞娜. 吗啉硝唑人体内代谢、药动学和药物-药物相互作用研究. 中国科学院研究生院, 2012.

[2] Gao R N, Li L, Xie C, et al. Metabolism and pharmacokinetics of morinidazole in humans: Identification of diastereoisomeric morpholine N$^+$-glucuronides catalyzed by UDP-glucuronosyl-transferase 1A9. Drug Metabolism and Disposition, 2012, 40: 556-567.

[3] Pang X Y, Zhang Y F, Gao R N, et al. Effects of rifampicin and ketoconazole on pharmacokinetics of morinidazole in healthy Chinese subjects. Antimicrobial Agents and Chemotherapy, 2014, 58: 5987-5993.

[4] Gao R N, Zhong D F, Liu K, et al. Simultaneous determination of morinidazole, its N-oxide, sulfate, and diastereoisomeric N$^+$-glucuronides in human plasma by liquid chromatography- tandem mass spectrometry. Journal of Chromatography B, 2012, 908: 52-58.

[5] 钟勘. 肝、肾功能不全对吗啉硝唑药动学的影响. 中国科学院大学, 2015.

[6] Zhong K, Li XL, Xie C, et al. Effects of renal impairment on the pharmacokinetics of morinidazole: uptake transporter-mediated renal clearance of the conjugated metabolites. Antimicrobial Agents and Chemotherapy, 2014, 58: 4153-4161.

[7] 孔繁迪. 肾功能不全对 OATs 转运体底物药动学的影响机制研究. 中国科学院大学, 2018.

[8] Kong F D, Pang X Y, Zhong K, et al. Increased plasma exposures of conjugated metabolites of morinidazole in renal failure patients: A critical role of uremic toxins. Drug Metabolism and Disposition, 2017, 45: 593-603.

[9] Zhong K, Gao Z W, Li Q, et al. A chiral high-performance liquid chromatography-tandem mass spectrometry method for the stereospecific determination of morinidazole in human

plasma. Journal of Chromatography B, 2014, 961: 49-55.

[10] Guo B, Zhang J, Yu J, et al. A liquid chromatography-tandem mass spectrometry assay for the determination of nemonoxacin (TG-873870), a novel nonfluorinated quinolone, in human plasma and urine and its application to a single-dose pharmacokinetic study in healthy Chinese volunteers. Biomedical Chromatography, 2012, 26: 1333-40.

[11] Chung D T, Tsai C Y, Chen S J, et al. Multiple-dose safety, tolerability, and pharmacokinetics of oral nemonoxacin (TG-873870) in healthy volunteers. Antimicrobial Agents and Chemotherapy, 2009, 54: 411-17.

[12] Cao G Y, Zhang J, Zhang Y Y, et al. Safety, tolerability, and pharmacokinetics of intravenous nemonoxacin in healthy chinese volunteers. Antimicrobial Agents and Chemotherapy, 2014, 58: 6116-6121.

[13] Wu X J, Zhang J, Guo B N, et al. Pharmacokinetics and pharmacodynamics of multiple-dose intravenous nemonoxacin in healthy Chinese volunteers. Antimicrobial Agents and Chemotherapy, 2015, 59: 1446-1454.

[14] Zhang Y F, Dai X J, Wang T, et al. Effects of an Al^{3+}- and Mg^{2+}-containing antacid, ferrous sulfate, and calcium carbonate on the absorption of nemonoxacin (TG-873870) in healthy Chinese volunteers. Acta Pharmacologica Sinica, 2014, 35: 1586-1592.

[15] Zhang Y F, Dai X J, Yang Y, et al. Effects of probenecid and cimetidine on the pharmacokinetics of nemonoxacin in healthy Chinese volunteers. Drug Design, Development and Therapy, 2016, 10: 357-370.

[16] 史向国.可利霉素体内代谢与药物动力学研究.沈阳药科大学,2003.

[17] 史向国,钟大放.液相色谱-质谱联用法鉴定必特螺旋霉素中多组分.质谱学报,2003, 24: 460-463.

[18] Shi X G, Fawcett J P, Chen X Y, et al. Structural identification of bitespiramycin metabolites in rat: A single oral dose study. Xenobiotica, 2005, 35: 343-358.

[19] Shi XG, Zhong D F, Sun Y M, et al. Metabolites of a novel antibiotic bitespiramycin in rat urine and bile. Chinese Chemical Letters, 2004, 15: 431-434.

[20] Shi X G, Zhang S Q, Fawcett J P, et al. Acid catalysed degredation of some spiramycin derivatives found in the antibiotic bitespiramycin. Journal of Pharmaceutical and Biomedical Analysis, 2004, 36: 593-600.

[21] Zhong D F, Shi X G, Sun L, et al. Determination of three major components of bitespiramycin and their major active metabolites in rat plasma by liquid chromatography ion trap mass spectrometry. Journal of Chromatography B, 2003, 791: 45-53.

[22] Shi X G, Sun Y M, Zhang Y F, et al. Tissue distribution of bitespiramycin and spiramycin in rats. Acta Pharmacologica Sinica, 2004,25(11): 1396-1401.

[23] Meng J, Zhong D F, Li L, et al. Metabolism of MRX-I, a novel antibacterial oxazolidinone, in humans: the oxidative ring-opening of 2, 3-dihydropyridin-4-one catalyzed by non-P450 enzymes. Drug Metabolism and Disposition, 2015, 43: 646-659.

[24] Slatter J G, Stalker D J, Feenstra K L, et al. Pharmacokinetics, metabolism, and excretion

of linezolid following an oral dose of $[^{14}C]$ linezolid to healthy human subjects. Drug Metabolism and Disposition, 2001, 29: 1136 - 1145.

[25] Eckburg P B, Ge Y, Hafkin B. Single-and multiple-dose study to determine the safety, tolerability, pharmacokinetics, and food effect of oral MRX-I versus linezolid in healthy adult subjects. Antimicrobial Agents and Chemotherapy, 2017, 61: e02181 - e02216.

[26] Wu X J, Meng J, Yuan H, et al. Pharmacokinetics and disposition of contezolid in humans—resolution of a disproportionate human metabolite for clinical development. Antimicrobial Agents and Chemotherapy, 2021, in press

[27] 周信.莫非赛定的代谢及药物-药物相互作用研究.中国科学院大学,2013.

[28] Zhou X, Li L, Deng P, et al. Characterization of metabolites of GLS4 in humans using ultrahigh-performance liquid chromatography /quadrupole time-of-flight mass spectrometry. Rapid Communicaions in Mass Spectrometry, 2013, 27: 2483 - 2492.

[29] Zhou X, Gao Z W, Meng J, et al. Effects of ketoconazole and rifampicin on the pharmacokinetics of GLS4, a novel anti-hepatitis B virus compound, in dogs. Acta Pharmacologica Sinica, 2013, 34: 1420 - 1426.

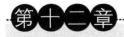

第十二章

天 然 药 物

天然药物在中国被广泛使用。本章涉及的鱼腥草素、雷公藤甲素、绿原酸、灯盏乙素(野黄芩苷)、连翘苷作为天然产物,是我国多种上市药物制剂的主要成分,丁苯酞是天然产物的合成替代品。

由于没有经过类药性质优化,这些药物结构中有些含有糖苷键,如灯盏乙素和连翘苷,在胃肠道发生由肠道菌群引起的代谢反应,导致糖苷键水解,原形药物吸收很少,而血中主要以代谢物形式存在;有些口服基本不吸收,只能经注射途径给药,如绿原酸;还有些是药物代谢酶的敏感底物,药动学受到酶抑制剂或诱导剂的强烈影响,如雷公藤甲素。

由于历史原因,多数天然药物在上市前没有经过系统的代谢和药动学研究。有些天然药物临床上观察到的不良反应,可能通过药物代谢或药动学研究得到解释,如雷公藤甲素和丁苯酞。还可从代谢活化的角度,对含鱼腥草素和绿原酸的中药注射液的不良反应发生机制进行研究。

第一节 鱼 腥 草 素

一、背景概述

1. 药理机制与临床应用

鱼腥草注射液为鲜鱼腥草经过双蒸馏得到的挥发油精制而成的灭菌水溶液,其主要成分为鱼腥草素钠(sodium houttuynin,化学结构为癸酰乙醛磺酸钠,图 12-1)、甲基正壬酮、月桂醛等。这类注射液具有抗菌、消炎、增强机体

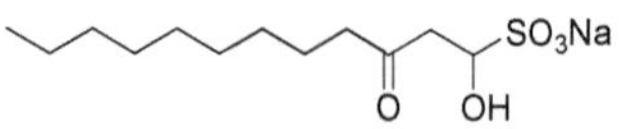

图 12 - 1　鱼腥草素钠的化学结构

免疫的作用,常用于治疗呼吸道感染、支气管炎和急性盆腔炎等疾病。

2. 鱼腥草素的不良反应

许多药物的不良反应是由药物或其代谢物与体内 DNA 或蛋白质发生共价结合引起的。鱼腥草注射液由于临床上出现过敏反应,所以国家食品药品监督管理局于 2006 年暂停其使用。这类注射液的最主要活性成分为 β - 酮醛类化合物即鱼腥草素,具有亲电性,可能与蛋白质发生共价结合形成蛋白质加合物引起过敏反应。

3. 研究目的和计划

以鱼腥草素作为 β - 酮醛类化合物的代表性化合物,研究其与氨基酸、小肽和蛋白质共价结合,鉴定结合类型和位点。在体外研究的基础上,测定大鼠静脉注射给药后鱼腥草素与血清蛋白共价结合程度及结合类型。建立 LC - MS/MS 方法,采用化学衍生化,测定人血浆中鱼腥草素的浓度。此外,研究鱼腥草素对 BALB/c 小鼠的急性毒性,以及对其细胞的损伤作用。

二、研究项目与结果

1. 鱼腥草素与氨基酸和小肽加成反应

将鱼腥草素(1.0 mmol/L)与 N^{α} - Boc -氨基酸或小肽(1.0 mM)在磷酸盐缓冲液(100 mmol/L, pH = 7.4)在 37℃ 水浴孵育 24 h。随后将孵育液经固相萃取后,经 LC/MS 法检测。检测到鱼腥草素与 N^{α} - Boc -赖氨酸反应生成两种加合产物,分子量分别增加 180 Da 和 342 Da。采用化学合成的方法获得对照品,经 1D NMR 和 2D NMR 分析确证了两种加合物分别是单分子鱼腥草素与赖氨酸形成的席夫碱(Schiff base)(图 12 - 2a)和双分子鱼腥草素与赖氨酸形成的吡啶盐产物(图 12 - 2b)。鱼腥草素与 N^{α} - Boc -精氨酸反应生成一种加合产物,分子量较 N^{α} - Boc -精氨酸增加 162 Da,经 LC/MS 分析,推测为单分子鱼腥草素与精氨酸形成的嘧啶产物(图 12 - 2c)。在此基础上,研究了鱼腥草素与几个小肽(N^{α} - Boc - KPLLE、FEEM 和 IVTNTT)的共价结合。研究表明,鱼腥草素仅与小肽 N^{α} - Boc - KPLLE 序列的碱性氨基酸赖氨酸残基发生 1∶1

或 2 : 1 加成反应,分别生成席夫碱和吡啶盐产物。与小肽 FEEM、IVTNTT 的 N -端的 α -氨基发生加成反应生成席夫碱和吡啶盐产物[1]。

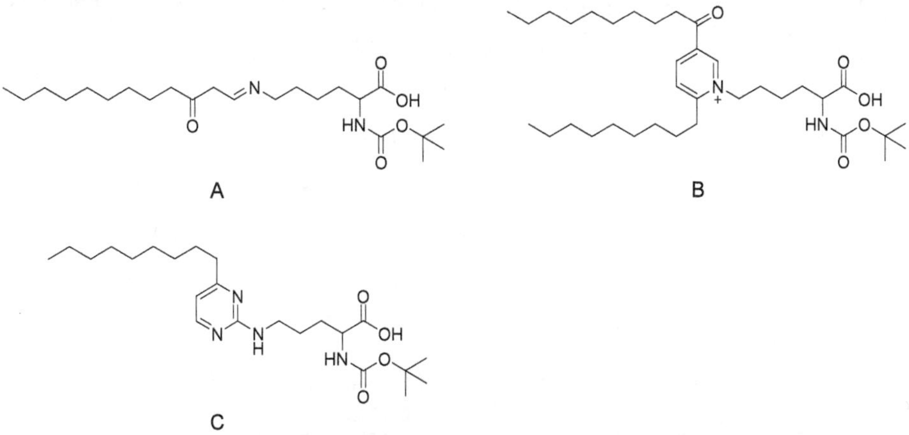

图 12 - 2　单分子鱼腥草素与赖氨酸形成的席夫碱(A),
　　　　双分子鱼腥草素与赖氨酸形成的吡啶盐产物(B)和
　　　　单分子鱼腥草素与精氨酸形成的嘧啶产物(C)

2. 鱼腥草素与氧化型胰岛素 B 链的共价结合

氧化型胰岛素 B 链(FVNQHLC*GSHLVEALYLVC*GERGFFYTPKA)序列中含 1 个赖氨酸残基,多作为模型蛋白用于研究与醛酮类化合物的共价结合。鱼腥草素与氧化型胰岛素 B 链孵化液经 V8 蛋白酶和链霉蛋白酶 E 水解后,经 LC/MS 和高分辨质谱分析,发现鱼腥草素与赖氨酸残基(加合位点 Lys - 29)、N -端苯丙氨酸残基(加合位点 Phe - 1)均能发生 1 : 1 和 1 : 2 缩合反应生成席夫碱和吡啶盐加合物。合成了两种吡啶盐加合物的对照品,并进行了含量测定。结果表明,鱼腥草素更倾向于与赖氨酸残基(Lys - 29)加合生成吡啶盐产物[1]。

3. 鱼腥草素与人血清白蛋白、人血红蛋白的共价结合位点和类型研究

采用放射性示踪法证明了 ^{14}C - 鱼腥草素与人体血液中的 2 个主要蛋白质——人血清白蛋白和人血红蛋白均可发生共价结合,且结合量不存在时间依赖性。不同浓度的 ^{14}C - 鱼腥草素钠(0.33 mmol/L、1.0 mmol/L 和 3.3 mmol/L)分别与人血清白蛋白和人血红蛋白孵化 24 h,测定共价结合量分别为 5.12 nmol/mg、17.8 nmol/mg、58.2 nmol/mg 蛋白和 5.97 nmol/mg、21.4 nmol/mg、67.2 nmol/mg 蛋白[2]。

鱼腥草素与人血清白蛋白的孵化液经链霉蛋白酶 E 水解后,经 LC/MS^n 检测到 5 种加合产物。通过多级质谱和高分辨质谱分析,证明鱼腥草素与赖氨酸残基、N-端天冬氨酸残基形成席夫碱和吡啶盐加合物,与精氨酸残基形成嘧啶加合物。反应液经胰蛋白酶水解后,LC/MS^n 分析确证了人血清白蛋白的修饰位点主要为 Lys-212、Lys-414、Lys-432 和 Lys-525,其中 Lys-212、Lys-414 和 Lys-525 可形成席夫碱加合物,Lys-414 和 Lys-432 可形成吡啶盐加合物(表 12-1)。鱼腥草素与人血红蛋白的孵化实验表明,鱼腥草素与赖氨酸残基、N-端缬氨酸残基形成席夫碱和吡啶盐加合物,与精氨酸残基形成嘧啶加合物,鉴定主要修饰位点为 α 链的 Val-1 和 Lys-7,以及 β 链的 Val-1、Lys-8 和 Lys-62,均可形成席夫碱加合物[1]。

**表 12-1　鱼腥草素修饰的人血清白蛋白和人血红蛋白
经胰蛋白酶消化获得的肽段**

蛋　白	肽　段	质荷比(m/z)	增加的质量数(Da)	修饰位点	产物类型
人血清白蛋白	T29-30	602.5[b],402.0[c]	184	Lys-212	席夫碱
	T52-53	912.9[b],608.9[c]	184	Lys-414	席夫碱
	T66-67	657.1[b],438.4[c]	184	Lys-525	席夫碱
	T52-53	661.3[c]	342	Lys-414	吡啶盐
	T54-55	572.7[b],382.4[c]	342	Lys-432	吡啶盐
人血红蛋白	α1-7	913.5[a],457.5[b]	184	Val-1	席夫碱
	β1-8	1 136.5[a],568.7[b]	184	Val-1	席夫碱
	β66-82	661.3[c]	184	Lys-66	席夫碱

a:单电荷离子;b:双电荷离子;c:三电荷离子。

4. 大鼠静脉注射鱼腥草素后与血清蛋白的共价结合

大鼠静脉注射 10 mg/kg(100 μCi/kg)^{14}C-鱼腥草素钠,10 min 后采集血清样品,测定鱼腥草素血清浓度为 9.26±0.70 μmol/L,与蛋白质的共价结合量为 456±51 pmol/mg 蛋白。制药工业界一般认为,药物与蛋白质的共价结合量大于 50 pmol/mg 蛋白时,其安全性应值得关注。给药后血清样品经酶水解后,经 LC-MS^n 分析,鉴定了体内的血清蛋白加合物为鱼腥草素与精氨酸形成的嘧啶产物。

SD 大鼠静脉注射 10 mg/kg(150 mCi/kg)^{14}C-鱼腥草素钠 10 min 后,药物分布广泛。肺是主要分布器官,其次是心脏和肾脏,其浓度明显高于血浆。共价结合的程度与组织中相应的浓度相关,从肺的 1 137 nmol/g 蛋白到肝的

266 nmol/g 蛋白不等(表 12－2)。鱼腥草素通过席夫碱反应机制与组织蛋白特别是肺蛋白发生共价结合,这部分解释了鱼腥草注射液在临床应用中的特异性反应[3]。

表 12－2　SD 大鼠单次静脉注射 10 mg/kg ^{14}C－鱼腥草素钠的组织分布($n=3$,均值±SD)

| | 浓度(μg/L; ng/g) | | | |
	10 min	1 h	5 h	24 h
全血	11 794 ± 86.2	7 309 ± 2 819	2 693 ± 504	803 ± 254
血浆	4 148 ± 708	3 054 ± 155	1 756 ± 88.8	511 ± 28.3
心	19 500 ± 3 962	8 315 ± 1 911	698 ± 55.6	310 ± 85.9
肝	1 573 ± 244	1 397 ± 192	237 ± 37.2	155 ± 80.8
脾	5 259 ± 758	2 207 ± 211	317 ± 41.1	311 ± 142
肺	68 878 ± 2 839	21 141 ± 8 364	1 430 ± 298	625 ± 229
肾	14 004 ± 5 188	9 816 ± 4 697	1 084 ± 407	324 ± 155

5. 鱼腥草素在人体的药动学

采用 2,4－二硝基苯肼(DNPH)对鱼腥草素衍生化处理(图 12－3),获得杂环化合物。随后用正己烷提取样品,采用 LC－MS/MS 进行检测。该方法使用 100 μL 血浆,定量下限(LLOQ)为 1.0 ng/mL。该方法在较宽的线性动态范围(1.0~5 000 ng/mL)下,具有较高的准确度(RE<2.1%)和精密度(CV<7.2%)。该方法成功应用于 10 名健康受试者单次口服 90 mg 鱼腥草素钠后的药动学研究。单次给药后,T_{max} 和 C_{max} 分别是 3.0 h 和 872 ng/mL,消除半衰期是 53.7±10.3 h。AUC_{0-t} 和 $AUC_{0-\infty}$ 分别是 32.3±13.4 μg·h/mL 和 35.5±14.6 μg·h/mL(药动学曲线见图 12－4)[4]。

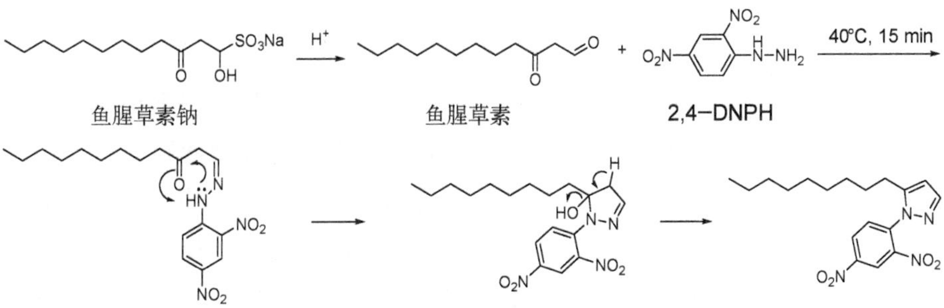

图 12－3　鱼腥草素与 2,4－二硝基苯肼的衍生化反应

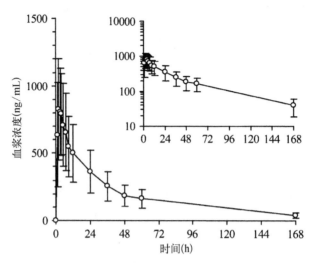

图 12 - 4　10 名健康志愿者口服 90 mg 鱼腥草素钠后鱼腥草素的
平均血浆浓度－时间曲线(均值±SD)

6. 鱼腥草素对 Balb/c 小鼠的急性毒性及其对细胞的损伤

小鼠单次腹腔注射鱼腥草素,在 50 mg/kg 剂量组没有观察到小鼠死亡,200 mg/kg 剂量组小鼠全部死亡,死亡原因为肝充血。与正常对照组血浆组胺浓度(45.8±9.6)μg/L 相比,小鼠腹腔注射 125 mg/kg 鱼腥草素后,给药 0.5 h 血浆中组胺浓度为(66.1±3.9)μg/L,组胺浓度明显增加($P<0.05$)。在体外用 0 mg/L、32 mg/L 和 128 mg/L 的鱼腥草素处理小鼠腹腔细胞,上清液中的乳酸脱氢酶相对含量分别为 1.2±1.1 μg/L、19.2±3.3 μg/L 和 30.6±3.1 μg/L,组胺的浓度分别为 36.5±9.0 μg/L、73.3±3.8 μg/L 和 82.7±3.6 μg/L 与正常对照组相比明显增加($P<0.05$)。溶血实验发现,鱼腥草素能够引起小鼠及人血红细胞显著的溶血现象[5]。

三、结论

鱼腥草素可与蛋白质的 N-端氨基酸残基的 α-氨基、赖氨酸伯胺基和精氨酸胍基发生加成反应,形成的蛋白质加合物可能是导致鱼腥草注射液出现过敏反应的原因之一。鱼腥草素在人血清白蛋白的修饰位点主要是 Lys-212、Lys-414、Lys-432 和 Lys-525,在人血红蛋白的修饰位点主要是 α 链的 Val-1 和 Lys-7,以及 β 链的 Val-1、Lys-8 和 Lys-62。大鼠静脉注射 100 μCi/kg 的 ^{14}C-鱼腥草素钠后,其与蛋白质的共价结合量为 456±

51 pmol/mg 蛋白,远大于工业界认为的安全上限 50 pmol/mg 蛋白。健康受试者单次口服鱼腥草素钠,给药 3 h 达峰,消除半衰期为 53.7 h。此外,鱼腥草素能够引起人血红细胞显著溶血。

第二节　雷公藤甲素和雷腾舒

一、背景概述

1. 新药研发与应用简介

雷公藤甲素(triptolide)是一个环氧二萜内酯化合物,是中药雷公藤活性成分中最具代表性的化合物,具有强的抗炎、免疫抑制和多种抗肿瘤活性。然而高毒性限制了它在临床上的直接应用。在对雷公藤甲素进行结构改造时,中国科学院上海药物研究所李援朝课题组合成了雷腾舒。

雷腾舒作为雷公藤甲素结构改造的衍生物之一,是雷公藤甲素(5R)-羟基化衍生物。与雷公藤甲素相比,在大部分保留雷公藤甲素免疫抑制活性的基础上,毒性降低,溶解度提高,有了更好的成药性,临床拟用于类风湿关节炎的治疗。雷腾舒作为 1 类新药,2008 年申请临床试验,申报适应证为类风湿关节炎。雷公藤甲素和雷腾舒的化学结构如图 12-5 所示。

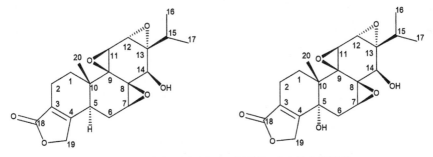

图 12-5　雷公藤甲素(左)和雷腾舒(右)的化学结构

2. 研究目的与计划

以下的介绍中将雷公藤甲素和雷腾舒作为结构类似物进行阐述,评价雷腾舒药物代谢相关性质的同时,与雷公藤甲素进行对比。研究的目的与计划主要包括雷腾舒代谢产物鉴定;建立 LC-MS/MS 法测定大鼠血浆中雷公藤甲素和雷腾舒的含量;鉴定雷公藤甲素和雷腾舒的代谢酶表型,并考察与代谢酶抑制剂或诱导剂对雷公藤甲素和雷腾舒药代动力学的影响、肝功能损伤对雷公藤甲素和雷腾舒药代动力学的影响等。

二、研究项目与结果

1. [³H]雷公藤甲素大鼠体内代谢及排泄研究

大鼠单次灌胃给予[³H]雷公藤甲素(0.8 mg/kg,100 μCi/kg)后,放射性在尿和粪中的累积排泄量占给药剂量百分比的计算结果见图 12 − 6[6,7]。粪排泄为主要排泄途径。给药后 168 h 内,雄性大鼠和雌性大鼠经粪排泄的放射性分别占总给药量的 68.6% 和 72.0%,经尿排泄的分别占总给药量的 17.1% 和 18.0%。雄性大鼠和雌性大鼠的经粪和尿排泄的总回收率分别为 86.6% 和 89.1%。放射性物质排泄很快,给药后 24 h 内即排泄了超过全部回收量的 80% 的放射性。此外,胆汁插管大鼠中,给药后 24 h 内经胆汁排泄的[³H]雷公藤甲素占总给药量的 39%。

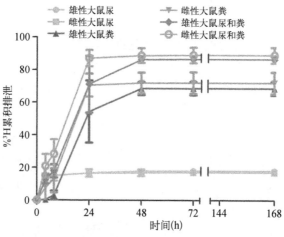

图 12 − 6　大鼠单次灌胃给予[³H]雷公藤甲素(0.8 mg/kg)后尿和粪中³H
放射性的累积排泄曲线(每种性别 n=3)(彩图见二维码)

在线放射性色谱及 LC − MS/MS 对雷公藤甲素大鼠体内代谢物分析表明,给药后 15 min 血浆中主要放射性成分为原形药物及其单羟基化代谢物和双羟基化代谢物。雷公藤甲素在大鼠尿、粪和胆汁中的代谢物存在显著的性别差异。雄性大鼠尿中主要代谢物为单羟基化、双羟基化和三羟基化代谢物。雌性大鼠尿中除这些代谢物外,主要代谢物还有单羟基化代谢物的硫酸结合物。在雄性大鼠胆汁和粪样中,主要代谢物为羟基化代谢物和原形药物谷胱甘肽结合物及一些尚待确定的代谢物;而雌性大鼠胆汁和粪中,主要代谢物为单羟基化代谢物的硫酸结合物。总结得出,雷公藤甲素在大鼠体内经历广泛代谢,并主要由胆汁分泌通过粪排泄。图 12-7 展示了推测的雷公藤甲素在大鼠体内的主要代谢部位,已有羟基和代谢生成的羟基都可与硫酸结合[8]。

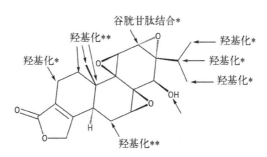

图 12-7　确认的(∗)和推测的(∗∗)雷公藤甲素在大鼠体内的主要代谢位点

2. 雷腾舒代谢物鉴定

尽管雷腾舒的药理活性得到了广泛的关注和研究,但与其药物代谢相关的研究报道则相对较少,未对其代谢物进行表征。因此,为了通过体外代谢模型(肝细胞和肝微粒体)研究雷腾舒的代谢特征,将雷腾舒和人、猴、犬、大鼠和小鼠肝细胞共同孵育,样品经过超高效液相色谱-5600⁺型四极杆-飞行时间串联质谱仪检测并鉴定代谢产物(UPLC/UV/Q-TOF MS)[8]。结果显示(图 12-8),与失活肝细胞相比,在人、猴、犬、大鼠和小鼠肝细胞孵化样品中共检测到 4 个代谢产物,分别为氧化开环代谢产物(M1)、谷胱甘肽结合代谢产物(M2)和单氧化并谷胱甘肽结合代谢产物(M3-1 和 M3-2)。将雷腾舒和人或大鼠肝微粒体共同孵育,在人和大鼠肝微粒体中共鉴定得到 7 个代谢产物,分别为脱氢代谢产物(M4)和单加氧代谢产物(M5-1~M5-6)。

随后为了确定以上代谢产物的化学结构,通过化学合成法和生物转化法共获得了 7 种可能的代谢物对照品。将以上代谢物与获得的对照品进行比对,以化合物的色谱保留时间和质谱作为参考标准,确认了 5 个代谢物的结构,分别是 12,13-环氧开环代谢物 M1、12-谷胱甘肽结合代谢物 M2、(16S)-(2R)-和(19R)-单羟基化的代谢产物 M5-1、M5-4 和 M5-5。推测的雷腾舒体外代谢途径如图 12-9 所示[3]。

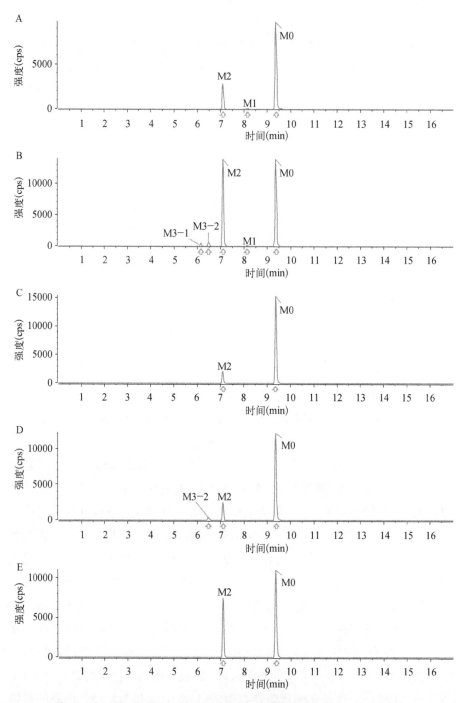

图 12 - 8　**UPLC/UV/Q - TOF MS 检测到的雷腾舒在人(A)、猴(B)、犬(C)、大鼠(D)和小鼠(E)肝细胞中的代谢谱**

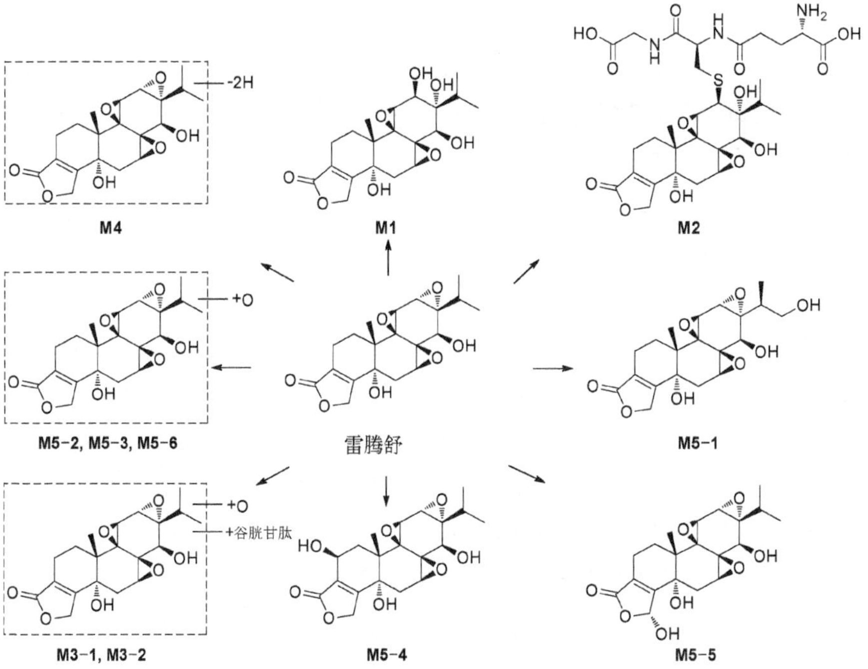

图 12-9 推测的雷腾舒体外代谢途径

在对这些衍生物进行体外活性测试时,发现仅(2R)-羟基化的代谢产物表现了弱的免疫抑制活性,活性仅为原形药物的十分之一不到,毒性也显著下降。提示雷腾舒在体内可能经历代谢失活和减毒。实验证明,雷腾舒不是雷公藤甲素在动物体内的代谢产物,但可以通过微生物转化法,由雷公藤甲素制备得雷腾舒[9]。

3. 雷公藤甲素与雷腾舒的生物分析方法

分析方法灵敏度是制约雷公藤甲素和雷腾舒药动学研究的关键问题。为了能成功开发 LC-MS/MS 分析方法,待测物需要具备以下特征:化学稳定、电喷雾电离源和大气压化学电离源中可发生有效的离子化、在液相色谱柱中具有中等程度的保留、在碰撞诱导的分子断裂中可以产生具有一定丰度的碎片离子等。然而,很多化合物并不能满足这些要求。此时,化学衍生化可以用来提高待测物的稳定性、离子化效率、液相色谱保留及质谱响应。

雷公藤甲素和雷腾舒都是中性化合物,分子中不含任何酸性、碱性或者易离子化的基团,无法有效地离子化,碰撞中也无法生成特征性碎片离子,因此质谱响应差。建立并验证了柱前衍生化的 LC-MS/MS 方法,分别检测雷公藤甲素和雷腾舒在大鼠血浆中的浓度,并应用于二者在大鼠体内的药动学研究。

实验中,利用乙腈从大鼠血浆中萃取出待测物和内标,挥干后与苄胺进行反应,生成苄胺雷公藤甲素和苄胺雷腾舒,再进行质谱分析。衍生化后雷公藤甲素和雷腾舒的质谱检测灵敏度提高了约100倍,定量下限可达30 pg/mL。雷公藤甲素和雷腾舒的分析方法在0.030~100 ng/mL的范围内线性良好,日内和日间精密度小于10.3%,不同浓度的回收率保持一致,雷公藤甲素和雷腾舒的血浆样品在实验条件下符合稳定性要求[10-12]。

4. 雷腾舒的Ⅰ期临床药动学研究

为了考察雷腾舒在健康受试者体内的药动学,本试验使用苄胺作为衍生化试剂,进行化学衍生化,使用LC-MS/MS分析。进行血浆样品定量时,首先使用乙醚-二氯甲烷(3:2,v/v)对血浆中雷腾舒和内标(雷公藤甲素)进行萃取,然后在80℃与苄胺孵化1 h。待测物使用C_{18}(Gemini 5 μ 100 Å)进行色谱分离,流动相为乙腈和0.77 mmol/L氨水溶液(pH 10.0),梯度洗脱。API4000(配备电喷雾电离源)正离子模式检测,扫描方式为MRM,用于定量分析的离子反应分别为m/z 484.5→m/z 192.1(雷腾舒衍生化产物)和m/z 468.4→m/z 192.0(内标衍生化产物)。该方法定量下限达到0.030 ng/mL。在0.030~100 ng/mL浓度范围内线性良好,日内日间精密度小于8.6%,准确度小于11.7%。

将经过方法验证的LC-MS/MS方法应用于雷腾舒的Ⅰ期临床药动学研究,对受试者空腹单次口服雷腾舒片0.25 mg、0.5 mg、0.75 mg、1 mg、1.5 mg、2 mg、2.5 mg、3 mg和4 mg的药动学特征进行了考察。各剂量组受试者平均药-时曲线如图12-10所示,主要药动学参数如表12-3所示[10]。

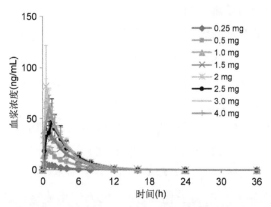

图12-10　类风湿关节炎患者口服不同剂量为(0.25 mg,$n=2$;0.50 mg,$n=6$;1.0 mg,$n=6$;1.5 mg,$n=6$;2.0 mg,$n=6$;2.5 mg,$n=6$;3.0 mg,$n=6$;4.0 mg,$n=6$)雷腾舒后的药动学曲线(彩图见二维码)

表 12 - 3　类风湿关节炎患者口服剂量为 0.25~2.0 mg
雷腾舒后的药动学参数

药动学参数	0.25 mg ($n=2$)	0.50 mg ($n=6$)	1.0 mg ($n=6$)	1.50 mg ($n=6$)	2.0 mg ($n=6$)	2.5 mg ($n=6$)	3.0 mg ($n=6$)	4.0 mg ($n=6$)
C_{max} （ng/mL）	7.15	20.7 ± 6.4	44.4 ± 23.0	49.1 ± 15.9	83.3 ± 43.5	51.9 ± 20.9	72.3 ± 14.8	69.2 ± 11.0
AUC_{0-t} （ng·h/mL）	21.2	80.4 ± 31.0	176 ± 102	160 ± 87	253 ± 85	210 ± 77	240 ± 64	236 ± 70
$AUC_{0-\infty}$ （ng·h/mL）	21.4	80.9 ± 31.1	176 ± 102	161 ± 88	253 ± 85	211 ± 77	241 ± 64	236 ± 70
T_{max} (h)	1.0	1.0 ± 0.5	1.0 ± 0.4	1.0 ± 0.5	0.6 ± 0.2	1.4 ± 0.5	0.8 ± 0.4	0.8 ± 0.3
$t_{1/2}$ (h)	2.3	2.8 ± 0.8	2.6 ± 0.8	2.6 ± 0.9	2.5 ± 0.0	2.7 ± 0.9	2.3 ± 0.3	2.5 ± 0.5
V (L)	41.7	26.6 ± 9.1	24.7 ± 9.1	39.4 ± 12.3	30.4 ± 8.6	50.5 ± 22.0	42.5 ± 5.2	63.7 ± 12.6
CL/F (L/h)	12.5	6.8 ± 2.1	7.4 ± 4.3	12.4 ± 7.4	8.7 ± 2.7	12.9 ± 3.7	13.1 ± 2.7	18.5 ± 6.6

雷腾舒口服吸收迅速，在 1 h 左右即达到峰浓度，消除迅速，药动学个体差异较大，半衰期约为 2.5 h。在 0.25 至 2 mg 剂量范围内，AUC 和 C_{max} 与剂量呈线性关系（图 12 - 11），但是当剂量从 2 mg 增加至 4 mg，AUC 和 C_{max} 不再增加。

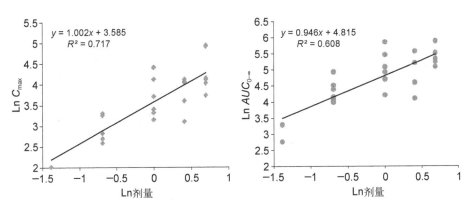

图 12 - 11　类风湿关节炎患者口服不同剂量雷腾舒后剂量与
平均 C_{max} 和 $AUC_{0-\infty}$ 的线性回归图

5. 酶抑制剂或诱导剂对雷公藤甲素和雷腾舒药动学的影响

由于雷公藤甲素毒性大，存在与其他药物合并使用而导致不良反应的风险，因此有必要评估雷公藤制剂可能产生的药物代谢相互作用。在基于代谢酶的药物－药物相互作用研究中，采用体外代谢模型和动物体内模型考察了酶抑制剂或诱导剂对雷公藤甲素和雷腾舒药动学的影响[11]。

首先雷公藤甲素和雷腾舒的代谢主要由哪些酶催化呢？为此将重组 CYP 酶分别与雷公藤甲素和雷腾舒孵化，测定孵化液中剩余的药物百分比，实验得到图 12－12 所示结果。再根据人肝中不同亚型酶的相对表达量，可以预测各个 CYP 亚型对雷公藤甲素和雷腾舒体内清除的相对贡献，得到如图 12－12 所示的饼图（C 为雷公藤甲素，D 为雷腾舒），测定结果表明雷公藤甲素和雷腾舒均是 CYP3A4 的底物，CYP3A4 对二者体外代谢的贡献率分别达到94.2%和64.2%，提示其药动学可能会受到 CYP3A4 诱导剂和抑制剂的影响。

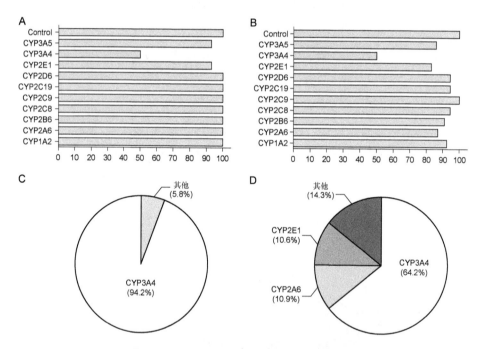

图 12－12　雷公藤甲素和雷腾舒代谢酶表型

（A）雷公藤甲素在不同人重组酶中的剩余量；（B）雷腾舒在不同人重组酶中的剩余量；（C）各 CYP 酶对雷公藤甲素代谢的相对贡献；（D）各 CYP 酶对雷腾舒代谢的相对贡献

此外，以大鼠为动物模型，雷公藤甲素或雷腾舒体内的药物－药物相互作用风险进行了探讨。大鼠灌胃给予雷公藤甲素或雷腾舒并联合给予利托那韦（CYP3A 抑制剂）或地塞米松（CYP3A 诱导剂），结果分别如图 12－13 和图 12－14所示[13]。结果表明利托那韦和地塞米松均可以显著影响雷公藤甲素和雷腾舒在大鼠体内的药代动力学特征，利托那韦使得雷公藤甲素和雷腾舒的 $AUC_{0-\infty}$ 分别提高了 6.84 和 1.83 倍，地塞米松使得雷公藤甲素和雷腾舒的

$AUC_{0-\infty}$分别下降85.4%和91.4%,呈现出强的药物-药物相互作用。本研究提示,应开展相应的药物-药物相互作用临床试验,明确CYP3A抑制剂和诱导剂对雷公藤甲素和雷腾舒临床药动学的影响。

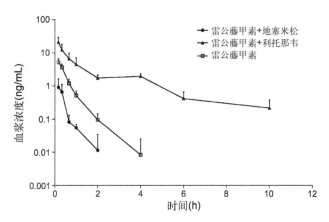

图12-13　CYP3A酶诱导剂地塞米松(50 mg/kg)与CYP3A4酶抑制剂利托那韦(30 mg/kg)对雷公藤甲素(0.4 mg/kg)在大鼠体内药动学的影响

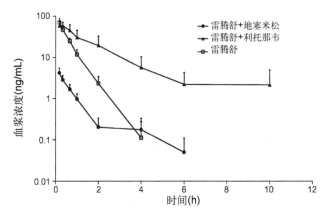

图12-14　CYP3A酶诱导剂地塞米松(50 mg/kg)与CYP3A酶抑制剂利托那韦(30 mg/kg)对雷腾舒(0.4 mg/kg)在大鼠体内药动学的影响

6. 大鼠肝损伤对雷公藤甲素和雷腾舒药动学的影响

利用二甲基亚硝胺作为诱导肝损伤的药物,建造肝功能损伤的动物模型,考察肝损伤对雷公藤甲素和雷腾舒药动学的影响[14]。

1-氨基苯并三唑是CYP酶的广谱抑制剂,1-氨基苯并三唑对雷公藤甲素和雷腾舒体内药动学的影响表明,二者在大鼠体内均具有较强的肝脏首过效应,因此肝脏功能对雷公藤甲素和雷腾舒在体内的代谢清除具有重要作用。为考察肝功能损伤时对雷公藤甲素和雷腾舒药动学特征的影响,给大鼠腹腔注射二甲基亚硝胺(10 mg/kg,连续 4 周,每周连续给药 3 天),成功建立了大鼠肝损伤模型。随后利用已建立的动物模型,进行了药动学实验。大鼠单次灌胃给予 0.4 mg/kg 的雷公藤甲素或雷腾舒,收集血浆样品。实验结束后,解剖大鼠,收集肝脏组织用于肝微粒体的制备,评价肝微粒体中各 CYP 酶的活性变化。药动学结果如图 12 - 15 所示,药动学参数如表 12 - 4 所示。结果表明大鼠肝损伤使得雷公藤甲素和雷腾舒的体内暴露量分别升高了 81 倍和 8.9 倍,同时峰浓度分别上升了 33 倍和 2.3 倍。体外微粒体实验表明,肝损伤大鼠的肝微粒体对多种探针底物的代谢活性显著降低。总结以上现象,肝功能损伤会降低多种肝药酶(尤其是 CYP3A 酶)的活性,从而导致雷公藤甲素和雷腾舒在大鼠体内暴露量的显著升高,非常可能引起毒性反应。

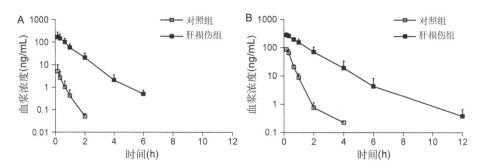

图 12 - 15　雷公藤甲素(A)和雷腾舒(B)在肝损伤大鼠体内的药 - 时曲线

表 12 - 4　雷公藤甲素和雷腾舒在肝损伤大鼠体内的药动学参数

	$t_{1/2}$ (h)	T_{max} (h)	C_{max} (ng/mL)	AUC_{0-t} (ng·h/mL)	$AUC_{0-\infty}$ (ng·h/mL)
雷公藤甲素					
对照组	0.31 ± 0.07	0.19 ± 0.00	5.10 ± 4.78	1.97 ± 1.69	2.09 ± 1.82
肝损伤组	0.68 ± 0.06 ***	0.21 ± 0.08	173 ± 104 *	171 ± 80 *	172 ± 81 *
雷腾舒					
对照组	0.33 ± 0.10	0.18 ± 0.01	86.9 ± 13.1	44.2 ± 10.3	44.5 ± 10.5
肝损伤组	1.06 ± 0.29 **	0.21 ± 0.08	283 ± 50 ***	442 ± 139 **	442 ± 139 **

* : $P<0.05$, ** : $P<0.01$, *** : $P<0.001$ 。

三、结论

1. 代谢特点

雷公藤甲素和雷腾舒均是 CYP3A4 的敏感底物,大鼠实验显示,联合服用 CYP3A 抑制剂或诱导剂会显著影响二者的肝代谢,从而改变其血药浓度,影响其安全性和有效性。肝损伤会引起多种肝药酶活性的降低,从而影响雷公藤甲素和雷腾舒的肝脏代谢,使得其血药浓度上升极为显著,因此肝损伤患者应该考虑禁止服用含有雷公藤甲素的中药,或者降低雷腾舒的用药剂量。再者,本身雷腾舒的毒性要显著低于雷公藤甲素,因此,在临床上发生不良反应的可能性和程度应该都要比雷公藤甲素低。

2. 药动学特点

雷公藤甲素和雷腾舒均是治疗窗窄的药物,体内暴露量的改变会显著影响其治疗活性和毒性,结果表明利托那韦和地塞米松均可以显著影响雷公藤甲素和雷腾舒在大鼠体内的药代动力学特征,因此考察药物–药物、药物–疾病相互作用对该类药物的安全使用至关重要。

第三节 绿 原 酸

一、背景概述

1. 新药研发与应用简介

绿原酸是由咖啡酸和奎尼酸的 5 位羟基形成的酯。它是植物体在有氧呼吸过程中经莽草酸途径产生的一种次生代谢产物,广泛分布于各种食用植物,包括咖啡豆、茶叶和苹果等,也存在于许多药用植物体内,特别是在金银花、忍冬藤、茵陈、鱼腥草、栀子等中药中含量较高。据文献报道,其口服基本不被吸收。体外实验发现绿原酸具有多种药理活性,如抗炎、抗氧化、镇痛和抗肿瘤等。

2. 研究目的与计划

本研究的目的和计划主要包括绿原酸体外代谢、静脉注射绿原酸在大鼠体内代谢研究和药物–药物相互作用研究等。

二、研究项目与结果

1. 绿原酸体外代谢

绿原酸的代谢活化主要生成了哪些物质呢？这些代谢物的生成主要由哪些酶来催化呢？因此，将绿原酸与加入还原型辅酶Ⅱ和谷胱甘肽的人肝微粒体孵化后检测代谢产物。其主要发生Ⅱ相代谢，生成谷胱甘肽结合物。通过与合成的对照品比对，确定了其为绿原酸苯环 2′ 位的谷胱甘肽结合物 M1－1，它由绿原酸氧化生成邻醌中间体后，再与谷胱甘肽发生 1,4－加成而生成（图 12－16）[15,16]。

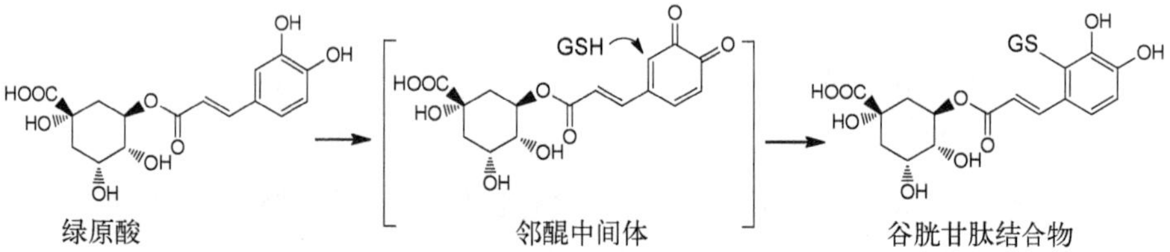

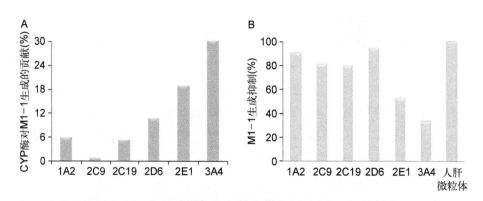

图 12－16　绿原酸及其谷胱甘肽结合物的化学结构

接着，将绿原酸分别与加入还原型辅酶Ⅱ和谷胱甘肽的 CYP1A2、CYP2C9、CYP2C19、CYP2D6、CYP2E1 和 CYP3A4 孵化，在所有的重组酶孵育体系中均能检测到谷胱甘肽结合物，采用整体归一化方法对所得数值进行换算后（图 12－17）显示 CYP3A4 和 CYP2E1 为催化绿原酸生物活化的主要代谢酶。

图 12－17　催化绿原酸形成醌型反应性中间体的 CYP 同工酶

（A）重组人 CYP 酶表型试验；（B）化学抑制试验

为了进一步确证上述结果,采用化学抑制实验进行佐证。在加入还原型辅酶Ⅱ和谷胱甘肽的人肝微粒体中,加入一定浓度的选择性 CYP 抑制剂。加入 CYP2E1 抑制剂氯甲噻唑和 CYP3A4 抑制剂酮康唑后,谷胱甘肽结合物的生成量明显减少。选择性化学抑制实验进一步明确了各酶亚型对生成谷胱甘肽结合物的贡献。

绿原酸的结构中含有邻二酚羟基和 α,β-不饱和酮基团的结构。邻二酚羟基可以在体内 CYP 单氧化酶系(主要为 CYP3A4 和 CYP2E1)和过氧化物酶系的催化下形成邻醌中间体,并且被谷胱甘肽捕获,形成单、双和三谷胱甘肽结合物。在正常生理状态下,这一过程可以被甲基化过程竞争性抑制;但在体内存在氧化应激、炎症或体内的儿茶酚-O-甲基转移酶活性降低时,绿原酸易于生物活化产生高反应性的邻醌中间体。此外,α,β-不饱和酮基团本身具有很强的亲电性,可以直接和谷胱甘肽加成,胞浆中的谷胱甘肽转移酶可以加速该过程。现有的实验结果揭示了绿原酸的邻醌代谢中间体和 α,β-不饱和酮基团具有很高的反应活性,而患者不同的机体状态(氧化、炎症和低儿茶酚-O-甲基转移酶活性)均会提高绿原酸的生物活化水平[16,17]。因此,含绿原酸的中药注射液的安全性值得关注。

2. 静脉注射绿原酸在大鼠体内代谢研究

为了鉴定大鼠静脉注射绿原酸后,血浆、胆汁、尿和粪中可能的代谢产物,尤其关注活性代谢产物,确定其在大鼠体内的主要代谢途径,首先鉴定了它在大鼠体内的主要代谢物。使用以下方法实现色谱分离:色谱柱为 Phenomenex Luna-C_{18}柱(4.6 mm×40 mm×5 μm),流速为 0.7 mL/min,流动相由 0.1%甲酸水溶液(A)和甲醇(B)组成,梯度洗脱,色谱运行时间为 22 min。采用 Synapt Q-TOF 型质谱仪,配有电喷雾电离源(ESI 源)和 UV 检测器。采用负离子方式检测,紫外检测波长为 313 nm。采用质量亏损过滤方法对 UPLC/Q-TOF MS 数据进行处理,获得血浆、尿粪和胆汁的代谢物谱(图 12-18)。静脉给药后,绿原酸在大鼠体内发生广泛代谢,在血浆中共检测到 12 种代谢产物,在胆汁中共检测到 28 种代谢产物,在尿中共检测到 22 种代谢产物,在粪中共检测到 8 种代谢产物。主要代谢途径包括甲基化、葡萄糖醛酸结合和硫酸结合。此外,在胆汁中检测到大量甲基化后的环外谷胱甘肽结合物,在尿中检测到绿原酸苯环上的 N-乙酰半胱氨酸结合物,提示绿原酸在体内存在与体外孵化相似的生物活化过程。推测在绿原酸在大鼠体内的代谢途径如图 12-19 所示[18]。

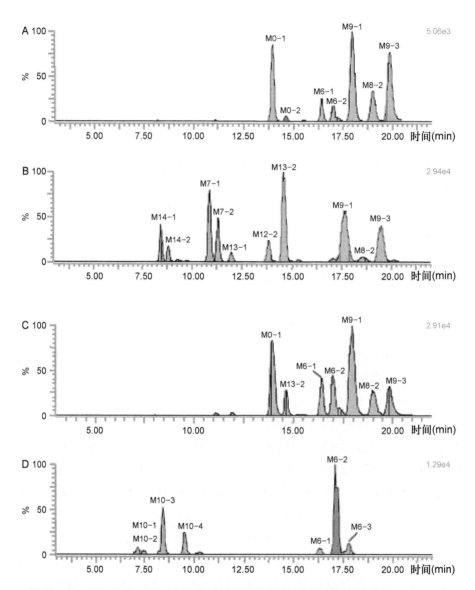

图 12 - 18   UPLC/Q - TOF MS 检测到的大鼠静脉注射绿原酸后血浆（15 min，A）、
胆汁（0~2 h，B）、尿（0~2 h，C）和粪（0~8 h，D）的代谢物谱

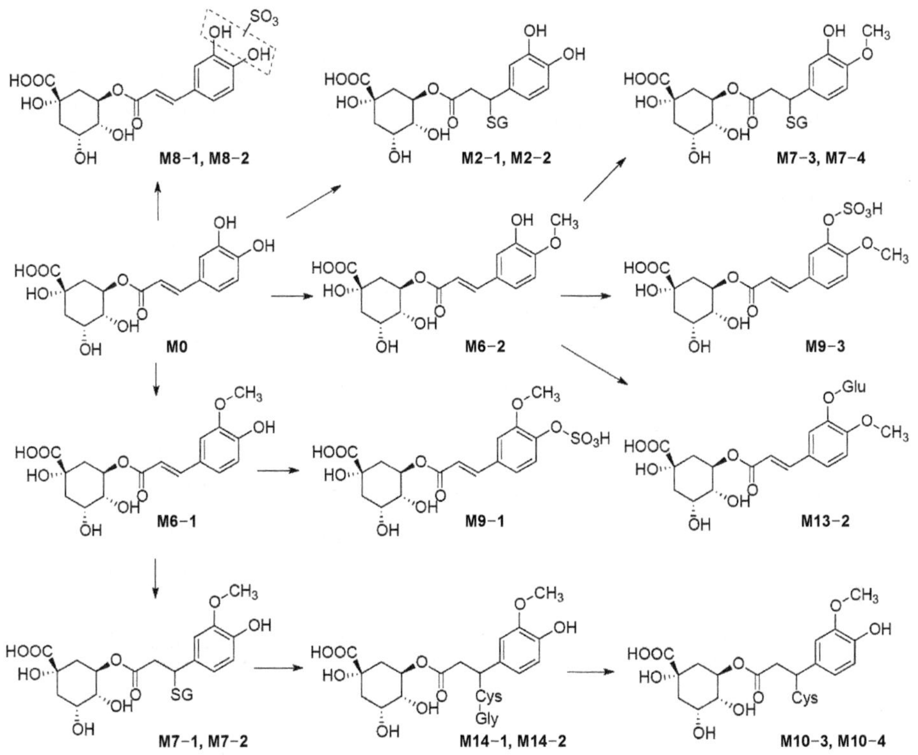

图 12-19　推测的绿原酸在大鼠体内主要的代谢途径

　　含绿原酸的中药注射剂在临床上主要用于治疗发热、感冒、上呼吸道感染和心血管疾病等,在这些患者体内通常具有不同程度的炎症或氧化应激,这些疾病有可能会改变绿原酸的代谢和生物活化水平。为了考察疾病状态对绿原酸生物活化过程的影响,首先将绿原酸与过氧化氢异丙苯、谷胱甘肽、人肝微粒体共同孵化,结果谷胱甘肽结合物的生成量较加入还原型辅酶Ⅱ的孵化体系提高 6 倍,表明氧化应激状态下 CYP 过氧化物酶可以加速邻醌代谢中间体的生成。将绿原酸与含佛多酯(白细胞激活因子)的人白细胞共同孵化,谷胱甘肽结合物的生成量较未经激活的人白细胞孵化体系提高 4 倍,该过程由髓过氧化物酶催化,提示体内炎症可以深化绿原酸的生物活化。采用脂多糖诱导的炎症大鼠模型,进一步证明了当体内存在炎症时,绿原酸更容易氧化生成邻醌代谢中间体[15]。

　　甲基化是绿原酸在大鼠体内的主要代谢途径,因此进一步考察了甲基化代谢水平对绿原酸生物活化过程的影响。与正常大鼠相比,绿原酸在托卡朋建立的儿茶酚-O-甲基转移酶低活性大鼠体内更易生成邻醌代谢中间体。表明在正常机体状态下,邻二酚羟基的甲基化代谢过程可竞争性抑制邻醌中间体的生成,但由于药物-药物相互作用、疾病和个体差异等因素导致儿茶酚-O-甲基转移酶活性降低时,绿原酸的代谢活化水平会显著提高,从而增加不良反应的发生风险。

3. 药物-药物相互作用研究

中药注射剂是从中药或天然药物的单方或复方中提取的有效物质制成的无菌溶液、混悬液或临用前配成溶液的灭菌粉末以注入体内的制剂。中药注射剂化学成分复杂且不能完全明确,少则十余种,多则上百种。正是其成分的复杂性也使患者面临药物-药物相互作用的风险。表12-5中列出了常见的几种清热解毒类中药注射剂的成分、活性成分含量和剂量,这些注射剂中除了绿原酸外,黄芩苷为另一个主要活性物质,且含量为绿原酸的1.5~100倍。因此,需要探究清热解毒类中药注射剂另一活性成分黄芩苷对绿原酸处置过程的影响。

表12-5 常见清热解毒类中药注射剂的成分、活性物质含量、适应证和剂量

注射液	主 要 成 分	活性成分含量 (mg/mL)	主 治	剂 量
双黄连	金银花、黄芩、连翘	黄芩苷:约150 绿原酸:约24 连翘苷:约5.5	适用于病毒及细菌感染的上呼吸道感染、肺炎、扁桃体炎、咽炎	静脉注射,10~20 mL/次,1~2次/天 静脉滴注,每次1 mL/kg体重 肌内注射,2~4 mL/次,1~2次/天
清开灵	胆酸、栀子、板蓝根、黄芩、金银花等	黄芩苷:约6 绿原酸:约0.06	用于发热,中风偏瘫,神志不清等	肌内注射,2~4 mL/日 重症患者静脉滴注,20~40 mL/天
茵栀黄	茵陈、栀子、黄芩苷、金银花	黄芩苷:约22 绿原酸:约0.11	用于肝胆湿热之面目悉黄、胸肋胀痛、恶心、呕吐、小便黄赤	静脉滴注,10~20 mL/次
脉络宁	玄参、石斛、牛膝、金银花、党参等	绿原酸:约8 新绿原酸:约14 隐绿原酸:约10	用于血管闭塞性脉管炎、脑血栓及下肢深静脉血栓等	静脉滴注,10~30 mL/次,1次/天
银黄	金银花提取物	黄芩苷:约20 绿原酸:约13	用于发热、咳嗽、咽痛、上呼吸道感染、急性扁桃体炎、咽炎	肌内注射,2~4 mL/次,1~2次/天

采用LC-MS/MS法,对大鼠尾静脉注射给予绿原酸或同时给予绿原酸和黄芩苷的药动学特征进行了考察,主要药动学参数见表12-6,绿原酸的平均血浆药-时曲线见图12-20[16]。

表 12－6　大鼠尾静脉注射分别给予绿原酸和绿原酸合并不同
剂量黄芩苷后绿原酸的主要药动学参数

药动学参数	绿原酸	绿原酸+黄芩苷（40 mg/kg）	绿原酸+黄芩苷（80 mg/kg）	绿原酸+黄芩苷（120 mg/kg）	绿原酸+黄芩苷（187 mg/kg）
C_{max}（μg/mL）	44.5 ± 5.07	44.8 ± 0.956	44.5 ± 2.70	45.9 ± 3.10	45.5 ± 2.75
AUC_{0-t}（μg·h/mL）	9.59 ± 0.904	10.6 ± 0.562	11.6 ± 1.25	14.9 ± 2.41	18.9 ± 3.25 *
$AUC_{0-\infty}$（μg·h/mL）	9.59 ± 0.905	10.6 ± 0.563	11.6 ± 1.25	14.9 ± 2.41	18.9 ± 3.25 *
CL（mL/h·kg）	1 155 ± 117	1 040 ± 558	970 ± 98.9	751 ± 120 *	598 ± 114 **
$MRT_{0-\infty}$（mL/kg）	0.242 ± 0.021	0.256 ± 0.026	0.286 ± 0.013	0.354 ± 0.064	0.429 ± 0.043 ***
V_d（mL/kg）	279 ± 26.3	266 ± 15.5	274 ± 26.1	262 ± 39.6	253 ± 22.9

　　*：$P<0.05$，**：$P<0.01$，***：$P<0.001$。

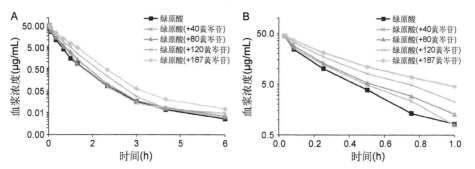

图 12－20　大鼠尾静脉注射给予绿原酸或同时给予绿原酸和不同剂量
黄芩苷后绿原酸的平均血浆药－时曲线（彩图见二维码）

（A）0~6 h 全图；（B）0~1 h 放大图

　　与绿原酸单体给药相比，给予含绿原酸中药注射剂中常见的另一个活性成分黄芩苷可使绿原酸在大鼠体内暴露量显著增加，清除率显著降低，且体内暴露量和清除率改变的程度与黄芩苷的剂量有关，黄芩苷的剂量从40 mg/kg上升至 187 mg/kg 时，AUC 增加比例从 10.5% 升至 97.1%，清除率降低比例从 10.0% 至 48.2%。表明黄芩苷会影响绿原酸的体内处置过程。

　　为了探明可能的机制，首先考察了同时给予 187 mg/kg 黄芩苷对绿原酸在大鼠体内的代谢、排泄和组织分布的影响。结果表明，共同给药后，体循环中代谢产物的暴露水平大幅下降；原形和代谢产物在尿中的总排泄量不变，但原形排泄量增加 56.5%，各代谢产物的排泄量有不同程度降低；原形和代谢产物在胆汁中的总排泄量降低 43.5%；黄芩苷使绿原酸的肺/血浆分配比和肾/血浆分配比分别提高 2.0~9.6 倍和 2.0~2.7 倍，使绿原酸的肝/血浆分配比降低 73.2%~77.5%,所有组织中代谢物的生成量降低。根据上述结果,推测黄芩苷可能通过抑制绿原酸在肝、肾和肺的代谢或肝摄取过程而改变绿原酸的药动学行为。体外代谢研究表明,黄芩苷对绿原酸的甲基化、葡萄糖醛酸结合和硫酸结合均有明显的抑制作用。利用稳转摄取转运体的 HEK293 细胞系对绿原酸的转运特性进行研究,结果表明黄芩苷可以抑制 OATP1B1 介导的绿原酸肝摄取过程。因此,推测黄芩苷对绿原酸的体内处置过程的影响主要是通过抑制肝、肾和肺的 II 相代谢及抑制肝摄取而产生。

此外,黄芩苷也会抑制谷胱甘肽转移酶的活性,对髓过氧化物酶的活性无影响,当炎症患者注射同时含有绿原酸与黄芩苷的中药注射剂时,在绿原酸体内暴露量增加的同时,其邻醌中间体的生成量及 α,β-不饱和酮的暴露量也会大幅提高,而加大毒性风险。

三、结论

1. 代谢特点

绿原酸为双黄连注射液、双黄连粉针剂这些注射剂共有的活性成分。绿原酸结构中的邻二酚羟基可以在体内 CYP 单氧化酶系(主要为 CYP3A4 和 CYP2E1)和过氧化物酶系的催化下形成强亲电性的邻醌代谢中间体,患者不同的机体状态(氧化、炎症或儿茶酚-O-甲基转移酶活性低)均会改变其生物活化水平。绿原酸自身的 α,β-不饱和酮基团也具有很高的亲电活性,推测它在体内能生成亲电性的反应性中间体,并与生物大分子共价结合,导致代谢活化。

2. 药动学特点

当炎症患者注射同时含有绿原酸与黄芩苷的中药注射剂时,在绿原酸体内暴露量增加的同时,其邻醌中间体的生成量及 α,β-不饱和酮的暴露量也会大幅提高,而加大毒性风险。

第四节 灯盏乙素

一、背景概述

1. 临床应用

灯盏花在云南民间长期用于治疗瘫痪。灯盏乙素,即野黄芩素-7-O-葡萄糖醛酸结合物,属于黄酮类化合物,是灯盏花素的主要有效成分(灯盏乙素含量高于98%)。具有扩张脑血管、改善微循环的作用,在临床上主要用于治疗脑血管疾病。在我国目前批准上市的有口服制剂和注射剂。灯盏乙素的化学结构如图12-21所示。

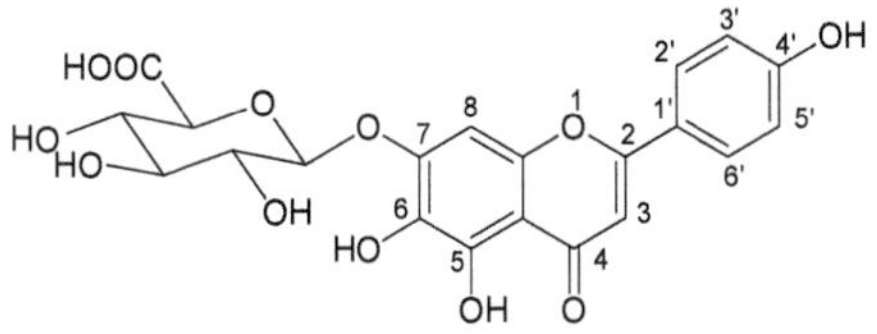

图 12-21　灯盏乙素的化学结构

2. 研究目的与计划

为了评价灯盏乙素口服制剂的生物等效性,开展灯盏乙素在人体内的代谢和药动学研究,并进一步研究其代谢的选择性机制。

二、研究项目与结果

1. 灯盏乙素的药动学

在灯盏乙素制剂生物等效性试验中,采用 LC-MS/MS 进行生物样品分析,色谱条件为 Diamonsil C_{18} 色谱柱(250 mm×4.6 mm,5 μm 粒径),流动相为水(含0.5%甲酸):甲醇(33:67,v/v),流速0.5 mL/min;电喷雾正离子检测,定量离子为 m/z 461.0→m/z 271.1。样品处理方法:取 0.5 mL 血浆,加入内标,用 3 mL 乙酸乙酯提取,离心后取上层溶液,用氮气挥干溶剂,用 100 μL 流动相复溶,进样 20 μL。试图检测血浆中灯盏乙素原形药物,但发现其浓度极低,无法得到完整的药动学曲线。但是在色谱上发现一个出峰晚于灯盏乙素的化合物,其质谱和灯盏乙素一致,被命名为异灯盏乙素。作为异构化代谢物,异灯盏乙素的体内暴露量远远高于原形药物。健康受试者口服 60 mg 灯盏乙素后,异灯盏乙素的药-时曲线如图 12-22 所示[19]。

根据推测,灯盏乙素具有黄酮苷结构,在肠液中电离为负离子形式,极性很强,无法通过肠黏膜吸收。这类糖苷键很容易在肠菌群的作用下水解,释放出苷元,而苷元在吸收过程中发生首过代谢,与葡萄糖醛酸结合。对于灯盏乙素苷元,有 4 个酚羟基是结合反应的潜在位点,在人体内主要生成 6-羟基葡萄糖苷酸,后续的实验阐明了结合反应的选择性机制。

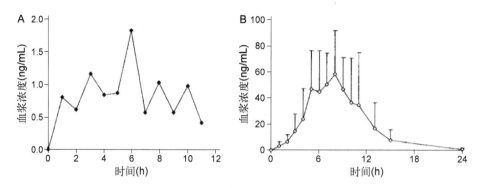

图 12 - 22　健康受试者口服 60 mg 灯盏乙素后的药 - 时曲线

（A）典型个体灯盏乙素的药 - 时曲线；（B）异灯盏乙素的平均血浆药 - 时曲线（$n = 20$,每个点代表平均值±标准差）

2. 灯盏乙素在人体内的代谢产物鉴定

采用液相色谱 - 高分辨质谱法,鉴定了灯盏乙素在人体内的主要代谢物[19,20]。色谱柱为 Agilent Poroshell 120 SB - C$_{18}$柱（75 mm×2.1 mm I.D., 2.7 μm粒径）;柱温为 40℃;流速为 0.6 mL/min;流动相由甲醇和 0.1%甲酸-水组成,梯度洗脱,色谱运行时间为 16.1 min。采用 Synapt 型四极杆-飞行时间质谱仪与紫外检测器双重检测,电喷雾质谱正离子扫描方式下检测,紫外检测波长为 336 nm。

经 UPLC - UV/Q - TOF MS 法检测,并利用 Metabolynx 软件对数据进行 MDF 处理。对比空白样品,接受胆囊手术的患者口服 40 mg 灯盏乙素后,在给药后 0~20 h 内的胆汁中一共检测到 9 种与药物相关的成分（图 12 - 23A）。健康受试者口服 40 mg 灯盏乙素后,在给药 0~12 h 内的尿液中一共检测到 7 种和药物相关的成分（图 12 - 23B）。

灯盏乙素（M0 - 1）在人尿和胆汁中的代谢物以 Ⅱ 相结合产物为主,包括葡萄糖醛酸结合物（M2）、甲基化代谢物（M4）及葡萄糖结合物（M3）。此外,人胆汁与尿液中也能测到异构化代谢物异灯盏乙素（M0 - 2）。

对比人胆汁（0~20 h）和尿（0~12 h）中各主要代谢物的相对质谱峰面积（表 12 - 7）,可发现 M2 在人胆汁和尿中为最主要的代谢物,表明人体内灯盏乙素和异灯盏乙素的主要代谢途径是通过葡萄糖醛酸结合生成野黄芩素-6,7 - 二葡萄糖醛酸结合物。推测 M2 的生成路线如图 12 - 24 所示。

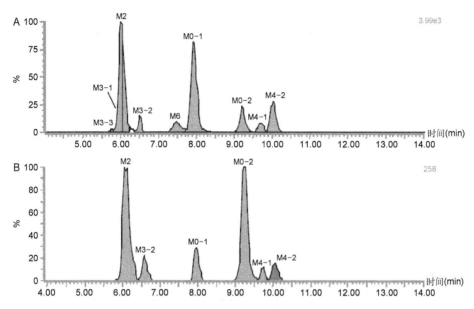

图 12-23　UPLC-Q-TOF MS 检测到的受试者口服 40 mg
灯盏乙素后合并胆汁和尿液中的代谢物谱

（A）给药后 0~20 h 内的人胆汁 MDF 色谱图；（B）给药后 0~12 h 内的人尿液 MDF 色谱图

表 12-7　受试者口服 40 mg 灯盏乙素后胆汁和尿液中的主要代谢产物

代谢物	$[M+H]^+$（m/z）	分子式	代谢途径	保留时间（min）	胆汁中相对质谱峰面积（%）	尿中相对质谱峰面积（%）
M0-1	463.083	$C_{21}H_{18}O_{12}$	灯盏乙素	7.93	31.28	8.49
M0-2	463.087	$C_{21}H_{18}O_{12}$	异灯盏乙素	9.19	8.72	37.6
M2	639.120	$C_{27}H_{26}O_{18}$	葡萄糖醛酸结合物	6.02	36.78	40.2
M3-1	625.142	$C_{27}H_{28}O_{17}$	葡萄糖结合物	6.05	1.22	
M3-2	625.141	$C_{27}H_{28}O_{17}$	葡萄糖结合物	6.51	2.97	6.16
M3-3	625.143	$C_{27}H_{28}O_{17}$	葡萄糖结合物	5.77	0.81	
M4-1	477.103	$C_{22}H_{20}O_{12}$	甲基化	9.68	3.08	3.01
M4-2	477.102	$C_{22}H_{20}O_{12}$	甲基化	10.02	9.88	4.52
M6	479.081	$C_{21}H_{18}O_{13}$	羟基化	7.46	5.26	—

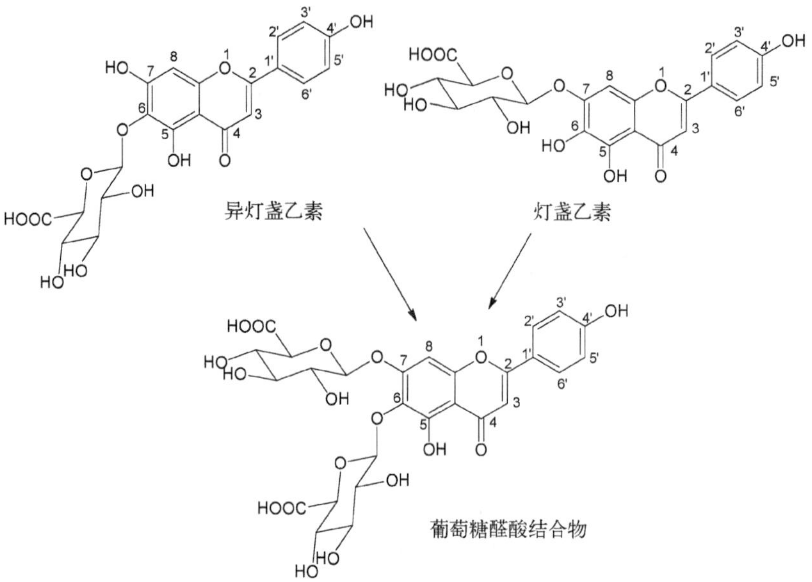

图 12-24　推测的 M2 的结构和生成途径

　　为了解释灯盏乙素在人体内特殊的药动学现象,需要首先借助于动物模型了解灯盏乙素的吸收和体内处置过程。由于大鼠模型在药物研究中最为成熟,容易操作,且预实验表明其灌胃给予灯盏乙素后体内也有异灯盏乙素的生成,因此在接下来的研究中选择大鼠作为模型动物进行初期研究[20,21]。

　　为了详细和准确地认识给予灯盏乙素后大鼠体内灯盏乙素和异灯盏乙素的暴露情况,建立了 LC-MS/MS 法,分别对口服和静脉给予灯盏乙素后大鼠体内灯盏乙素及其异构化代谢物异灯盏乙素的药动学进行研究[21]。本研究中,由于灯盏乙素和异灯盏乙素的质谱检测灵敏度限制,且血浆样品的用量较大,为了尽量减少血浆基质对测定的影响,因此预处理方式选择液-液萃取法。由于灯盏乙素、异灯盏乙素及内标黄芩苷的结构中都存在一分子葡萄糖醛酸,极性较大,因此对血浆进行酸化减少它们的解离,提高乙酸乙酯的提取效率。采用粒径为 5 μm 的 Agilent SB-C$_{18}$ 柱实现灯盏乙素与异灯盏乙素的色谱分离,经液相色谱等度洗脱后,以 Agilent 6460 型三重四极杆串联质谱正离子模式检测,多反应监测模式。进一步通过 WinNonlin 软件计算血药浓度,获得大鼠药动学研究数据,大鼠静脉给予灯盏乙素后主要的药动学参数如表 12-8 所示,大鼠灌胃给予灯盏乙素后主要的药动学参数如表 12-9 所示,图 12-25 为大鼠灌胃和静脉注射灯盏乙素后的药动学曲线。

表 12-8　大鼠静脉注射 30 mg/kg 灯盏乙素后灯盏乙素与异灯盏
乙素的主要药动学参数(平均值±标准差,$n=3$)

药动学参数	单　位	灯盏乙素	异灯盏乙素
AUC_{0-t}	mg/L·h	28.5 ± 3.33	0.465 ± 0.144
$AUC_{0-\infty}$	mg/L·h	28.6 ± 3.36	0.566 ± 0.142
C_{max}	μg/mL	85.4 ± 13.9	0.148 ± 0.021
T_{max}	h	0.083 ± 0.000	0.250 ± 0.000
MRT_{0-t}	h	0.335 ± 0.045	2.88 ± 0.95
$t_{1/2}$	h	2.69 ± 0.47	3.29 ± 1.11
CL	L·kg/h	1.06 ± 0.13	—

表 12-9　大鼠灌胃给予 75 mg/kg 灯盏乙素后灯盏乙素与异灯盏
乙素的主要药动学参数(平均值±标准差,$n=6$)

药动学参数	单　位	灯盏乙素	异灯盏乙素
AUC_{0-t}	mg/L·h	5.82 ± 3.05	3.80 ± 1.63
$AUC_{0-\infty}$	mg/L·h	5.84 ± 3.05	3.84 ± 1.65
C_{max}	μg/mL	1.19 ± 0.45	0.668 ± 0.137
T_{max}	h	5.25 ± 0.61	5.50 ± 0.76
MRT_{0-t}	h	5.12 ± 1.09	5.67 ± 1.16
$t_{1/2}$	h	1.08 ± 0.46	1.59 ± 0.36
生物利用度	%	8.17	—

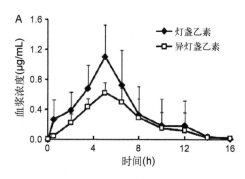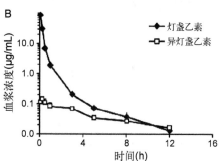

图 12-25　大鼠灌胃和静脉注射灯盏乙素后的药动学曲线

(A)大鼠灌胃给予剂量为 75 mg/kg 的灯盏乙素后的药动学曲线($n=6$);(B)大鼠静脉注射剂量为 30 mg/kg 的灯盏乙素后的药动学曲线($n=3$),每个点代表平均值±标准差

对比静脉和灌胃两种给药方式,灌胃给药时灯盏乙素的体内暴露量约为异灯盏乙素的 1.5 倍,然而,静脉给药时两者比值高达 61.3。这一结果提示肠吸收过程对于异灯盏乙素在大鼠体内的生成可能具有较关键的作用。本实验分别考察了灌胃和静脉给予灯盏乙素后,原形及其异构化代谢物异灯盏乙素在大鼠体内的药动学特点。结果显示,灯盏乙素的口服生物利用度很低。对比两种给药途径下异灯盏乙素的暴露量,灌胃给药时异灯盏乙素在大鼠体内的相对暴露量远远高于静脉给药时,提示肠道吸收对于异灯盏乙素的生成有决定性的作用。因此,对灯盏乙素在肠道中吸收过程的研究十分必要。

3. 大鼠体内的代谢选择性机制

因此,为探究灯盏乙素及异构化代谢物异灯盏乙素在这一系列过程中相对浓度发生改变的原因,以大鼠为模型研究了灯盏乙素的肠道吸收、代谢及排泄过程,揭示了异灯盏乙素的生成方式[20-22]。

如图 12-26 所示,大鼠灌胃给予灯盏乙素后,原形药物灯盏乙素很难被直接吸收,而需要在肠道菌群或水解酶作用下水解为苷元后才能被吸收。体内大部分灯盏乙素及异灯盏乙素均为苷元经肠首过代谢时发生广泛的葡萄糖醛酸结合而生成。在肠壁细胞中灯盏乙素的生成量远远高于异灯盏乙素,入血时前者的浓度约为后者的 15 倍。然而,入血后灯盏乙素比异灯盏乙素易被肝脏摄取、在肝脏中发生葡萄糖醛酸结合的速度更快,且胆汁和尿排泄量更大,最终导致灯盏乙素和异灯盏乙素在体循环血中的浓度之比约为 1.5 : 1。

4. 人体内的代谢选择性机制

根据前期在大鼠体内的研究发现,灯盏乙素的吸收和体内处置过程较为复杂:在肠道中灯盏乙素需水解为苷元才能被吸收,而体内灯盏乙素及异构化代谢物异灯盏乙素均为在肠道发生葡萄糖醛酸结合而产生的,进入体内后,两个异构体在体内的代谢途径为进一步的葡萄糖醛酸结合而生成相同的代谢产物野黄芩素-6,7-二葡萄糖醛酸结合物。通过对人胆汁和尿中主要代谢物的鉴定,发现人口服灯盏乙素后灯盏乙素及异灯盏乙素在体内的主要代谢途径也是进一步发生葡萄糖醛酸结合。另外,由于灯盏乙素和异灯盏乙素自身透膜性很低,膜转运体可能对两者的 ADME 过程具有重要影响。因此,利用人体外代谢和转运体模型对灯盏乙素和异灯盏乙素在人体内的生成、代谢及转运过程进行研究,进而对其特殊的药动学现象给予合理的解释[22]。

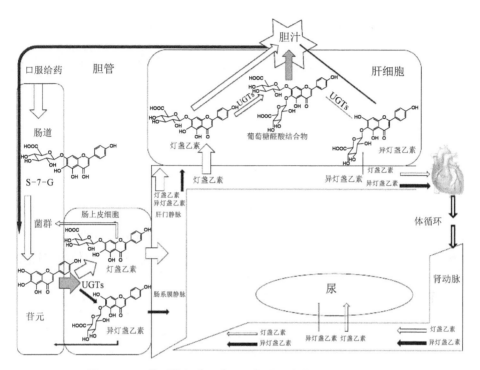

图 12 – 26 推测的灯盏乙素和异灯盏乙素在大鼠肠道吸收和
处置过程（箭头的粗细代表底物的含量）

体外实验表明在人肠、肝微粒中，苷元发生葡萄糖醛酸结合时灯盏乙素的
生成量为异灯盏乙素的两倍以上，然而，灯盏乙素发生进一步葡萄糖醛酸结合
的效率却远低于异灯盏乙素，因此，从代谢选择性的角度无法解释人体内异灯
盏乙素相对于灯盏乙素的高暴露量。

外排转运体研究显示灯盏乙素和异灯盏乙素的肠道和胆汁外排过程主要
由 BCRP 和 MRP2 介导，但这两种转运体均未表现出显著的底物选择性。对
肝脏主要摄取转运体的研究结果表明，OATP2B1 在灯盏乙素和异灯盏乙素的
肝脏摄取中起重要作用并对灯盏乙素表现出更强的选择性，且由于灯盏乙素
对 OATP2B1 转运蛋白的亲和力远高于异灯盏乙素（转运 K_m 值分别为 1.77 和
43.0 μmol/L，见表 12 – 10），两者浓度越低或者存在于同一体系中时，两者的
转运差异越明显，灯盏乙素能强烈地抑制 OATP2B1 对异灯盏乙素的摄取。因
此，其肝脏首过清除的程度明显高于异灯盏乙素，最终导致灯盏乙素在体循环
中的浓度远低于异灯盏乙素。

表 12 - 10　OATP2B1 介导的灯盏乙素和异灯盏乙素摄取的动力学参数

	V_{max}	K_m	K_i	V_{max}/K_m
	pmol/(min·mg)蛋白	μmol/L	μmol/L	μL/(min·mg)蛋白
灯盏乙素	19.7	1.77	—	11.1
异灯盏乙素	113	43.0	25.9	2.6

三、结论

1. 代谢特征

灯盏乙素在肠道中很难被直接吸收,而主要通过水解为苷元后被吸收;苷元随后发生广泛的Ⅱ相代谢生成灯盏乙素及异灯盏乙素(野黄芩素-6-O-葡萄糖醛酸结合物)。口服灯盏乙素后,人体内主要代谢途径与大鼠体内情况相似,均为葡萄糖醛酸结合。

2. 药动学特征

早期人体药动学研究发现口服灯盏乙素后,人体内几乎测不到原形药物灯盏乙素,而主要测到异构化代谢物异灯盏乙素。由于灯盏乙素更容易在肝脏摄取转运体 OATP2B1 作用下进入肝细胞发生进一步代谢和胆汁排泄,从而引起更强的肝脏首过清除作用,使得灯盏乙素的暴露量远低于异灯盏乙素。

第五节　连 翘 苷

一、背景概述

1. 药理机制与临床应用

连翘苷(forsythin)是从木犀科植物连翘中提取出的一种天然糖苷木脂素类化合物,并收录在《中国药典》中。在中国、日本和韩国,连翘被广泛用作解热药来治疗感冒。在 2020 年版《中国药典》中,列入了 114 种含有连翘的中药制剂,如双黄连口服液、银翘解毒片和牛黄上清片等。目前,由大连富生天然药物开发有限公司研发的连翘苷胶囊,作为拟用于治疗普通感冒和流行性感冒引起的发热的中药一类新药,正在中国进行 II 期临床试验。连翘苷的化学结构如图 12 - 27 所示。

2. 研究目的和计划

研究目的和计划主要包括连翘苷人体内代谢产物鉴定;表征连翘苷在人体内的药代动力学特征和消除特征;评估 SULT 和 UGT 在连翘苷发生生物转化时的作用;评估转运体在连翘苷及代谢物清除中所起的作用。

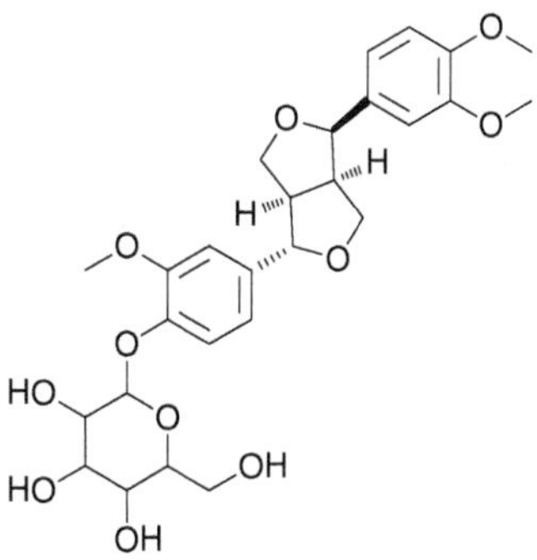

图 12 - 27　连翘苷的化学结构

二、研究项目与结果

1. 连翘苷在人体内的代谢产物鉴定

为了研究连翘苷在人体内的代谢过程,评价药物的安全性和有效性,首先鉴定了它在人体内的主要代谢物[23]。使用以下方法实现色谱分离:色谱柱为 ACQUITY™ HSS T3 C_{18}柱(100 mm×2.1 mm I.D., 1.8 μm 粒径);柱温为 40℃;流速为 0.4 mL/min;流动相由 5 mmol/L 醋酸铵溶液含 0.01% 的氨水(A)和乙腈(B)组成,梯度洗脱,色谱运行时间为 16 min。采用 Synapt G2 - Si 型四极杆-飞行时间串联质谱仪与紫外检测器检测,配备电喷雾电离源,在负离子扫描方式下检测,紫外检测波长为 280 nm。

健康受试者单次口服 100 mg 连翘苷胶囊后,经 UPLC - UV/Q - TOF MS 法检测,利用 Masslynx V4.1 和 UNIFI 1.8.2 软件对 UPLC/Q - TOF MS 数据进行处理,获得健康受试者单次口服 100 mg 连翘苷胶囊后血浆样品、尿样和粪样中代谢产物谱如图 12 - 28 所示。

在人体血浆中检测到原形药物和 4 个代谢产物,其中以苷元硫酸结合物 M2 为主,其次为苷元葡萄糖醛酸结合物 M7;在尿中发现了 12 个代谢产物,以 M2 为主(M2 被证明具有药理活性),其次为原形去甲基并单氧化代谢物 M5 - 2 和苷元葡萄糖醛酸结合物 M7;在粪中发现了 3 个代谢产物,同样以 M2 为主。因此,在人血浆、尿液和粪便中共发现了 13 种代谢物,其中水解代谢产物苷元 M1、苷元硫酸结合物 M2 与苷元葡萄糖醛酸结合物 M7 的结构已通过合成的对照品进行了结构确认。推测的连翘苷在健康受试者体内的代谢途径如图 12 - 29 所示。

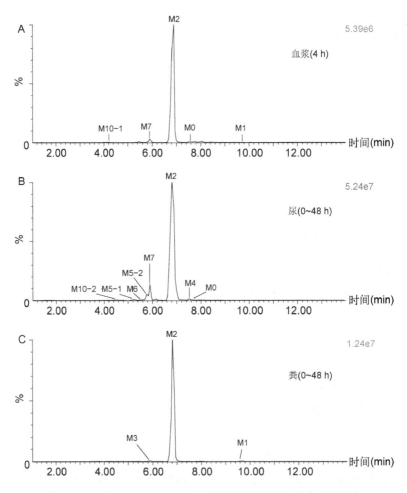

图 12-28　UPLC/Q-TOF MS 检测到的健康受试者单次口服
100 mg 连翘苷后给药后 4 h 合并血浆(A)、尿(给药后
0~48 h,B)和粪(给药后 0~48 h,C)的代谢物谱

人体内代谢产物鉴定结果表明,连翘苷首先在体内水解形成苷元 M1,接着发生广泛的 Ⅱ 相代谢,生成苷元硫酸结合物 M2 与苷元葡萄糖醛酸结合物 M7,其中硫酸结合是主要的代谢途径。

2. 连翘苷及其主要代谢物在健康受试者体内的药代动力学

通过鉴定连翘苷在人体内的主要代谢物,了解了连翘苷在人体内的主要存在形式,那么下一个问题就是这些主要代谢物的含量有多少呢? 这些主要代谢物的浓度比原形药物高还是低呢? 会不会对人体产生危害呢? 因此,进

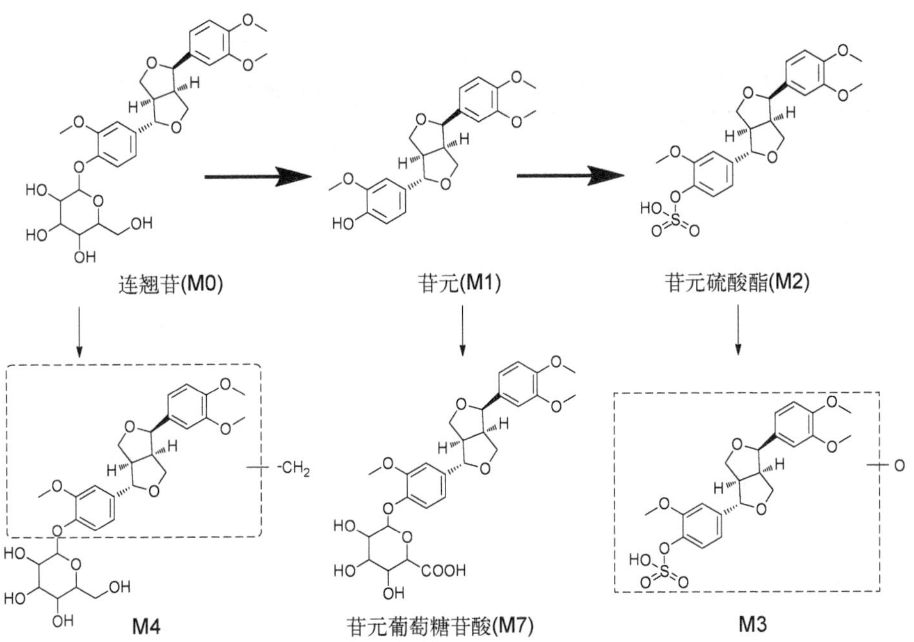

图 12-29   推测的健康受试者体内连翘苷的主要代谢途径

一步开展了药代动力学研究。在此研究中,不仅测定了原形药物在健康受试者体内的浓度,同时也测定了主要代谢物苷元(M1)、苷元硫酸结合物(M2)和苷元葡萄糖醛酸结合物(M7)的浓度,以利于评估代谢物对药效与安全性的影响[23]。

首先建立了 LC-MS/MS 生物分析方法,分别测定健康受试者血浆、尿和粪中连翘苷及其水解代谢产物苷元(M1)、苷元硫酸结合物(M2)和苷元葡萄糖醛酸结合物(M7)的浓度。取血浆样品,以甲醇沉淀蛋白后,采用 Gemini-C_{18} 柱进行分离,经液相色谱梯度洗脱后,以 Triple Quad™ 6500+型三重四极杆串联质谱负离子模式检测,多反应监测模式。LC-MS/MS 法测定人血浆中连翘苷、M1、M2 和 M7 定量下限可达 1.00 ng/mL、0.500 ng/mL、5.00 ng/mL、2.50 ng/mL。将验证后的定量方法用于连翘苷及其主要代谢物 M1、M2 和 M7 的血浆、尿和粪的样品测试,进一步通过 WinNonlin 软件计算血药浓度,获得人体药动学研究数据。详细的药动学参数见表 12-11。每位受试者的药-时曲线均为双峰,图 12-30 展示了 100 mg 剂量组中一名代表性受试者的药-时曲线。

表 12-11　8 名健康受试者单次口服 100 mg 连翘苷后，
连翘苷和 3 个主要代谢物的药动学参数

药动学参数	连翘苷	苷元	苷元硫酸酯	苷元葡萄糖苷酸
C_{max}(ng/mL)	31.8 ± 6.5	3.81 ± 1.24	1 450 ± 792	72.2 ± 55.1
T_{max}(h)	1.25(0.750 ~ 3.00)	11.0(4.00 ~ 14.0)	5.00(1.00 ~ 12.0)	6.00(1.00 ~ 12.0)
AUC_{0-t}(ng·h/mL)	111 ± 34	31.3 ± 11.8	9 700 ± 1 890	417 ± 132
$AUC_{0-\infty}$(ng·h/mL)	114 ± 34	45.3 ± 7.39	9 860 ± 1 960	477 ± 127
$t_{1/2}$(h)	1.75 ± 0.26	4.57 ± 2.88	4.36 ± 1.61	3.32 ± 1.47

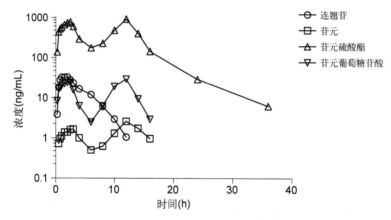

图 12-30　一名受试者口服 100 mg 连翘苷胶囊后的典型药动学曲线

　　连翘苷胶囊单次口服给药后，药物吸收和消除均较快，血浆中原形药物浓度在 1.25 h 左右达峰，药物消除半衰期为 1.75 h。100 mg 剂量下，M2 的血浆浓度和暴露量最高，峰浓度约为原形药物的 46 倍，$AUC_{0-\infty}$ 为原形药物的 86 倍；M7 浓度次之，峰浓度和 $AUC_{0-\infty}$ 分别为原形药物的 2.3 和 4.2 倍；M1 浓度较低，其峰浓度约为原形药物 1/10。M2 和 M7 的半衰期比原形药物长，为 4 ~ 6 h。3 个代谢物的药-时曲线均存在双峰现象，提示有肠-肝循环的存在。根据药动学结果可知，硫酸结合物(M2)的血浆暴露量及峰浓度远高于原形药物，葡萄糖醛酸结合物(M7)次之。因此，硫酸结合物(M2)是体循环的主要物质。单次给药，在 50 ~ 800 mg 剂量范围内硫酸结合物(M2)和葡萄糖醛酸结合物(M7)的峰浓度和 AUC 随给药剂量增加而增加，增加比例基本与剂量增加比例一致。由此表明，连翘苷在体循环中主要的相关物质仍然为苷元硫酸结合物。

　　8 名中国健康受试者单次口服 100 mg 连翘苷胶囊后，尿中连翘苷、M1、M2

和 M7 的累积排泄百分率分别为 0.75%、0.004%、71.6% 和 2.79%。尿中排泄量最多的是 M2。尿中连翘苷、M1、M2 和 M7 累积排泄百分率之和为 75.1%。粪中连翘苷、M1、M2 和 M7 的累积排泄百分率分别为 0.00、0.16%、0.65% 和 0.005%。粪中连翘苷、M1、M2 和 M7 累积排泄百分率之和为 0.82%。因此肾脏排泄是连翘苷及其代谢物排泄的主要途径。从尿样中回收的原始剂量约为 75.1%，其中 M2 占绝对主导地位，约占给药剂量的 71.6%。图 12−31 为尿中的累积排泄曲线。

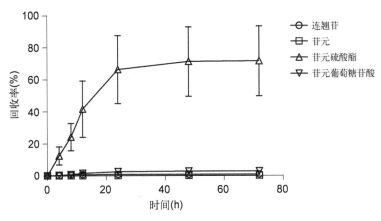

图 12−31　健康受试者 ($n=8$) 单剂量口服 100 mg
连翘苷胶囊后尿的累积排泄 (%)

3. 药物代谢酶和转运体的影响

那么，连翘苷在体内形成的主要代谢物 M2 和 M7 主要是由哪些酶来催化产生的呢？为此以苷元 M1 为底物，进行了如下的体外酶表型实验[23]。

首先，考察了苷元 M1 在 7 种重组的人 SULT 酶亚型孵育体系中生成硫酸结合物 M2 的情形，从而判断催化 M2 生成的酶亚型。结果表明 SULT1A1 * 1、SULT1A1 * 2、SULT1A2、SULT1A3、SULT1B1、SULT1E1 和 SULT2A1 均能介导苷元 M1 生成硫酸结合代谢产物 M2。根据人肝中不同 SULT 酶亚型的相对表达量归一化后，SULT1A1 是催化 M1 硫酸化最主要的亚型，其次为 SULT1B1、SULT1E1 和 SULT2A1 对苷元的硫酸化也做出了少量贡献（图 12−32）。

同时也考察了 M1 在 12 种重组的人 UGT 酶亚型孵育体系中生成 M7 的情形，从而判断催化 M7 生成的酶亚型。结果表明主要连翘苷苷元的葡萄糖醛酸化反应主要由 UGT1A8 催化（图 12−33）。

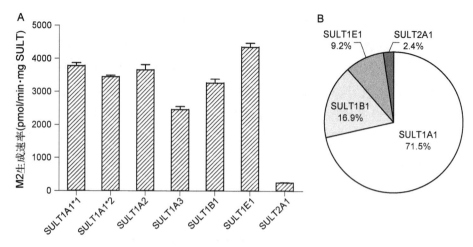

图 12-32　SULT 同工酶对连翘苷苷元硫酸化的贡献

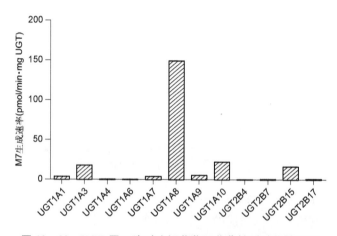

图 12-33　UGT 同工酶对连翘苷苷元葡萄糖醛酸化的贡献

连翘苷在体内水解后大量生成苷元硫酸结合物 M2 与少量的苷元葡萄糖醛酸结合物 M7,且主要通过肾脏排泄。M2 和 M7 都是强酸性物质,在体液中以阴离子存在,难于被动扩散透过生物膜,其肾排泄需要阴离子转运体的参与。体外实验表明,M2 和 M7 均为肾脏摄取转运体 OAT3 的底物。在慢性肾功能不全患者体内,这些药物可能由于肾排泄过程受阻而发生肾清除降低或血浆暴露量升高等药动学变化。因此应关注连翘苷在肾功能不全患者中的安全性。

4. 酶促动力学研究

体内实验结果表明血浆和尿中的硫酸结合物 M2 的含量远高于葡萄糖醛酸结合物 M7,提示在体内苷元更容易生成 M2。因此进行主要代谢酶 SULT1A1 * 1

和 UGT1A9 的酶促动力学实验,来探究苷元硫酸结合和苷元葡萄糖醛酸结合的选择机制[23]。预实验优化了反应时间和酶浓度,使代谢产物的生成量在线性范围内。体外实验结果表明,M1 的硫酸结合和葡萄糖醛酸结合动力学均符合米氏方程,K_m 和 V_{max} 值如表 12 - 12 所示。M1 硫酸结合的 V_{max}/K_m 值是 M1 葡萄糖醛酸结合的 1 400 倍。体外动力学实验提供了直接证据表明 M1 在体外更容易发生硫酸结合生成 M2。

表 12 - 12　SULT1A1 * 1 介导 M1 硫酸结合和 UGT1A8 介导
M1 葡萄糖醛酸结合的酶促动力学参数

孵　育　体　系	SULT1A1 * 1	UGT1A8
$K_m(\mu mol/L)$	3.68	63.6
$V_{max}[pmol/(min \cdot mg)蛋白]$	44 391	548
$V_{max}/K_m[\mu L/(min \cdot mg)蛋白]$	12 062	8.61

三、结论

1. 代谢特征

连翘苷口服后,首先在肠道水解形成苷元,接着发生广泛的 II 相代谢,生成苷元硫酸结合物与葡萄糖醛酸结合物,其中硫酸结合是主要的代谢途径。

2. 药动学特征

连翘苷在口服给药时吸收良好,在体循环中主要的相关物质为苷元硫酸结合物,它是活性代谢物,血浆暴露占比超过 95%。主要经尿排泄消除。

第六节　丁　苯　酞

一、背景概述

1. 关于丁苯酞

早在 1978 年,中国医科院药物所杨峻山研究员最先从芹菜籽中分离出左旋丁苯酞;1980 年,该所杨靖华研究员首次化学合成了外消旋体丁苯酞(3 - n -butylphthalide)。其后,由中国医学科学院和石药集团恩必普药业有限公司联合研发为治疗脑卒中的药物,2005 年丁苯酞软胶囊在中国获批上市。药理实验结果表明,丁苯酞可提高局部脑血流量、阻止大脑局部缺血后发生的神经元细胞死亡,从而具有较强的抗脑缺血活性。临床主要用于急性脑缺血性脑卒中患者神经功能缺损的改善。

2. 研究目的与计划

为了深入了解丁苯酞在人体内的代谢和药动学,计划进行代谢产物结构鉴定、人体药动学研究、代谢酶表型实验和生物活化机制研究。

二、研究项目与结果

1. 丁苯酞在人体内的代谢产物鉴定

为了了解口服丁苯酞胶囊后血浆和尿样中可能的代谢物,确定其在人体内的主要代谢途径,首先鉴定了它在人体内的主要代谢物[24,25]。

使用以下方法实现色谱分离:色谱柱为 ACQUITY™ HSS T3 C_{18} 柱(100 mm×2.1 mm I.D.,1.8 μm 粒径);柱温为 45℃;流速为 0.4 mL/min;流动相由 5 mmol/L 醋酸铵溶液(A)和甲醇(B)组成,梯度洗脱,色谱运行时间为 24 min。采用 Synapt Q - TOF 型质谱仪,配有电喷雾电离源(ESI 源)和 UV 检测器。采用正离子方式检测,紫外检测波长为 230 nm。由于丁苯酞在负离子扫描模式下无响应,但与正离子检测模式相比,在负离子模式下可检测到更多的代谢产物。故本试验采用正、负离子两种模式检测受试者尿样和血浆中的代谢物。

4 名健康受试者单次口服 200 mg 丁苯酞软胶囊后,采用超高效液相色谱 - 四极杆 - 飞行时间质谱法(UPLC - Q/TOF MS)进行代谢物鉴定。血浆中检测到 16 种代谢产物,尿样中检测到 21 种代谢产物,粪样中几乎未检测到原形药物(M0)和代谢产物。图 12 - 34 中展示的是血浆中的代谢谱图。

为了确定丁苯酞代谢物的结构并进行定量分析,有必要获取对照品。采用微生物转化法制备了血浆中的 4 个主要代谢物的对照品,分别为 10 - 羰基 - 丁苯酞(M2)、3 - 羟基 - 丁苯酞(M3 - 1)、10 - 羟基 - 丁苯酞(M3 - 2)和 11 - 羧酸 - 丁苯酞(M5 - 2)。从健康人的尿样中分离了 3 - N - 乙酰半胱氨酸 - 丁苯酞(3 - NAC - 丁苯酞,M8)的对照品。代谢物对照品的结构经 UPLC - Q/TOF MS、^{1}HNMR 和[13]CNMR 分析后确定。推测的丁苯酞在健康受试者体内的代谢途径如图 12 - 35 所示。

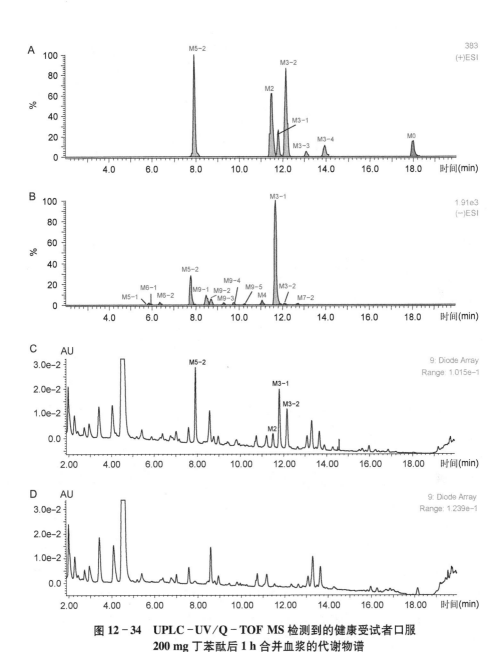

图 12-34　UPLC-UV/Q-TOF MS 检测到的健康受试者口服
200 mg 丁苯酞后 1 h 合并血浆的代谢物谱

（A）Q-TOF MS 正离子检测；（B）Q-TOF MS 负离子检测；（C）紫外检测合并血浆色谱图；
（D）紫外检测空白血浆色谱图

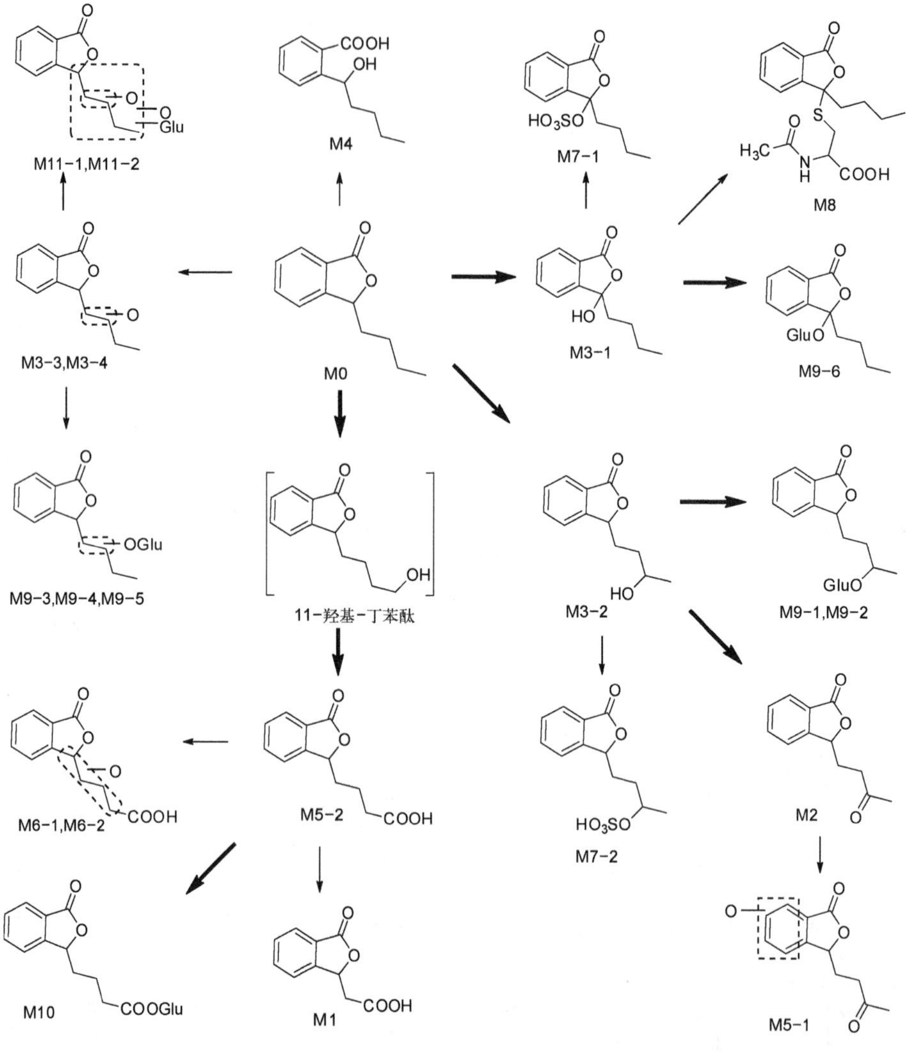

图 12-35 推测的健康受试者体内丁苯酞的主要代谢途径

同时采用 UPLC-UV 法,使用 M3-1 和 M5-2 作为对照品,对人尿样中代谢物进行半定量分析后,根据受试者尿样体积,计算出药物的累积尿排泄率。丁苯酞口服后主要以代谢物形式经肾脏从尿中排泄,0~24 h 尿样中,代谢物总累积排泄量占给药剂量的 81.6%±17.4%,主要排泄途径为 11-羧酸化(及其葡萄糖醛酸结合)和单氧化后的葡萄糖醛酸结合,分别占给药剂量的 23.4%±2.6% 和 21.3%±5.5%。在尿样中未检测到原形药物;粪样中原形药物和代谢产物含量均很低。

代谢和排泄的研究结果表明,丁苯酞在人体内经历广泛代谢,主要代谢位点是丁基侧链,包括 C-3、C-10、C-11 的单氧化,以及这些单氧化代谢物的后续氧化代谢和 II 相结合代谢。

2. 丁苯酞及其主要代谢物在健康受试者体内的药动学

通过鉴定丁苯酞在人体内的主要代谢物,了解到了丁苯酞在血浆中有多个主要代谢物。所以在下一步的药代动力学研究中,不仅需要测试原形药物浓度,而且需要测试其主要代谢物浓度,以利于评估代谢物对药效和安全性的影响。

为了考察丁苯酞和主要代谢物在健康受试者体内的药动学,建立了灵敏、准确的液相色谱-串联质谱法(LC-MS/MS)同时测定人血浆中的丁苯酞及主要代谢物 M2、M3-1、M3-2 和 M5-2,并进行了完整的方法验证[26]。丁苯酞和 4 个代谢物的物理化学性质差异很大,而且 M3-1 和 M3-2 是同分异构体,需要色谱分离,避免测定时的相互干扰。本研究中,200 μL 血浆样品经简单的甲醇沉淀蛋白预处理后,使用梯度洗脱程序在 1.8 μm 粒径的 Zorbax Eclipse XDB-C$_{18}$柱实现各单氧化代谢产物之间的完全色谱分离。为了提高灵敏度,本实验以正负离子切换扫描的方式用于质谱数据采集;即 0~3.5 min,M3-1 和 M5-2 在(-)ESI 模式下检测,3.5 min 后,丁苯酞、M2 和 M3-2 在(+)ESI 模式下检测。通过合成丁苯酞和 4 个代谢物对应的稳定同位素标记(d$_4$-)的内标,最大限度地减少了基质效应对测定的影响。测定丁苯酞和 M2 的线性范围为 3.00~800 ng/mL;M3-1、M3-2 和 M5-2 的线性范围为 3.00~2 400 ng/mL;定量下限均为 3.00 ng/mL。

将经过方法验证的 LC-MS/MS 方法应用于丁苯酞及其 4 个主要代谢产物人体药动学研究。进一步通过 WinNonlin 软件计算血药浓度,获得人体药动学研究数据,主要药动学参数见表 12-13,丁苯酞、M2、M3-1、M3-2 和 M5-2 的平均药-时曲线见图 12-36。

4 名健康中国受试者单次口服 200 mg 丁苯酞软胶囊后,丁苯酞吸收良好,丁苯酞、M2、M3-1、M3-2 和 M5-2 在服药后 0.75~1.50 h 内快速达到峰浓度,血浆峰浓度分别是 514、516、1 370、1 681 和 1 568 ng/mL;消除半衰期 $t_{1/2}$ 在 2.3~9.1 h 之间。代谢物的血浆暴露量均超过丁苯酞,M2、M3-1、M3-2 和 M5-2 的 $AUC_{0-\infty}$ 分别是原形药物的 1.6 倍、2.9 倍、10.3 倍和 4.1 倍[27]。

表 12 - 13　健康受试者服用 200 mg 丁苯酞软胶囊后,血浆中丁苯酞及
主要代谢产物的药代动力学参数(平均值±标准差)

药动学参数	丁苯酞	M2	M3 - 1	M3 - 2	M5 - 2
结构					
C_{max}(ng/mL)	514 ± 124	516 ± 141	1 370 ± 750	1 681 ± 187	1 568 ± 108
T_{max}(h)	0.75 ± 0.29	1.00 ± 0.00	0.75 ± 0.29	1.50 ± 0.41	1.00 ± 0.00
AUC_{0-t}(ng·h/mL)	831 ± 258	1 336 ± 349	2 478 ± 1 165	8 879 ± 2 300	3 510 ± 867
$AUC_{0-\infty}$(ng·h/mL)	864 ± 274	1 370 ± 354	2 525 ± 1 164	8 902 ± 2 292	3 529 ± 878
$t_{1/2}$(h)	5.33 ± 4.27	2.29 ± 0.26	9.09 ± 2.57	3.93 ± 0.31	3.25 ± 2.10

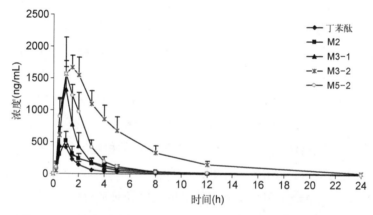

图 12 - 36　健康受试者单次口服 200 mg 丁苯酞软胶囊后的丁苯酞,
M2、M3 - 1、M3 - 2 和 M5 - 2 的药动学曲线

3. 丁苯酞药动学立体选择性研究

丁苯酞结构中含有一个手性中心(图 12 - 37),市售的丁苯酞软胶囊是丁苯酞的消旋体。S-(-)-丁苯酞的药理活性优于 R-(+)-丁苯酞,且 S-(-)-丁苯酞引起的不良反应低于 R-(+)-丁苯酞。为评价丁苯酞对映体体内处置的差异,建立了专属、灵敏的手性 LC -MS/MS 法同时测定人血浆中的 R-(+)-丁苯酞和 S-(-)-丁苯酞,对建立的方法进行完整的方法验证[26]。测定 R-(+)-丁苯酞和 S-(-)-丁苯酞的线性范围均为 5.00~400 ng/mL;$LLOQ$ 均为 5.00 ng/mL。实验过程中,丁苯酞的代谢物不干扰丁苯酞对映异构体的测

定,R-(+)-丁苯酞和 S-(-)-丁苯酞在样品保存、处理、分析过程中不发生构型转化。

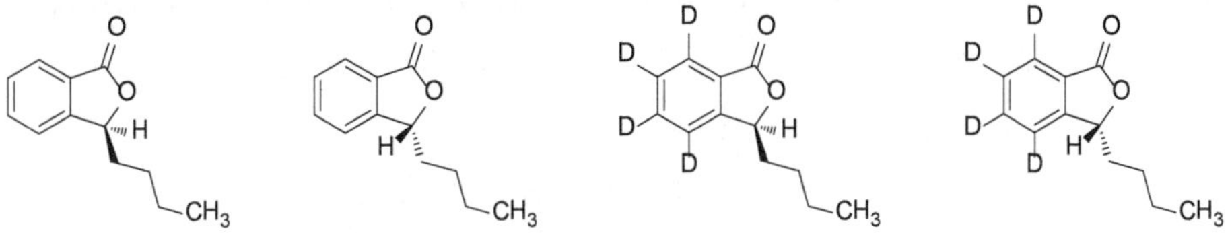

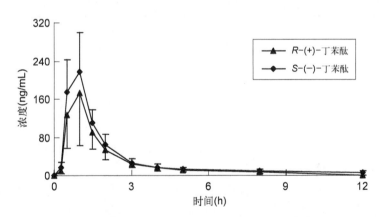

图 12 - 37 丁苯酞对映体及内标的化学结构

将建立并经过验证的立体选择性 LC - MS/MS 方法应用于 4 名中国健康受试者单次口服 200 mg 丁苯酞软胶囊后的对映体药动学研究。4 名健康受试者血浆中 R-(+)-丁苯酞和 S-(-)-丁苯酞的药动学曲线见图 12 - 38。

图 12 - 38 健康受试者单次口服 200 mg 外消旋丁苯酞软胶囊后, R-(+)-丁苯酞和 S-(-)-丁苯酞的药动学曲线

健康受试者单次口服 200 mg 丁苯酞软胶囊后,S-(-)-丁苯酞和 R-(+)-丁苯酞在服药后 0.5 ~ 1.0 h 内快速达峰,平均峰浓度分别为 237 ng/mL 和 188 ng/mL;丁苯酞在健康中国人体内的药动学有较弱的立体选择性,S-(-)-丁苯酞的血浆暴露量(AUC_{0-t})约是 R-(+)-丁苯酞 AUC_{0-t} 的 1.34 倍。这些结果,加上相关的药理学研究,可以为强效且副作用低的单一对映异构体[即 S-(-)-丁苯酞]的开发提供重要的参考依据[27]。

4. 丁苯酞代谢酶表型鉴定

那么,丁苯酞的代谢主要由哪些酶催化呢? 临床使用时是否有发生药物-药物相互作用的可能性呢?为此利用各种体外代谢模型,包括人肝微粒体(HLM)、人肝胞浆(HLC)、新鲜大鼠肝匀浆等,以丁苯酞、10-羟基-丁苯酞(M3-2)、11-羟基-丁苯酞、11-羧酸-丁苯酞(M5-2)为底物,考察主要代谢物的生成机制。将丁苯酞的各代谢物按人体内不同 CYP 酶亚型相对含量归一化后,确定催化各代谢物生成的酶表型。

CYP 重组酶实验和人肝微粒体化学抑制实验表明,CYP3A4、CYP2E1 和 CYP3A5 主要催化丁苯酞生成 M3-1;CYP2E1、CYP2B6 和 CYP2C19 是催化丁苯酞生成 M3-2 的主要代谢酶;CYP1A2、CYP2B6 和 CYP2E1 是催化丁苯酞生成 11-羟基-丁苯酞的主要 CYP 酶亚型,详情见表 12-14。

表 12-14 重组 CYP 酶催化的 M3-1~M3-4 和
11-羟基-丁苯酞的形成(经归一化)

CYP 酶	M3-1(%)	M3-2(%)	M3-3(%)	M3-4(%)	11-羟基-丁苯酞(%)
CYP1A2	n.d.	5.6	32	15	26
CYP2A6	11	3.4	28	43	12
CYP2B6	7.6	28	n.d.	n.d.	25
CYP2C8	2.7	1.1	n.d.	n.d.	2.6
CYP2C9	4.8	2.0	n.d.	n.d.	6.7
CYP2C19	0.9	27	n.d.	n.d.	3.6
CYP2D6	0.5	1.3	2.0	n.d.	9.8
CYP2E1	30	31	37	42	13
CYP3A4	40	n.d.	n.d.	n.d.	n.d.
CYP3A5	20	n.d.	n.d.	n.d.	n.d.
CYP4A11	n.d.	n.d.	n.d.	n.d.	n.d.

n.d.,未检测到。

此外,M3-2 可在醇脱氢酶和 CYP 酶的作用下生成 M2。11-羟基-丁苯酞能在醇脱氢酶、醛脱氢酶和 CYP 酶的作用下生成 M5-2;M5-2 能进一步在 β-氧化作用下生成苯酞-3-乙酸(M1)。单氧化代谢物 M3-1~M3-4 在体内还能生成相应的葡萄糖醛酸结合物。

综上所述,丁苯酞的氧化代谢途径由多种代谢酶参与,包括 CYP 酶、醇脱氢酶、醛脱氢酶和 β-氧化作用,氧化代谢物亦可发生 Ⅱ 相结合反应。因此,临床与 CYP 酶抑制剂联合使用时,发生药物－药物相互作用的可能性较小。

5. 丁苯酞生物活化研究

临床试验中,部分患者长期服用丁苯酞软胶囊后,会出现轻微的肝毒性。这一现象在临床前 SD 大鼠和犬长期毒性实验中也被观察到。而且前期工作表明,受试者单次口服 200 mg 丁苯酞软胶囊后,丁苯酞经历广泛代谢。在人尿样和粪样中,均未检测到原形药物,经尿排泄的代谢物约占给药剂量的81.6%。在尿样所有的代谢物中,一个 N－乙酰半胱氨酸(NAC)结合代谢物,即 3－NAC－丁苯酞,引起了研究者的关注。

一般来说,NAC 结合代谢物由谷胱甘肽(GSH)结合物水解而来。GSH 结合物经历 2 步水解,先后脱去谷氨酸和甘氨酸,剩余一个 S－取代的半胱氨酸残基,半胱氨酸残基经历 N－乙酰化后,生成 NAC 结合物,这就是经典的硫醇尿酸(即 N－乙酰半胱氨酸)生成途径。尿样或胆汁中检测到大量的 NAC 或 GSH 结合物是反应性代谢物或中间体存在的强有力证明,而反应性代谢物或中间体生成往往与肝毒性相关。因此,在本实验中要进一步地阐明 3－NAC－丁苯酞的形成机制,并探讨其与丁苯酞肝毒性的相关性。

实验采用了人肝微粒体和人肝胞浆等体外代谢模型,考察了 3－NAC－丁苯酞的生成机制[28]。研究表明,3－羟基－丁苯酞在人肝微粒体孵育体系中不生成 3－GSH－丁苯酞,而在人肝胞浆孵育体系中可以生成,且 3－GSH－丁苯酞的生成是腺苷－3′－磷酸－5′－磷酰硫酸(PAPS)依赖的,并且硫酸转移酶(SULT)抑制剂可以抑制 3－GSH－丁苯酞的生成,提示 SULT 参与催化3－GSH－丁苯酞的生成。3－羟基－丁苯酞在大鼠新鲜肝细胞孵育体系中呈现浓度依赖性的肝细胞毒性,加入 SULT 抑制剂后,肝细胞毒性减弱;加入 GSH 耗竭剂,肝细胞毒性明显增加;这进一步证实了 3－羟基－丁苯酞的硫酸化代谢介导了其肝毒性。

由此可以推测丁苯酞在人体可能的生物活化途径。首先,丁苯酞在 CYP 酶(主要是 CYP3A4 和 CYP2E1)作用下,生成 3－羟基－丁苯酞;然后3－羟基－丁苯酞在 SULT(主要是 SULT1A1 和 SULT1B1)作用下,生成 3－羟基－丁苯酞的硫酸结合物(图 12－39);硫酸基团易离去,形成高亲电性的碳正离子,碳正离子可以与内源性的 GSH 结合生成 3－GSH－丁苯酞来解毒,也可以与肝细胞蛋白质的巯基结合,引起肝细胞功能异常(图 12－40)。

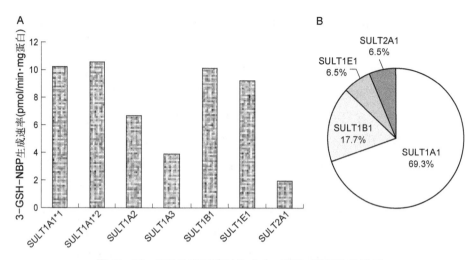

图 12-39 SULT 同工酶对生成 3-GSH-丁苯酞的贡献

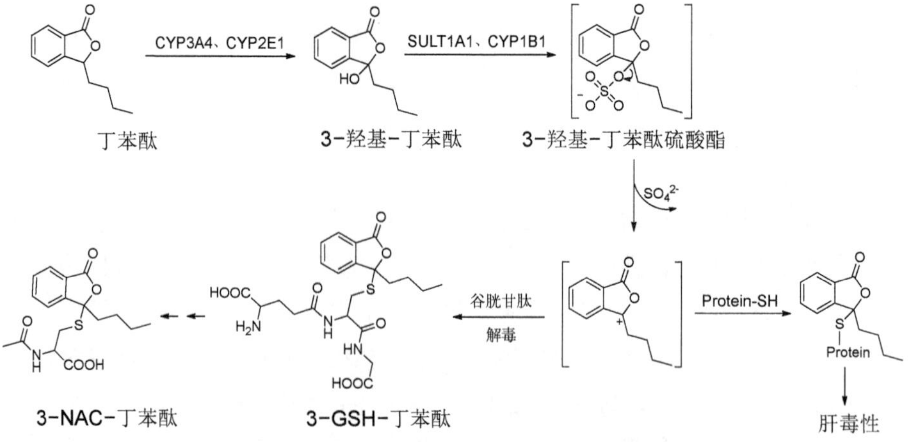

图 12-40 丁苯酞可能的生物活化途径

在丁苯酞长期服药过程中,可能会导致 3-羟基-丁苯酞浓度的累积,这对人肝细胞而言,是个潜在威胁。

三、结论

1. 代谢特征

丁苯酞在人体内经历广泛代谢,主要代谢位点是丁基侧链,包括 C-3、C-10、C-11 的单氧化,以及这些单氧化代谢物的后续氧化代谢和 Ⅱ 相结合代谢。临床试验中,部分患者长期服用丁苯酞软胶囊后,会出现轻微的肝毒性。推测相关的生物活化途径为：丁苯酞在 CYP 酶作用下,生成 3-羟基化代谢物,3-羟基化代谢物在硫酸转移酶作用下生成高亲电性的碳正离子中间体,可能导致肝细胞功能异常。

2. 药动学特征

丁苯酞在口服给药后吸收良好,原形药物及其代谢物约 1 h 达到峰浓度,原形药物血浆消除半衰期约 5.3 h。血浆中相关物质暴露量最高的是侧链羟基化代谢物 M3-2,是原形药物暴露量的 10 倍。丁苯酞在肝中广泛代谢后,主要以代谢物形式经肾脏从尿中排泄,主要代谢途径为 11-羧酸化(及其葡萄糖醛酸结合)和单氧化后的葡萄糖醛酸结合。

参考文献

[1] Deng Z P, Zhong D F, Chen X Y. Identification of modification sites on human serum albumin and human hemoglobin adducts with houttuynin using liquid chromatography coupled with mass spectrometry. Biomedical Chromatography, 2012, 26: 1377-1385.

[2] 邓志鹏. 鱼腥草素与血清蛋白共价结合研究. 中国科学院大学, 2010.

[3] Deng Z P, Zhong D F, Meng J, et al. Covalent protein binding and tissue distribution of houttuynin in rats after an intravenous administration of sodium houttuyfonate. Acta Pharmacolologica Sinica, 2012, 33: 568-576.

[4] Duan X T, Zhong D F, Chen X Y. Derivatization of β-dicarbonyl compound with 2,4-dinitrophenylhydrazine to enhance mass spectrometric detection: Application in quantitative analysis of houttuynin in human plasma. Journal of Mass Spectrometry, 2008, 43: 814-824.

[5] 楼希文, 栾洋, 姜宝红, 等.鱼腥草素钠对 BALB/c 小鼠的急性毒性及其对细胞的损伤.中国药理学与毒理学杂志, 2012, 26: 653-657.

[6] 刘佳.溴己新、雷腾舒和雷公藤甲素的代谢和动力学研究.中国科学院研究生院, 2010.

[7] Liu J, Zhou X, Chen X Y, et al. Excretion of radiolabeled triptolide and its metabolites in rats after oral administration. Acta Pharmacologica Sinica, 2014, 35: 549-554.

[8] Liu J, Li L, Zhou X, et al. Metabolite profiling and identification of triptolide in rats. Journal of Chromatography B, 2013, 939: 51-58.

[9] 赵舜波,黄海华,陈笑艳,等.微生物转化法从雷公藤甲素合成雷腾舒.中国新药杂志, 2012, 21: 303-309.

[10] Liu J, Chen X Y, Liu K, et al. Derivatization of (5R)-hydroxytriptolide with benzylamine to enhance mass spectrometric detection: Application to a Phase I pharmacokinetic study. Analytica Chimica Acta, 2011, 689: 69-76.

[11] 徐叶.雷公藤甲素及其衍生物雷腾舒药物代谢研究.中国科学院大学, 2019.

［12］ Xu Y, Chen X Y, Zhong D F. A sensitive LC-MS/MS method for the determination of triptolide and its application to pharmacokinetic research in rats. Biomedical Chromatography, 2019, 33: e4422: 1-9.

［13］ Xu Y, Zhang Y F, Chen X Y, et al. CYP3A4 inducer and inhibitor strongly affect the pharmacokinetics of triptolide and its derivative in rats. Acta Pharmacologica Sinica, 2018, 39: 1386-1392.

［14］ 徐叶,王乐,周佳岚,等.肝损伤对雷公藤甲素和雷腾舒大鼠体内暴露的影响.中国新药杂志,2020,29: 1143-1148.

［15］ 谢岑.绿原酸和法米替尼的代谢和生物活化研究.中国科学院大学,2013.

［16］ Xie C, Zhong D F, Chen X Y. Identification of the ortho-benzoquinone intermediate of 5-O-caffeoylquinic acid in vitro and in vivo: comparison of bioactivation under normal and pathological situations. Drug Metabolism and Disposition, 2012, 40: 1628-1640.

［17］ Xie C, Yu K, Zhong D F, et al. Investigation of isomeric transformations of chlorogenic acid in buffers and biological matrices by ultraperformance liquid chromatography coupled with hybrid quadrupole/ion mobility/orthogonal acceleration time-of-flight mass spectrometry. Journal of Agricultural and Food Chemistry, 2011, 59: 11078-11087.

［18］ 谢岑,钟大放,陈笑艳.鉴定大鼠注射绿原酸后体内的代谢产物.药学学报,2011,46: 88-95.

［19］ Chen X Y, Cui L, Duan X T, et al. Pharmacokinetics and metabolism of the flavonoid scutellarin in humans after a single oral administration. Drug Metabolism and Disposition, 2006, 34: 1345-1352.

［20］ 高纯颖.灯盏乙素吸收和体内处置过程的研究.中国科学院研究生院,2012.

［21］ Gao C Y, Chen X Y, Zhong D F. Absorption and disposition of scutellarin in rats: a pharmacokinetic explanation for the high exposure of its isomeric metabolite. Drug Metabolism and Disposition, 2011, 39: 2034-2044.

［22］ Gao C Y, Zhang H J, Guo Z T, et al. Mechanistic studies on the absorption and disposition of scutellarin in humans: Selective OATP2B1-mediated hepatic uptake plays a major role in its unique pharmacokinetic characteristics. Drug Metabolism and Disposition, 2012, 40: 2009-2020.

［23］ Pan L L, Yang Y, Hui M, et al. Sulfation predominated the pharmacokinetics, metabolism and excretion of forsythin in human: Major enzymes and transporters identified. Acta Pharmacologica Sinica, 2021, 42: 311-322.

［24］ 刁星星.抗脑卒中药物丁苯酞人体代谢、药动学和生物活化研究.中国科学院大学,2014.

［25］ Diao X X, Deng P, Xie C, et al. Metabolism and pharmacokinetics of 3-n-butylphthalide (NBP) in humans: the role of cytochrome P450s and alcohol dehydrogenase in biotransformation. Drug Metabolism and Disposition, 2013, 41: 430-444.

［26］ Diao X X, Ma Z Y, Lei P, et al. Enantioselective determination of 3-n-butylphthalide (NBP) in human plasma by liquid chromatography on a teicoplanin-based chiral column coupled with tandem mass spectrometry. Journal of Chromatography B, 2013, 939: 67 - 72.

[27] Diao X X, Ma Z Y, Wang H D, et al. Simultaneous quantitation of 3-*n*-butylphthalide (NBP) and its four major metabolites in human plasma by LC- MS/MS using deuterated internal standards. Journal of Pharmaceutical and Biomedical Analysis, 2013, 78 - 79: 19 - 26.

[28] Diao X X, Pang X Y, Xie C, et al. Bioactivation of 3-n-butylphthalide via sulfation of its major metabolite 3-hydroxy-NBP: Mediated mainly by sulfotransferase 1A1. Drug Metabolism and Disposition, 2014, 42: 774 - 781.

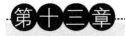

其他类别药物

本章列举的药物来自不同类别，它们的代谢及药动学研究各有特色。

艾瑞昔布是非甾体抗炎镇痛药，其主要代谢途径是苯环上的甲基被氧化为羟甲基，再继续被氧化为羧基，这两种代谢物和艾瑞昔布有相似的药理活性，其中羧基代谢物的血浆暴露是原形药物的 4 倍。主要代谢酶是 CYP3A4 和 CYP2D6。在中度肝功能不全患者体内，原形药物 AUC 升高近 6 倍。

维卡格雷是氯吡格雷的结构类似物，拟用作抗血小板药物。维卡格雷和氯吡格雷都是前药，需要经过代谢生成活性的巯基代谢物。维卡格雷的第一步代谢途径为酯键几乎完全被肠壁中酯酶水解生成 2－氧代氯吡格雷，后续代谢活化途径与氯吡格雷相同。临床药动学试验表明，维卡格雷口服剂量仅为氯吡格雷口服剂量 1/15，就可以获得同样高的活性代谢物血浆浓度，并且 CYP2C19 的基因多态性对维卡格雷的影响较小。

TPN729 和西地那非有类似的结构和活性，但主要代谢产物相去甚远。TPN729 的代谢反应多发生于四氢吡咯侧链，主要代谢物 M3 是 N－去烷基产物，比原形药物极性小。TPN729 的主要代谢酶是 CYP3A4，代谢存在较大的种属差异。口服 TPN729 后，血浆中的主要代谢物 M3 的暴露量高达原形药物的 7.6 倍。M3 是活性代谢产物，在人体的药效活性贡献与 TPN729 大约相等。

艾诺赛特是甾体化合物，拟用于治疗肿瘤。其代谢主要是酯键水解，在人体血浆中的两种主要代谢物分别为单酯水解和双酯水解产物。芳基乙酰胺脱乙酰酶（AADAC）催化了艾诺赛特的水解代谢。

恒格列净是埃格列净的结构类似物，拟用作口服降糖药。人体内主要代谢途径为葡萄糖醛酸结合。2.5~200 mg 剂量范围内，恒格列净的 AUC 和 C_{max} 随剂量按比例增加，多次给药后不发生蓄积。2 型糖尿病患者口服给药的药动学与健康受试者相似。

SHR-1222 为人源化单克隆抗体药物,其靶点为硬骨素,拟用于治疗骨质疏松。药动学生物样品测试分别采用配体结合分析和 LC-MS/MS 分析。SHR-1222 食蟹猴皮下注射给药生物利用度高,体内半衰期长达 73 h。并研究了抗药抗体(ADA)在药动学和毒动学试验中的影响。

第一节　艾瑞昔布

一、背景概述

1. 新药研发与应用简介

艾瑞昔布(imrecoxib)是由医科院药物研究所和江苏恒瑞医药研制开发的环氧合酶-2(cyclooxygenase-2,COX-2)的中等强度抑制剂,其作用机制是通过抑制花生四烯酸向前列腺素转化所必需的前列腺素过氧化物合成酶(即 COX-2),从而起到镇痛、抗炎的效果。该药于 2011 年被批准在中国上市,作为非甾体抗炎镇痛药,用于缓解骨关节炎的疼痛症状。

2. 研究目的与计划

鉴定艾瑞昔布在人体内的代谢产物,确定代谢酶表型,研究艾瑞昔布在人体内的药动学及肝功能不全对药动学的影响,从而指导临床安全合理用药。

二、研究项目与结果

1. 代谢物鉴定

为研究艾瑞昔布及其主要代谢物的临床药动学,首先需要鉴定其在人体内的代谢产物。表征代谢物的色谱-质谱条件如下:使用 Acquity UPLC HSS T3 色谱柱(2.1 mm×100 mm,1.8 μm),柱温 40℃。流动相 A 为 5 mmol/L 醋酸铵含 0.1%甲酸溶液,流动相 B 为乙腈,梯度洗脱,流速 0.4 mL/min,运行时间 16 min。Triple TOF 5600⁺型四极杆-飞行时间串联质谱仪(Q-TOF MS)[1]。

艾瑞昔布在人体内经历广泛代谢。在健康受试者口服 100 mg 艾瑞昔布后,血浆中检测到 11 种代谢产物,尿和粪中分别检测到 21 和 22 种代谢产物。通过与对照品的质谱断裂和色谱保留行为进行比对,确定代谢产物 M1 为苯甲基羟基化代谢物,代谢产物 M2 为苯甲基氧化为羧酸代谢物[2]。质谱检测的相关代谢物谱见图 13-1。

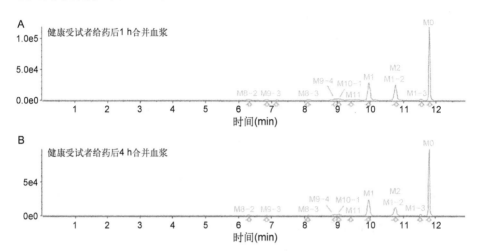

图 13-1　UPLC-Q/TOF MS 表征健康受试者口服艾瑞昔布后的代谢物谱

艾瑞昔布在人体中的主要代谢产物为 M1、M2、苯甲基羟基化并葡萄糖醛酸结合物 M10-1 和苯甲基氧化为羧酸并葡萄糖醛酸结合物 M11。次要代谢途径包括单氧化、N-去烷基并单氧化、苯甲基氧化为羧酸并 N-去烷基、脱氢、单氧化并脱氢、双氧化并脱两分子氢、双氧化、三氧化并脱氢、单氧化并葡萄糖醛酸结合和双氧化并葡萄糖醛酸结合。推测艾瑞昔布在人血浆和尿中的主要代谢途径如图 13-2 所示[2],艾瑞昔布在健康受试者和肝功能不全患者两种人群血浆和尿样中的代谢产物种类基本相同。根据紫外检测的色谱峰面积计算,健康受试者血浆中 M0、M1 和 M2 三者的总量占药物相关物质总量的 87.5%,尿样中 M0、M1 和 M2 三者的总量占药物相关物质总量的 84.2%。

2. 代谢酶表型

实验采用 10 种不同亚型的重组 CYP 酶和艾瑞昔布共同孵育。羟基代谢物 M1 既是原形药物的代谢产物,又作为酶的底物产生羧基代谢物 M2。在忽略其他次要代谢途径的前提下,以艾瑞昔布的减少量作为计算依据,结果显示,艾瑞昔布主要在 CYP3A4、CYP2D6 和 CYP3A5 的孵育体系下发生明显代谢,三者中原形药物降低比例约为 3:3:2。各亚型 CYP 酶的特异性化学抑制实验也得到了相应的结果。归一化后可得 CYP3A4、CYP2D6 催化 M1 生成的贡献率比分别为 68% 和 32%(图 13-3A)。相同的实验体系用于确定

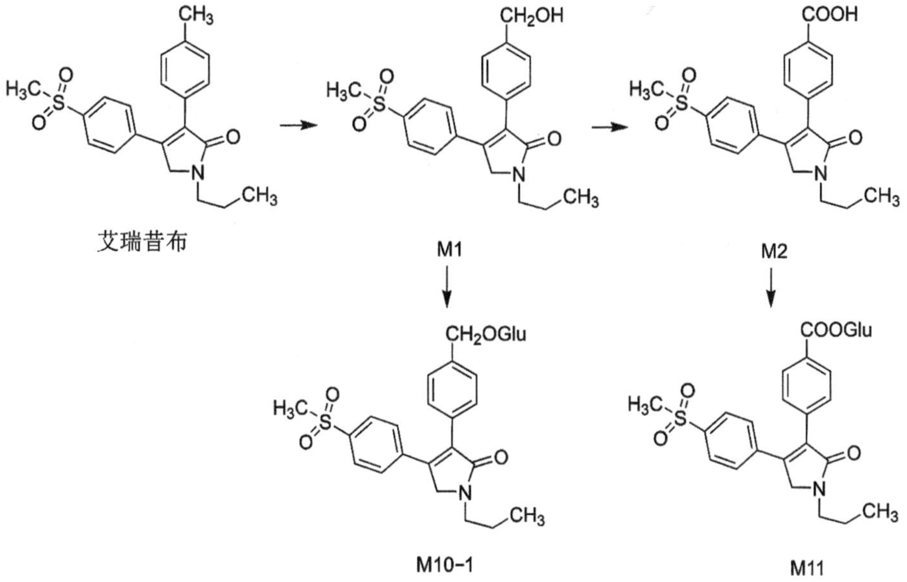

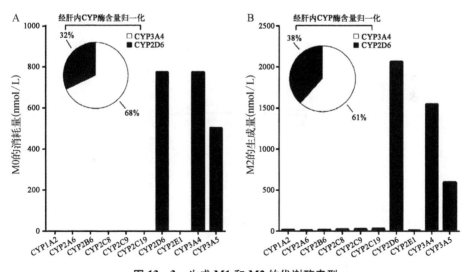

图 13－2 艾瑞昔布在人体内主要代谢途径

M－CHO 氧化为 M2 的 CYP 酶表型。结果显示,在 CYP 酶中,CYP3A4 和 CYP2D6 催化生成 M2 的贡献率分别是 61% 和 38%(图 13－3B)[2]。

图 13－3 生成 M1 和 M2 的代谢酶表型

进一步研究表明,形成代谢中间体醛是生成羧基代谢物的限速步骤。醛继续代谢,发生两个竞争性反应:在多种氧化酶催化下生成羧酸代谢物,或者在还原酶催化下被还原为羟基代谢物。由于后者的存在,体外孵化实验会明显低估羧酸代谢物的产率[2]。

3. 生物分析方法与药动学

体内代谢研究表明,艾瑞昔布在人血浆中的主要代谢物为羟基代谢产物 M1和羧基代谢产物 M2,且药效学实验证明 M1 和 M2 的抗炎活性与艾瑞昔布相当。

建立了快速、灵敏的LC-MS/MS方法,并进行完整的方法学验证,用于测定受试者体内艾瑞昔布、M1 和 M2 的药动学[3]。

取血浆 100 μL,用蛋白沉淀法预处理,使用 Eclipse Plus-C18 色谱柱(100 mm×4.6 mm,3.5 μm,美国 Agilent 公司),流动相为5 mmol/L 醋酸铵水溶液:乙腈:甲酸(35:65:0.1,$v/v/v$),色谱运行时间为 3 min。LC-30AD 型液相色谱系统,日本岛津公司;Triple Quad 6500 型三重四极杆串联质谱仪,配备 ESI 源。

在健康受试者和中度肝功能不全患者单次口服 100 mg 艾瑞昔布后,艾瑞昔布、M1 和 M2 的平均血浆药-时曲线如图 13-4,主要药动学参数比较见表 13-1[3]。

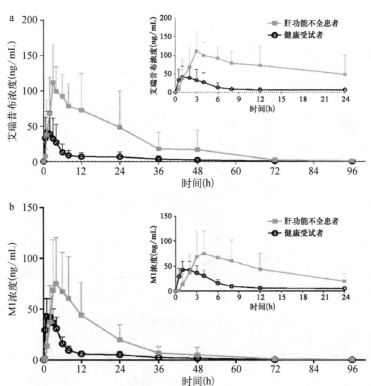

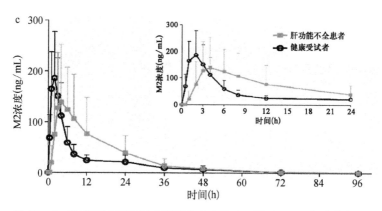

图 13 - 4　健康受试者和肝功能不全患者单次口服 100 mg 艾瑞昔布之后艾瑞昔布、羟基代谢物 M1 和羧基代谢物 M2 的药动学曲线

表 13 - 1　中国健康受试者和肝功能不全患者单次口服 100 mg 艾瑞昔布后艾瑞昔布、活性代谢产物 M1 和活性代谢产物 M2 的药动学参数

主要药动学参数		T_{max} (h)	C_{max} (ng/mL)	$t_{1/2}$ (h)	$AUC_{0-\infty}$ (ng·h/mL)
健康受试者	M0	1.0(0.5~2.0)	48.6±35.4	10.4±3.5	435±390
($n=10$)	M1	1.0(0.5~4.0)	50.9±16.1	13.2±7.1	419±179
	M2	2.0(1.0~3.0)	205±84	11.9±6.3	1 627±711
肝功能不全患者	M0	3.0(2.0~12)	143±40	10.2±5.4	2 546±1 742
($n=10$)	M1	4.0(3.0~12)	93.8±39.2	11.2±6.6	1 351±677
	M2	4.0(2.0~12)	168±109	12.4±7.9	2 459±1 514

　　统计学分析表明,相较于健康受试者,在中度肝功能不全患者体内,M0 和 M1 的 C_{max} 显著升高。M0 在健康受试者和肝功能不全患者体内的 C_{max} 值分别是 48.6 ng/mL 和 143 ng/mL,M1 在两类人群中 C_{max} 分别是 50.9 ng/mL 和 93.8 ng/mL,而 M2 的 C_{max} 则有降低的趋势,分别是 205 ng/mL 和 168 ng/mL; M0、M1 和 M2 的 $AUC_{0-\infty}$ 在健康受试者体内分别是 435 ng/mL、419 ng/mL 和 1 627 ng/mL,而在肝功能不全患者体内分别是 2 546 ng/mL、1 351 ng/mL 和 2 459 ng/mL,均显著增高;M0、M1 和 M2 的 T_{max} 在健康受试者体内分别是 1.0 h、1.0 h 和 2.0 h,而在肝功能不全患者体内分别是 3.0 h、4.0 h 和 4.0 h,均显著推迟。

　　4. 艾瑞昔布及其主要代谢物的肾排泄

　　上述健康受试者和肝功能不全患者的尿累积排泄曲线结果显示(图 13 - 5A),

肝功能不全患者尿中原形药物和代谢物的总量（35.7%）虽然高于健康受试者（27.0%），也可以观察到药物排泄速率的降低，但是不具有统计学差异。从各成分的肾排泄情况来看（图 13−5B），原形药物 M0 经肾排泄量极低（小于给药剂量的 1%）；肝功能不全患者中代谢物 M1 和 M2 的尿累积回收率分别为 8.25±2.4% 和 27.4±6.7%，均高于健康受试者（3.30±1.53% 和 23.1±7.8%），其中 M1 的变化具有显著性差异，推测可能与其肝脏胆汁排泄途径受阻而引起的肾排泄代偿相关[1]。

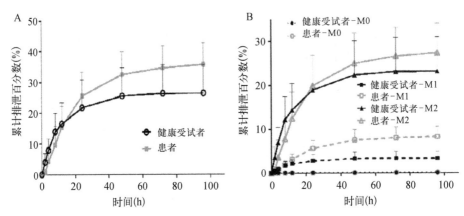

图 13−5　艾瑞昔布及其代谢物尿中总回收率（A）和艾瑞昔布及各个代谢物的尿回收率（B）

计算得到的肾排泄参数如表 13−2 所示，肝功能不全患者中 M1 和 M2 的肾清除率分别为 7.20 L/h 和 15.37 L/h，是健康受试者相应参数的 50.5% 和 60.6%。通过比较代谢物的肾清除率与肾小球滤过率（$f_u \cdot GFR$），提示 M1 和 M2 的肾排泄途径主要是肾小管分泌过程（表 13−2），体现为两代谢物在肝功能不全患者体内肾小管主动分泌速率的降低[1]。

表 13−2　健康受试者和肝功能不全患者单次口服 100 mg 艾瑞昔布后活性代谢产物 M1 和活性代谢产物 M2 的肾清除率相关参数

肾清除相关参数	健康受试者		肝功能不全患者	
	M1	M2	M1	M2
肾清除率（L/h）	14.26 ± 8.85	25.37 ± 14.72	7.20 ± 3.10	15.37 ± 6.93
游离比例	0.22	0.12	0.26	0.16
肾小球滤过（L/h）	1.63	0.94	1.99	1.18
肾小管分泌（L/h）	12.63	24.43	5.22	14.19

三、结论

1. 代谢特点

在人体血浆中检测到艾瑞昔布 11 种代谢产物,尿中检测到 21 种代谢产物。主要代谢途径是苯环甲基被氧化为羟甲基,再继续被氧化为羧基,这两种代谢物和艾瑞昔布有相似的药理活性。主要代谢酶是 CYP3A4 和 CYP2D6。

2. 药动学特点

口服艾瑞昔布后吸收完全,血浆浓度约 1 h 达峰。血浆中原形药物与羟基代谢物的 AUC 相近,但羧基代谢物的 AUC 约为原形的 4 倍。口服后主要以代谢物的形式从尿中排泄。相较于健康受试者,在中度肝功能不全患者体内,原形药物和主要代谢物的达峰时间延长,AUC 升高 2~6 倍,且消除变慢。

第二节　维卡格雷

一、背景概述

1. 药理机制与临床应用

维卡格雷为噻吩并吡啶类抗血小板药物,目前在中国处于Ⅲ期临床开发阶段,用于预防急性冠状动脉综合征(acute coronary syndrome, ACS)患者和接受经皮冠状动脉介入治疗患者血栓形成事件的发生。噻吩并吡啶类抗血小板药物,作为 P2Y$_{12}$ 受体不可逆抑制剂,代表药物有氯吡格雷和普拉格雷(图 13-6)。氯吡格雷为 ACS 患者的基础用药,但是其存在个体差异大和用药剂量高的缺点,有 20%~40% 的患者对氯吡格雷表现为低反应甚至无反应;而服用普拉格雷则有严重的胃肠出血风险。维卡格雷是氯吡格雷的结构类似物,旨在提高活性代谢物的生成效率,降低给药剂量和个体差异。

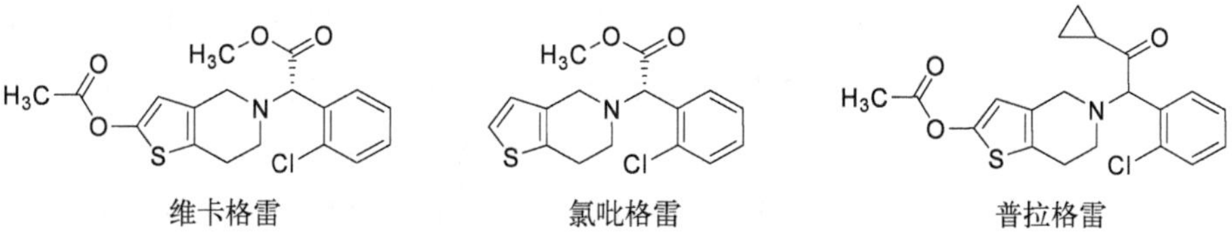

图 13-6　维卡格雷及噻吩并吡啶类抗血小板代表药的结构式

2. 研究目的与计划

为了阐明维卡格雷在体内生成活性代谢物的机制,首先鉴定其在人体内的代谢产物,然后开展全方位的临床药动学研究;进一步深入研究维卡格雷代谢相关的酶催化过程,并对药物代谢酶的遗传多态性效应进行考察;通过放射性同位素标记药物试验,评估维卡格雷在人体的排泄和物质平衡。

二、研究项目与结果

1. 维卡格雷在人体内代谢产物鉴定

为研究维卡格雷及其主要代谢物的临床药动学,首先需要鉴定其在人体内的主要代谢产物。表征代谢物的色谱-质谱条件如下:使用 Acquity UPLC HSS T3 色谱柱(2.1 mm×100 mm,1.8 μm),柱温45℃。流动相 A 为 5 mmol/L 醋酸铵含 0.05%甲酸溶液,流动相 B 为乙腈,梯度洗脱,流速 0.45 mL/min,运行时间 20 min。Triple TOF 5600$^+$型四极杆-飞行时间串联质谱仪(Q-TOF MS),配备电喷雾电离源(ESI 源)和 CDS 自动校正系统及 Acquity UPLC 液相色谱系统[4,5]。由于游离巯基在血中很不稳定,所以为了检测含游离巯基的代谢物,必须在采血后立即进行衍生化处理。该衍生化反应见图 13-7。

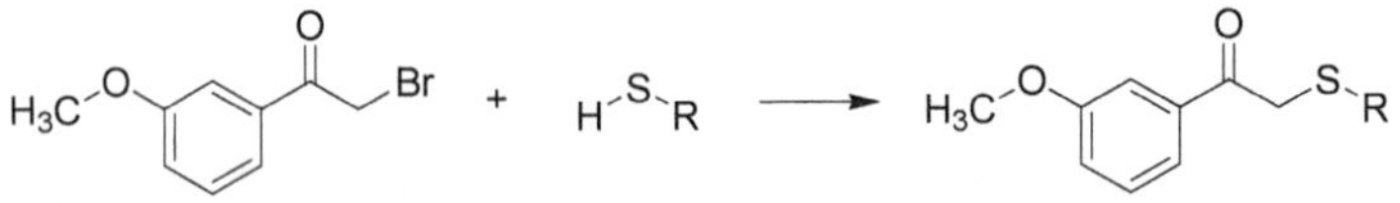

图 13-7 含巯基化合物的衍生化反应

维卡格雷在人体内经历广泛代谢。UHPLC-Q/TOF MS 法在维卡格雷口服给药后的血浆和尿样中共检测到 20 种 43 个代谢物:其中未衍生化血浆中共检测到 9 种 21 个代谢物,主要代谢物包括 SM3 和 M2;衍生化血浆中共检测到 10 种 24 个代谢物,主要代谢物与未衍生化血浆相同,同时还检测到了 2 个巯基代谢物异构体的衍生物 MP-M15-1(MP-H3 和 MP-H4)和 MP-M15-2;未经 β-葡萄糖苷酸酶水解处理的尿样中共检测到 16 种 30 个代谢物,主要代谢物包括 M6-1 和 M5-1;在经 β-葡萄糖苷酸酶水解处理的尿样中共检测到 9 种 19 个代谢物,主要代谢物为 SM3,其次为 M6-1 和 M5-1,表明尿中的主要代谢物为 M9-1 的葡萄糖醛酸结合物及 M6-1。硫内酯羧酸代谢物 M3 由于质谱响应较低,可能也为尿中的主要代谢物。已有 19 个代谢物的对照品,包括 M2、M3-1～M3-3、M5-7、M5-8、M6-1～M6-3、M9-1、SM3、M9-4、M12-1～M12-4、

MP－M15－endo、MP－M15－1和MP－M15－2,从而对其结构进行了确证,但是未确定含有C3－C16双键的噻吩环开环代谢物或含有C4位手性碳的代谢物的双键顺反构型或手性碳立体构型。维卡格雷在人血浆中的主要代谢物为SM3,系硫内酯代谢物M1经代谢活化途径氧化开环,生成的巯基代谢物M15进一步甲基化的产物。氯吡格雷在血浆中的主要代谢物为原形经甲酯水解失活途径生成的氯吡格雷羧酸代谢物,从而推测维卡格雷活性巯基代谢物在体内的生成效率高于氯吡格雷。维卡格雷在人体代谢物谱见图13－8,推测的代谢途径如图13－9所示[5]。

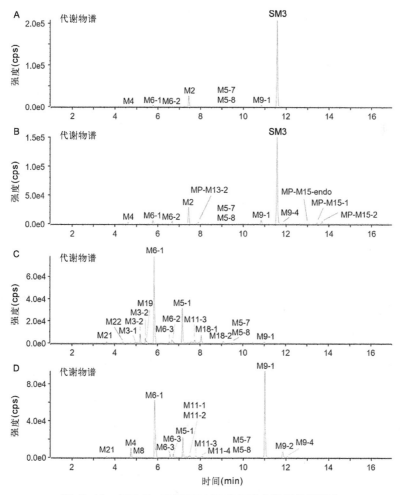

图 13－8　UPLC－Q/TOF MS 表征维卡格雷的代谢物

（A）口服5 mg维卡格雷1 h后未经衍生化的人血浆代谢物谱;（B）口服5 mg维卡格雷1 h后经2－溴－3′－甲氧基苯乙酮衍生化的人血浆代谢物谱;（C）口服10 mg维卡格雷3 h后未经衍生化的人尿代谢物谱;（D）口服10 mg维卡格雷3 h后经β－葡萄糖苷酸酶水解的人尿代谢物谱

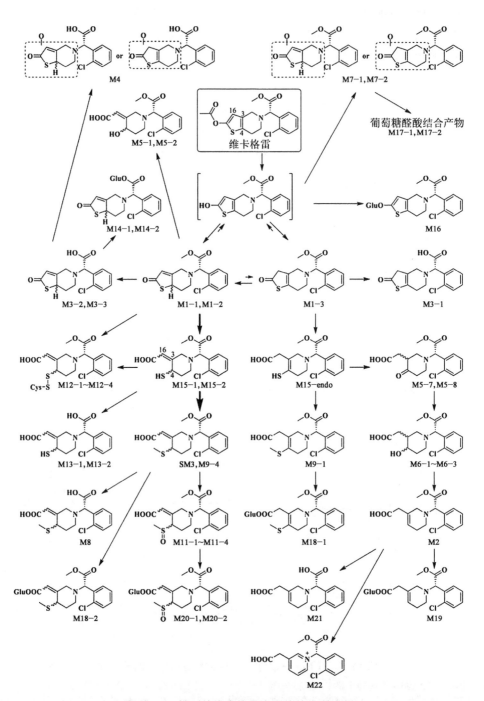

图 13-9　推测的维卡格雷在人体的代谢途径

维卡格雷和氯吡格雷都是前药,需要经过两步代谢活化生成活性的巯基代谢物。对于维卡格雷,已有研究表明其第一步代谢活化途径为酯基迅速且几乎完全地被肠壁中酯酶水解生成2-氧代氯吡格雷,而第二步代谢活化途径与氯吡格雷相同。由于维卡格雷生成2-氧代氯吡格雷的效率大大提高,因而在人体内其生成活性代谢物的效率很可能比氯吡格雷更高、更稳定(图13-10)。

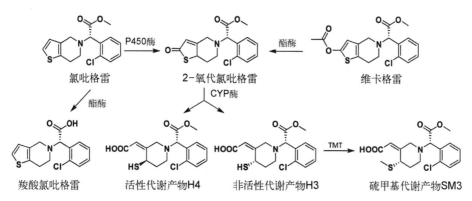

图13-10 维卡格雷和氯吡格雷在人体代谢途径对比

2. 比较维卡格雷和氯吡格雷的临床药动学

体内代谢研究表明,维卡格雷和氯吡格雷在人血浆中的主要代谢物为甲基化代谢物SM3,其在代谢活化途径上的主要代谢物还有非活性巯基代谢物H3及活性巯基代谢物H4。巯基代谢物H3和H4由于结构中含有游离巯基,易被氧化,需要衍生化后测定。本试验建立LC-MS/MS法同时测定衍生化后人血浆中的SM3、H3衍生物(MP-H3)和H4衍生物(MP-H4),并进行了完整的方法学验证[6]。

取血浆50 μL,用蛋白沉淀法预处理,使用 Acquity UPLC BEH C18(100 mm×2.1 mm, 1.7 μm)色谱柱,经液相色谱等度洗脱,流动相为乙腈-水-甲酸(45:55:0.027 5, v/v/v),色谱运行时间为6 min。AB Sciex Qtrap 5500质谱仪电喷雾正离子检测,MP-H3、MP-H4、SM3定量下限分别是:0.100 ng/mL、0.100 ng/mL、1.00 ng/mL。将经过验证的定量方法用于维卡格雷和氯吡格雷的临床药动学生物样品分析。

中国健康受试者单次口服5 mg维卡格雷和75 mg氯吡格雷之后的药动学曲线如图13-11所示,相应的药动学参数见表13-3[7]。5 mg维卡格雷组产生 H3、H4 和 SM3 的 T_{max} 较 75 mg 氯吡格雷更短,平均 C_{max} 更高。5 mg 维卡格雷和 75 mg 氯吡格雷产生 H3 和 H4 的 AUC_{0-t} 近似相等,维卡格雷产生 SM3 的 AUC_{0-t} 较氯吡格雷略高。活性代谢产物 H4 药动学参数 C_{max}、AUC_{0-t} 和 $AUC_{0-\infty}$ 的几何均值比(维卡格雷 5 mg/氯吡格雷 75 mg)分别是 1.44、1.00 和 1.00,表明维卡格雷较氯吡格雷产生活性代谢物效率高 15 倍。

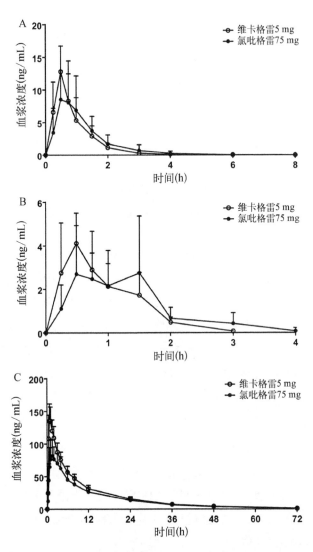

图 13-11　8 名健康受试者单次口服 5 mg 维卡格雷或 75 mg 氯吡格雷后,活性代谢产物 H4(A),非活性代谢产物 H3(B)和 SM3(C)的药动学曲线

表 13 - 3　中国健康受试者单次口服 5 mg 维卡格雷和 75 mg 氯吡格雷后
活性代谢产物 H4，非活性代谢产物 H3 和 SM3 的药动学参数

		H4	H3	SM3
5 mg 维卡格雷药动学参数	C_{max}(ng/mL)	13.5 ± 4.52	4.87 ± 1.65	141 ± 22.6
	T_{max}(h)	0.50(0.25 ~ 1.00)	0.50(0.25 ~ 1.00)	0.75(0.75 ~ 1.50)
	AUC_{0-t}(ng·h/mL)	11.7 ± 4.52	4.42 ± 1.84	1 300 ± 232
	$AUC_{0-\infty}$(ng·h/mL)	11.8 ± 4.54	4.57 ± 1.82	1 340 ± 227
	$T_{1/2}$(h)	0.794 ± 0.367	0.439 ± 0.098 0	12.5 ± 1.84
75 mg 氯吡格雷药动学参数	C_{max}(ng/mL)	9.93 ± 4.74	4.34 ± 2.49	91.5 ± 20.7
	T_{max}(h)	0.75(0.50 ~ 2.00)	1.00(0.50 ~ 2.00)	1.25(0.75 ~ 4.00)
	AUC_{0-t}(ng·h/mL)	11.8 ± 4.94	4.67 ± 1.64	1 040 ± 286
	$AUC_{0-\infty}$(ng·h/mL)	11.9 ± 4.98	4.78 ± 1.65	1 070 ± 285
	$T_{1/2}$(h)	0.730 ± 0.424	0.478 ± 0.164	12.5 ± 1.98

　　在剂量递增试验中，测定了健康受试者单次口服维卡格雷(5 mg、10 mg、20 mg、40 mg、60 mg 或 75 mg)的血浆中代谢物 H3、H4 和 SM3，部分药动学曲线见图 13 - 12。统计分析表明，在上述剂量范围内，维卡格雷活性代谢物 H4 的药动学参数 C_{max} 和 AUC 与剂量呈良好的比例线性关系[7]。

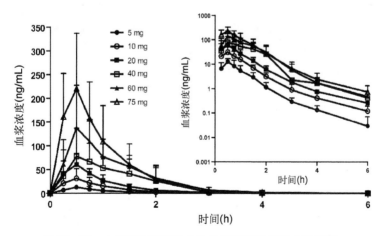

图 13 - 12　中国健康受试者单次口服不同剂量维卡格雷后，
活性代谢物 H4 的药动学曲线

3. 代谢酶相关研究

口服维卡格雷或氯吡格雷后,活性巯基代谢物 H4 的血浆暴露量约为非活性巯基代谢物 H3 的 2 倍以上,非活性巯基代谢物 H3 的甲基化代谢物 SM3 的血浆暴露量最高,约为 H4 的 40 倍以上,而 H4 的甲基化代谢物在血浆中几乎检测不到,表现出明显的立体选择性。利用体外方法研究 H3 和 H4 的立体选择性生成甲基化产物的机制。如图 13－13 所示,M1－1 和 M1－2 在生理 pH 下能迅速发生碱催化的差向异构化。在 HLMs 中,M1 生成 H3 的 CL_{int} 值为 H4 的 3.1 倍,表明 M1 经 HLMs 优先代谢生成 H3。CYP2B6、CYP2C19 和 CYP3A4 为催化 M1 生成 H3 和 H4 的主要贡献酶。M1 经 CYP2B6 和 CYP3A4 催化生成 H3 的固有清除率(CL_{int})分别为催化生成 H4 的固有清除率的 2.2 和 1.7 倍,而 CYP2C19 催化 H3 和 H4 生成的 CL_{int} 值相近,说明 CYP2B6 和 CYP3A4 为 HLMs 中立体选择性生成 H3 的主要贡献酶。选择性化学抑制剂试验表明,HLMs 中的 TMT 为 H3 和 H4 甲基化代谢的主要贡献酶。在 HLMs 中,H3 的 S－甲基化 CL_{int} 值为 H4 的 98.1 倍,表明 H3 更易被 TMT 甲基化。因而 SM3 立体选择性生成可能是因 CYP2B6 和 CYP3A4 立体选择性生成 H3 及 H3 被 TMT 立体选择性甲基化所致[5]。

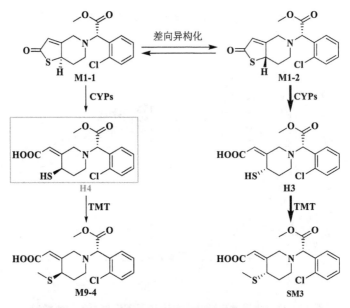

图 13－13　人肝微粒体中立体选择性生成 H3 和 H4 及其甲基化的可能代谢机制

已知维卡格雷经小肠首过代谢产生 2－氧代氯吡格雷主要是通过羧酸酯酶 2（CES2），然后进一步经 CYP 酶代谢生成活性代谢产物 H4。开展了体外实验，发现小肠中除 CES2 参与 2－氧代氯吡格雷的生成之外，芳基乙酰胺脱乙酰酶（AADAC）也参与 2－氧代氯吡格雷的生成，CES2 和 AADAC 的贡献的百分比分别是 44.2% 和 53.1%。该实验进一步加深了对维卡格雷的生物活化和代谢特征的理解，对维卡格雷临床用药具有重要参考价值[8]。

4. *CYP2C19* 基因多态性与维卡格雷药动学和药效学

在氯吡格雷的临床用药中，有 20%~40% 的患者出现"氯吡格雷抵抗"现象，出现该现象的原因主要是 *CYP2C19* 的基因多态性。在中国人口中，*CYP2C19* 突变等位基因的频率约为 40%，所以强代谢者、中等代谢者和弱代谢者的比例约为 36%∶48%∶16%。维卡格雷是在氯吡格雷的结构上进行改造开发而成，旨在提高活性代谢物的生成效率，降低个体差异。为考察 *CYP2C19* 基因变异是否会影响维卡格雷的药动学和药效学，设计试验考察维卡格雷与氯吡格雷在 CYP2C19 强代谢者、中等代谢者和弱代谢者体内活性代谢物 H4 的药动学和药效学[9]。

维卡格雷初始剂量 24 mg，与 CYP2C19 强代谢者的 AUC_{0-t} 相比，CYP2C19 中等代谢者、弱代谢者分别下降 21% 和 27%。在 CYP2C19 强代谢者中，负荷剂量 24 mg 维卡格雷比 300 mg 氯吡格雷产生 H4 的 AUC_{0-t} 略高，并且维持剂量 6 mg 维卡格雷和 75 mg 氯吡格雷产生 H4 的水平基本相当。但是，在 CYP2C19 弱代谢者中，维卡格雷比氯吡格雷产生活性代谢产物 H4 的量要高得多：负荷剂量下维卡格雷的活性代谢物暴露高出 1.28 倍（图 13－14A），维持剂量下维卡格雷的活性代谢物高 73%（图 13－14B）。因此，在 CYP2C19 弱代谢者中，维卡格雷抗血小板作用仍然很强。对应的抑制血小板活性测试结果，也和药动学结果一致（图 13－15E~8H）。相比于氯吡格雷，*CYP2C19* 基因多态性对维卡格雷代谢活化的影响要小得多。

5. 维卡格雷在人体内的物质平衡试验

6 名中国健康男性志愿者口服 20 mg[14C]维卡格雷（120 μCi）后，血浆中主要代谢物依次为 M9－2（硫甲醚）、M3（酯水解为羧酸）、M15－1 和 M15－2（硫醇）。血浆总放射性 $t_{1/2}$ 约为 38 h。0~168 h 尿中排泄 68.0% 放射性剂量，粪中排泄 28.7% 放射性剂量，合计排泄 96.7%[10]。

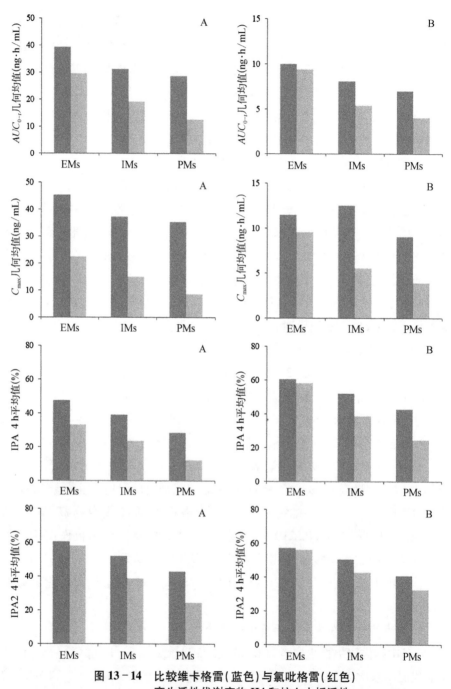

**图 13 - 14　比较维卡格雷(蓝色)与氯吡格雷(红色)
产生活性代谢产物 H4 和抗血小板活性**

A：24 mg 维卡格雷对比 300 mg 氯吡格雷；B：6 mg 维卡格雷对比 75 mg 氯吡格雷；IPA 为抑制血小板聚集；EMs 为 CYP2C19 强代谢者，IMs 为 CYP2C19 中等代谢者，PMs 为 CYP2C19 弱代谢者

三、结论

维卡格雷的活性巯基代谢产物 H4 在人体内的生成效率远高于氯吡格雷，药动学临床试验表明，维卡格雷口服剂量仅为氯吡格雷口服剂量 1/15，就可以获得同样高的活性代谢物血浆浓度，并且 CYP2C19 基因多态性对维卡格雷的影响较小，验证了维卡格雷的设计设想。

1. 代谢特征

在维卡格雷口服给药后的血浆和尿样中共检测到 20 种 43 个代谢物，包括 M2（脱硫代谢物）、M3-1～M3-3（硫内酯羧酸代谢物异构体）、M5-7 和 M5-8（羰基代谢物异构体）、M6-1～M6-3（羟基代谢物异构体）、M9-1（环内双键 S-甲基化代谢物异构体）、M9-2 和 M9-4（环外双键 S-甲基化代谢物异构体）、M12-1～M12-4（环外双键 S-半胱氨酸结合物异构体）、MP-M15-endo（环内双键巯基代谢物异构体 M15-endo 的 3′-甲氧基苯乙酮衍生物）、MP-M15-1 和 MP-M15-2（环外双键巯基代谢物异构体 M15-1 和 M15-2 的 3′-甲氧基苯乙酮衍生物）。氯吡格雷的代谢物覆盖了维卡格雷全部代谢物。

2. 药动学特征

健康受试者口服维卡格雷后，血浆中代谢物 M1、SM3、H3 和 H4 均很快达到峰浓度。4 个代谢物中，非活性代谢物 SM3 的血浆暴露量最高，$AUC_{0-\infty}$ 和 C_{max} 分别为活性代谢物 H4 的 43～114 倍和 4.5～10.4 倍，非活性代谢物 H3 的血浆暴露量比 H4 低，非活性代谢物 M1 的血浆暴露量最低。在口服 5～75 mg 剂量范围内，活性代谢物 H4 的血浆暴露与剂量成正比。

第三节　TPN729

一、背景概述

1. 药理机制与临床应用

TPN729 是一种新型的用于治疗男性勃起功能障碍的磷酸二酯酶 5（phosphodiesterase 5，PDE5）抑制剂，其制剂采用马来酸盐形式，目前在中国已

经进入 Ⅱ 期临床试验阶段。与已上市的 PDE5 抑制剂(西地那非等)相比，TPN729 表现出更好的 PDE5 选择性，因此不良反应少，且半衰期相比西地那非明显延长。两者分子结构式见图 13 - 15。

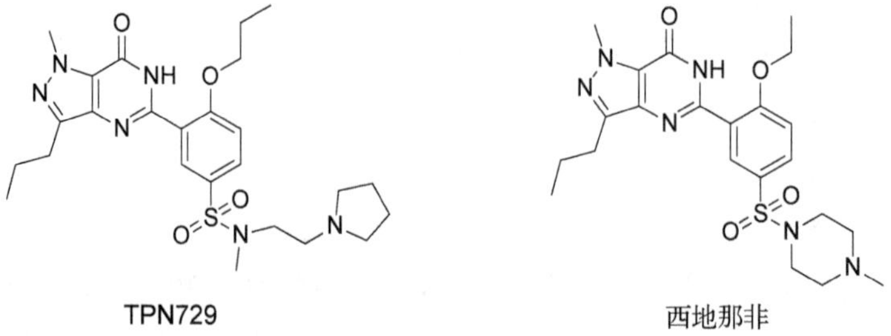

TPN729   西地那非

图 13 - 15　TPN729 与西地那非的分子结构式

2. 研究目的与计划

为了支持 TPN729 的临床研发，需鉴定其在人体内的代谢产物，开展人体内药动学初步研究，开展酶表型研究；通过代谢种属差异研究，进一步评估药物的安全性，并确定主要代谢物对药效的贡献。

二、研究项目与结果

1. TPN729 在人体内代谢产物鉴定

为研究 TPN729 及其主要代谢物的临床药动学，首先需要鉴定其在人体内的主要代谢产物。表征代谢物的色谱－质谱条件如下：使用 Acquity UPLC HSS T3 色谱柱(2.1 mm×100 mm，1.8 μm)，柱温 40℃。流动相 A 为 0.1%甲酸水溶液，流动相 B 为乙腈，梯度洗脱，流速 0.4 mL/min，运行时间 20 min。Waters 公司 Synapt 型 Q － TOF 串联质谱仪，ESI 离子源，正离子检测[11,12]。

受试者口服 25 mg TPN729 之后，经 UPLC/Q － TOF MS 检测，发现血浆、尿、粪中共检测到 22 种代谢物(图 13 - 16)。其中在人血浆中代谢产物 M3 的质谱响应远高于原形，且 M3 的出峰时间要比 TN729 晚，初步推测 M3 是一种弱极性代谢物[11,12]。

为了确定 TPN729 代谢物的结构并进行定量分析，有必要获取对照品。TPN729 的 7 种主要代谢物对照品是：羰基化代谢产物 M11 － 1，单氧化代谢物 M12 － 2 和 M12 － 3，N － 去烷基代谢产物 M3、氧化脱胺代谢产物 M8、内酰胺代谢产物 M11 － 2 和羧酸代谢产物 M13。

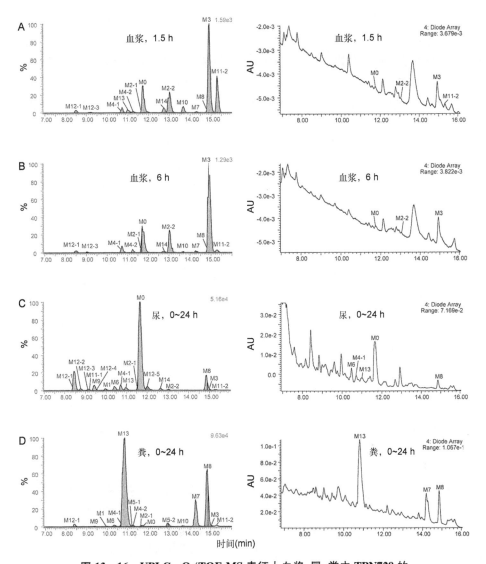

图 13-16 UPLC-Q/TOF MS 表征人血浆、尿、粪中 TPN729 的代谢物（左图为质谱检测，右图为紫外检测）

为了推断 TPN729 在人体内的代谢途径,将原形(M0)与已获得的对照品(M3、M8、M11-1、M11-2、M12-2、M12-3、M13)分别与人肝细胞共同孵化。结果表明 M3 可以进一步代谢生成一系列 *N*-去烷基代谢产物;内酰胺代谢产物 M11-2 孵育之后可以产生 M3 和内酰胺脱氢代谢产物;羟基化代谢产物 M12-3 可被代谢生成 *N*-去烷基并羟基化代谢产物和单氧化并脱氢代谢产物

M11－1;而在 M8、M11－1、M12－2 和 M13 的孵育体系中并未检测到后续代谢产物。

通过与对照品对比,确定了 7 个代谢产物的结构。从而发现 TPN729 在人体内的主要代谢途径包括: N－脱乙基四氢吡咯环、N－去烷基后进一步氧化、生成四氢吡咯内酰胺、N 氧化及开环生成羧酸(图 13－17)。

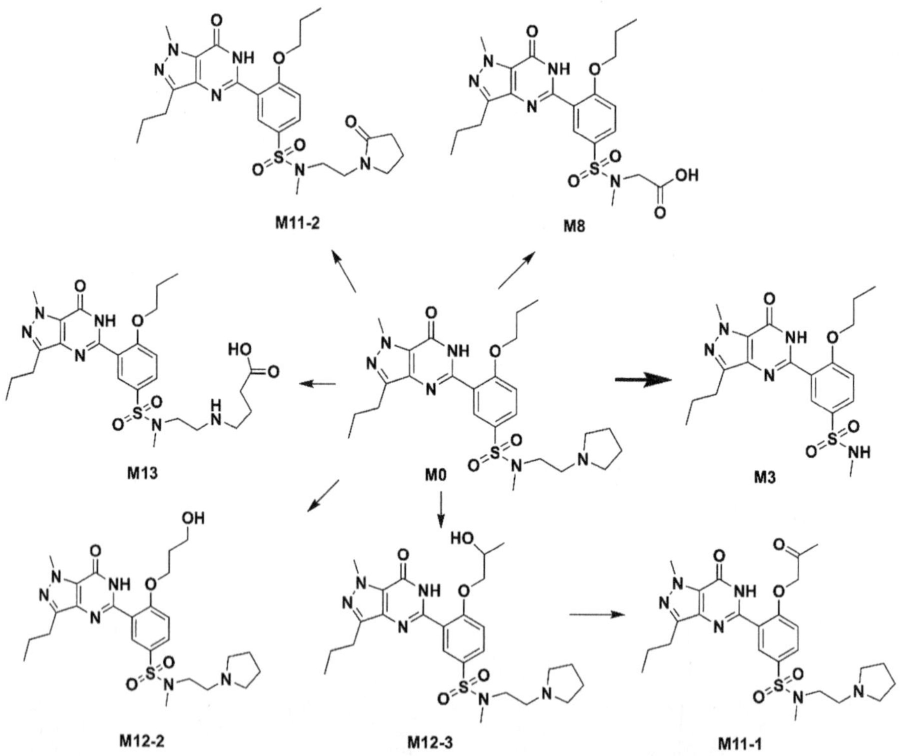

图 13－17 推测 TPN729 在人体内的代谢途径
(主要代谢途径用粗箭头标示)

对比 TPN729 与结构相似的临床一线药物西地那非(sildenafil)的结构,最主要的不同在于西地那非的结构中含六元哌嗪环。文献报道,西地那非在体内主要经历哌嗪环 N－去甲基、N,N－去乙基和吡唑丙基侧链单氧化,代谢反应多发生在哌嗪环侧链,而这正是与 TPN729 结构中最主要的不同点,TPN729 的代谢多发生在侧链乙基四氢吡咯环上。这意味着 TPN729 在人体中的主要代谢物与西地那非主要代谢物不同。TPN729 在人血浆中的主要代谢物是 M3,而西地那非在人血浆中主要代谢物是哌嗪环 N-去甲基西地那非[13]（图 13-18）。

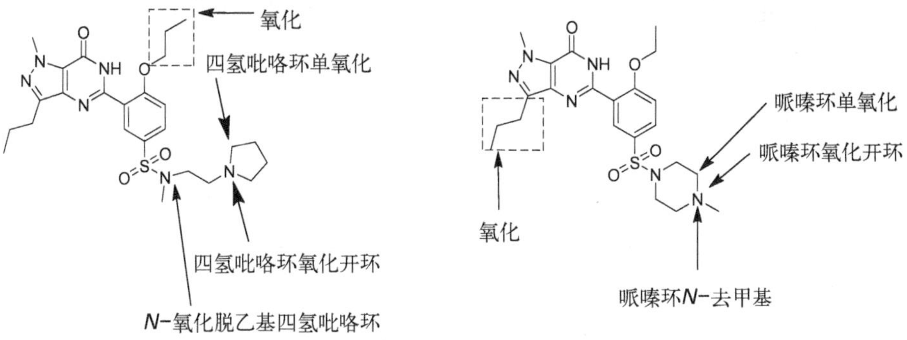

图 13-18　TPN729 和西地那非代谢途径对比

2. TPN729 及其主要代谢物在人体内药动学

由于 TPN729 在血浆中有多个代谢物,所以在药动学研究中,不仅要测试原形药物浓度,而且需要测其主要代谢物浓度,以利于评估代谢物对药效和安全性的影响[11,14]。

首先建立 LC-MS/MS 生物分析方法,测定人血浆中 TPN729 及其主要代谢物 M3、M8、M11-2、M13。取血浆 100 μL,用蛋白沉淀法预处理,使用 Zorbax SBC18 色谱柱,经液相色谱梯度洗脱,Qtrap 5500 质谱仪电喷雾正离子检测,TPN729、M3、M8、M11-2、M13 定量下限分别是: 0.05 ng/mL、0.1 ng/mL、0.075 ng/mL、0.025 ng/mL、0.025 ng/mL。将该方法用于 TPN729 及其主要代谢物的血浆样品测试,进一步通过 WinNonlin 软件计算,获得人体药动学研究数据。

3 名健康受试者单次口服 25 mg TPN729,测得 M3、M8、M11-2、M13 的 AUC 分别为 TPN729 的 7.6、0.18、0.26、0.13 倍,可见 M3(N-去烷基)是系统循环中最主要的药物相关物质。口服 TPN729 后,血浆浓度达峰时间是 2.33 小时,血浆消除半衰期为 9.48 小时。TPN729 及其代谢物在人血浆中药动学曲线见图 13-19[11]。TPN729 脱去乙基四氢吡咯烷之后的代谢产物 M3 是人血浆中的主要代谢产物,其暴露量要远高于原形药物以及其他代谢产物。根据药动学曲线,除了暴露量的差别之外,M3 的半衰期要比 TPN729 长。详细药动学参数见表 13-4。

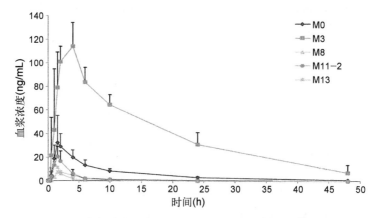

图 13 - 19　3 名健康志愿者单次口服 25 mg TPN729 及其 4 个代谢物（M3、M8、M11 - 2 和 M13）的人体药动学曲线（彩图见二维码）

表 13 - 4　3 名健康志愿者单次口服 25 mg TPN729 后的主要药动学参数

药 动 学 参 数	M0	M3	M8	M11 - 2	M13
C_{max}(ng/mL)	35.8 ± 19.4	125 ± 26	8.26 ± 2.16	22.0 ± 6.17	18.6 ± 1.53
T_{max}(h)	2.33 ± 1.44	3.83 ± 2.24	1.67 ± 0.29	1.33 ± 0.29	0.83 ± 0.29
AUC_{0-24h}(ng·h/mL)	283 ± 71	1 948 ± 230	50.1 ± 16.1	74.0 ± 26.1	36.7 ± 15.5
$AUC_{0-\infty}$(ng·h/mL)	289 ± 77	2 187 ± 533	51.5 ± 15.1	74.8 ± 26.3	37.0 ± 15.4
$T_{1/2}$(h)	9.48 ± 1.91	13.3 ± 7.6	10.2 ± 2.8	9.14 ± 1.63	7.75 ± 2.01

3. TPN729 与药物代谢酶

由代谢物鉴定和药动学结果显示,TPN729 在人体经历了广泛的代谢。那么这些代谢是由体内的哪些酶参与的? 主要代谢物 M3 是由哪些酶介导生成的呢? 为此开展了酶表型实验[11]。重组酶实验的孵化体系总体积为 200 μL,介质为 100 mmol/L 酸缓冲液(pH 7.4),包括终浓度为 3 μmol/L 的 TPN729 和 2 mmol/L 的 NADPH,采用 37℃ 水浴进行孵化。预孵化 3 min 后,向缓冲液 - 底物 - 辅助因子混合物中加入重组蛋白起始反应,CYP1A2、CYP2A6、CYP2B6、CYP2C8、CYP2C9、CYP2C19、CYP2D6、CYP2E1、CYP3A4、CYP3A5 的蛋白浓度为 50 pmol/mL,反应 60 min 后加入同体积冰冷乙腈终止反应。所有孵化样本均为双样本,于-20℃ 保存,用于 UPLC/Q - TOF MS 分析。

采用重组酶实验对 TPN729 的主要代谢酶进行鉴定。根据各亚型酶在体内含量进行归一化计算后,得出 CYP3A4 对原形 TPN729 体外代谢的贡献达到 70%,而其他亚型酶对其代谢的贡献均不足 10%,结果表明 TPN729 的代谢主要由 CYP3A4 介导。另外,以人血浆中的主要代谢物 M3 的生成来计算,可以看到 CYP3A4 对 M3 生成的贡献大于 90%(图 13 - 20)。

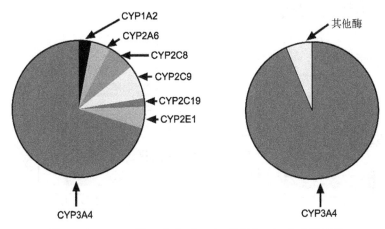

图 13 - 20 CYP 同工酶对 TPN729 代谢和 M3 生成的贡献

4. TPN729 代谢种属差异研究

为评价 TPN729 代谢的种属差异,设计体外酶实验,采用不同种属(人、食蟹猴、犬、大鼠、小鼠)的肝 S9 和肝微粒体作为孵育体系,考察 TPN729 在不同种属肝 S9 和肝微粒体中的代谢。孵育的条件包括:孵育体系中不加辅酶 NADPH,正常孵育,加入 CYP3A 抑制剂酮康唑(KET,1 μmol/L)和 CYP 广谱抑制剂 1 -氨基苯并三唑(ABT,2 mmol/L)。结果见图 13 - 21[14]。

TPN729 在不同种属肝微粒体和肝 S9 中的代谢存在差异,M3 在人肝微粒体和肝 S9 中较其他种属生成的多,在猴、犬、大鼠和小鼠的肝微粒体和肝 S9 中,猴中 M3 的生成量与人体最接近。从该实验结果看出,TPN729 经 CYP3A4 代谢生成 M3 的量在不同种属存在很大差异,从而推测人体最主要的代谢酶 CYP3A4 在不同种属中活性存在较大的差异。

为了进一步说明 CYP3A4 酶的种属差异,设计实验比较 TPN729 在不同种属中 M3 生成的相对量,选择食蟹猴、犬和大鼠作为动物模型考察 TPN729 在其体内的代谢及药动学,并与 TPN729 在人体的代谢及药动学做比较 (图 13 -22)。

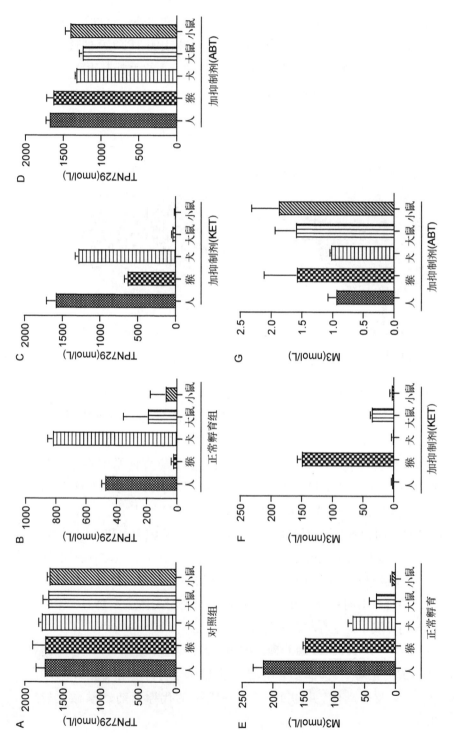

图 13 - 21　TPN729 在不同种属肝微粒体中的代谢

（A）不同种属肝微粒体中不加 NADPH, TPN729 的剩余量；（B）肝微粒体正常孵育，TPN729 的剩余量；（C）肝微粒体中加入酮康唑后，TPN729 的剩余量；（D）肝微粒体中加入 1 -氨基苯并三唑，TPN729 的剩余量；（E）TPN729 在不同种属肝微粒体正常孵育时，M3 的生成量；（F）TPN729 在不同种属肝微粒体加入 KET 孵育时，M3 的生成量；（G）TPN729 在不同种属肝微粒体加入 ABT 孵育时，M3 的生成量

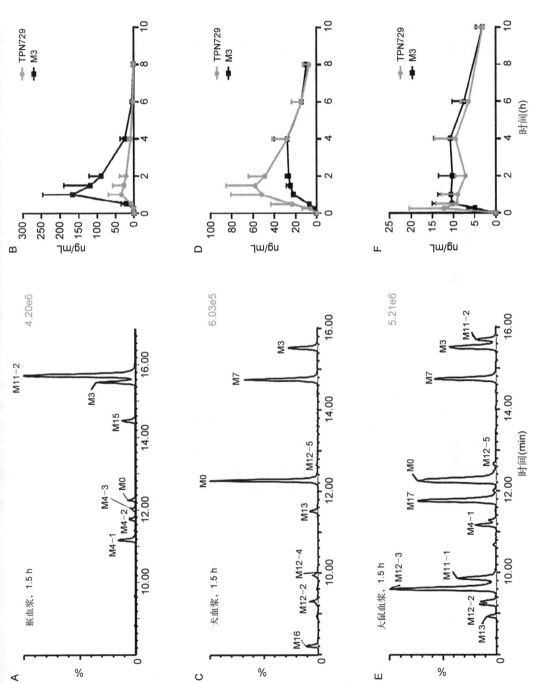

图 13－22　TPN729 在不同种属中的代谢物谱图（左图）和药动学曲线（右图）

结果发现,TPN729 在不同种属中均可以代谢生成 M3,在人血浆中 M3 的暴露量是原形的 7.6 倍,而在食蟹猴体内 M3 的暴露量是原形的 3.5 倍,犬和大鼠分别是 1.3 和 1.2 倍。从 M3 相对暴露量的差异可以推测,参与 M3 生成的代谢酶 CYP3A4 在不同种属中代谢活性的差异可以达 7 倍以上[14]。

5. TPN729 和 M3 的药效贡献

为探究 M3 的药效贡献,设计实验考察了 TPN729 和 M3 对 PDE5 的抑制作用和血浆蛋白结合率。结果表明,TPN729 和 M3 对 PDE5 的 IC_{50} 值分别是 6.17 nmol/L 和 7.94 nmol/L,TPN729 和 M3 的血浆蛋白结合率分别是 92.7% 和 98.7%。在人血浆中 M3 的暴露量是 TPN729 的 7.6 倍,因此,TPN729 和 M3 在人体的药效贡献大约相等[14]。

三、结论

1. 代谢特征

TPN729 在人体内广泛代谢,主要代谢途径包括氧化脱氨、N-去烷基、氧化开环、羟基化、羰基化、N-氧化、脱氢及葡萄糖醛酸结合,代谢反应多发生于四氢吡咯侧链,主要代谢物 M3 是 N-去烷基产物,比原形药物极性小。参与 TPN729 代谢的主要代谢酶是 CYP3A4,代谢存在较大的种属差异。

2. 药动学特征

TPN729 单次给药之后,血浆中的主要代谢物 M3 的暴露量高达原形药物的 7.6 倍,而 M8、M11-2 和 M13 的暴露量分别是原形的 18%、25% 和 13%。药动学结果表明,代谢产物 M3 是体循环中含量最高的药物相关物质。M3 是活性代谢产物,在人体的药效活性贡献与 TPN729 大约相等。

第四节 艾诺赛特

一、背景概述

1. 药理机制与临床应用

艾诺赛特($2\alpha,17\alpha$-二乙炔基-A-失碳-5α-雄甾烷-$2\beta,17\beta$-二丁二酸酯,英文名为 anordrisate)是拟用于治疗肿瘤的 1.1 类新药。它可显著抑制肿瘤组织中 VEGF 的 RNA 表达,导致肿瘤组织中血管新生发生障碍,引起肿瘤组织血液供应不足,最终使肿瘤组织发生缺血性坏死。主要代谢物 M2 与抗肿瘤作用无关,且具有抗雌激素的副作用。目前艾诺赛特处于 Ⅱ 期临床研究阶段。艾诺赛特的化学结构及 ^{3}H 标记位点见图 13 – 23。

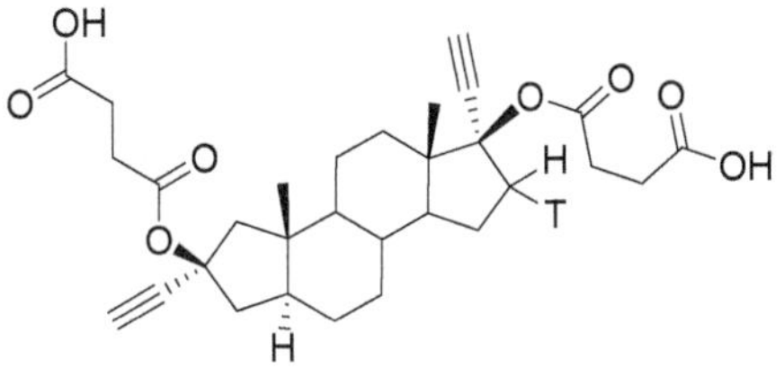

图 13 – 23   艾诺赛特的化学结构及 ^{3}H 标记位点

2. 实验目的与设计

鉴定艾诺赛特在动物和人体内的主要代谢产物,建立生物样品分析方法,获得临床药动学数据,并研究代谢酶和转运体在药物体内过程中的作用。

二、研究项目与结果

1. 艾诺赛特在动物与人体内代谢产物鉴定

为研究艾诺赛特及其主要代谢物的药动学,首先需要鉴定其在动物和人体内的主要代谢产物。利用 [^{3}H] 艾诺赛特研究艾诺赛特在 ICR 小鼠体内的代谢,揭示药物相关物质在小鼠体内的主要存在形式和主要代谢途径。采用超高效液相色谱–四极杆–飞行时间质谱(UPLC/Q – TOF MS)法检测肿瘤患者单次口服 20 mg 艾诺赛特后血浆中的代谢产物,确定艾诺赛特在人体内的主要代谢途径[15]。

采用 v.ARC 液相色谱放射性在线液体闪烁计数仪和 Agilent 6330 型离子阱质谱仪来检测小鼠血浆中 [^{3}H] 艾诺赛特的代谢物。人血浆中代谢物鉴定实验,质谱仪为 Triple TOF 5600$^+$ 型四极杆–飞行时间串联质谱仪,以正离子扫描模式检测。以 IDA 模式中的实时多级质量亏损过滤法采集 MS/MS 数据。液相色谱系统为 Waters Acquity UPLC。色谱柱为 Acquity HSS T3 C18 柱 2.1 mm×100 mm ID,1.8 μm,柱温为 45℃,采用梯度洗脱。

灌胃给予[³H]艾诺赛特后 0.50 h 和 1.0 h 雄性小鼠的 HPLC 放射性色谱图见图 13-24。在给药后雄性小鼠血浆中均未检测到原形药物艾诺赛特,检测到的代谢产物有双酯水解代谢物 M2 和未知结构的 M3,其中双酯水解代谢物 M2 是血浆中放射性物质的主要形式,占小鼠血浆中总放射性活度的 75%以上,是艾诺赛特在小鼠体内的主要代谢物。

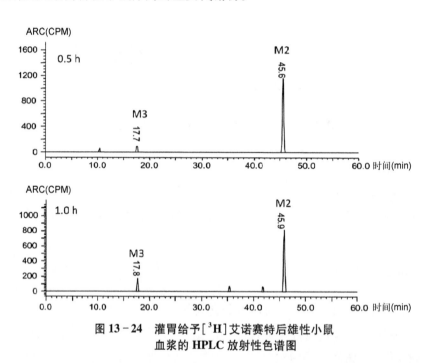

图 13-24 灌胃给予[³H]艾诺赛特后雄性小鼠
血浆的 HPLC 放射性色谱图

人血浆中共检测到两种代谢物:艾诺赛特酯键水解生成的代谢物 M1 和 M2(图 13-25)。在吸收相和消除相都可以检测到这两种代谢物。M1 为艾诺赛特结构的 3 位酯键水解产生的代谢物,M2 为艾诺赛特的双酯键水解产生的代谢物。这两个代谢物通过合成对照品进行了结构确认。

图 13-25 推测的艾诺赛特在人体内的代谢途径

前期的药效学研究结果证明艾诺赛特的抗肿瘤活性只来源于原形药艾诺赛特,酯水解代谢产物 M2 只与抗雌激素不良反应相关,与抗肿瘤活性无关。艾诺赛特进入人体后相继水解为 M1 和 M2,血浆中 M2 所占比例最大,且 M2 与不良反应密切相关,因此需要关注其体内的暴露量及药物合用产生的相互作用。

2. 艾诺赛特及其主要代谢物在人体内的药动学研究

艾诺赛特原形药物具有抗肿瘤活性,而主要代谢物 M2 可能产生副作用。因此,准确定量测定实体瘤患者口服艾诺赛特后原形及主要代谢物 M2 的含量对揭示艾诺赛特的人体药动学特征及评价药效与副作用非常必要。建立并验证 LC-MS/MS 法直接测定人血浆中的艾诺赛特,并在化学衍生化后测定甾醇代谢物 M2,对建立的方法进行完整的方法学验证,将验证后的方法应用于肿瘤患者每日口服给予不同剂量的艾诺赛特片的药动学研究[16]。

取血浆 50 μL,用蛋白沉淀法对艾诺赛特样品进行预处理;M2 样品制备采取化学衍生化法,衍生化试剂是 2,3-环氧丙基三甲基氯化铵(GTMA)水溶液(图 13-26)。经液相色谱梯度洗脱,AB Sciex Qtrap 5500 质谱仪电喷雾正离子检测,艾诺赛特和 M2 定量下限分别是 2.00 ng/mL 和 5.00 ng/mL。

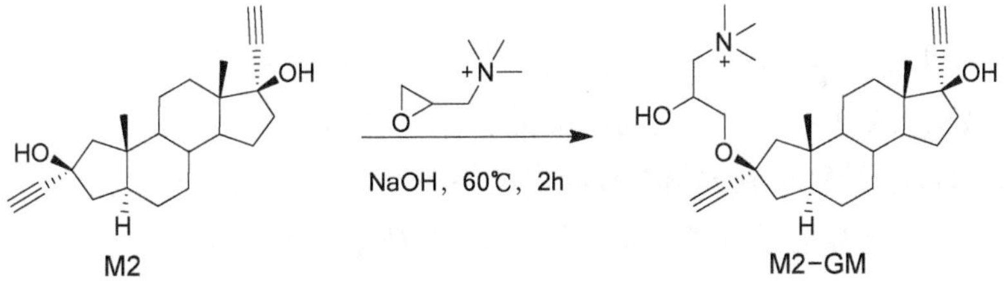

图 13-26 用于定量水解代谢物的衍生化反应

单次口服 5 mg 艾诺赛特片后采集 7 日内血浆样品。从连续用药第 1 日开始,1 日 3 次餐后口服试验药物艾诺赛特片,服药时间为 8:00、12:00、18:00,连续口服 28 天。采血时间点为餐前(0 h),第 1 次服药后 0.5 h、1 h、2 h、3 h、4 h,第 2 次服药后 0.5 h、1 h、2 h、3 h、4 h、6 h,第 3 次服药后 0.5 h、1 h、2 h、4 h、6 h、10 h、14 h;第 3、8、15、22 天服药前,第 28 天服药后采血时间点间隔同第一天。相关药动学曲线如图 13-27 所示,相关药动学参数如表 13-5 所示。

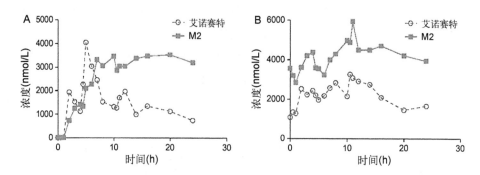

图 13 - 27 一位肿瘤患者每天 3 次口服 20 mg 艾诺赛特片后,第 1 天(A)和第 28 天(B)的艾诺赛特和 M2 的药 - 时曲线图。M2 的摩尔浓度为衍生化后测得的总摩尔浓度减去艾诺赛特的摩尔浓度

表 13 - 5 肿瘤患者($n=3$)每天 3 次口服 20 mg 艾诺赛特片后的主要药动学参数

分析物		第 1 天			第 28 天			
		T_{max} (h)	C_{max} (ng/mL)	AUC_{0-24h} (ng·h/mL)	T_{max} (h)	C_{max} (ng/mL)	C_{min} (ng/mL)	AUC_{0-24h} (ng·h/mL)
艾诺赛特	均 值	7.7	1 590	16 100	4.5	2 000	703	27 700
	标准差	3.1	700	5 640	5.4	1 270	588	15 700
M2	均 值	15.0	2 030	18 800	5.7	1 490	578	25 900
	标准差	12.3	1 670	5 110	4.6	395	364	6 380

从结果中可以看出,多次给药后,艾诺赛特和 M2 在体内均无明显的蓄积现象,蓄积比在 1.43~1.64 之间。艾诺赛特和 M2 的分子量分别为 526 g/mol 和 326 g/mol,计算得到的第 1 日的代谢物 M2 摩尔浓度高于原形药物艾诺赛特,摩尔浓度计算的暴露量比值 $AUC_{艾诺赛特}/AUC_{M2}=0.53$,第 28 日的摩尔浓度计算的 $AUC_{艾诺赛特}/AUC_{M2}=0.66$。在体内,代谢物 M2 的摩尔浓度高于原形药物艾诺赛特。由于 M2 会产生抗雌激素的副作用,因此应该关注 M2 的安全性。

3. 转运体在艾诺赛特体内处置过程中的作用

本实验的目的是利用体外细胞模型鉴定艾诺赛特的摄取转运体类型,并评价艾诺赛特是否可能引起基于转运体的药物-药物相互作用,为临床合理用药提供依据。具体包括:① 采用摄取转运体 OATP1B1/1B3/2B1 转染的 HEK293(人胚胎肾)细胞鉴定参与艾诺赛特摄取的转运体;② 采用新鲜分离的大鼠肝细胞评价对艾诺赛特的摄取[15]。

结果表明,肝脏摄取转运体 OATP1B1 和 OATP1B3 共同介导艾诺赛特摄取进入肝细胞,OATP1B1 是艾诺赛特摄取入肝脏的主要转运体。推测其在肝脏的羧酸酯酶或芳基乙酰胺脱乙酰酶作用下,水解生成主要代谢物 M2。

4. 艾诺赛特的水解酶表型和对水解酶的抑制作用

选择人血浆、肝/肠微粒体和重组酶等作为研究基质,在体外考察艾诺赛特的水解酶表型和艾诺赛特及其代谢物对人体内水解酶的抑制作用[15,17]。

人体肝脏中同时表达有 CES1(羧酸酯酶 1)、CES2(羧酸酯酶 2)和 AADAC(芳基乙酰胺脱乙酰酶)[17],催化酯键水解[17]。通过图 13-28A 可以看出,艾诺赛特主要在人肝微粒体中水解(1.06±0.04 pmol·mg/min 蛋白),在人肠微粒体中的水解活性次之,其水解速率约为前者的 30%(0.333±0.056 pmol·mg/min 蛋白)。在人肾微粒体(HKM)和重组 CES1、重组 CES2 中几乎不水解,故可以排除 CES1 和 CES2 参与艾诺赛特的水解代谢。因此,可以推断艾诺赛特的水解是由 AADAC 催化的。通过加入各个酶的特异性抑制剂,可以确定艾诺赛特水解的酶表型。图 13-28B 可以看出,CES1 的特异性抑制剂地高辛和 CES2 的特异性抑制剂洛哌丁胺对艾诺赛特的水解无抑制作用,而 AADAC 的特异性抑制剂长春碱和毒扁豆碱可抑制约 50%~60% 水解,说明 AADAC 参与了艾诺赛特的水解。而广谱抑制剂双-p-硝基苯基磷酸盐(BNPP)和 O,O-二甲基-O-(2,2-二氯乙烯基)磷酸酯(DDVP)则抑制了约 60% 的水解活性。

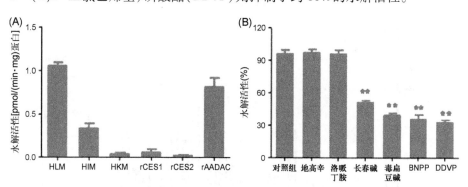

图 13-28　(A) 艾诺赛特在人肝微粒体(HLM)、人肠微粒体(HIM)、人肾微粒体(HKM)和重组 rCES1、rCES2 和 rAADAC 中的水解活性。(B) 不同抑制剂对艾诺赛特水解过程的抑制作用。所有孵化样本均为三样本,艾诺赛特的底物浓度为 1 μmol/L,** $p<0.01$

艾诺赛特、M1 和 M2 对酯酶的广泛底物 4-硝基苯基乙酸酯(PNPA)和 7-乙酰氧基-4-甲基香豆素(4-MUA)的水解都有抑制作用(图 13-29),但是随着抑制剂浓度的增大并不呈浓度依赖性抑制。因此,推测艾诺赛特及其代谢物对酯酶的抑制是有选择性的,并不是抑制所有的酯酶,即表现出抑制剂浓度增大但不能完全抑制的现象[15]。

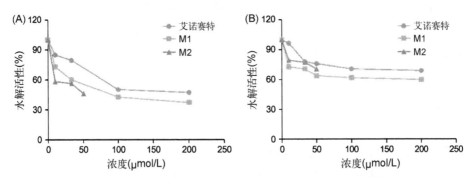

图 13‑29　艾诺赛特及其代谢物 M1 和 M2 在 HLM 中对酯酶的广泛底物 PNPA(A)和 4‑MUA(B)的抑制作用

HLM 浓度为 0.1 mg/mL,孵化时间为 1 min。数据为两样本的平均值

非那西丁、氟他胺、茚地普隆和利福霉素都是文献报道的 AADAC 的特异性底物,本研究先考察了艾诺赛特及其代谢物(浓度均为 10 μmol/L)在 HLM 中对目前文献报道的这 6 种特异性底物的抑制作用。在实验中发现,除非那西丁外,其他 5 种底物都会在磷酸盐缓冲液体系中自发水解而产生水解代谢物,因此,实验测得的代谢物浓度需要减去自发生成的部分。抑制结果如图 13‑30

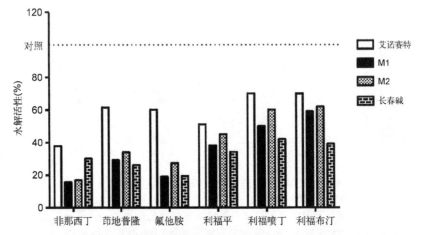

图 13‑30　艾诺赛特及其代谢物 M1、M2 和 AADAC 特异性抑制剂长春碱在人肝微粒体中对 AADAC 特异性底物非那西丁、茚地普隆、氟他胺、利福平、利福喷丁、利福布汀的抑制作用图

艾诺赛特、M1 和 M2 的浓度均为 10 μmol/L。人肝微粒体酶浓度 0.3 mg/mL,孵化时间 30 min。数据为两样本的平均值

所示,艾诺赛特及其代谢物对这几种底物都表现出了较强的抑制作用,且代谢物 M1 和 M2 的抑制能力比艾诺赛特强,与阳性抑制剂长春碱相近。

三、结论

艾诺赛特在人体血浆中有两种代谢物,分别为单酯水解代谢物 M1 和双酯水解代谢物 M2,其中 M2 是血浆中的主要代谢物。建立了 LC-MS/MS 方法直接检测晚期实体瘤患者血浆中艾诺赛特的含量,以及以 GTMA(2,3-环氧丙基三甲基氯化铵)化学衍生化法测定血浆中甾醇代谢物 M2 含量。AADAC(芳基乙酰胺脱乙酰酶)催化了艾诺赛特的水解代谢。

第五节 恒 格 列 净

一、背景概述

1. 药理机制与临床应用

恒格列净(henagliflozin)是江苏恒瑞医药股份有限公司开发的 SGLT-2 抑制剂,其制剂采用脯氨酸盐形式。它是已上市药物埃格列净的结构类似物,目前已经完成Ⅲ期临床试验,拟用于治疗 2 型糖尿病。

2. 研究计划与目的

通过对脯氨酸恒格列净的临床药代动力学进行研究,全面揭示恒格列净在健康志愿者体内的药动学、代谢和排泄途径及食物的影响,为恒格列净的安全性和有效性评价及后续的临床试验提供数据支持。

二、研究项目与结果

1. 恒格列净在人者体内的代谢产物鉴定

为了研究恒格列净在人体内的代谢过程,评价药物有效性和安全性,首先鉴定了它在人体内的主要代谢物[18]。表征代谢物的色谱质谱条件:使用 Acquity UPLC HSS T3 色谱柱(2.1 mm×100 mm,1.8 μm),柱温:45℃。流动相 A 为 5 mmol/L 醋酸铵水溶液(含 0.001% 氨水),流动相 B 为乙腈,梯度洗脱,流速 0.40 mL/min,色谱运行时间为 15 min。AB 公司 Q-TOF 串联质谱仪,ESI

电离源,负离子检测。

健康受试者单次口服给予脯氨酸恒格列净片后,在血浆、尿和粪中共检测到 8 种代谢产物(图 13-31 和图 13-32)。该药物的主要代谢途径为葡萄糖醛酸结合、O-去乙基和硫酸结合等(图 13-33)。除了 25 mg 剂量组受试者的尿样中检测到少量原形药物葡萄糖结合物(M4-1 和 M4-2)外,其他不同给药剂量组受试者的血浆和尿中代谢物谱没有明显差异。在血浆中,暴露形式以原形药物为主,其主要代谢产物分别为 M5-1(原形药物 $2-O-\beta-$ 葡萄糖

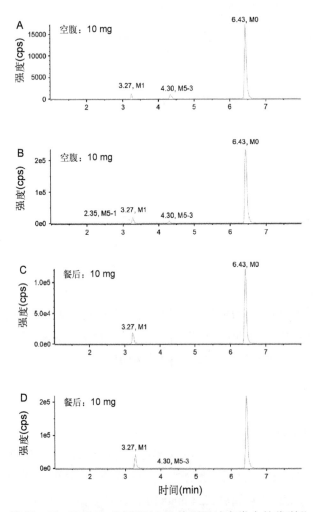

图 13-31　UPLC-Q/TOF MS 检测受试者粪中的代谢物色谱(A 和 C:空腹与餐后给药后 0~24 h 粪样;B 和 D:空腹与餐后给药后 24~48 h 粪样)

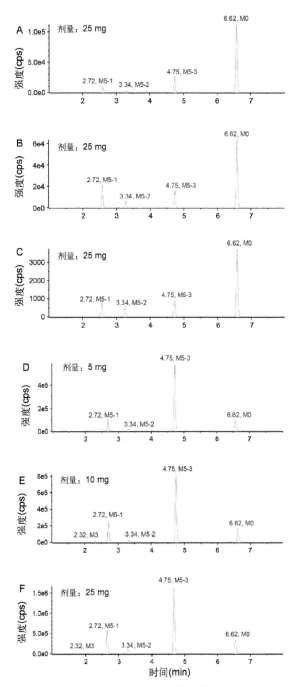

图 13-32　UPLC-Q/TOF MS 检测受试者血浆（A：吸
收相；B：达峰时间；C：消除相）和尿样（D、
E、F）中的代谢物色谱

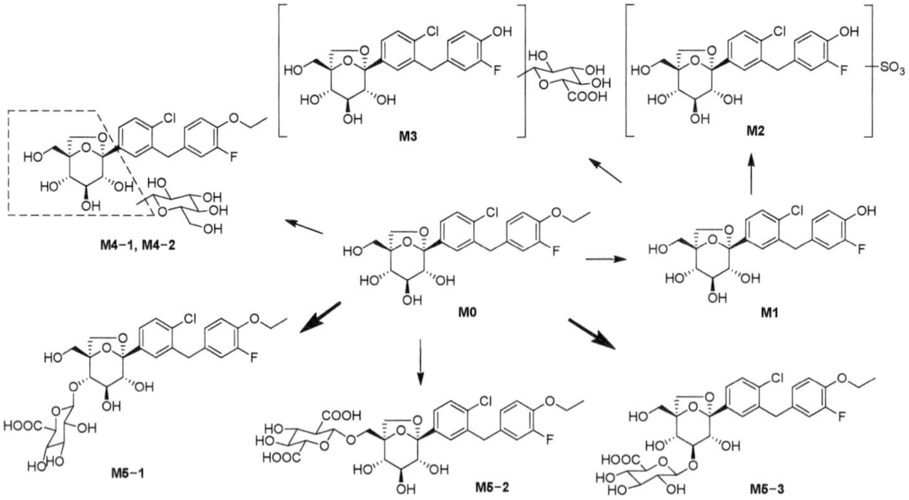

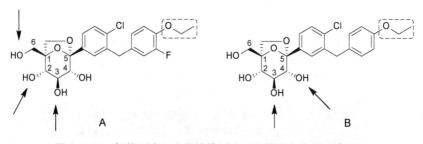

图 13－33　推测的恒格列净在人体内的主要代谢途径

醛酸结合物)、M5－2(原形药物 6－O－β－葡萄糖醛酸结合物)和M5－3(原形药物 3－O－β－葡萄糖醛酸结合物)。在尿和粪中,均以 M5－3(原形药物 3－O－β－葡萄糖醛酸结合物)和 M5－1(原形药物 2－O－β－葡萄糖醛酸结合物)为主,其次为原形药物和M5－2(原形药物 6－O－β－葡萄糖醛酸结合物),且分别空腹给药或餐后给药后,在受试者粪中的代谢物谱无明显差异。代谢物M1、M5－1、M5－2 和M5－3通过与合成的对照品比较,结构得到确证。

　　与恒格列净的结构类似物埃格列净相比较[19],两者的主要代谢途径大致相同,均以葡萄糖醛酸结合为主,且产生少量的 O－去乙基化代谢产物。然而,它们的葡萄糖醛酸结合位点存在些许差异,恒格列净以 2 位、3 位和 6 位羟基的结合产物为主,而埃格列净主要生成 3 位和 4 位羟基的结合产物。恒格列净与埃格列净的代谢反应位点如图 13－34 所示。

图 13－34　恒格列净(A)和埃格列净(B)的结合代谢位点对比

2. 恒格列净和主要代谢物的药动学

为测定恒格列净及其主要代谢物在人体内的药动学,建立专属、灵敏的液相色谱−串联质谱法同时测定人血浆中的恒格列净及其代谢物 M5−1、M5−2、M5−3,并进行了完整的方法验证。100 μL 血浆样品简单地经乙腈沉淀蛋白预处理后,以 5 μm 粒径的 Phenomenex C18 柱在短时间内实现多个成分的同时测定。采用 TSQ Quantum Vantage 型三重四极杆串联质谱仪正离子方式检测。

将已验证的定量方法应用于恒格列净及其主要代谢物人体内的药动学研究,各待测物的药−时曲线如图 13−35 所示[20]。脯氨酸恒格列净片单次空腹口服给药后,恒格列净吸收较快,血药浓度在 1.5~3.0 h 达到峰值,药物消除半衰期平均值在 9.67~15.3 h 之间,在 2.5~200 mg 剂量范围内,恒格列净的 AUC_{last} 和 C_{max} 随剂量增加而增加,且增加比例与剂量增加比例一致(β 分别 0.964 4 和 0.898 2)。女性受试者的血浆暴露量略高于男性受试者,女性受试者与男性受试者的 AUC_{last} 比值和 C_{max} 比值分别为 1.26 和 1.14。

血浆中可以检测到 3 个葡萄糖醛酸结合型代谢物 M5−1、M5−2 和 M5−3,其中 M5−1 的血浆暴露量相对较高,AUC_{last} 为原形药物的 33.7%~56.4%,M5−2

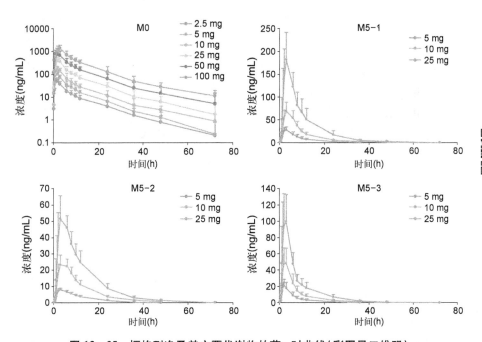

图 13−35　恒格列净及其主要代谢物的药−时曲线(彩图见二维码)

和 M5-3 的血浆显露量相似,分别为原形药物的 13.9%~26.8% 和 16.7%~28.5%。

在 2 型糖尿病患者单次和多次给药的药代动力学试验中发现[20],口服脯氨酸恒格列净片,每天给药 1 次(QD),连续给药 4 天,血浆中的药物浓度已达稳态,且稳态时药物的达峰时间和消除半衰期与单次给药均无显著差异,稳态时与单次给药的血浆暴露量 $AUC_{0-24 h}$ 之比(蓄积比 R)为 1.16~1.24,表明该药物采用 QD 给药方式时无药物蓄积。在 5 mg 至 20 mg 剂量范围内,稳态时恒格列净的 $AUC_{0-24 h}$ 和 C_{max} 也均随着剂量而增加,且增加比例与剂量增加比例一致(β 分别为 1.03 和 0.97)。

3. 药动学食物影响与排泄试验

为了评价高脂饮食对脯氨酸恒格列净片的药动学影响,并了解恒格列净在人体的代谢途径和排泄途径。考察了 12 例健康志愿者分别空腹和餐后给药脯氨酸恒格列净后的药动学变化与排泄[21]。

与空腹给药相比,受试者餐后口服脯氨酸恒格列净片后,恒格列净 AUC_{inf} 降低了 19.4%,C_{max} 降低了 36.4%,达峰时间由 1.5 h 延长至 2 h,表明餐后给药使恒格列净的生物利用度有所降低。但基于该药物的 PK/PD 结果分析,认为这种变化可能不具有临床意义,临床给药可不考虑食物的影响。

受试者空腹给药脯氨酸恒格列净片,0~96 h 的尿和粪便原形和代谢物的累积回收率分别为 33.9% 和 40.6%,合计为 74.5%。尿中原形药物很少,主要为恒格列净的葡萄糖醛酸结合物 M5-1~3,其中 M5-3 浓度最高,M5-1 次之,M5-2 最少,粪便中主要为原形药物。

与空腹给药相比,进高脂餐后给药,尿中原形和代谢物的排泄量略有减少,累积排泄百分率平均为 25.5%,但粪便中原形药物排泄量有所增加,累积排泄百分率平均为 50.4%,总体的累积排泄平均为 75.9%。

三、结论

1. 代谢特征

恒格列净在人体内的主要代谢途径为葡萄糖醛酸结合、O-去乙基和硫酸结合等代谢途径,与结构类似药物埃格列净相比,具有相似的代谢途径。该药在人血浆中主要的存在形式为原形药物、M5-1、M5-2 和 M5-3。

2. 药动学特征

恒格列净片口服吸收较快,血药浓度在 1.5~3.0 h 达到峰值,药物消除半

衰期平均值在 $9.67\sim15.3$ h 之间,部分以原形经粪便排泄,部分以代谢物经尿排泄。该药的药动学参数 AUC_{last} 和 C_{max} 均随剂量以相同的比例增加,符合线性动力学特征。该药多次给药后没有蓄积,且主要药动学参数与单次给药相比无显著差异。与空腹给药相比,该药在餐后给药后生物利用度稍有降低。

第六节 SHR-1222

一、背景概述

1. 药理机制与临床应用

SHR-1222 是江苏恒瑞医药股份有限公司研发的人源化单克隆抗体药物,其靶点为硬骨素,拟用于治疗骨质疏松,目前处于 Ⅰ 期临床研究阶段,食蟹猴为其临床前研究动物模型。

2. 配体结合分析(LBA)

基于 Meso Scale Discovery 电化学发光(MSD-ECL)技术,以硬骨素为抗原,羊源的抗人 IgG 为检测抗体(标记 sulfo-tag),使用间接法检测食蟹猴血清样品中的 SHR-1222,用于临床前药动学和毒动学研究。

基于 MSD-ECL 技术,建立桥联法,检测试剂(sulfo-tag-SHR-1222)和捕获试剂(biotin-SHR-1222)与 ADA 形成桥联复合物,检测食蟹猴血清样品中的抗药抗体(ADA),用于临床前免疫原性研究。

3. 液相色谱-质谱联用(LC-MS)分析

基于 LC-MS 技术,选择 SHR-1222 的特征性肽段,建立特异且灵敏的生物分析方法,用于 SHR-1222 的临床前毒动学研究。

二、研究项目与结果

1. MSD-ECL 法研究 SHR-1222 在食蟹猴体内的药动学

以硬骨素为抗原,羊源的抗人 IgG 为检测抗体(标记 sulfo-tag),基于 MSD-ECL 技术,建立间接电化学发光法检测食蟹猴血清样品中的 SHR-1222。SHR-1222 药动学试验中,食蟹猴共设 5 组,每组 6 只,皮下注射给药剂量设置为 3 mg/kg、10 mg/kg 和 30 mg/kg 3 组,重复给药组连续 4 次(每周 1

次)皮下注射 10 mg/kg SHR − 1222,静脉给药组单次静脉注射 10 mg/kg。
SHR −1222 药动学平均血清药−时曲线见图 13 − 36[22,23]。

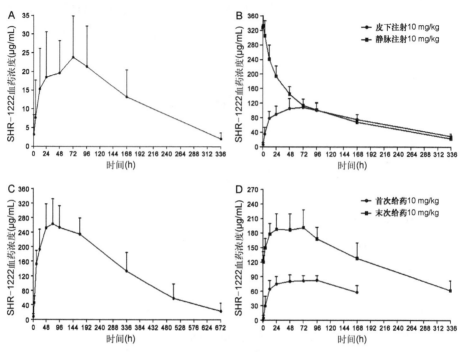

图 13 − 36　药动学试验食蟹猴皮下/静脉注射
SHR − 1222 的平均血清药 − 时曲线

（A）单次皮下注射 3 mg/kg;（B）单次皮下注射 10 mg/kg 与单次静脉注射 10 mg/kg;（C）单次皮
下注射 30 mg/kg;（D）每周 1 次皮下注射 10 mg/kg,首次与末次给药后

单次皮下注射给药后,各剂量组 SHR − 1222 在猴体内平均 $T_{\max}$ 的范围为
54~88 h,平均末端消除半衰期 $t_{1/2}$ 为 73 h。在 3~30 mg/kg 剂量范围内,SHR −
1222 在猴体内的 $C_{\max}$ 增加基本与剂量增加成正比,AUC_{0-t} 增加略高于剂量增
加比例。

静脉注射给药后,SHR − 1222 在猴体内的半衰期 $t_{1/2}$ 为 65.3 h,清除率 CL
为 0.314 mL/h·kg,稳态分布容积 V_{ss} 为 39.3 mL/kg。按 $AUC_{0-\infty}$ 计,猴单次皮
下注射 10 mg/kg SHR − 1222 后的绝对生物利用度为 85.1%。

连续给药 4 次(每周 1 次)后,SHR − 1222 在猴体内的 $C_{\max}$ 和 $AUC_{0-168\,h}$ 分
别为首次给药后的 2.36 和 2.32 倍,表明多次给药之后 SHR − 1222 在食蟹猴体
内有一定的蓄积。

2. MSD－ECL 法研究 SHR－1222 在食蟹猴体内的毒动学

SHR－1222 临床前毒动学试验中,食蟹猴共设 4 组,每组 10 只,分别皮下注射 0 mg/kg(溶剂对照组)、20 mg/kg、60 mg/kg 和 200 mg/kg 的 SHR－1222 注射液,每 2 周给药 1 次,连续 12 周(7 次)。首次和末次给药后,采集不同时间点血清样品,采用经过验证的 MSD－ECL 法测定血清样本中 SHR－1222 的浓度。SHR－1222 毒动学平均血清药-时曲线见图 13－37。

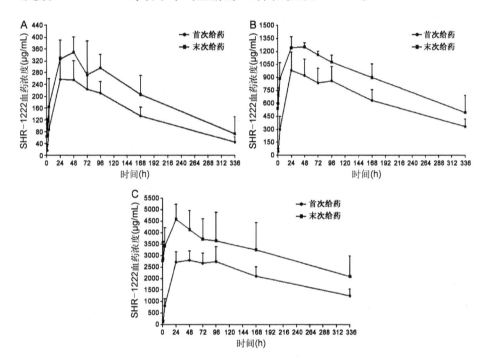

**图 13－37　毒动学试验食蟹猴皮下注射 SHR－1222 的
平均血清药-时曲线**

(A) 每两周 1 次,20 mg/kg;(B) 每两周 1 次,60 mg/kg;(C) 每两周 1 次,200 mg/kg

在 20 mg/kg、60 mg/kg 和 200 mg/kg 剂量下(剂量比 1∶3∶10),首次给药后,SHR－1222 在雄性和雌性猴体内的暴露量($AUC_{0-336 h}$)比分别为 1∶4.50∶14.2 和 1∶4.29∶14.4,暴露量增加略高于剂量增加比例。末次给药后,SHR－1222 在雌性和雄性猴体内的暴露量比分别为 1∶4.55∶21.6 和 1∶3.96∶10.1,暴露量增加接近或略高于剂量增加比例。食蟹猴连续 12 周皮下注射 20 mg/kg、60 mg/kg 和 200 mg/kg SHR－1222 后,雄性猴体内的蓄积比($AUC_{0-336 h}$ 比值)分别为 1.16、1.17 和 1.77;雌性猴体内的蓄积比($AUC_{0-336 h}$ 比值)分别为 1.83、1.69 和 1.28,蓄积不明显[22]。

3. MSD－ECL 法研究 SHR－1222 在食蟹猴体内的免疫原性

在 SHR－1222 临床前药动学与毒动学中,随行观察 SHR－1222 在食蟹猴体内引起的免疫原性。SHR－1222 注射液单次皮下注射给予食蟹猴的药动学试验中,SHR－1222 低、中、高剂量组(3 mg/kg、10 mg/kg、30 mg/kg),以及单次静脉注射 10 mg/kg 和多次皮下注射 10 mg/kg 给药组中均有抗 SHR－1222 抗体的产生。SHR－1222 注射液重复皮下注射给予食蟹猴 12 周的毒性试验中,溶剂对照组、SHR－1222 低、中、高剂量组(20 mg/kg、60 mg/kg、200 mg/kg)中也均有抗 SHR－1222 抗体的产生。SHR－1222 食蟹猴药代和毒代试验样品中,ADA 阳性样品的信号值均低于低浓度 ADA 阳性质控(LPC)150 ng/mL 的信号值,提示食蟹猴体内产生的 ADA 水平总体较低。

在 SHR－1222 毒动学试验中剂量组(60 mg/kg),某动物(猴 002)在给药后第 29 和 43 天分别检出高水平信号值,此时 SHR－1222 血清样品浓度(0.653 μg/mL)显著低于同组同时间点的其他样品(300~700 μg/mL);类似地,另一只动物(猴 004)在给药后第 29 天检测到高阳性 ADA 信号,此时血清中 SHR－1222 浓度也很低(如图 13－38,为方便观察个体间血清暴露量差异,连接谷浓度点)[23]。由此推断,这两只食蟹猴产生大量抗 SHR－1222 抗体,导致药物体内清除率增加,或者干扰了 MSD－ECL 法的检测,使 SHR－1222 不能被准确检测。

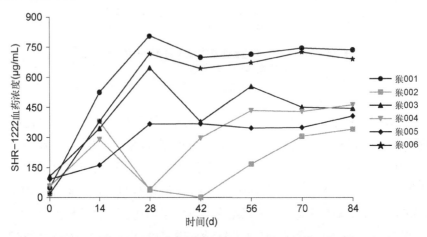

图 13－38　食蟹猴多次皮下注射 60 mg/kg SHR－1222 后血清谷浓度连接图(MSD－ECL 法)

4. LC-MS 法研究 SHR-1222 在食蟹猴体内的毒动学

为解释以上 SHR-1222 毒动学试验中测到的异常值,建立了 LC-MS 方法检测食蟹猴血清中的 SHR-1222,排除 ADA 的干扰,准确地描述 SHR-1222 在体内的真实暴露量[24]。使用基于 MSD-ECL 平台的 LBA 方法进行检测时,发现高浓度 ADA 的产生会导致药-时曲线发生明显改变。但 LBA 法容易受到 ADA 干扰,影响检测准确度,因此无法区分究竟是 ADA 导致药物体内清除率增加,还是导致血清中的药物不能被检测到。而 LC-MS 法是一种 ADA 耐受的分析方法,可以真实反映抗体药物在体内浓度的变化。

该方法先沉淀出样品中的蛋白,然后使用胰蛋白酶进行酶解,获得不同肽段,筛选最优的特征性肽段作为目标抗体的替代肽,通过检测该肽段完成对 SHR-1222 的定量,实验流程如图 13-39 所示。

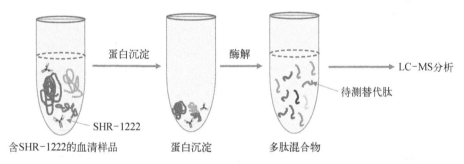

图 13-39 LC-MS 法检测食蟹猴血清中 SHR-1222 的实验方法(彩图见二维码)

MS 条件的优化在 Agilent UHPLC-6495 QQQ(美国 Agilent 公司)上完成。酶解之后的多肽混合物进 LC-MS 系统检测,正离子模式,0.1%甲酸溶液为水相,0.1%甲酸乙腈溶液为有机相,如图 13-40 所示。最终选取了轻链上 LLIYYTSNR 作为 SHR-1222 的替代肽进行定量,同位素标记的 LLIYYTSNR [^{15}N, ^{13}C]为内标。

该 LC-MS 方法应用于食蟹猴体内 SHR-1222 毒动学研究。如图 13-41,猴 002 在给药后第 29 和 43 天,以及猴 004 在给药后第 29 天的血药浓度明显低于其他动物在相同剂量下的血药浓度,与 MSD-ECL 法结果一致。由此可以推断,在高浓度 ADA 存在的情况下,SHR-1222 在这两只食蟹猴体内的清除率增加,血清暴露量降低。

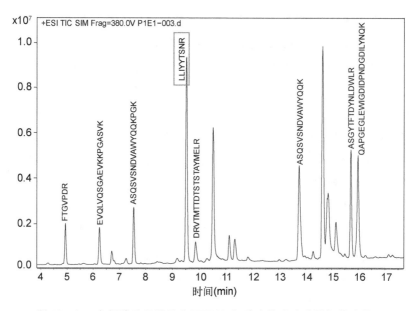

图 13-40　各候选肽段的总离子图(红框选中的为响应最好的肽段)

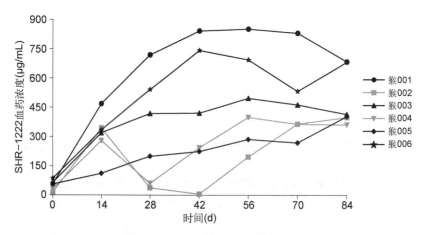

图 13-41　LC-MS 法测得中剂量组食蟹猴血清中 SHR-1222 的浓度

三、结论

　　SHR-1222 的药动学研究表明,SHR-1222 食蟹猴皮下注射给药生物利用度高,体内半衰期长达 73 h。不同剂量下,体内暴露量增加略高于剂量增加比例。SHR-1222 在食蟹猴中的毒动学研究表明,食蟹猴连续 12 周皮下注射 20 mg/kg、60 mg/kg 和 200 mg/kg 后,蓄积不明显。在药动学和毒动学实验动物中,均有抗 SHR－1222 的 ADA 产生。鉴于种属和给药剂量之间的差异,食蟹猴体内的免疫原性结果仅用于阐释食蟹猴药动学和安全性,不宜直接外推至人体免疫原性。高浓度 ADA 的产生,明显改变了药动学曲线。LBA 法的检测准确度容易受到 ADA 的干扰,LC－MS 法不受 ADA 干扰,确认了高浓度 ADA 导致 SHR－1222 在食蟹猴体内清除率增加,血清暴露量降低。

参考文献

[1] 侯翔宇.肝功能不全对艾瑞昔布药动学的影响及其机制研究.中国科学院大学,2019.

[2] Hou X Y, Zhou J L, Yu S D, et al. Differences of the in vivo and in vitro metabolism of imrecoxib in humans: Formation of rate-limiting aldehyde intermediate. Drug Metabolism and Disposition, 2018, 46: 1320－1328.

[3] Hou X Y, Dai X J, Yang Y, et al. Simultaneous determination of imrecoxib and its two active metabolites in plasma of hepatic impairment patients by liquid chromatography-tandem mass spectrometry. Journal of Chromatography B, 2019, 1122－1123: 58－63.

[4] 刘彩.噻吩并吡啶类抗血小板新药维卡格雷在人体内的代谢和药动学研究.中国科学院大学,2016.

[5] Liu C, Chen Z Q, Zhong K, et al. Human liver cytochrome P450 enzymes and microsomal thiol methyltransferase are involved in the stereoselective formation and methylation of the pharmacologically active metabolite of clopidogrel. Drug Metabolism and Disposition, 2015, 43: 1632－1641.

[6] Liu C, Lu Y M, Sun H B, et al. Development and validation of a sensitive and rapid UHPLC-MS/MS method for the simultaneous quantification of the common active and inactive metabolites of vicagrel and clopidogrel in human plasma. Journal of Pharmaceutical and Biomedical Analysis,2018, 149: 394－402.

[7] Liu C, Zhang Y F, Chen W L, et al. Pharmacokinetics and pharmacokinetic/pharmacodynamic relationship of vicagrel, a novel thienopyridine P2Y12 inhibitor, compared with clopidogrel in healthy Chinese subjects following single oral dosing. European Journal of Pharmaceutical Sciences, 2019, 127: 151－160.

[8] Jiang J F, Chen X Y, Zhong D F. Arylacetamide deacetylase is involved in vicagrel bioactivation in humans. Frontiers in Pharmacology, 2017, 8: 846.

[9] Zhang Y F, Zhu X X, Ding Y H, et al. Impacts of CYP2C19 genetic polymorphisms on pharmacokinetics and pharmacodynamics of vicagrel, a novel thienopyridine P2Y12 in Chinese subjects. British Journal of Clinical Pharmacology, 2020, 86: 1860－1874.

[10] Zheng Y D, Zhang H, Zhan Y, et al. [^{14}C]Vicagrel, a novel irreversible P2Y$_{12}$ inhibitor, in humans. Acta Pharmacologica Sinica, 2021, in press.

［11］朱云婷.TPN729代谢、药物－药物相互作用与逆转多药耐药研究.中国科学院大学,2017.

［12］Zhu Y T, Li L, Deng P, et al. Characterization of TPN729 metabolites in humans using ultra-performance liquid chromatography/quadrupole time-of-flight mass spectrometry. Journal of Pharmaceutical and Biomedical Analysis, 2016, 117: 217－226.

［13］Walker D K, Ackland M J, James G C, et al. Pharmacokinetics and metabolism of sildenafil in mouse, rat, rabbit, dog and man. Xenobiotica, 1999, 29: 297－310.

［14］Tian Q Q, Zhu Y T, Diao X X, et al. Species differences in CYP3A-catalyzed metabolism of TPN729, a novel PDE5 inhibitor. Acta Pharmacologica Sinica, 2021, 42: 482－490.

［15］姜金方.艾诺赛特人体药动学和酯酶代谢研究.中国科学院大学,2018.

［16］Jiang J F, Li L, Lu Y M, et al. Direct quantification of anorethidrani disuccinate and determination of sterol metabolite by chemical derivatization combined with LC-MS/MS: application to a Phase I pharmacokinetic study in humans. Journal of Chromatography B, 2020, 1157: 122290.

［17］姜金方,李秀立,陈笑艳,等.肝脏和肠道酯酶在药物代谢及新药研发中的作用.药学学报,2018,53: 177－185.

［18］Chen Z D, Li L, Zhan Y, et al. Characterization and quantitative determination of henagliflozin metabolites in humans. Journal of Pharmaceutical and Biomedical Analysis, 2021, 192: 113632.

［19］Miao Z, Nucci G, Amin N, et al. Pharmacokinetics, metabolism, and excretion of the antidiabetic agent ertugliflozin (PF-04971729) in healthy male subjects. Drug Metabolism and Disposition, 2013, 41: 445－456.

［20］Zhang Y F, Liu Y M, Yu C, et al. Tolerability, pharmacokinetic, and pharmacodynamic profiles of henagliflozin, a novel selective inhibitor of sodium-glucose cotransporter 2, in healthy subjects following single- and multiple-dose administration. Clinical Therapeutics, 2021, 43: 396－409.

［21］Chen Z D, Chen Q, Zhu Y T, et al. Effect of food on the pharmacokinetics of henagliflozin in healthy male volunteers in a mass balance study. Clinical Therapeutics, 2021, in press.

［22］张丹.食蟹猴血清中SHR－1222抗体生物分析方法建立及免疫原性研究.中国科学技术大学,2018.

［23］Zhang D, Yang C Y, Chen X Y, et al. A bridging immunogenicity assay for monoclonal antibody: case study with SHR－1222. Bioanalysis, 2018, 10: 1115－1127.

［24］Gao Y X, Chen Z D, Yang C Y, et al. ADA-tolerant liquid chromatography-mass spectrometry method for the quantification of an anti-sclerostin monoclonal antibody in cynomolgus monkey serum compared with an electrochemiluminescence method. Journal of Pharmaceutical Analysis, 2021, in press.